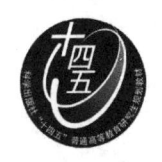

科学出版社"十四五"普通高等教育研究生规划教材

临床科研常用实验室技术及研究策略

主　　编　张国军
副主编　马秀敏　欧启水　应斌武　郑　磊　朱丽青
编　　委（按姓氏笔画排序）

马秀敏	新疆医科大学附属肿瘤医院	马瑞敏	首都医科大学附属北京天坛医院
朱丽青	北京大学肿瘤医院	任　丽	天津医科大学肿瘤医院
刘向祎	首都医科大学附属北京同仁医院	许建成	吉林大学第一医院
李海霞	北京大学第一医院	李绵洋	解放军总医院第一医学中心
肖　飞	北京医院	应斌武	四川大学华西医院
张国军	首都医科大学附属北京天坛医院	陈柯霖	首都医科大学附属北京天坛医院
欧启水	福建医科大学附属第一医院	周　洲	中国医学科学院阜外医院
郑　磊	南方医科大学南方医院	赵秀英	北京清华长庚医院
娄金丽	首都医科大学附属北京佑安医院	秦晓松	中国医科大学附属盛京医院
袁　慧	首都医科大学附属北京安贞医院	郭　玮	复旦大学附属中山医院
曹　正	首都医科大学附属北京妇产医院	谭延国	首都医科大学附属复兴医院
潘岳松	首都医科大学附属北京天坛医院	霍怡杉	新疆医科大学附属肿瘤医院

编写秘书　霍怡杉　新疆医科大学附属肿瘤医院
　　　　　马瑞敏　首都医科大学附属北京天坛医院

科学出版社
北　京

内 容 简 介

本教材第一章从临床实验中常用的基本设备入手,介绍了微量加样器等常规工具,掌握这些基本设备的规范化操作及注意事项,是顺利开展研究工作的必备技能。第二章重点介绍了临床研究中常用的科研设计方法,科学、合理的研究设计是决定研究目标能否实现的基本条件。从第三章至第十七章,分别介绍了细胞培养技术等常用的实验室技术,以及生物传感器技术等近年来发展迅速的新兴实验室技术。通过介绍各种技术的基本原理、操作步骤及注意事项等,读者可以系统地掌握这些技术的理论知识和实践技能,提高临床科研工作的效率和准确性。此外,本教材还注重培养读者的临床科研能力。通过介绍各种技术实际应用的案例,帮助读者构建科学的研究思维和研究策略,提升临床科研的整体水平。

本教材主要为从事临床科研工作的不同专业的研究生、临床医生、本科生等科研人员使用,也可作为实验医学相关技术人员的参考用书。

图书在版编目(CIP)数据

临床科研常用实验室技术及研究策略 / 张国军主编. 北京:科学出版社, 2025.3. -- (科学出版社"十四五"普通高等教育研究生规划教材). -- ISBN 978-7-03-081021-2

Ⅰ.R-33

中国国家版本馆 CIP 数据核字第 2025V6V150 号

责任编辑:胡治国 李思佳 / 责任校对:宁辉彩
责任印制:张 伟 / 封面设计:陈 敬

科学出版社 出版
北京东黄城根北街 16 号
邮政编码:100717
http://www.sciencep.com

天津市新科印刷有限公司印刷
科学出版社发行 各地新华书店经销

*

2025 年 3 月第 一 版　开本:787×1092　1/16
2025 年 3 月第一次印刷　印张:19 1/4
字数:505 000
定价:128.00 元
(如有印装质量问题,我社负责调换)

前　　言

随着医学科学的不断发展和进步，临床科研已成为推动医疗水平提升的重要手段。实验室技术作为科研工作的基础与支撑，对于推动临床科研的发展和进步具有重要意义。通过采用不同实验室技术开展科学研究，研究人员可以更加深入地了解疾病的发病机制、病理生理过程及治疗效果，为临床诊断和治疗提供更加准确、有效的依据，也为新药研发、临床试验等提供必要的技术支持和保障。因此，对于从事临床科研工作的广大师生来说，掌握常用的实验室技术及研究策略，是顺利开展科研工作的奠基石。

党的二十大报告明确提出："教育、科技、人才是全面建设社会主义现代化国家的基础性、战略性支撑。"这一重大部署不仅体现了党中央对于教育、科技、人才事业的高度重视，也为当前及未来的教育工作与科研工作指明了前进方向。在此背景下，我们秉承党的教育方针，紧密围绕临床科研实际需求，组织编写了《临床科研常用实验室技术及研究策略》。本教材旨在为广大临床科研人员提供一本实用、系统、前沿的实验室技术指南，帮助他们更好地掌握和应用临床科研的实验室技术及研究策略，提高临床科研的水平和质量，促进临床科研工作的规范化、科学化、创新化发展。

本教材详细介绍了临床科研中常用的实验室技术，包括其基本原理、操作步骤、注意事项及在实际应用中的案例。通过本教材的学习，读者可以系统地掌握这些技术的理论知识和实践技能，提高临床科研工作的效率和准确性。除了实验室技术的介绍，本教材还注重培养读者的临床科研能力。通过探讨研究策略、实验设计、数据分析等方面的内容，帮助读者建立科学的研究思维和方法论，提升临床科研的整体水平。在编写过程中，我们注重融入最新的科研成果和技术进展，引导读者关注前沿动态，激发创新思维。

在具体内容安排上，本教材第一章从临床实验中常用的基本设备入手，介绍了微量加样器、天平、纯水设备、离心机等，掌握这些基本设备的规范化操作及注意事项，是顺利开展研究工作的必备技能。第二章重点介绍了临床研究常用设计方法，包括横断面研究、病例对照研究、队列研究、随机对照临床试验、诊断试验、系统评价和荟萃分析等。第三章至第十七章则分别介绍了常用的实验室技术及其应用，包括细胞培养技术、流式细胞术、聚合酶链式反应技术、测序技术、电泳技术、免疫印迹技术、高效液相色谱技术、质谱技术、免疫组化技术、免疫荧光技术、免疫标记技术、生物芯片技术、荧光原位杂交技术等较成熟技术，以及生物传感器技术、细胞外囊泡检测技术等近年来发展迅速的新兴实验室技术。希望通过本教材的学习，读者可以不断拓展知识视野，挖掘新的研究方向和课题，推动临床科研的创新发展。

本教材主要为从事临床科研工作的不同专业的研究生、临床医生、本科生等科研人员使用，也可作为实验医学相关技术人员的参考用书。本教材在编写过程中得到了全国各院校同行们的大力支持。各位副主编、编委治学态度严谨、教材编写经验丰富，在百忙中认真完成了编写及审稿任务，为教材的完善提出了许多宝贵的建议。本教材的顺利出版离不开每一位编委及参与教材编写的老师们的辛勤付出，在此表示由衷的感谢！

由于我们的水平限制，以及科研水平和实验室技术的快速发展，本教材难免存在许多不足，恳请各位同行及广大师生在教材使用过程中提出宝贵意见，以便我们进一步修订与完善。

张国军

2024年12月于北京

目　录

第一章　临床实验基本设备及应用 ……………………………………………………… 1
第一节　微量加样器 …………………………………………………………………… 1
第二节　天平 …………………………………………………………………………… 4
第三节　实验室纯水设备 ……………………………………………………………… 8
第四节　离心机 ………………………………………………………………………… 9
第五节　显微镜 ………………………………………………………………………… 12
第六节　振荡器及摇床 ………………………………………………………………… 18
第七节　二氧化碳培养箱 ……………………………………………………………… 20
第八节　高压灭菌器 …………………………………………………………………… 23

第二章　临床研究常用设计方法 ………………………………………………………… 26
第一节　概述 …………………………………………………………………………… 26
第二节　横断面研究 …………………………………………………………………… 27
第三节　病例对照研究 ………………………………………………………………… 30
第四节　队列研究 ……………………………………………………………………… 33
第五节　随机对照临床试验 …………………………………………………………… 36
第六节　诊断试验 ……………………………………………………………………… 39
第七节　系统评价与 Meta 分析 ……………………………………………………… 43

第三章　细胞培养技术及应用 …………………………………………………………… 47
第一节　概述 …………………………………………………………………………… 47
第二节　基本原理与技术 ……………………………………………………………… 47
第三节　操作过程及特点 ……………………………………………………………… 50
第四节　细胞培养技术的应用 ………………………………………………………… 52

第四章　流式细胞术及应用 ……………………………………………………………… 55
第一节　概述 …………………………………………………………………………… 55
第二节　流式细胞仪的分类及原理 …………………………………………………… 55
第三节　流式细胞术的应用 …………………………………………………………… 65

第五章　PCR 技术及应用 ………………………………………………………………… 75
第一节　概述 …………………………………………………………………………… 75
第二节　PCR 技术的原理 ……………………………………………………………… 76
第三节　几种特殊类型的 PCR ………………………………………………………… 79
第四节　PCR 技术的应用 ……………………………………………………………… 86

第六章　测序技术及应用 ………………………………………………………………… 93
第一节　概述 …………………………………………………………………………… 93

第二节　一代测序 ··· 95
第三节　下一代测序 ··· 97
第四节　三代测序 ··· 104
第五节　测序技术在临床的应用 ··· 113

第七章　电泳技术及应用 ··· 115
第一节　概述 ··· 115
第二节　琼脂糖凝胶电泳 ·· 116
第三节　聚丙烯酰胺凝胶电泳 ·· 118
第四节　血清蛋白电泳 ··· 120
第五节　尿蛋白电泳 ·· 122
第六节　脑脊液等电聚焦电泳 ·· 123
第七节　免疫固定电泳 ··· 124
第八节　毛细管电泳 ·· 126

第八章　免疫印迹技术及应用 ··· 128
第一节　概述 ··· 128
第二节　常规免疫印迹技术的基本原理 ·· 128
第三节　免疫印迹技术的一些常见问题和解决办法 ··· 137
第四节　免疫印迹技术的不足与进展 ··· 139

第九章　高效液相色谱技术及应用 ··· 142
第一节　概述 ··· 142
第二节　技术原理 ··· 146
第三节　操作过程和特点 ·· 152
第四节　高效液相色谱的应用 ·· 153
附表　常用色谱柱选择指南 ··· 159

第十章　质谱技术及应用 ··· 161
第一节　概述 ··· 161
第二节　液质色谱-质谱技术 ·· 162
第三节　气相色谱-质谱技术 ·· 170
第四节　电感耦合等离子体质谱 ··· 173
第五节　基质辅助激光解吸电离飞行时间质谱 ··· 177
第六节　高分辨质谱技术 ·· 181

第十一章　免疫组化技术及应用 ·· 185
第一节　概述 ··· 185
第二节　酶免疫组化技术 ·· 185
第三节　荧光免疫组化技术 ··· 187
第四节　亲和组织化学技术 ··· 188
第五节　免疫标记电镜技术 ··· 190
第六节　影响免疫组化技术的主要因素 ·· 191

第七节　免疫组化技术的临床及科研应用 194

第十二章　免疫荧光技术及应用 198
第一节　概述 198
第二节　基础回顾 198
第三节　免疫荧光技术原理、常用方法及步骤 202
第四节　其他与免疫荧光检测相关的免疫试验 204
第五节　免疫荧光技术操作注意事项及结果分析 206
第六节　免疫荧光技术在临床及科研中的应用 208

第十三章　免疫标记技术及应用 213
第一节　概述 213
第二节　荧光免疫分析技术 215
第三节　酶免疫分析技术 218
第四节　发光免疫分析技术 225
第五节　固相膜免疫分析技术 229
第六节　总结与展望 235

第十四章　生物芯片技术及应用 237
第一节　概述 237
第二节　寡核苷酸芯片技术 238
第三节　DNA 微阵列技术 240
第四节　蛋白质芯片技术 242
第五节　组织芯片和细胞芯片技术 244
第六节　糖芯片技术 247
第七节　微流控芯片技术 248
第八节　液相芯片技术 250
第九节　基因生物传感器技术 251

第十五章　荧光原位杂交技术及应用 255
第一节　概述 255
第二节　技术原理 256
第三节　操作过程及特点 258
第四节　荧光原位杂交技术的应用 261

第十六章　生物传感器技术及应用 266
第一节　概述 266
第二节　电化学生物传感器 266
第三节　荧光生物传感器 269
第四节　表面增强拉曼散射生物传感器 272
第五节　表面等离子共振生物传感器 274
第六节　质量/压电生物传感器 276
第七节　纳米孔生物传感器 277

第十七章 细胞外囊泡检测技术及应用 ·················281
第一节 概述 ·················281
第二节 细胞外囊泡富集技术及其应用 ·················281
第三节 EV 物理鉴定技术及其应用 ·················284
第四节 蛋白标志物检测技术及其应用 ·················288
第五节 细胞外囊泡核酸标志物检测技术及其应用 ·················291
第六节 单个细胞外囊泡检测技术及其应用 ·················295

参考文献 ·················300

第一章 临床实验基本设备及应用

【教学内容】 在进行医学临床检测及科学研究中，常常会使用到一些实验常规工具及设备。本章介绍了包括微量加样器、天平、纯水设备、离心机、显微镜、振荡器及摇床、二氧化碳培养箱、高压灭菌器等 8 种实验室常用设备，重点介绍了其各自的分类、使用注意事项及应用等，以为其在临床及科研工作的选择和使用提供帮助。

第一节 微量加样器

一、概　述

微量加样器在实验室主要用于转移或在某容器中加入少量液体，又可称作微量移液器，广泛应用于微生物实验室、医学实验室、大学和研究实验室，所以学习正确使用微量加样器被认为是一项基本的实验室技能。微量加样器的精准度可达 0.1μl，是一种标准实验室设备。

（一）发展历史

德国医生海因里希·施尼特格尔（Heinrich Schnitger）在 20 世纪 50 年代利用玻璃微孔小容量的特性创造了第一个微量加样器原型。该原型具有可以重复移动小体积液体的能力，其结构包括带有弹簧活塞和可移动的塑料尖端，用于吸取液体。这使得研究人员能够高速、准确地移取更多数量的样品，尤其是小体积的样品。该发明彻底改变了微量液体的加样方式，并随之将应用范围延伸到各个领域。到 20 世纪 70 年代，美国科学家又对微量加样器进行了新的改进。他们创造了一种可调节的微量加样器。该功能使用户能够根据实验的要求调整液体体积。21 世纪，微量加样设备的高度自动化模型已经出现，成为液体处理研究领域最令人瞩目的实验室仪器。

（二）工作原理

排气式微量加样器的设计原理是利用空气置换，当密闭的气穴向上和向下移动时，活塞会吸入和分配液体。当活塞向上移动时，活塞腾出的空间形成真空。这导致吸头中的空气上升以填充该空间，然后吸头中的空气被液体取代，液体被吸入吸头中。当柱塞被压下时，微量加样器吸头中的液体被推出，微量加样器套筒内的空气被排出。微量加样器的内部结构一般不与样品直接接触，但也有正排量式微量加样器，柱塞与样品直接接触，在这些微量加样器中，吸头包含圆筒和柱塞（如注射器）。

（三）优势和特点

微量加样器的优势和特点在于，对于较小体积的样本具有移动性，同时满足较好的精准性和加样重复性，在一定范围内量程可调节，吸头也具有一定通用性；另外，液体一般不会接触仪器，仅进入吸头。吸头为一次性，可解决液体残留问题，这在需要无菌条件或不允许残留液体情况下尤其重要。

二、类型和构造

（一）基本结构

微量加样器有多种设计款式和容量尺寸。但无论如何，一些必需的基本组件对于所有微量加样器来说都是通用的。从上到下可以见到如下组件。

操作按钮：它位于微量加样器的顶部，用于调节体积、吸取和转移所需体积的样品。应顺时针或逆时针旋转以增大或减小体积。每次容量变化时还可以听到明显的咔嗒声。应注意它有两个挡位，可以在正向和反向移液中吸取液体。主要用于执行两个功能：体积调节和液体吸取/分配。

脱卸按钮：吸头弹出装置，为了安全、轻松、快速地弹出一次性吸头。

量程显示：显示出要吸入或分配的液体的体积。

弹性吸嘴：弹性吸嘴的作用是与吸头进行连接，配合使用。建议使用带有通用吸嘴的微量加样器，因为它可以提高仪器与大多数标准吸头的兼容性。

（二）规格与常见类型

微量加样器的规格（体积范围）主要如下。

P2 0.2～2μl；P10 1～10μl；P20 2～20μl；P100 20～100μl；P200 20～200μl；P1000 100～1000μl。

类型：按照工作原理分可以分为空气置换式微量加样器和正排量式微量加样器；按照运行机制可以分为机械微量加样器和电子微量加样器；根据通道数量，可以分为单通道和多通道式微量加样器；根据体积或容量可以分为固定容量式和可变容量式。医学实验室常见类型如下。

1. 单通道微量加样器　单通道微量加样器只有单个用于吸取或分配液体的通道。

2. 电子微量加样器　电子微量加样器又称数字可调微量移液器，它采用微电脑控制技术，将液体吸取和释放的体积转化为数字信号，通过 LCD 数字显示屏显示。操作时，通过按键或旋钮控制体积的大小和吸放液体的步骤。体积以电子方式显示，以电动方式上下移动，尽可能减少人为操作带来的误差。

3. 多通道微量加样器　多通道微量加样器具有多个用于吸取或分配液体的通道。它通常有 8 通道、12 通道和 16 通道等型号。吸头间距可调，可通过滑动标尺设置吸头间距，扩大或缩小所需适应的实验器具规格。

（三）清洁和维护

维护保养是仪器使用过程中不可缺少的一部分。微量加样器是一种高精度仪器，因此需要特别注意其性能的维护和保养。通常情况下需要定期对其进行修理和（或）校准，至少每 12 个月进行一次预防性维护和校准，否则有可能出现损坏和加样体积超出允许误差范围的情况。微量加样器的日常维护和保养内容：使用完毕需要用乙醇湿巾擦拭外观并除去表面污渍，随后用不起毛的清洁布擦干；目视检查加样器零部件（弹性吸嘴和弹出器，以及容量调节转动按钮）是否损坏，或者是否需要润滑或拆卸清洁零部件；检查容量是否在全范围内调节；检查微量加样器是否有吸头松动和泄漏液体的情况；当维护不能解决问题时才应拆卸校准和调节加样器。

三、使用方法及注意事项

通过规范化的微量加样器使用方法来保证无事故、安全和准确的操作，避免复杂维修和损坏微量加样器，同时微量加样器是实验室中的耐用材料，遵守其使用标准可以延长微量加样器的使用寿命。因此需要实验室操作人员熟悉和掌握微量加样器的使用方法及注意事项。

（一）正确操作步骤

1. 设定吸取液体的体积，选择适当量程的微量加样器。在调节量程时，如果要从大体积调为小体积，则按照正常的调节方法，逆时针旋转旋钮即可；但如果要从小体积调为大体积，则可先顺时针旋转刻度旋钮至超过量程的刻度，再回调至设定体积，这样可以保证量取的最高精确度。

2. 吸头的装配：将微量加样器垂直插入微量加样器配套枪头中，稍微用力左右微微转动即可使其紧密结合，拧紧即可。P1000 使用蓝色微量加样器吸头，P200 及 P20 使用黄色微量加样器吸头，P2 使用白色微量加样器吸头。不可使用加样器撞击吸头，因为这样会导致微量加样器的内部配件（如弹簧）因产生的瞬时撞击力而变得松散，甚至会导致刻度调节旋钮卡住，长期这样操作会导致微量加样器的零件损坏。

3. 吸取液体时垂直握住微量加样器，当吸头充满液体时，请勿翻转加样器。临床实验室常用如下两种移液方法。一是正向移液法，用大拇指将按钮按下至第一停点，将吸头插入液面下后慢慢松开按钮回原点以吸取设定体积的液体。接着在感接仪器先按至第一停点，继续按至排出液体后松开按钮。二是反向移液法，先按下按钮至第二停点，吸头插入液面下后慢慢松开按钮至原点以吸取大于设定体积的液体。接着将按钮按至第一停点排出设置好量程的液体。

4. 吸液速度：移液操作应保持平顺、合适的吸液速度；吸液速度过快容易导致样品进入套柄，损伤活塞和密封圈，以及造成样品的交叉污染。

5. 将微量吸头浸入液面下方 2～3mm 方可吸液。

6. 移液前预冲洗 3～5 次，进行吸头预湿润。

7. 抽吸后需要暂停 1s 保持吸入状态。

8. 排出液体时，微量吸头需要以 30°～45°的角度靠在接收容器内壁上排空液体，此时需要接触容器壁并向上擦拭 10～15mm。

9. 小心地弹出一次性微量吸头，避免气溶胶污染。

10. 移液操作应动作匀速流畅连贯具有一致性。

11. 使用期间暂停或使用完毕，需要将微量加样器放在支架上，使用完毕后应调节回到最大量程，使弹簧保持松弛。

（二）使用注意事项和常见操作错误

1. 根据需要选择正向或反向移液方法 反向移液通常更具有一致性，适用于连续分配液体，尤其针对黏性或起泡的液体，确保移液体积的一致性。

2. 微量吸头 确保使用优质的微量加样器吸头，因为良好的吸头贴合度是确保结果准确的关键因素。同时应注意使用过滤吸头，可以降低交叉污染风险，微量加样器吸头均为一次性设计，应注意及时更换和替补。使用低残留的微量吸头可以提高黏性和泡沫液体样品的回收率。吸头与微量加样器不兼容也会导致吸液不准确。

3. 正确选择量程 所移液体体积应尽可能接近微量加样器最大量程，以最大限度减少吸头内的空气活塞空间，以延长微量加样器的使用寿命。实验室研究人员应注意根据量程范围选择正确的微量加样器。误读移液器上的量程标记也可能导致实验错误。

4. 手温效应 长时间移液时，手的热量使微量加样器内的空气变暖，进而引起空气膨胀并导致结果不准确，尤其在移动小体积液体时更应注意手温效应。因此应使用微量加样器配套支架来降低手温效应。

（三）校准与误差

通过对微量加样器进行校准，以确保获得准确和可重复性结果。

校准通过评估在特定容积设定下分配的液体质量来确保微量加样器的精确性。微量加样器属于强制检定设备，以确保实验使用的测量值的准确。如果想要获得《检测和校准实验室能力的通用要求》（ISO 17025）认可，则需要对实验室环境进行严密控制和测量，包括温度、湿度、空气压力、振动等。专业加样器类别的校准程序是吸取定量的去离子水，用先进的分析天平对其进行质量测定，之后根据结果的一致性来计算标准偏差，标准偏差越低，代表更加接近于真实值，同时需要计算测量部精确度。根据《活塞式容积测量仪器》（Piston-Operated Volumetric Apparatus）（ISO 8655）标准，小容积的移液器，如 2～10μl，需要使用 6～7 数位的天平。ISO 8655 明确定义了活塞式加样器的最大允许限值，其有效容积范围定义为标称的 10% 至标称的 100%，并且对最大量程体积、最小量程体积、中间量程体积分别进行测量。同时建议多道移液管的每道都按照单独移液管来进行校准。

四、应 用

基于微量加样器便捷准确的特性，其可以广泛应用于生物学、化学、食品、石油化工等领域，但目前随着微量加样器技术的发展，有了更多基于微量加样器技术的新一代开发和广泛应用。

在分子生物学中的微量加样器有很多应用场景，主要用于聚合酶链反应（PCR）、定量聚合酶链反应（qPCR）、核酸提取纯化、基因测序等实验中，尤其使用多通道及电子微量加样器，用于样品制备阶段。在分子生物学实验中要注意生物酶的污染，需要选用分子级灭活酶的微量吸头和加装过滤层的微量吸头并保持微量加样器的清洁，避免交叉污染。

在其他生命科学领域，多用于细胞培养、酶联免疫吸附试验（ELISA）等免疫学实验、药物研发、有机合成等实验操作；医学领域中，用于血清和尿液等生物样品的分析与实验操作。自动化移液工作站是目前市场上对于液体处理系统的一种自动化开发，移液工作站的原理也是利用空气活塞，将机械臂模块整板（通常为96道）进行吸头的装配，再通过电脑程序进行 XYZ 轴的机械臂控制完成移液过程。将自动化引入实验室，可以提高移液效率，节约时间，同时实现一致、准确的样品前处理。自动化的优势还能避免手工操作常有的错误，提升实验的可重复性，提升移液速度，解脱烦琐的实验工作。

（武均宜 莘琳琳 袁 慧）

第二节 天 平

一、天平的概述

天平是一种称量物体质量的计量器具。它主要依据杠杆原理制作而成，一般由支点（轴）在梁的中心支着杠杆而形成两个臂，其中一端放置砝码，另一端放置要称量的物体，杠杆中央装有指针，依据两边重量的不同指针指向较重的一侧，当指针停止在正中位置时，表明两端平衡，重量（质量）相等。随着现代科技的发展，实验室所用天平种类变得越来越多，越来越精细。

1. 天平的发展历史 天平是最古老的称量物体质量的计量器具，人类使用天平称量物体质量的历史可以追溯到5000年以前，在古埃及金字塔的壁画中清晰地记录了人们通过等臂的杠杆装置获得等质量物品的称量过程，这是迄今为止发现的关于天平的最早记录。在我国，春秋战国时期就已经开始使用一种精致的木衡进行黄金的称重，到三国时期出现了杆秤，被逐步应用到日常生活中。随着近代科学技术的不断发展，天平也随之逐步发展。在欧洲资本主义采矿业萌发后，用来分析矿石中金属含量的试金精密天平出现。17世纪中叶，法国数学家洛贝尔巴尔发明了摆动托盘天平，是对古老的吊式天平的重大改进，被称为人类历史上真正现代意义上的实验天平。近代科学兴起后，力学、化学、生物学研究需要更加准确、灵敏地称量质量的天平，需要研制出更多更加精密的实验室天平。

2. 实验室天平的分类 根据天平的结构原理，可以把天平分为四类：扭力天平、液体静力天平、杠杆天平和电子天平。如今电子天平是实验室中精细称量最常见和常用的天平之一。

二、扭力天平

1. 扭力天平概述 扭力天平是一种用于测量物体扭转或转动力矩的测量仪器，通常用于工程和制造领域。它可以测量力矩的大小、方向和稳定性，是一种常用的测量设备。

2. 扭力天平基本原理和结构 扭力天平的工作原理基于胡克定律，即力矩和角度之间的关系：当一定的扭转力矩作用于物体上时，物体会发生扭转或旋转，扭力天平会测量出由该力矩引起的变形或位移，然后转化为电信号进行计算，最终显示在读数器上。扭力天平的主要结构包括调节臂和簧片，使用时不用砝码，只需转动读数旋钮，依靠弹性元件偏转角度所产生的平衡扭力来进行测量。在横梁的一端，装有速停阻尼器，使横梁摆动能在几秒钟内停止，从而便于迅速读出测定数值。图1-1为其结构原理图。

3. 扭力天平的使用操作

（1）在使用扭力天平前，先检查仪器并确定其最大量程和分度值，评估待称量物品质量是否在其范围内，避免过载造成破坏。之后检查仪器温度是否与环境温度一致，工作状态是否正常。

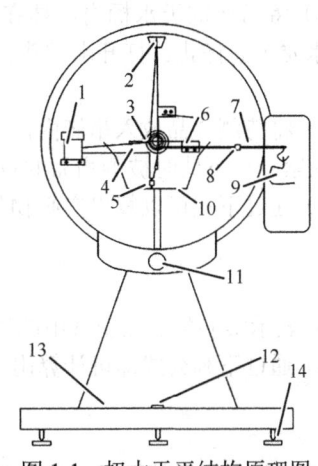

图1-1 扭力天平结构原理图
1. 阻尼器；2. 核验指针；3. 游丝；4. 横梁体；5. 重心砣（感量砣）；6. 簧片；7. 调节臂；8. 平衡砣；9. 秤盘；10. 支撑叉；11. 开关旋钮；12. 水准器；13. 底板；14. 水平调节螺钉

（2）将待测物体固定在扭力天平上，使其完全平稳，以确保准确的测量结果。

（3）调整扭力天平的单位和精度，以确保适当的测量精度。

（4）开始施加力矩，观察读数器上的读数，注意力矩的大小和方向。

（5）完成测量后，将扭力天平置于其存储位置，并清洁仪器表面，从而确保其长期使用。

应特别注意的是，扭力天平使用前和修理后都应当进行校正检定。使用检定天平的砝码进行校正，检定过程中使用该砝码的实际质量值，则其扩展不确定度（$k=2$）应不超过天平在该载荷下最大允许误差绝对值的1/3。如搬动过天平，则应在搬动后停放至少12h后才可进行检定。天平使用环境应符合温湿度要求，称量范围5～10mg，温度应在20℃±2℃，湿度≤75%；称量范围25～50mg，温度应在20℃±5℃，湿度≤75%；称量范围100～2500mg，温度应在20℃±7℃，湿度≤85%。并且确认周围空气无腐蚀性气体存在。

4. 扭力天平的应用 扭力天平广泛应用在电子、纺织、冶金、化工、农业、卫生部门和科研单位及高等院校，用于微量物质的称量和精密分析。

三、液体静力天平

1. 液体静力天平概述 液体静力天平，又称静水力学天平，是一种用于测量固体密度和比重的仪器，液体静力天平主要由电子天平与静水力学装置构成，其称量迅速，稳定性高，具备超扭曲向列相模式（STN）液晶显示发光二极管（LED）显示，操作简单便捷。

2. 液体静力天平基本原理和结构 液体静力天平可上下称重，根据阿基米德定律，首先测出被测物在空气中的质量与浸在水中的质量之差（建议使用密度为1g/ml的液体），计算出被测物的体积，从而计算出被测物的密度。

液体静力天平由一台具有下挂称重功能的电子天平、一个用来放天平和水桶的支架、水桶及水桶内的盛物吊篮组成。

3. 液体静力天平的使用操作

（1）打开天平预热30min，调好天平的平衡位置，所称之物及砝码要尽量放在秤盘中心，大砝码放在中心，以免开启天平后使秤盘产生剧烈的晃动。被称物体不得超过天平最大称量范围。

（2）将干燥的待测实心物品放在天平上称重，记录其重量 $W_空$。

(3) 将吊篮放于水桶内，挂在天平底部的挂钩上，吊篮不得擦碰水桶壁。往水桶中注水，至高于水龙头后停止。打开水龙头，等水龙头中无水溢出后，将水龙头关闭。按去皮键，将天平清零。

(4) 将待测物品放入吊篮内，注意物品上不要有气泡。打开水龙头排水，待无水溢出后，将水龙头关紧。记下此时被测物品的重量 $W_水$。

(5) 通过下式可以算出实心物品体积 V。

$$V = \frac{W_空 - W_水}{\rho_液}$$

式中，$W_空$ 表示实心物品在空气中的质量；$W_水$ 表示实心物品在液体中的质量；$\rho_液$ 表示液体的密度。

(6) 通过下列公式即可计算出物体的密度 ρ。

$$\rho = \frac{W_空}{V}$$

4. 液体静力天平的应用 液体静力天平广泛应用于桥梁、建筑、航空航天、车辆等工业领域和科研单位及高等院校，涉及固体力学、流体力学等多个不同专业。

四、杠杆天平

1. 杠杆天平概述 杠杆天平是实验室较为常见的一种天平，依据作用在物体上的重力，以平衡原理测定物体质量或者确定作为质量函数的其他量值、参数或者特性的仪器，实验室常用杠杆天平分为上皿式、下皿式两种。秤盘在支架上方为上皿式（上皿天平），秤盘吊挂在支架下方为下皿式（下皿天平）；较常使用的是上皿天平，又称托盘天平。此类天平精确度不高，一般为 0.1g 或 0.2g，荷载有 1g、2g、50g、100g 等。

2. 杠杆天平基本原理和结构 杠杆天平主要基于杠杆原理，即动力×动力臂=阻力×阻力臂，当两臂相等时，动力等于阻力。对于杠杆天平而言，即天平的一臂加重物，另一臂加砝码，两者等重时天平平衡。

普通杠杆天平主要由立柱、横梁、吊挂系统、底座和制动装置组成。立柱垂直固定在底座上，用以支撑横梁。立柱下部装有分度牌，顶部装有托架，在天平不工作时支托横梁。在横梁中部装有一把中刀。天平工作时，中刀搁置在与升降杆顶端连接的刀承上，作为支点。中刀两边装有两把边刀，分别作为重点和力点，起承受和传递载荷的作用。中刀下横梁底面装有指针，指针上固定有可上下移动以调节横梁重心位置的重心砣，它能起调整天平灵敏度的作用。

3. 杠杆天平的使用操作 杠杆天平的操作主要包括调零、称重和整理保存三个方面。

（1）调零：把天平放在水平的桌面上先进行调零，托盘空载状态下，将游码移到最左侧"0"刻度处调整托盘下边的平衡螺母，使指针在停止摆动时正好对准刻度盘的中央红线，天平平衡。

（2）称重：天平平衡后，将待称量的物体放在左盘中，用不锈钢镊子由大到小在右盘中加放砝码。当增减到最小质量砝码时仍不平衡时，可移动游码使之平衡，此时所称的物体的质量等于砝码的质量与游码刻度所指的质量之和，可记录数据。

（3）整理保存：称量结束后，清理称量物品，用镊子将砝码保存至砝码盒中，将天平保存在干燥、清洁、稳固的地方，长期不用的天平建议在盘架下面加上物体以固定天平两臂的位置。

应当注意的是，易吸水潮解及腐蚀性的药品称量时应在两边托盘上各放一张干净的大小相同的纸片或在玻璃器皿中称量。

4. 杠杆天平的应用 杠杆天平称量精密度和称量范围局限性较大，目前主要应用于物理实验室或学校教学，用来辅助理解重力和天平基本原理。

五、电 子 天 平

1. 电子天平概述　电子天平又称电子分析天平，是目前实验室最常见，应用最为广泛的称重天平。电子天平准确度高，稳定性好，一般可以精确称量到±0.0001g。它主要利用传感器和位置检测器的结合，将秤盘上的载荷转化为电信号输出而得到待测物体的质量，具有使用简单、精密度高、称量快速、结果显示清晰的特点。

我国电子天平的历史和发展：我国电子天平的研究始于20世纪70年代末，早期产品是仿制进口天平。改革开放之后吸收了发达国家的生产技术并进行国产化，攻关了电磁力传感器的制造，使得电子天平的应用发展迅速。

2. 电子天平技术原理和基本结构　电子天平的机械原理是天平的杠杆原理，当天平达平衡时，物体的质量即等于砝码的质量。电子天平按所使用传感器不同，分为应变式传感器电子天平、电容式传感器电子天平、电磁平衡式传感器电子天平。应变式传感器电子天平结构简单、造价低，但精度有限，不能达到很高精度；电容式传感器电子天平称量速度快，性价比较高，但也不能达到很高精度；而电磁平衡式传感器电子天平称量准确可靠、显示快速清晰并且具有自动检测系统、简便的自动校准装置及超载保护等装置。

电子天平按其精度可分为超微量电子天平、微量电子天平、半微量电子天平和常量电子天平。

（1）超微量电子天平：称量范围是2～5g，其标尺分度值小于（最大）称量的10^{-6}，可以精确到小数点后7位。

（2）微量电子天平：称量范围一般在3～50g，其分度值小于（最大）称量的10^{-5}。

（3）半微量电子天平：称量范围一般在20～100g，其分度值小于（最大）称量的10^{-5}，是目前临床实验室最为常见的电子分析天平。

（4）常量电子天平：称量范围一般在100～200g，其分度值小于（最大）称量的10^{-5}。

电子天平具有相同的基本机构，包括秤盘、传感器、位置检测器、比例-积分-微分调节器、功率放大器、低通滤波器、模数转换器、微计算机、显示器、机壳、底脚等部分。

3. 电子天平的使用操作

（1）选择精度和量程合适的天平，将天平放置在平稳牢固的台面上，远离震源和气流磁场干扰，并避免阳光直射到天平上。

（2）检查并调整天平状态，调整水准器内气泡使其位于水准器的中心则天平处于水平状态。

（3）预热至少30min后，打开天平开关，使用软毛刷将天平秤盘上的灰尘轻刷干净，之后对电子天平进行调零。一般自动式电子天平可以自动进行灵敏度及零点调节，若没有，则按照说明调节零点和自检。

（4）待仪器稳定标志显示后，可进行正式称量。将大小合适的称量纸置于秤盘上，轻按一下去皮键，天平将自动校对零点，然后从侧门（前门仅在检修或清除残留物质时使用）逐渐加入待称物质，直到所需重量为止。

（5）读数时应关闭箱门以免空气流动引起天平摆动。称量纸应大小合适，不能触碰天平内壁，待示数稳定后，记录显示屏所显示的实际数值。

（6）称量结束应及时除去称量瓶（纸），关上侧门，切断电源，并做好使用情况登记。

4. 电子天平的应用　目前电子天平在实验室应用广泛，几乎涵盖全部工业相关实验室，涉及不同样本和标准液的配制、配方、统计质量控制等多个方面。一般来讲，制药、生物技术、有毒危化品研究及特殊行业等使用精度较高的天平，普通微量称量天平则主要用于化学和元素分析，排放检测和少量稀有贵重金属物质检测、各大科研院校教学等的应用检测。

（武均宜　莘琳琳　袁　慧）

第三节 实验室纯水设备

一、纯水的定义

纯水（pure water），是指在制备过程中尽可能去除溶在水中或在水中散播的有机物、细菌、尘埃、氧化物等杂质，除了氢离子与氢氧根离子，几乎没有任何其他电解质存在的水。其电阻率、总有机碳、细菌数均有要求，且不可检测出内毒素。用来制备实验室纯水的纯水仪等设备，是当前临床实验室不可或缺的重要设备。

二、实验室纯水设备的发展历史

水作为实验室中最常用的工具，一直和实验室技术的进步相辅相成，同步发展。过去，蒸馏水、去离子水等普遍适用于各类实验室，近年来，随着科学技术和精密仪器的发展，实验室用水的要求不断提高，纯水设备也不断升级。20世纪60年代反渗透膜技术被发明，可以制作出反渗透水的设备出现，满足了高精密仪器用水的需求。时至今日，可使用多种离子交换树脂串联来去除水中的阴阳离子而得到去离子水，再使用反渗透膜可以制得超纯水。纯水设备是高效液相色谱法、液相色谱-质谱分析法、气相色谱-质谱分析法、石墨炉原子吸收光谱法、PCR和哺乳动物细胞培养等众多高度灵敏技术的科学应用及临床分析仪使用中的一种必不可少的关键设备。

三、纯水的分类与制备方法

根据国家标准，实验室用纯水可以分为一级纯水（一级水）、二级纯水（二级水）和三级纯水（三级水）。

一级水可用二级水经过石英设备蒸馏或交换混床处理后，再经 0.2μm 微孔滤膜过滤来制取，二级水可用多次蒸馏或离子交换等方法制取，三级水可用蒸馏或离子交换等方法制取。

电阻率要求不同：一级水电阻率＞18MΩ·cm；二级水电阻率＞1MΩ·cm；三级水电阻率＞0.05MΩ·cm。

应用环境不同：一级水对于水中颗粒有明确要求，用于高效液相色谱（HPLC）、气相色谱（GC）、原子吸收（AA）、电感耦合等离子体光谱（ICP）、电感耦合等离子体质谱（ICP-MS）、分子生物学实验和细胞培养等；二级水用于制备常用试剂溶液、制备缓冲液或无机衡量分析等；三级水用于冲洗玻璃器皿、水浴等一般化学分析试验。

一级水不可储存，需在使用时以纯水机临时制备。二级水、三级水可适量制备，制备后分别储存在预先经同级水清洗过的相应容器中。各级用水需使用密闭的、专用的聚乙烯容器，三级水也可以使用密闭的、专用的玻璃容器。新容器在使用前，需用盐酸溶液（质量分数为20%）浸泡2~3天，再用待分装水反复冲洗后使用。表1-1 为各级分析实验室用水的水质规格。

表1-1 分析实验室用水的水质规格

名称	一级	二级	三级
pH 范围（25℃）	—	—	5.0~7.5
电导率（25℃，mS/m）	≤0.01	≤0.10	≤0.50
可氧化物质含量（以 O 计，mg/L）	—	≤0.08	≤0.4
吸光度（254nm，1cm 光程）	≤0.001	≤0.01	—
蒸发残渣（105℃±2℃，mg/L）	—	≤1.0	≤2.0
可溶性硅（以 SiO$_2$ 计，mg/L）	≤0.01	≤0.02	—

注：由于在一级水、二级水的纯度下，难以测定其真实的 pH，因此对一级水、二级水的 pH 范围不作规定。由于在一级水的纯度下，难以测定可氧化物质和蒸发残渣，对其限量不作规定。可用其他条件和制备方法来保证一级水的质量。

四、纯水的应用

纯水在实验室的应用包括以下方面。

（1）试剂配制：纯水不含杂质，能够确保试剂的洁净、准确配制，保证实验准确可靠。

（2）仪器清洗：使用纯水可以清洗检测仪器的零部件，去除可能影响检测的污物或杂质。

（3）参与反应：在科研实验或采用全自动分析仪进行的常规检测中，纯水可作为样品或试剂的稀释液和溶剂使用，也可直接参与生化反应。

（武均宜　苹琳琳　袁　慧）

第四节　离　心　机

一、离心机技术的概述

离心机是一种科学设备，用于根据待分离对象的密度来分离流体、气体或液体。其分离过程是通过超高速度旋转装有待分离对象的容器来实现的。以旋转所产生的合力将待分离对象中较重的部分转移到容器底部。实验室离心机是利用转子旋转组件产生离心力，将溶液或悬浮液中不同密度的物质分离的装置，常用于制药、食品、环保、化学检测等领域。从学术到临床再到研究，大多数实验室都有这种仪器，用于纯化细胞、病毒、蛋白质和核酸等物质。本章节将讨论离心机的基本构造及原理，以及离心机使用的操作步骤和应用范围。

1. 离心机的设计理念　离心机是通过离心力去分离和纯化混合物的设备，它根据颗粒的尺寸、形状、密度、黏度和转子速度有效地分离混合颗粒物质。在该过程中，密度较高的颗粒下沉到底部，而较轻的颗粒则漂浮到顶部，颗粒之间相互摩擦，形成层状沉积物。

2. 离心机的运行原理　离心机的运行原理是物理沉降。根据该原理，转子的加速会在离心管上产生向心力。为了实现这一目的，将离心机设计为一种装置，它可以使溶液绕着固定轴旋转，并垂直于旋转轴施加作用力，由于这种作用力，较密的颗粒沿圆形方向向外移动，而较轻的颗粒则向中心移动。沉降速率受多种因素影响，包括所施加的离心场（G）。此外，其他因素，如颗粒的质量、密度和体积，以及它们的形状和摩擦力，也会影响沉降过程。

3. 离心力的计算　相对离心力（relative centrifugal force，RCF）是指使用离心机时施加的力的大小，而不是旋转速度。因此要将每分钟转数（revolutions per minute，r/min）转换为 RCF 或 G，来描述圆周运动中的速度。公式为

$$RCF = (旋转速度)^2 \times 1.118 \times 10^{-5} \times r$$

式中，RCF 取决于旋转速度（r/min）及物质与旋转中心的距离 r。距离 r 单位为 cm。

二、离心机的构造及设计

离心机的整机设计外形美观，符合人体工程学设计，拥有速度控制、温度控制等人性化系统调节功能，使分离技术更加简单。但是需要确保实验人员了解离心机的构造以正确和安全地操作离心机。

1. 离心机的物理构造　基本型实验室离心机的构造如下。

（1）主机架是一个机器框架，由带有门盖的机箱和内部的容器组成。整个箱体结构由钢制成，内胆由防腐性不锈钢材料制成，称为离心腔。

（2）离心机转子：离心机的重要部件，必须使用离心机配套专用转子及转子盖。转子有两种类型：固定角度式和摆动式，被称为角转子和水平转子。角转子设计用于将离心管固定在与垂直旋转轴成固定角度（最大约 45°，一般为 14°～40°）的固定位置。离心时颗粒沿着管的侧面和底部沉积。水平转子的离心管放在吊篮里，其设计允许管在离心过程中从垂直静止位置摆动到与水平方向

平行。一套完整的水平转子包括水平转子体、挂架、适配器，运行时吊篮处于水平状态，与轴承成直角。管底部会形成沉积物，样品将沉淀集中于离心管底部。

（3）挂架：是水平转子管架式中适配器的载体，根据外形或者使用目的不同可以分为挂杯、吊篮、酶标板等。

（4）适配器：当同一台离心机需要配同一种类但容量不一的两个转子时，可以考虑在大容量的试管孔里放一个适配器调整试管孔大小，以适配离心管的直径和体积。

2. 离心机的组成系统

（1）驱动系统由电机、驱动轴和阻尼机构运行。电机以交流频率运行并转动密封和润滑的驱动轴，由此产生的力、振动和噪声被阻尼系统吸收。

（2）控制系统通过带有触摸屏和数字显示的微型计算机实现控制系统。该控制单元可用于设置转速和离心力及温度。同时这些设置可以存储在内存中设置为程序，以供将来或随后可能进行的实验使用。

（3）制冷系统可以调节分离样品时的温度，采用全密封气密冷却的谷轮压缩机组，具有制冷和加热控制回路及循环通风系统。

（4）安全保护系统，具有主电流保护、高温保护、高速保护、平衡保护、门盖保护、不平衡传感器及自动报警系统，以保护人员和实验室安全。

3. 离心机的设计特点　离心机是一种使用广泛的分离设备，具有高效、节能、安全等特点，而且体积灵活。选用时除了考虑体积，还可考虑离心速率和离心力、应用、样品大小、通量和外形尺寸等。同时，通过不同挂篮的设计也可以适配多种类型的离心样品，如仅对几支小管进行离心，还是处理更大的管体积或平板。离心机大多采用大模块化设计，可以进行快速拆卸和更换，同时采用自动化控制系统，可以便于操作和监控，方便日常维护和保养。

三、离心机的特点及操作过程

离心机属于高速设备，使用时一定要注意平衡，如果离心过程中试管破裂造成液体流出，要立即用毛巾将离心杯套内液体擦除干净，以防腐蚀，影响使用与离心机寿命。另外，离心机特别标注转速等信息的，应按照说明设置转速。规范和安全地操作离心机是对自己与他人安全的负责。

1. 离心机的规范使用

（1）使用前检查离心机配件是否齐全；通电前，检查离心机内的转轴是否正常；检查离心机内的转头是否拧紧；选择适合的转子，检查转子和墙体是否干净，选择合适的离心管和高质量的适配管，防止离心过程中离心管破裂。

（2）平衡离心管，对称摆放离心管。确保转子的正确安装，水平转子需确认吊篮运动自由无遮挡，重量相同的吊篮对称摆放；角转子应该分散摆放。

（3）拧紧转子盖，没有旋紧的转子盖可能会损伤转子、离心机盖和腔体；盖好离心机盖门；请仔细阅读转子上最大负载信息，不要超过最大负载量。

（4）打开电源开关，待电源指示灯亮起，调节和设置所用温度、速度、时间等参数，不要超过转子所允许的最高转速。

（5）按开始键，等到速度到达会开始计时，如有不正常噪声或抖动务必马上停止运转并检查。

（6）转头运转到设定的时间后，自动降速直至完全停止；离心程序结束后，打开盖子，取出试管，关闭电源。

2. 离心机的安全使用

（1）确保离心机放置和工作表面坚固、水平、防震，操作前始终确保离心机位于合适的表面上，周围保持一定的安全空间，并且确保机器四脚受力均匀。

（2）离心机使用前，需要将离心室腔内的异物取出，检查转子体是否正确安装在转子座上，确保连接良好。使用前应检查转子及离心管是否有纹裂、腐蚀等老化现象，如有老化现象必须立即更换，不得使用产生裂纹或被腐蚀的转子。应严格按转子允许的转速设置，不得超过转子规定的最高转速运行。

（3）配平离心机，启动离心机之前，必须正确平衡装载样品。平衡离心机可防止对仪器造成潜在损坏，并且对于安全操作至关重要。运行不平衡的离心机可能会造成严重的实验室破坏，并可能伤害到操作人员和其他人员。需要注意的是样品是按质量而不是体积来平衡。例如，不要用等体积的水平衡其他密度不同液体组成的样品。

（4）启动离心机时，在盖上离心机顶盖后，方可慢慢启动。转子转动时请勿打开盖子。在电机及转子未完全停止的情况下不得打开门盖，到设定时间后转子会由于自身惯性而旋转一段时间，之后通过摩擦逐渐减慢至停止。在离心机停止转动后，方可打开离心机盖，再取出样品，不可用外力强制其停止运动。

（5）离心机只能用于特定的实验，严禁离心爆炸性或有剧烈化学反应的物质。如果离心过程中离心机机身摇晃，请立即拔掉插头。轻微振动是正常的，但过度振动可能意味着危险。首先，仔细检查离心管是否正确平衡。如果这不能解决问题，请在制造商或经销商维修之前不要操作离心机。严禁擅自安装和修理离心机，相关工作必须由专业工程师完成。

3. 离心机及转子的日常维护

（1）保持离心机适当润滑。每次使用后，必须仔细检查转头，及时清洗、擦干。转头是离心机中重点保护的部件，不能碰撞；长时间不用，要涂上一层上光蜡保护。螺纹部件还应定期清洁并使用认可的润滑脂进行润滑，以确保正常运行并防止错扣和腐蚀。

（2）检查关键部件是否存在磨损迹象，包括划痕或化学腐蚀在内的磨损可能对转子产生影响。确保摇摆吊桶或者管套在正确位置中，转轴无偏移，并且注意在规定的速度和最大质量指南内操作转子，以及避免刮伤转子。

（3）消毒灭菌。离心过程中如有任何传染性材料泼溅出来，应立即进行消毒处理。定期（每天）用中性清洁液（乙醇或乙醇类消毒剂）清洁离心机外壳、离心腔，并用软布擦拭转子和配件。日常清洁应包括离心机的内部、转子室及带有电子元件的表面，如电子触摸屏。

四、离心机的主要类型

以离心机的分离速度为分类依据，离心机主要分为两大类，即低速离心机和高速离心机。低速离心机主要在大多数实验室使用，对颗粒进行常规沉降。基本上，它们在室温下运行，温度控制的情况有限。这些低速离心机的常见用途是将红细胞沉淀为紧密堆积成颗粒的程度，并通过倾倒分离上清液。高速离心机用于许多更复杂的生化用途，在沉淀过程中需要更高的温度和更快的速度。设备的操作员应谨慎地控制仪器的温度和速度，以满足敏感生物样品所需的要求。

根据沉降速度、是否真空、温控制冷、样品体积、制冷管容量、尺寸和设计，离心机可以分为多种类型，如微型离心机、小型台式离心机、冷冻离心机、高速冷冻离心机、低速离心机、超速离心机、连续流离心机、气体离心机、真空离心机等，几个常见于实验室的类型如下。

1. 微型离心机 微型离心机的设计非常小，在工作区域中占用的空间很小，也便于操作，可放置在实验台上，这是其中一个优势。该类型离心机的离心管使用最大规格为2.0ml，转速范围为500～13 300r/min。它适用于一些精密实验，如纯化沉淀核酸、从溶液中沉淀蛋白质及微量水样的微过滤。

2. 低速离心机 转速范围为4000～5000r/min，因为设备中不包括速度和温度控制系统，应在室温下运行。体积通常较大，为落地站立式。低速离心机更适合分析血液样本和其他生物样本，作为样本预处理步骤，常见于临床医学实验室，用于大规模处理患者样本。

3. 高速冷冻离心机 高速冷冻离心机用于需在恒定温度下保存的样品，以适合样品分析，温度可在0～4℃内，或低至-40～-20℃。冷冻超高速离心机转速可达75 000r/min，具有区分蛋白质和核酸等分子并进行分离的能力，用于分析DNA、RNA、抗体、酵母细胞、叶绿体等，也可用于

PCR。制备型超速离心机可从血浆中分离大分子、脂蛋白组分，并对生理液体进行去质子化以进行氨基酸分析。

五、离心机的应用及优势

现如今，很多大型工厂在进行产品生产时经常会用到离心机，其实离心机除了用于工业生产活动，在现实生活中也有很大用处，尤其在医学领域，它的应用场景也比较多。

1. 临床医学实验室中的常见应用 离心在实验室分析中起着至关重要的作用。离心机的基本应用之一是在医学领域分离血液成分，可以从血浆或血清中分离血细胞，这对于各种诊断和分析程序至关重要，有助于分析各种参数，如细胞计数、血细胞比容水平和疾病标志物的识别。在医院临床医学实验室中，大型离心机是必不可少的样品前处理设备，以处理大量患者血液样本，所分离的样本类型有促凝管血清、抗凝血浆。离心前处理的影响因素可以影响实验结果的准确性。通过分离血液成分医用离心机同样也广泛应用于富血小板血浆（PRP）生产及尿沉渣检测分析。

2. 医学研究实验室中的常见应用 离心机广泛应用于生物学和基础医学领域，用于分离血液成分、分离蛋白质、纯化 DNA、分离细胞器。离心机通过分离细胞成分，有助于从生物样品中提取核酸，包括 RNA 和 DNA，用于遗传研究、法医学和诊断测试。离心机可以用于从血浆中分离红细胞、白细胞进行分析，以及分离不同类型的细胞器。在免疫化学测定实验中，离心机可用于将蛋白质结合的配体与游离配体分离。这种分离能够精确测量和检测特定分子，有助于研究、诊断和药物开发。

3. 离心机的其他应用场景 离心机在石油和石油工业中用于将原油分离成各种成分，包括汽油、柴油和润滑油。在环境技术领域，离心机用于分析和分离土壤、水及空气样本，有助于检测和识别污染物与其他物质。离心机在化学中用于分离混合物的不同相，如从液体中分离固体、从液体中分离液体及从液体中分离气体，被用于制药、食品和化学品等行业。

（武均宜 莘琳琳 袁 慧）

第五节 显 微 镜

1665 年，罗伯特·胡克（Robert Hooke）发明了真正意义的第一台显微镜，至今已有 300 多年的历史。显微镜的出现为人类打开了微观世界的大门，由此奠定了细胞学和组织学的基础，并对生物学、遗传学、微生物学、医学和检验学的发展起到极大的促进作用。为了扩大观测领域，人们又相继研制了不同配置和用途的显微镜。

一、光学显微镜基本结构

（一）显微镜光学系统

光学系统是显微镜最重要的部分，主要包括物镜、目镜、聚光器、反光镜和光源等部分。广义地讲也包括滤光器、盖玻片和载玻片等。

1. 物镜 物镜是决定显微镜性能的最重要部件，安装在物镜转换器上，接近被观察的物体，故称物镜或接物镜。

根据放大倍数的不同可分为低倍物镜（放大率为10×）、中倍物镜（放大率为20×）、高倍物镜[放大率为（25~65）×]、油浸物镜[放大率为（90~100）×]。按像差的校正情况，物镜可分为消色差物镜、复消色差物镜、平场物镜。

2. 目镜

（1）目镜的结构、作用：目镜实际上是一个放大镜，它的作用是放大经物镜放大的像，常用目镜的放大倍数为5~16倍。通常目镜由上下两组透镜组成，上面的透镜称接目透镜，下面的透镜称会聚透镜或场镜。上下透镜之间或场镜下面装有一个光阑（它的大小决定了视场的大小），因为标本正好在光阑面上成像，可在这个光阑上粘一小段毛发作为指针，用来指示某个特点的目标。也可在其上面放置目镜测微尺，用来测量所观察标本的大小。目镜的长度越短，放大倍数越大（因目镜的放大倍数与目镜的焦距成反比）。

（2）目镜与物镜的关系：物镜已经分辨清楚的细微结构，假如没有经过目镜的再放大，达不到人眼所能分辨的大小，那就看不清楚；但物镜所不能分辨的细微结构，虽然经过高倍目镜的再放大，也还是看不清楚，目镜只能起放大作用，不会提高显微镜的分辨率。所以，目镜和物镜既相互联系，又彼此制约。

3. 聚光器 聚光器也称集光器，位于标本下方的聚光器支架上。它主要由聚光镜和可变光阑组成。其中，聚光镜可分为明视场聚光镜（普通显微镜配置）和暗视场聚光镜。

（1）主要参数：数值孔径（numerical aperture，NA）是聚光镜的主要参数，最大数值孔径一般是1.2~1.4，数值孔径有一定的可变范围，通常刻在上方透镜边框上的数字代表最大的数值孔径，通过调节下部可变光阑的开放程度，可得到此数字以下的各种不同的数值孔径，以适应不同物镜的需要。有的聚光镜由几组透镜组成，最上面的一组透镜可以卸掉或移出光路，使聚光镜的数值孔径变小，以适应低倍物镜观察时的照明。

（2）作用：聚光镜的作用相当于凸透镜，起汇聚光线的作用，以增强标本的照明。一般把聚光镜的聚光焦点设计在它上端透镜平面上方约1.25mm处。

（3）可变光阑：可变光阑也称光圈，位于聚光镜的下方，由十几张金属薄片组成，中心部分形成圆孔。其作用是调节光强度和使聚光镜的数值孔径与物镜的数值孔径相适应。可变光阑开得越大，数值孔径越大（观察完毕后，应将光圈调至最大）。在可变光阑下面，还有一个圆形的滤光片托架。

4. 反光镜 反光镜装在聚光器下面，是一个可以随意转动的双面镜，直径为50mm，一面为平面，一面为凹面，其作用是将从任何方向射来的光线经通光孔反射上来。平面镜反射光线的能力较弱，在光线较强时使用；凹面镜反射光线的能力较强，在光线较弱时使用。观察完毕后，应将反光镜垂直放置。

5. 光源 显微镜的照明可以用天然光源或人工光源。

（1）天然光源：光线来自自然光，但不可利用直接照射的太阳光。

（2）人工光源

1）对人工光源的基本要求：有足够的发光强度；光源发热不能过多。

2）常用的人工光源：显微镜灯和日光灯。目前常见的显微镜配置的光源类型主要分为两种：卤素灯或LED灯。卤素灯根据其使用规格（输入电压、功率等）寿命约2000h（具体需参考厂家说明书给出的使用时间）；而LED灯使用寿命较卤素灯有着大幅提升，正常操作使用可使用8~10年。

6. 滤光器 安装在光源和聚光器之间。作用是让所选择的某一波段的光线通过而吸收其他的光线，即为了改变光线的光谱成分或削弱光的强度。滤光器分为两大类：滤光片和液体滤光器。

7. 盖玻片和载玻片 为显微镜耗材，盖玻片和载玻片的表面应相当平坦，无气泡，无划痕。最好选用无色、透明度好的材质，使用前应洁净及特殊处理。

盖玻片的标准厚度是0.17mm±0.02mm，如不用盖玻片或盖玻片厚度不合适，都会影响成像质量。

载玻片的标准厚度是1.1mm±0.04mm，一般可用范围是1.0~1.2mm，若太厚会影响聚光器效能，太薄则容易破裂。

（二）显微镜的机械装置

显微镜的机械装置是显微镜的重要组成部分。其作用是固定与调节光学镜头，固定与移动标本等，主要由镜座和镜臂、载物台、镜筒、物镜转换器与调焦装置组成。

1. 镜座和镜臂

（1）镜座：作用是支撑整个显微镜，装有反光镜，有的还装有照明光源。

（2）镜臂：作用是支撑镜筒和载物台，分为固定、可倾斜两种。

2. 载物台（又称工作台、镜台） 载物台作用是安放载玻片，形状有圆形和方形两种，中心有一个通光孔，通光孔后方左右两侧各有一个安装压片夹用的小孔，分为固定式与移动式两种。有的载物台的纵横坐标上都装有游标尺，一般读数为 0.1mm，游标尺可用来测定标本的大小，也可用来对被检部分做标记。

3. 镜筒 镜筒上端放置目镜，下端连接物镜转换器，分为固定式和可调节式两种。筒长（从目镜管上缘到物镜转换器螺旋口下端的距离称为镜筒长度或机械筒长），不能变更的称固定式镜筒，能变更的称调节式镜筒，新式显微镜大多采用固定式镜筒。

安装目镜的镜筒，有单筒和双筒两种。单筒又可分为直立式和倾斜式两种，双筒则都是倾斜式的。其中双筒显微镜，两眼可同时观察以减轻眼睛的疲劳。双筒之间的距离可以调节，而且其中一个目镜有屈光度调节（即视力调节）装置，便于两眼视力不同的观察者使用。

4. 物镜转换器 物镜转换器固定在镜筒下端，有 3~5 个物镜螺旋口，物镜应按放大倍数高低顺序排列。

5. 调焦装置 显微镜上装有粗准焦螺旋和细准焦螺旋。有的显微镜粗准焦螺旋与细准焦螺旋装在同一轴上，大螺旋为粗准焦螺旋，小螺旋为细准焦螺旋；有的则分开安置，位于镜臂的上端较大的一对螺旋是粗准焦螺旋，其转动一周，镜筒上升或下降 10mm。位于粗准焦螺旋下方较小的一对螺旋是细准焦螺旋，其转动一周，镜筒升降值为 0.1mm，细准焦螺旋调焦范围不小于 1.8mm。

二、实验室常用显微镜分类

（一）普通光学显微镜

光学显微镜有多种分类方法，按使用目镜的数目可分为双目显微镜和单目显微镜；按图像是否有立体感可分为立体视觉显微镜和非立体视觉显微镜；按观察对象可分为生物显微镜和金相显微镜等；按光学原理可分为偏光显微镜、相衬显微镜和微差干涉对比显微镜等；按光源类型可分为普通光显微镜、荧光显微镜、红外光显微镜和激光显微镜等；按接收器类型可分为目视显微镜、摄影显微镜和电视显微镜等。

（二）暗视野显微镜

在普通光学显微镜台下配一个暗视野聚光器，来自下面光源的光线被抛物面聚光器反射，形成了横过显微镜视野而不进入物镜的强烈光束。因此视野是暗的，视野中直径大于 0.3μm 的微粒将光线散射，其大小和形态可清楚地看到。甚至可看到明视野显微镜中看不见的微粒。在临床实验室中使用暗视野显微镜有以下用途。

1. 未染色标本的可视化 暗视野显微镜适合观察未染色的活标本，如微生物、细胞或悬浮在液体介质中的普通小颗粒。当标本很脆弱或由于技术或实验限制而无法染色时可用暗视野显微镜。

2. 增强对比度和分辨率 更容易观察到在明视野显微镜下可能被遮挡的细节和结构，有利于检查透明或半透明标本，如螺旋菌、寄生虫或亚细胞结构。

3. 运动和形态的鉴定 暗视野下的明亮图像可以更好地观察微生物的运动模式、鞭毛或纤毛，广泛用于观察梅毒螺旋体（*Microspironema pallidum*）等微生物及细菌鞭毛运动。

4. 暗视野显微镜使用注意事项

（1）确保正确的照明对于获得最佳暗场图像至关重要，包括定位聚光镜、调整光阑和适当对准光源。

（2）载玻片和盖玻片的厚度及质量会影响图像的清晰度，应注意尽量减少可能干扰观察的气泡或碎屑。

（3）暗视野显微镜依赖于亮标本和暗背景之间的对比度。可能需要使用聚光镜或光阑控件微调对比度以获得最佳图像质量，避免引入伪影或眩光。

（三）偏光显微镜

偏光显微镜与一般显微镜的主要区别是增加了两片偏光镜。从光源发出的光线通过空气和普通玻璃时，在与光线垂直的平面内的各个方向以同一振幅进行振动并迅速向前方传递，空气与普通玻璃为各向同性体，又称单折射体。如果该光源的光通过一种各向异性体（又称双折射体）时，将一束光线分为只有一个振动平面的，而且振动方向互相垂直的两束光线。这两束光线的振动方向、速度、折射率和波长都不相同。这样只有一个振动平面的光线称偏振光。在偏光显微镜内，物镜与目镜间插入一个检偏镜片，光源与聚光器间镶有起偏镜片，圆形载物台可以进行360°旋转。起偏与检偏镜片处于正交检偏位时，视野完全变黑。将被检物体放在显微镜台上。若被检物为单折射体，则旋转镜台，视野始终黑暗。若旋转镜台一周，视野内被检物四明四暗，则说明被检物是双折射体。偏光显微镜适合观察结晶物质（如痛风结节中的尿酸盐结晶、尿结石、胆结石等）。

（四）位相显微镜

位相显微镜又称相差显微镜。普通光学显微镜之所以看不见未染色的组织、细胞和细菌等活体的图像，是因为通过样品的光线变化差别（反差）很小。标本染色后改变了振幅（亮度）和波长（颜色），影响了反差而获得图像。但是染色会引起样品变形，甚至有机体死亡。相差显微镜利用细胞结构和周围介质之间折射率差异，从而无须染色即可改善透明或低对比度标本的可视化，出现光波强弱和反差的改变而成可见影像。相差显微镜特别适用于检查透明或未染色的标本，如活细胞、微生物或组织培养物。

相差显微镜在尿液细胞形态学分析中有多种应用和重要价值，使尿沉渣有形成分可视化，包括红细胞、白细胞、上皮细胞、管型和晶体；尿液细胞形态学分析对于肾脏疾病的诊断和监测至关重要。

（五）倒置显微镜

普通显微镜的物镜头方向向下接近标本，而倒置显微镜的物镜镜头则处于载物台下垂直向上，因此目镜和镜筒的纵轴与物镜的纵轴成45°角。载物台面积较大，在载物台上方有一个长焦距聚光器和照明光源，可提供各种聚光器来满足需要。倒置显微镜中最常用的观察方法就是相差，这种方法提供带有自然背景色的、高对比度的、高清晰度的图像。倒置显微镜可观察各种器皿中培养的活体细胞。

（六）荧光显微镜

荧光显微镜使用荧光染料或标记来观察样品中的特定分子或结构，常用于免疫组织化学、免疫荧光和遗传学研究。在短波长光波（紫外光或紫蓝色光，波长250~400nm）照射下，某些物质吸收光能，受到激发并释放出一种能量降级的较长的光波（蓝、绿、黄或红光，波长400~800nm），这种光称荧光。某种物质在短光波照射下即可发生荧光，如组织内大部分脂质和蛋白质经照射均可发出淡蓝色荧光，称为自发性荧光。但大部分物质需要用荧光染料（如吖啶橙、异硫氰酸荧光素等）染色后，在短光波照射下才能发出荧光。

荧光显微镜的光源为高压汞灯，发出的紫外光源经过激发滤光片（此滤光片可通过对标本中荧光物质适宜的激发光）过滤后射向普勒姆分色镜，分色镜将激发光向下反射，通过物镜投射向经荧光染料染色的标本。染料被激发并释放出荧光,通过物镜穿过分色镜和目镜即可进行观察。目镜下方安置有屏障滤片(只允许特定波长的荧光通过)以保护眼睛及降低视野暗度。

荧光显微镜的特点是灵敏度高,在暗视野中低浓度荧光染色即可显示出标本内样品的存在,荧光显微镜中使用的荧光染料可以选择性地与特定分子或细胞结构相结合,使得特定结构或分子在显微镜下可视化。

1. 荧光显微镜在临床检验科应用示例

(1)免疫荧光:荧光显微镜在免疫荧光技术中起着重要作用。通过使用荧光标记的抗体,以检测和定位特定抗原或病原体,如细菌、病毒或寄生虫。

(2)细胞遗传学:荧光显微镜在细胞遗传学研究中被广泛应用。它可以用于观察和分析染色体结构、染色体异常、基因重排和突变等。

(3)分子诊断:荧光显微镜可用于检测和分析特定基因或基因表达的荧光探针。这在遗传病诊断、癌症分子诊断和感染性疾病的分子检测中具有重要意义。

(4)细胞生物学研究:荧光显微镜在细胞生物学研究中被广泛应用,如细胞凋亡、细胞分化和细胞内信号转导等的研究。

2. 荧光图像的记录方法 由于荧光很易褪色减弱,要及时摄影记录结果。需要采用高速感光胶片。因紫外光对荧光猝灭作用大,如异硫氰酸荧光素(FITC)的标志物,在紫外光下照射30s,荧光亮度降低50%。所以如曝光速度太慢,就不能将荧光图像拍摄下来。一般研究型荧光显微镜都有半自动或全自动显微摄影系统装置。

3. 荧光显微镜的维护保养 荧光显微镜的正确维护保养可以确保其性能稳定和寿命延长。

(1)清洁:定期清洁显微镜的物镜、镜片和其他光学元件。使用适当的清洁液和无纤维布进行清洁,确保镜头表面干净无尘。

(2)检查光源:定期检查和更换激发光源,确保光源的亮度和稳定性。对于激光光源,确保安全操作并遵循相关的安全指南。

(3)定期校准:以确保激发和发射滤光片的准确性与对应性。根据厂家提供的指南进行校准,并确保校准由专业人员进行。

(4)防尘措施:保持显微镜和工作区域的清洁,避免灰尘和颗粒物进入显微镜系统。使用防尘罩或显微镜罩进行保护,尤其在不使用显微镜时。

(5)定期维护:遵循厂家提供的维护计划和建议,对显微镜的机械部件和电子系统进行定期维护。检查和更换损坏的零部件,确保显微镜的正常运行。

三、显微镜的使用场景及标本染色

(一)显微镜的使用场景

1. 血液学 血细胞和成分的显微镜检查在血液学中对于诊断及监测各种血液疾病(如贫血、白细胞增多症或血小板减少症)至关重要,涉及观察红细胞、白细胞和血小板的大小、形状及特征。

2. 微生物学 显微镜是微生物学领域的一项基本技术。它允许对各种微生物进行识别和分类,如细菌、真菌、寄生虫和病毒。染色或未染色标本的显微镜检查有助于传染病的诊断并指导适当的治疗。

3. 病理学 显微镜在病理学领域不可或缺,可以检查细胞和组织结构。病理学使用显微镜分析活检样本、细针抽吸物和细胞学标本,以诊断各种癌变、炎症和其他病理异常。

4. 临床细胞遗传学 染色体和遗传物质的显微镜检查在临床细胞遗传学中至关重要,有助于诊断遗传疾病、染色体异常,以及识别特定的遗传标记或突变。

5. 组织学 用于研究组织的显微解剖结构,涉及组织切片的制备、染色并在显微镜下检查以识别正常和异常的组织结构。

（二）临床显微镜观察常用的染色方法

1. 苏木精-伊红（hematoxylin-eosin，HE）染色 HE染色是临床病理学中应用最广泛的染色方法。苏木精将细胞核和其他酸性成分染成蓝紫色，而伊红将细胞质和其他碱性成分染成粉红色。HE染色有助于观察组织结构、细胞形态，常用于组织病理学检查，如识别异常细胞生长、细胞异型和周围组织的侵袭；识别各种炎症细胞浸润和组织损伤等。

2. 革兰染色 根据细菌的细胞壁组成来识别细菌。细菌先经碱性染料结晶紫染色，而后经碘液进行媒染，之后用乙醇脱色，再经过番红复染，在显微镜下观察，革兰氏阳性细菌保留结晶紫染色并呈现紫色，而革兰氏阴性细菌吸收复染番红后呈现粉红色。在微生物学中对细菌的初步鉴定和指导抗生素治疗具有重要价值。

3. 抗酸染色 抗酸染色主要用于检测分枝杆菌属细菌。这些细菌具有独特的细胞壁成分，即使在酸脱色后也能保留主要染色剂石炭酸品红，抗酸染色阳性细菌用显微镜观察可在蓝色背景下呈现鲜红色。抗酸染色对于结核病和其他分枝杆菌感染的诊断至关重要。

4. 高碘酸-席夫（PAS）染色 PAS染色用于检测组织中的碳水化合物、糖原和黏多糖。它有助于识别各种细胞成分，如肝细胞、基膜和真菌生物体中的糖原储存。PAS染色产生品红色，与其他细胞结构形成视觉对比。有助于识别特定类型的糖原贮积病；在真菌感染时，PAS染色可以显示细胞壁和荚膜等真菌成分，有助于诊断曲霉菌病或念珠菌病等。

5. 免疫组织化学（IHC）染色 这种染色方法用于鉴定肿瘤标志物、激素受体、免疫细胞标志物和其他特定分子，使用与酶或荧光染料偶联的二抗检测一抗与靶抗原的结合，从而在显微镜下观察。在癌症诊断中，IHC染色可以检测激素受体（如雌激素受体、孕激素受体）或生物标志物（如HER2/neu）的表达，以指导靶向治疗决策；特定肿瘤标志物的IHC染色，如前列腺特异性抗原（PSA）或细胞角蛋白，有助于各种类型癌症的诊断和分类。

6. 荧光染色 荧光染色技术用途广泛，广泛用于各种研究和诊断应用。荧光原位杂交（FISH）用于检测细胞或组织中的特定DNA或RNA序列、遗传研究，以及识别与疾病相关的遗传异常或基因重排；免疫荧光染色可以显示细胞内的特定抗原或蛋白质。常用于自身抗体或免疫复合物检测，有助于发现自身免疫性疾病，如系统性红斑狼疮或自身免疫性肝炎等。

四、显微镜的安装、使用、维护及保养

（一）显微镜的安装、使用条件

显微镜作为常见的光学仪器，安装及使用条件可参考原厂说明书中建议，重点应考虑以下信息。

1. 应将显微镜放置在平整的实验台上，依照原厂使用说明书中注明的电源规格，将显微镜的电源线插在匹配的电源接口中。

2. 放置显微镜的实验台应避开离心机、大型振荡器等设备，避免离心机等设备启动时产生共振，对显微镜的光路系统产生影响。

3. 实验室环境温湿度相对稳定，避免环境湿度过高影响显微镜光路系统及机械部件。

4. 每次使用结束关闭显微镜之前，应将光源亮度旋钮旋转至最暗处，再关闭电源，避免打开显微镜通电瞬间因电流过大将光源灯烧毁，影响使用。

5. 使用人员须接受过培训，了解显微镜组成结构，可独立按操作规范使用仪器，尽可能避免人为因素造成的仪器损坏。

（二）显微镜的维护及保养

1. 显微镜作为临床实验室常见的光学仪器，用于观察细胞、微生物等标本，每年应至少执行一次定期保养工作，以保障显微镜观察效果，延长显微镜使用寿命，及时发现显微镜各个结构零部件是否正常。

2. 进行显微镜定期保养时，应首先将显微镜主电源关闭，严禁带电操作。待光源灯温度冷却后，再开展保养作业，避免光源灯烫伤操作人员。

3. 显微镜各个部件通用保养要点如下。

（1）外观：不要使用有机溶剂清洁显微镜的非玻璃部件。需要清洁时，请使用一块无毛软布蘸少量稀释的中性清洁剂进行清洁。操作时注意电源应处于关闭状态。

（2）光学部件：目镜和聚光镜可直接擦拭；物镜因结构复杂，装配时需要专门的工具来校正才能恢复原有的精度，应避免自行拆开擦拭，可以擦拭外露的透镜和镜片。用干净的毛笔或吹风球除去镜片表面的灰尘，然后用干净的绒布从镜片中心开始向边缘作螺旋形单向运动。如果镜片上有油渍，可用擦镜纸，蘸少量乙醇乙醚混合液（如实验室无乙醚，可用无水乙醇替代）擦拭。要注意的是，擦拭前一定要将灰尘除净，否则灰尘中的砂粒会将镜面划起沟纹，不能用毛巾、手帕、衣服等去擦拭镜片。乙醇乙醚混合液或无水乙醇不可用得太多，以免液体进入镜片的黏接部而使镜片脱胶。镜片表面有一层紫蓝色的透光膜，不要误作污物将其擦去。因乙醚、无水乙醇极易燃、易挥发，避免这些化学品接近明火和可能的电火花来源。

（3）功能验证：执行完清洁工作后，可对显微镜的机械部位进行操作评估以发现各部位功能是否有缺失，如聚光镜的调节、光阑的大小调节、物镜转换器的旋转、粗准焦螺旋和细准焦螺旋旋钮的转动情况等，如有功能缺失或异常，应及时告知仪器管理人员开展检修，避免"带病使用"造成显微镜二次损坏。

（三）荧光显微镜激发光源

每 6~12 个月应验证荧光激发光源功能，此功能需原厂技术人员携专用检测工具验证，依照实际检测结果继续使用或更换激发光源。定期保养后，应记录本次定期保养时间、保养内容及预计下次保养时间。将上述信息录入系统或形成纸质记录，以管控保养作业按时、按要求执行的目的。此外应注意以下内容。

1. 严格按照荧光显微镜出厂说明书要求进行操作，不要随意改变程序。

2. 在暗室中进行检查。进入暗室后，接上电源，点燃超高压汞灯 5~15min，待光源发出强光稳定后，眼睛完全适应暗室，再开始观察标本。

3. 防止紫外线对眼睛的损害，在调整光源时应戴上防护眼镜。

4. 使用时间每次以 1~2h 为宜，超过 90min，超高压汞灯发光强度逐渐下降，荧光减弱；标本受紫外线照射 3~5min 后，荧光也明显减弱；所以，荧光显微镜使用时间不得超过 3h。

5. 荧光显微镜光源寿命有限，标本应集中检查，以节省时间，保护光源。天热时，应加电扇散热降温，新换灯泡应从开始就记录使用时间。灯熄灭后欲再用时，须待灯泡充分冷却后才能点燃。一天中应避免数次点燃光源。

6. 标本染色后立即观察，因时间久了荧光会逐渐减弱。若将标本放在聚乙烯塑料袋中于 4℃ 保存，可延缓荧光减弱时间，防止封裱剂蒸发。

（韩　梁　赵秀英）

第六节　振荡器及摇床

振荡器和摇床是临床环境中用于混合、搅拌和孵育各种样品的基本实验室设备，提供可控的和标准化甚至可记录的混匀功能。了解摇床的功能、类型、正确使用和维护对于临床实验至关重要。

一、摇床及振荡器分类

（一）恒温振荡器

恒温振荡器可分为水浴恒温振荡器、气浴恒温振荡器。

（二）根据振荡方式进行分类

1. 轨道式摇床 这类摇床使用圆形轨道运动来搅动放置在平台上的样品。其用途广泛，常用于一般混合和孵化目的。

2. 往复式摇床 往复式摇床前后移动，为精细样品提供温和的混合。它们适用于需要低速度和精度的实验，如凝胶染色和免疫印迹试验。

3. 涡旋振荡器 涡旋振荡器利用轨道运动结合振动平台使样品管中产生涡流，促进液体混匀、固化成分溶解和再悬浮，是快速混合和短时间搅拌的理想选择。小型涡旋振荡器（基本型）是实验室必备设备，可显示转速和时间，配合不同类型的夹具适用于各种不同形状和尺寸的振荡容器。

4. 平台摇床 这些摇床由一个平面平台组成，可以摆动或旋转以提供均匀的混合或孵育。通常用于大容量液体混匀，如培养瓶和生物反应器。

5. 数显型往复振荡摇床 适合于振荡平放的容器，如分液漏斗；生物及微生物培养和溶液制备；满负载下也可保证连续运转；有定时功能。

（三）摇床的选择

1. 考虑所需的摇动类型 摇床可以提供轨道运动、往复运动或直线运动。其选择取决于样品类型和所需的混合或搅拌模式。

2. 容量和平台尺寸 评估需要处理的样本量和数量，评估不同的容器（烧瓶、试管、微孔板等）。确保选择的摇床能够适应实验所需。

3. 速度和控制 确定所需的摇动速度范围和准确控制速度的能力。某些实验可能需要高速摇动，而其他应用则需要温和搅拌。寻找速度范围适合特定要求的摇床。

4. 温度控制 如果需要温度控制，选择带有内置温度控制单元或可以放置在温度受控环境中的摇床。

二、摇床的使用

（一）摇床的基本功能

1. 混合和搅拌 摇床用于混合液体、溶液和悬浮液，确保组分的均匀性和均匀分布。该功能在样品制备、细胞培养和试剂混合中尤为重要。

2. 孵育 配备温控功能的摇床使样品能够在特定温度下孵育，从而使微生物、酶促反应和生化测定达到最佳生长。

3. 溶解度增强 摇床通过促进分子运动和增加溶质与溶剂之间的接触来促进物质的溶解度。此功能在溶解固体、增溶化合物和促进化学反应方面很有价值。

（二）摇床在临床实验室的应用场景

1. 细胞培养 摇床用于在烧瓶、平板或试管中培养细胞培养物。摇床提供的温和搅动有助于营养和气体的分布，促进细胞生长并提高细胞生产力。

2. 蛋白质分析 摇床可将蛋白质样品与缓冲液、试剂混合，可用于各种蛋白质分析技术（如蛋白质印迹、酶测定或蛋白质-蛋白质相互作用研究）。

3. 微生物培养 提供最佳的通气和混合来支持微生物培养物的生长。例如，细菌或酵母培养，使研究人员能够研究生长特性、发酵过程或抗菌药物敏感性试验。

4. 其他 甲苯胺红不加热血清试验和快速血浆反应素试验都是用于筛查与诊断梅毒的血清学试验。以上试验涉及将患者的血清或血浆与试剂混合，以检测是否存在特定抗体。这些试验使用摇床可用于促进抗原抗体混合和标准化。

三、摇床及振荡器正确使用及维护保养

（一）摇床及振荡器的安装及正确使用

摇床及振荡器作为常见的实验室辅助设备，安装及使用条件可参考如下原则（具体需参照原厂说明书中建议的条件）。

1. 应将设备放置在平整的实验台上，依照原厂使用说明书中注明的电源规格，将设备的电源线插在匹配的电源接口中。

2. 放置设备的实验台应避开离心机等设备，避免离心机等设备启动时产生共振，对摇床、振荡器机械部件产生影响，增加设备故障的风险。

3. 实验室环境温湿度应处于相对稳定的范围内。

4. 每次使用结束关闭摇床、振荡器之前，应将振荡速率开关关闭，再关闭电源，避免再次打开时设备振荡功能直接开启，可能造成样本溢洒或引发实验室生物安全事故。

5. 使用人员须接受过培训，了解摇床、振荡器的组成结构，可独立按照操作规范使用仪器，尽可能避免人为因素造成的仪器损坏。

（二）摇床与振荡器的保养

1. 定期清洁 每次使用完设备后，应清洁摇床及其平台，以清除可能影响其功能和性能的任何溢出物、残留物或污染物。请遵循制造商的清洁程序指南并使用适当的清洁剂。

2. 校准 借助第三方机构每年至少校准一次摇床的速度和定时器功能，以确保运行参数的准确性、符合实验室质控要求。如设备还具备加热功能，还需验证其温度的准确性。校准可确保摇床在所需设置下运行并提供可靠的结果。

3. 润滑 按照制造商的建议润滑运动部件，如轴承或接头，以保持平稳运行并防止过度磨损。

4. 检查 定期检查振动器是否有任何损坏、连接松动或异常声音的迹象。及时解决任何问题，以防止进一步的损坏或故障。

5. 记录 执行完定期保养后，应记录本次定期保养时间、保养内容及预计下次保养时间。将上述信息录入系统或形成纸质记录，以管控保养作业按时、按要求执行的目的。

（韩 梁 赵秀英）

第七节 二氧化碳培养箱

一、二氧化碳培养箱的用途

二氧化碳（carbon dioxide，CO_2）培养箱广泛应用于医学实验室，通过在培养箱箱体内模拟形成一个类似细胞/组织在生物体内的生长环境如恒定的酸碱度（pH 为 7.2~7.4）、稳定的温度（37℃）、较高的相对湿度（95%）、稳定的 CO_2 水平（5%），来对细胞/组织进行体外培养的一种装置。

CO_2 培养箱在临床实验室中具有多种功能，在细胞培养实验和其他应用中发挥着关键作用。CO_2 培养箱的一些关键功能如下。

1. 受控环境 CO_2 培养箱通过保持精确的温度、湿度和 CO_2 水平来提供受控环境。这种环境对于细胞培养物的生长和存活至关重要，可模仿人体中的条件。

2. 气体调节 这些培养箱允许调节室内的 CO_2 水平，通常在 5%~10%，以维持细胞生长所需

的 pH。在一些高级型号中也可以调节 O_2 水平，以满足特定的细胞培养要求。

3. 无菌环境　CO_2 培养箱创造无菌环境，最大限度地降低细胞培养实验过程中的污染风险。它们配备高效空气过滤器（HEPA 过滤器）和先进的气流系统，以防止空气污染物进入并保持无菌状态。

二、二氧化碳培养箱的选择

选择 CO_2 培养箱有两条最基本的要求，一是要求 CO_2 培养箱能够对温度、CO_2 浓度和湿度提供最精确稳定的控制，以便于其研究工作的进展；二是要求 CO_2 培养箱能够对培养箱内的微生物污染进行有效的防范，并且能够定期消除污染，以保护研究成果，防止样品损失。

（一）二氧化碳培养箱的类型

不同类型的 CO_2 培养箱具有不同的特性和功能。目前 CO_2 培养箱主要包括两种类型。

1. 水套式培养箱　这类培养箱的内腔周围有一个充满水的夹套，可提供温度稳定性。水套式培养箱以其均匀的温度分布而著称，通常用于常规细胞培养。

2. 空气夹套培养箱　空气夹套培养箱依靠腔室内的热空气循环来调节温度。它们在开门后提供更快的温度恢复，通常是需要经常进入腔室的实验的首选。

（二）温度控制

1. 加热方式　气套式加热和水套式加热，两种加热系统都是精确和可靠的，同时它们都有着各自的优点和缺点。水套式加热通过一个独立的水套层包围内部的箱体来维持温度恒定，其优点：水是一种很好的绝热物质，当遇到断电的时候，水套式系统就可以比较长时间的保持培养箱内的温度准确性和稳定性（维持温度恒定的时间是气套式系统的 3~4 倍），有利于实验环境不太稳定（如有用电限制，或者经常停电）并需要保持长时间稳定的培养条件的用户。气套式加热是通过遍布箱体气套层内的加热器直接对内箱体进行加热的，又称六面直接加热。气套式与水套式相比，具有加热快，温度的恢复比水套式培养箱迅速的特点，特别有利于短期培养及需要箱门频繁开关的培养。此外，对于使用者来说气套式设计比水套式更简单（水套式需要对水箱进行加水、清空和清洗，并要经常监控水箱运作的情况）。

2. 温控系统　保持培养箱内恒定的温度是维持细胞健康生长的重要因素，因此精确可靠的温控系统是培养箱不可或缺的重要部分。为了使培养箱更加稳定地工作，推荐选用具备相互独立三重温度控制功能的 CO_2 培养箱，即箱内温度控制、超温报警控制和环境温度监控。

（三）二氧化碳浓度控制

1. 两种控制系统　可采用红外传感器（infrared sensor，IR sensor）或热导探测器（thermal conductivity detector，TCD）进行测量。两者都是准确的，但都各有优缺点。TCD 监控 CO_2 浓度的工作原理是基于对内腔空气热导率的连续测量，输入 CO_2 气体的低热导率会使腔内空气的热导率发生变化，这样就会产生一个与 CO_2 浓度直接成正比的电信号。红外传感器是通过一个光学传感器来检测 CO_2 水平的。红外传感器系统包括一个红外发射器和一个传感器，当箱体内的 CO_2 吸收了发射器发射的部分红外线之后，传感器就可以检测出红外线的减少量，而被吸收红外线的量正好对应于箱体内 CO_2 的水平，从而可以得出箱体内 CO_2 的浓度。由于红外传感器系统是通过红外线减少来确定箱内 CO_2 浓度，而箱体内颗粒物能够反射或部分吸收红外线，使得红外传感器系统对箱体内颗粒物的多少比较敏感，因此红外传感器应用在含 HEPA 过滤器的培养箱内比较合适。

2. CO_2 测量系统自动校准功能　无论哪种 CO_2 测量系统在使用一段时间后都会产生漂移，而产生漂移后会直接导致箱体内 CO_2 浓度不能稳定在我们的设定值，致使培养失败，所以选购培养

箱时必须选择带有 CO_2 测量系统自动校准功能的培养箱。

（四）相对湿度

箱内湿度对于培养工作来说是一项非常重要然而又经常被忽略的因素。维持足够的湿度水平并且要有足够快的湿度恢复速度（如在开关门后）才能保证不会由于过度干燥而导致培养失败。目前大多数的 CO_2 培养箱是通过增湿盘的蒸发作用产生湿气的（其产生的相对湿度水平可达95%左右，但开门后湿度恢复速度很慢），建议尽量选择蒸发面积大的培养箱，因为蒸发面积越大，越容易达到最大相对饱和湿度并且开关门后的湿度恢复的时间越短。

（五）防污染设计和消毒灭菌系统

污染是导致细胞培养失败的一个主要因素。因而，CO_2 培养箱的制造商们设计了多种不同的装置去减少和防止污染的发生，其主要途径都是尽量减少微生物可以生长的区域和表面，并结合自动排除污染装置来有效防止污染的产生。

高温消毒是目前比较有效的消毒灭菌的方法，高温消毒又分为高温干热灭菌和高温湿热灭菌。高温湿热灭菌由于蒸汽潜热大，穿透力强，容易使蛋白质变性或凝固，因此灭菌效率比干热灭菌法高。

三、二氧化碳培养箱的维护和保养

（一）二氧化碳培养箱的安装及使用

CO_2 培养箱作为常见的细胞、微生物培养设备，安装及使用除遵照原厂说明书要求的条件外，还可参考如下原则。

1. 培养箱须置于不能移动的地点，放置仪器的表面须水平，非易燃、避震且必须确保仪器处于水平位置。如设备需堆叠安装，应充分了解设备重量，避免损坏。

2. 因设备运行需使用 CO_2 气体，安装环境必须有通风装置。

3. 设备配套使用的 CO_2 气体直接由气体钢瓶提供，钢瓶必须处于独立的且被固定的区域内，避免钢瓶倾倒对操作人员或设备产生安全隐患。

4. CO_2 培养箱进气压力一旦设定好，严禁随意调节。

5. 因 CO_2 培养箱内部为厌氧环境，容易在内壁、通风口处或托盘架处滋生霉菌或其他微生物，影响样本的正常培养，应每隔2个月（可视具体情况适当缩短或延长）对箱体内部进行清洁，如培养箱具有内置紫外线消毒灯，亦可通过紫外线对箱体内部进行消杀清洁。

6. 使用人员须接受过培训，了解 CO_2 培养箱的组成结构，可独立按照操作规范使用仪器，尽可能避免人为因素造成的仪器损坏。

（二）二氧化碳培养箱的维护和保养

CO_2 培养箱作为细胞、微生物培养的重要载体，为样本培养提供适宜的温湿度及厌氧环境，培养箱的性能直接影响到样本的培养存活情况，一旦运行参数出现偏差，将导致样本培养失败。为此应至少每6~12个月执行一次定期保养，还需验证箱体内温度、CO_2 浓度的准确性。

1. 箱体外观及配套气源检查：每年应至少检查一次培养箱及配套气源的外观。如发现气源钢瓶及配套调压阀外观出现异常，应立即报告给科室负责人或相关部门。

2. 为保障进入箱体内的 CO_2 气体洁净度，CO_2 培养箱均配置了气体过滤器（HEPA过滤器），随着设备的使用，HEPA过滤器性能会逐步下降，每年应检查、更换HEPA过滤器，保障其过滤性能。

3. 使用紫外线消毒灯或双氧水等试剂，清洁箱体内壁、通风口处及托盘架等容易滋生霉菌或其他微生物的部位。

4. 每年应检查箱体的密封性，如内部玻璃门是否完好，开关处是否出现泄漏、密封条是否完好等。

5. 为保障箱体内部温度、CO_2浓度的实际值与设定值的准确性，根据实验室或机构的运行管理体系，借助第三方机构来检定箱体内的温度与CO_2浓度的实际值，并依照检定值来重新校准。

6. 执行完定期保养与外部机构检定后，应记录本次定期保养时间、保养内容及预计下次保养时间。

（韩 梁 赵秀英）

第八节 高压灭菌器

一、高压灭菌器功能及分类

高压灭菌器可分为手提式高压灭菌锅、卧式高压灭菌器、立式高压灭菌器。其工作原理是利用加压的饱和蒸汽对物品、器械、药液等进行灭菌，适用于医疗卫生、食品等行业实验室使用。

（一）主要功能

1. 灭菌 高压灭菌器可对实验室仪器、玻璃器皿、培养基和其他耐热材料进行灭菌。高压灭菌可有效消除细菌、真菌、病毒和孢子，可使物品安全用于实验室实验。灭菌对于防止传染性病原体的传播和确保准确可靠的实验室检测结果至关重要。

2. 去污 高压灭菌器也可用于感染性废料的去污，如使用过的培养皿、移液器和一次性材料。妥善处置这些材料可防止病原体传播，并将实验室获得性感染的风险降至最低。

3. 培养基制备 高压灭菌器可用于耐高温的液体或固体培养基的灭菌。无菌培养基对于微生物的生长和进行各种微生物测试至关重要。

4. 实验室废物处理 除设备灭菌外，高压灭菌器可用于处理实验室废物。这包括处理生物危险废物，如用过的培养物、受污染的物品和其他生物材料。高压灭菌器中的高温和高压可以有效地灭活和破坏废物中存在的潜在有害微生物。

（二）分类

根据灭菌原理高压灭菌器可分为如下两种主要类型。

1. 重力高压灭菌器 这些高压灭菌器依靠重力辅助过程中蒸汽置换空气。当蒸汽进入腔室时，它会取代空气，从而为灭菌创造一个加压环境。重力高压灭菌器通常用于一般实验室应用。

2. 预真空高压灭菌器 预真空高压灭菌器在引入蒸汽之前使用真空泵去除腔室中的空气。此过程通过确保蒸汽的更好渗透到负载中来实现更快、更有效的灭菌。多孔材料和复杂仪器通常首选预真空高压灭菌器。

二、高压灭菌器正确使用

为确保在临床实验室正确使用高压灭菌器，应遵循以下指南。

1. 装载准备 妥善安排需要高压灭菌的物品，确保它们之间有足够的空间以便蒸汽流通。避免过度拥挤，因为这可能导致热量分布不均和灭菌不充分。

2. 包装 将物品放入高压灭菌安全容器中，如高压灭菌袋或带松盖的玻璃容器。确保包装材料适合高压灭菌并允许适当的蒸汽渗透。

3. 温度和压力设置 根据被灭菌的材料设置合适的温度和压力水平。遵循制造商指南或既定协议来确定不同项目的正确设置。

4. 加热和冷却阶段 在高压灭菌循环中允许足够的加热和冷却阶段。加热阶段确保腔室达到所需温度,而冷却阶段防止突然的压力变化和对已灭菌物品的潜在损坏。

5. 安全注意事项 在操作高压灭菌器时遵循安全规程,包括穿戴适当的个人防护设备并确保高压灭菌器在开始循环之前安全关闭和锁定。

鉴于高压灭菌器危险系数较大,第一次使用或操作不熟悉者须在管理员协助下操作,使用时出现异常情况须及时报告管理员。

三、高压灭菌器的安装注意事项

(一)操作说明

操作者在使用前必须仔细参阅使用说明书,严格按照要求使用高压灭菌锅。下面主要介绍使用卧式高压灭菌器注意事项。

1. 首先将蒸馏水加入至高水位与低水位之间。

2. 将电源插到插座,摁亮绿色开关键。将锅门打开,扭转黑键至"注水",观察水流至横线处,扭转黑键至"关闭"。

3. 将灭菌物品放入高压灭菌器内,请勿塞得过满,塑料物品不得直接接触锅体,需用报纸或牛皮纸包裹。

4. 旋紧气门,灭菌即可开始,高压灭菌过程中不得离开。

5. 中途严禁打开锅门以免引起意外。

6. 高压灭菌过程中温度显示:121℃,压力显示:0.2MPa。

7. 当消毒器内压力、温度达到设定值时开始计时,消毒时间到达后切断电源,打开排气阀,将消毒器内剩余的蒸汽排出。压力表指示为零后,方可开启消毒器门,取出消毒物品。

8. 灭菌结束后关闭灭菌器,拔下电源插头,登记使用情况。

9. 每2周需清洗注水箱:将原来的水从水管引出,加入新的蒸馏水至流出水无沉淀物质,把水管放回原来位置,加水至高水位与低水位之间。

10. 消毒器用压力表、安全阀应每半年由质检部门校验一次,发现问题及时排除。密封圈老化造成漏气时应及时更换以保证消毒效果。

(二)安装注意事项

因高压灭菌器运行中会产生高温高压,存在一定的风险,必须有单独的使用空间安装设备。

如果在二楼以上安装,应根据具体情况考虑是否需要对楼板相应部位进行加固处理。设备安放位置表面应结实、平整、承重量应符合相应的设备要求。

1. 电源 需配置能承载设备额定功率的电源开关,因设备运行会涉及蒸汽、水,为此电源应与设备有足够的距离且不能安装于地面上,避免设备故障产生积水时形成触电风险。

2. 通风及散热 为了更好地保证设备正常运行及稳定的工作环境,建议在工作室内安装一套合适的通风系统,以控制灭菌器周围的环境温度、湿度。

3. 排水 应选择比灭菌器配置的排水管尺寸至少大一个规格的排水管,将排水管单独引到地沟内排出室外,不能与建筑物内其他排水管路相通(如地漏),否则设备在工作过程中排出的部分气体将会影响其他房间。

4. 其他配套设施 依照设备风险,设备间内还需考虑配置灭火器、急救箱等应急物资。

(三)质控、维护及保养

1. 定期清洁 每次使用后使用批准的消毒剂和清洁剂清洁高压灭菌室、托盘和支架。

2. 质量控制 高压灭菌器经过定期验证和监控,以确保其有效性。生物指示剂,如孢子条或安瓿,在灭菌过程中被放置在高压灭菌器内。这些指示剂含有高度耐药的微生物,对灭菌周期构成挑战。之后,对它们进行测试以验证高压灭菌器是否达到了预期的灭菌效果。

3. 定期培训与应急演练能力 因高压灭菌器属特种设备,应于部门内每年开展使用操作培训,不断巩固加深对设备的操作认知,并结合设备可能出现的故障灾害展开应急演练,以储备处置突发状况的能力。

4. 适当的负载放置 以促进均匀蒸汽分布和防止气流阻塞的方式安排要灭菌的物品。装载不当会导致灭菌效率低下或损坏高压灭菌器。

5. 遵循负载能力限制 不要超过高压灭菌器的推荐负载能力。过载会导致灭菌不充分、循环时间延长,并可能损坏设备。

6. 使用合适的容器 选择合适的容器进行灭菌,如高压灭菌袋、容器或小袋。确保它们与高压灭菌器的温度和压力设置兼容,以防止破裂或泄漏。

7. 安全密封 正确密封容器或袋子,以防止蒸汽在灭菌周期中逸出。密封不充分会导致灭菌不彻底并影响结果。

8. 通风 确保高压灭菌器位于通风良好的区域,以防止产生过多的热量或蒸汽。适当的通风有助于保持安全舒适的工作环境。

9. 个人防护装备(personal protective equipment,PPE) 操作高压灭菌器时,穿戴适当的个人防护装备,包括手套、实验室外套和护目镜。个人防护装备可防止潜在危险,如热、蒸汽和化学品接触。

10. 监测温度和压力 在整个灭菌过程中定期监测温度和压力读数。依照年检计划,严格落实压力表的年度检测。

(韩 梁 赵秀英)

【思考题】

1. 临床实验室常规生化免疫分析仪所需纯水为几级纯水?
2. 请简述临床实验室常用微量加样器规格与类型。
3. 请简述实验室常用显微镜分类及应用。
4. 请简述 CO_2 培养箱的选择注意事项。

第二章 临床研究常用设计方法

【教学内容】 高质量的临床研究来源于科学的研究设计，临床研究设计的质量将直接影响研究结果的真实性，因而研究者想要提升临床研究水平，必须掌握临床研究设计方法。本章主要对临床研究中常用的科研设计方法进行介绍，包括横断面研究、病例对照研究、队列研究、随机对照临床试验、诊断试验、系统评价和荟萃（Meta）分析。

第一节 概　　述

临床研究是以疾病的诊断、治疗、预后和病因为主要研究内容，以患者为主要研究对象的一类研究。临床研究的设计方法很多，常用的设计方法有横断面研究、病例对照研究、队列研究、随机对照试验、诊断试验、系统评价和 Meta 分析（图2-1）。横断面研究是一种常用的描述性流行病学方法，主要用于提出假设。其原理是在某一特定人群中应用普查或抽样调查的方法收集特定时间内某种疾病或健康状况及有关因素的资料，以描述该疾病或健康状况的分布及其有关的影响因素。病例对照研究是以某特定疾病的患者为病例，以未患有该病但具有可比性的个体为对照，测量并比较病例组与对照组暴露因素的差异，从而推断暴露因素与疾病的关系。暴露是指研究对象曾经接触过某些因素或具备某些特征或处于某种状态。这些因素、特征或状态即为暴露因素。队列研究的主要目的是进一步检验横断面研究或病例对照研究中已发现的因素对疾病的影响。其基本原理是将队列人群按照是否暴露于某个研究因素及暴露等级不同分成不同的组，随访观察一段时间，比较各组结局发生率的差异，从而判断暴露因素与结局的关系。随机对照试验主要用于验证假设。随机对照试验是将符合条件的研究对象随机分配到试验组和对照组，然后给予相应的干预措施，随访观察并比较两组人群的结局，以判断干预措施的效果。诊断试验是用于确定患者是否患有某种疾病、是否需要接受治疗和干预的试验技术或方法。随着临床诊断技术的不断发展和更新，应用临床流行病学方法评价诊断试验有助于正确认识临床试验的应用价值和科学解释临床试验的结果，从而有效提高诊断效率和水平。系统评价是为循证医学提供最佳证据的方法，已被广泛应用于病因和危险因素、诊断性试验、临床干预措施的评价。系统评价是应用一定的标准化方法，针对某一具体医学问题的相关研究进行系统、全面的收集，采用循证医学与临床流行病学严格评价文献的原则和方法，筛选出符合标准的研究，进行定量或定性合成，最终得出综合性的结论。

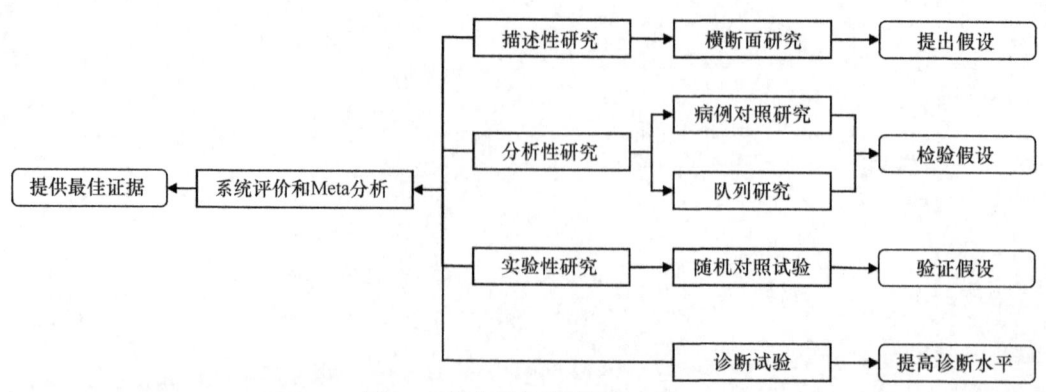

图2-1 临床研究常用设计方法

第二节 横断面研究

一、基本原理

（一）研究问题的提出

在医学研究中，当某种疾病、健康状况或卫生事件的流行情况尚不明确，或为了初步了解其影响因素时，往往从描述性研究开始，即通过收集日常资料或特殊设计的调查资料，按照时间、地区和人群的特征进行分组，简单描述所研究疾病或健康状况的现状。

（二）基本含义与原理

横断面研究（cross-sectional study），也称现况研究或患病率调查（prevalence survey），是一种在医学领域中常见的观察性研究方法，在某人群中应用普查或抽样调查方法收集特定时间内人群中有关疾病与健康状况的资料，以描述疾病或健康状况在地区、时间和人群中的分布规律及反映某些因素与疾病之间的关联。横断面研究中常通过随机抽样来确定研究样本，即从总体中随机抽取一定数量的观察单位组成样本，然后用样本信息来推断总体特征。针对研究总体的不同特点可采用不同的抽样方法。抽样调查比普查的观察单位数少，因而节省人力、财力和时间，在进行了严密的设计之后可获得较为深入细致和准确的资料。另外，有许多医学问题只能做抽样调查，如药物疗效评价等。

横断面调查的结果是某一时间点的结果，不是一个动态观察的结果，只能研究某些因素之间的关联和获得疾病的患病流行情况，不能对研究因素和结果的关系作因果推断，也无法获得疾病的发病率。横断面研究过程如图2-2所示。

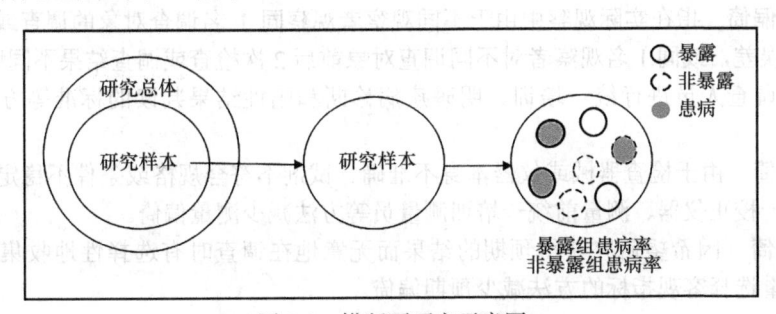

图2-2 横断面研究示意图

（三）研究对象

研究对象的代表性与抽样方法 横断面研究中研究对象确定的关键是如何选出对总体有代表性的样本。研究者根据研究目的和已经掌握的信息对样本量做出估计，并选择可行的抽样方法抽出研究对象，组成研究的样本。随机抽样和足够的样本量是保证样本对总体有代表性的措施。根据研究目的和条件确定研究的方法是普查还是抽样调查，横断面研究常采用抽样调查，常用的抽样方法如下。

（1）非随机抽样：根据试验调查的目的、要求和被调查对象的总体情况有意识地选择具有代表性的对象进行研究。

（2）随机抽样：①单纯随机抽样，是一种最基本的抽样方法，具体方法是将调查总体排列编号利用随机数字表或抽签、计算机等抽出研究的样本。②分层抽样，用于分布不均匀的总体，先按不同的特征，将总体分为若干层，然后从每层单纯随机抽取样本。③系统抽样，又称机械抽样、等距抽样，随机化地按照一定的顺序机械地每隔一定数量抽取1个单位。④整群抽样，将总体中各单位归并成若干个互不交叉、互不重复的集合，再随机抽取几个群组成样本，群内全部调查。⑤多级抽样，多用于大型调查，从总体中先抽取一级单元，再在抽中的一级单元中抽取范围较小的二级单元，进而确定研究的样本。

（四）资料收集

横断面研究中对研究因素的收集常采用问卷调查的方式，设计合理的调查表是确保所获得资料准确、可靠的关键。尽管横断面研究可以通过现有的第二手资料如各种报表和记录等收集，但大多研究资料是通过研究本身来调查收集的。在检验医学的研究中，则不可避免地需要对研究对象的生物材料进行收集并测量。应充分了解该研究课题的背景资料和国内外现状和进展，对暴露测量必须有明确的定义和测量尺度，采用调查表、实验室检查、体检等手段来测量。资料的收集应保证较高的应答率，一般认为调查的无应答率不得超过 20%，否则将会影响结果的真实性。在调查前，需按照标准的方法对调查员进行统一培训，保证收集资料方法和标准的统一规范。

（五）偏倚及其控制

横断面研究中，常见的偏倚如下。

1. 无应答偏倚 如果对调查未提供答案者比例达到 20%，调查结果就可能不同于真实情况而产生无应答偏倚。控制方法：①尽量取得研究对象的合作；②比较无应答者与应答者的基本特征有无明显差别。

2. 回忆偏倚 指由于多种原因使调查对象回答不准确从而引起的偏倚。可通过设计适当的问题以帮助准确回忆减少回忆偏倚。

3. 报告偏倚 指由于调查对象不愿意提供真实情况而引起的偏倚。可通过设法消除被调查者的顾虑来减少报告偏倚。

4. 观察者偏倚 指在实际观察中由于不同观察者观察同 1 名调查对象的调查或检查结果存在差异所造成的误差，或同 1 名观察者对不同调查对象前后 2 次检查或调查结果不同所造成的误差。可通过加强对调查人员进行统一培训、明确疾病诊断和阳性结果判读的标准等方法减少观察者偏倚。

5. 测量偏倚 由于检查器械或仪器本身不准确、试剂不符合规格或条件不稳定等引起测量误差。可通过统一校正仪器、测量前统一培训测量员等方法减少测量偏倚。

6. 预期偏倚 因希望研究获得预期的结果而无意地在调查时有选择性地收集材料造成的偏倚。可通过尽量选择客观指标的方法减少预期偏倚。

（六）样本量计算

不同的抽样方式，估计的样本量不同。在简单随机抽样中，样本量计算公式如下：

$$n=(Z_{\alpha/2})^2 \times p \times (1-p)/E^2$$

式中，n 为样本量；$Z_{\alpha/2}$ 为置信度水平；p 为总体率，若 p 同时有好几个估计值可供参考，应取最接近 0.5 的值；E 为样本量的期望误差。当样本量估算完成后，应考虑一定比例的脱落率。

（七）统计分析

横断面研究的统计分析主要包括计算患病率、粗率标准化、描述三间分布和分析危险因素与疾病的关联。在横断面研究的统计描述中，常采用标准化率的方法消除某些非研究因素的影响，使得几个率之间具有可比性，通常采用直接标化法和间接标化法，以标化死亡率的计算为例，计算方法如下。

直接标化法：设有 m 个年龄组，各组的实际死亡率为 $p_1, p_2, \cdots, p_m$，各年龄组的人口构成

比为 N_i/N，直接标化率为 $p'=\sum_{i=1}^{m}\left(\dfrac{N_i}{N}\right)p_i$。甲地的标化死亡率为 $p'_1=630/90\,000=7‰$；乙地的标化死亡率为 $p'_2=790/90\,000=8.8‰$（表2-1）。

表2-1　直接标化率计算用表

年龄	参照人群人口数 (N_i)	甲地 死亡率(‰) (p_{i1})	甲地 期望死亡数 (N_ip_{i1})	乙地 死亡率(‰) (p_{i2})	乙地 期望死亡数 (N_ip_{i2})
45~60	70 000	5.0	350	7.0	490
>60	20 000	14.0	280	15.0	300
合计	90 000	—	630	—	790

间接标化法：设有 m 个年龄组，各组参照人群死亡率为 $P_1, P_2, \cdots, P_m$，参照人群死亡率之和为标准死亡率（P_i），各组实际人口数为 $n_1, n_2, \cdots, n_m$，各组实际总死亡人数为 $\sum r_i$。间接标化率为标准死亡率×实际死亡人数之和/预期死亡人数之和。甲地的标化死亡率为 $P'_1=11.5‰×61/68=10.3‰$；乙地的标化死亡率为 $P'_2=11.5‰×37/29=14.7‰$（表2-2）。

表2-2　间接标化率计算用表

年龄	参照人群死亡率(‰) (P_i)	甲地 人口数 (n_{i1})	甲地 死亡人数 (r_i)	甲地 期望死亡数 ($n_{i1}P_i$)	乙地 人口数 (n_{i2})	乙地 死亡人数 (r_i)	乙地 期望死亡数 ($n_{i2}P_i$)
45~60	7.0	4000	26	28	3200	22	13
>60	16.0	2500	35	40	1000	15	16
合计	11.5	6500	61	68	4200	37	29

（八）报告规范

横断面研究需要遵循观察性研究的STROBE（strengthening the reporting of observational studies in epidemiology）报告规范。该声明包括22个条目，涵盖了队列研究、病例对照研究和横断面设计，分为论文的题目、前言、研究方法、研究结果、结论、讨论等部分。其中对横断面研究强调：①描述人群和重要时间点；②描述选择研究对象的合格标准、源人群和选择方法；③如果可能，描述根据抽样策略确定的统计方法。

二、研究案例

某研究者拟研究 N_6-羧甲基赖氨酸（AGE-CML）、可溶性晚期糖基化终产物受体（sRAGE）及内源性晚期糖基化终产物分泌受体（esRAGE）与糖尿病和心脏代谢风险因素的相关性。这项研究的研究对象来源于社区动脉粥样硬化风险研究——颈动脉磁共振成像队列的横断面调查数据，共纳入1865名研究对象。原队列研究于2004~2005年收集血、尿样本储存在−80℃，并收集了人口统计学、糖尿病、高血糖和心脏代谢指标，在2012~2013年使用标准的ELISA方法测量储存的血清样品中的AGE-CML、sRAGE和esRAGE等生物标志物。这项研究的结果表明，在调整了人口统计学和体重指数后，不同糖代谢状态在AGE-CML、sRAGE或esRAGE方面没有显著差异，体重指数和C反应蛋白与AGE-CML、sRAGE、esRAGE呈显著负相关，AGE-CML与果糖胺和糖化白蛋白有中度相关性。

第三节 病例对照研究

一、基 本 原 理

（一）研究问题的提出

在研究过程中，当我们想在节省人财物的条件下探索一个或多个暴露因素与某种疾病（特别是罕见病）的关系，以达到初步验证病因线索的目的时，病例对照研究是较好的一种设计方法。采用该研究设计方法，若能排除各种偏倚的影响，则可初步推断出暴露与疾病的关系。

（二）基本含义与原理

病例对照研究（case-control study）：是一种回顾性研究，是以目前确诊患某病的患者为病例组，以未患有该疾病但具有可比性的个体为对照组，通过询问、复查病史、相关检查，回顾性调查过去危险因素的暴露史，测量并比较两组间各暴露因素的差异，判断研究因素与疾病间是否存在统计学联系及其联系程度，进一步推断暴露因素与疾病的联系（图2-3）。

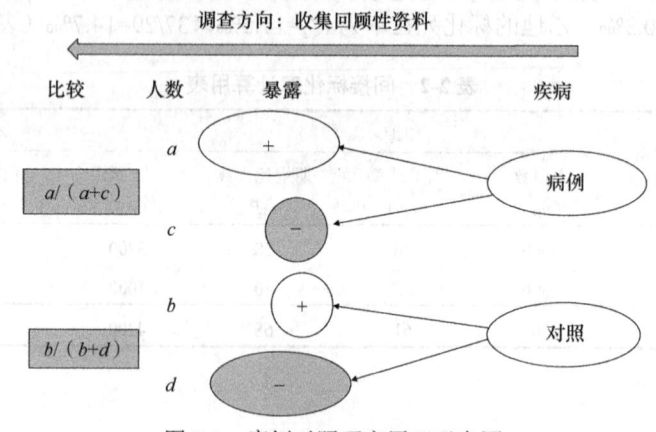

图2-3 病例对照研究原理示意图

（三）研究对象

研究对象选择的原则是样本病例能代表总体的病例情况，对照能代表产生病例的总体人群或源人群。此外，病例组和对照组要具有可比性，两组主要特征方面无明显差异。

1. 病例的选择

（1）病例限定：当明确了要进行何种疾病的病例对照研究之后，病例诊断应符合国际或国内统一疾病诊断金标准，也便于与他人研究作进一步比较。

（2）病例类型：病例的类型主要有三种，即新发病例、现患病例和死亡病例。在病例对照研究中首选新发病例，新发病患者疾病暴露因素的回忆信息较为准确可靠，病历资料获取相对容易，但短期内难以收到预期的病例数，尤其是发病率低的疾病。现患病例短时间获得病例数较多，但对暴露史的回忆易受干扰，可靠度较低，难以判断疾病的时间关系。死亡病例的暴露信息主要是他人提供，可靠性和准确性较差。

（3）病例来源：病例来源有两种，一种是来源于医院，即从一所或多所医院的住院或门诊中选择一定时期内确诊的全部病例。优点是信息较可靠，容易获得，但偏倚较大。另一种是从社区人群中获得全部病例或随机样本，即某一特定时间和地区，通过普查、疾病监测资料或健康档案中得到病例。其优点是病例代表性强，但调查实施困难，耗财耗力。

2. 对照的选择

（1）对照选择原则：对照选择往往比对病例选择更为复杂和困难。对照与病例需要具有良好的可比性，必须由同一诊断标准确定为不患该疾病的人。对照要有代表性，能代表产生病例的源人群。

（2）对照类型：可按是否与病例进行匹配归为两类。首先是非匹配设计对照，当对照来源确定后，直接从该人群中随机抽取足够的人数即可，这种容易实施，也能获得较多的信息。第二是配比对照，要求对照在某些因素或特性上与病例组保持相同，能排除匹配因素的干扰，提高研究效率。配比对照可以是个体或群体匹配，但匹配变量必须是已知的或有充分理由怀疑的混杂因素；疾病因果链上的中间因素不应匹配；只与病因有关而与疾病无关的因素不应匹配；匹配因素不宜过多，以防匹配过度。

（3）对照来源：首先，可以从当地社区中选择，其优点是选择偏倚较小，研究结论可靠性大，但实施难度大，应答率低，费用较高；其次，可以选择医院其他患者作为对照，其优点是患者配合度高，资料收集方便，但暴露分布可能与源人群有所差异导致选择偏倚；再次，利用病例的配偶、同胞、亲戚、同事或邻居作对照，当研究以遗传因素为主的疾病时，不宜选亲属作对照，研究以环境因素为主的疾病时，不宜选同事或邻居作对照。

（四）暴露因素

1. 暴露因素定义 研究对象接触过某些因素，具备某些特征，或处于某种状态，这些因素或状态即为暴露因素。

2. 暴露因素的收集 调查研究除收集人口学资料外，主要是取得可疑暴露因素，如疾病史、治疗史、生活环境、饮食习惯、接触史等，进行调查时应有专门调查表，病例组与对照组调查表需要完全一致。

3. 信息资料的来源 病例对照研究的资料来源有医疗记录、登记报告、监测记录，还有研究人员专门的调查表等。

（五）偏倚及其控制

病例对照研究是一种回顾性研究，常见的偏倚有三种：选择偏倚、信息偏倚和混杂偏倚。

1. 选择偏倚 因选择的对象是产生病例源人群的一个样本，导致入选与未入选者的研究对象在某些特征存在差异。常见的选择偏倚有入院率偏倚、现患病例-新发病例偏倚、检出症候偏倚及时间效应偏倚等。选择偏倚常发生在研究设计阶段，其中，入院率偏倚指当选医院患者作为病例和对照时，病例只是某医院的特定病例，对照是医院的某一部分患者，双方都有一定的选择性而不是随机样本，特别是因某疾病的入院率不同会导致病例组与对照组在某些特征上存在系统误差。而现患病例-新发病例偏倚是指当研究对象选自现患病例时，所获信息未必与该病的发病有关，对于病程较长的现患病例，由于疾病而改变了原有的暴露特征，从而导致了关联误差。

2. 信息偏倚 信息偏倚是在调查和收集信息过程中由于两组间暴露史的测量标准及收集手段不同导致的系统误差。常见的信息偏倚有回忆偏倚、调查偏倚等。其中回忆偏倚是指在调查既往暴露史时，研究对象回忆的准确性及完整性存在系统误差而导致的偏倚。

3. 混杂偏倚 当研究某个因素与某种疾病的关联时，由于某个既与疾病有联系，又与所研究的暴露因素有联系的外来因素的影响，掩盖或夸大了暴露因素与疾病的联系。其中，年龄和性别是最常见的混杂因素。

4. 偏倚的控制 首先，尽可能采取随机抽样的方法选择对象；进行调查时尽可能采用盲法；调查的变量采取客观性强的指标；对无应答的对象要设法补救并在分析时做相应的敏感性分析。其次，对于可能的混杂因素，在研究设计阶段可采用限制和匹配的方法处理；在分析阶段可通过分层分析，标准化或多因素分析的方法进行控制。

（六）样本量计算

1. 样本量计算的影响因素 ①研究因素在对照组中的暴露率 P_0；②研究因素与疾病关联强度比值比（odds ratio，OR）；③检验假设的显著性水平，即第Ⅰ类错误概率 α，一般取 0.05；④检验假设的效能或把握度（$1-\beta$），β 为第Ⅱ类错误概率；⑤如采取匹配设计需考虑病例和对照的比例。

2. 非匹配的样本量估计

$$n = \frac{\left[Z_{1-\alpha/2}\sqrt{2\overline{P}(1-\overline{P})} + Z_\beta\sqrt{P_1(1-P_1)+P_0(1-P_0)}\right]^2}{(P_1-P_0)^2}$$

式中，$Z_{1-\alpha/2}$、Z_β 分别为 α 与 $1-\beta$ 对应的标准正态分布临界值，可查表得出。P_1 和 P_0 分别为病例组和对照组的暴露率。

$$\overline{P}=(P_1+P_0)/2 \quad P_1=(OR\times P_0)/(1-P_0+OR\times P_0)$$

3. 1:1 匹配的样本量估计 1:1 配对设计的病例对照研究样本含量估计，需要先求病例与对照暴露状态不一致的对子数 m：

$$m = \frac{\left[Z_{1-\alpha/2}/2 + Z_\beta\sqrt{P(1-P)}\right]^2}{(P-0.5)^2}$$

$$P=OR/(1+OR)$$

再求需要调查的总对子数（M）：

$$M = \frac{m}{P_0(1-P_1)+P_1(1-P_0)}$$

式中，P_0、P_1 分别代表源人群中对照组和病例组的估计暴露率。

$$P_1=(OR\times P_0)/(1-P_0+OR\times P_0)$$

（七）统计分析

因病例对照研究中不能获得发病率资料，无法估计相对危险度，而只能用 OR 来估计疾病与暴露的关联强度（表 2-3）。

$$OR=(a/c)/(b/d)=ad/bc$$

OR 越大，表明暴露与疾病发病相关联的可能性越大。OR>1 表示暴露因素是疾病的危险因素，OR<1 表示暴露因素是疾病的保护因素，OR=1 表示暴露与疾病无联系。

表 2-3 病例对照研究资料整理

组别	暴露	非暴露	合计
病例组	a	b	$a+b$
对照组	c	d	$c+d$
合计	$a+c$	$b+d$	n

（八）报告规范

病例对照研究需要遵循观察性研究的 STROBE 报告规范。报告时需阐明具体研究的目的；描述清楚研究人群的暴露因素定义及数据如何收集；确认病例和选择对照的方法及配对标准与配对比例；描述可能的混杂因素和潜在偏倚；报告所用的统计方法及灵敏性分析方法；根据研究目标概括关键结果并进行讨论等。

二、研 究 案 例

某医院于 2016 年 5 月至 2017 年 12 月进行了一项胃癌早期检测与筛查研究，分析了乙型肝炎病毒（HBV）感染与胃癌的关系。病例与对照是 1∶1 匹配，匹配因素是性别、年龄、体重指数（BMI）、吸烟状况、饮酒状况、糖尿病、癌症家族史，最终病例组和对照组患者均是 1326 人（表 2-4）。

表 2-4　乙型肝炎病毒感染与胃癌的病例对照研究

乙肝检查	胃癌组	对照组	合计
HBsAg 阳性	115（a）	21（b）	136（a+b）
HBsAg 阴性	1211（c）	1305（d）	2516（c+d）
合计	1326（a+c）	1326（b+d）	2652（a+b+c+d）

注：HBsAg 为 HBV 表面抗原。

1. 首先要比较胃癌组和对照组有 HBsAg 暴露的比例，即比较 a/（a+c）与 b/（b+d）是否有显著性差异，如果差异有显著性，则说明该暴露因素 HBsAg 与胃癌之间存在联系，一般使用四格表 χ^2 或校正 χ^2 进行显著性检验。

该研究计算的 χ^2=68.48，查 χ^2 界值表，$P<0.001$，说明暴露因素 HBsAg 与胃癌之间存在联系。

2. 计算 HBsAg 与胃癌的联系强度：病例对照研究计算优势比 OR 来估计 HBsAg 与胃癌的相关性。胃癌组与对照组的暴露比数之比，即 OR=ad/bc=5.90，说明 HBsAg 阳性患者发生胃癌的概率是 HBsAg 阴性患者的 5.90 倍。

第四节　队 列 研 究

队列研究通过直接观察某因素不同暴露状况下所研究人群的结局来探讨该因素与所观察结局的关系，广泛用于检验病因假设，是分析流行病学的重要研究方法。队列研究也称为前瞻性研究、随访研究、纵向研究或发生率研究。

一、基 本 原 理

（一）研究问题的提出

在临床实践过程中，临床医生通常关注疾病发生或预后情况及其影响因素，因此需要基于前瞻性随访的队列研究设计回答相关问题。队列研究通过系统、连续地收集疾病发生前至疾病发生过程中的生物学样本和流行病学数据，揭示疾病发生和发展过程内在的根本规律，进而揭示危险因素与疾病发生或预后的关系。

（二）基本含义与原理

队列研究（cohort study）是在某一特定群体中，根据目前或过去某个时期是否暴露于某个待研究的因素，将研究对象分为暴露组和非暴露组，或按不同的暴露水平将研究对象划分成不同的亚组，随访观察各组预期结局的发生情况，比较各组结局发生率的差异，从而评价和检验暴露因素与结局之间有无因果关联及关联程度。队列研究基本原理见示意图 2-4。

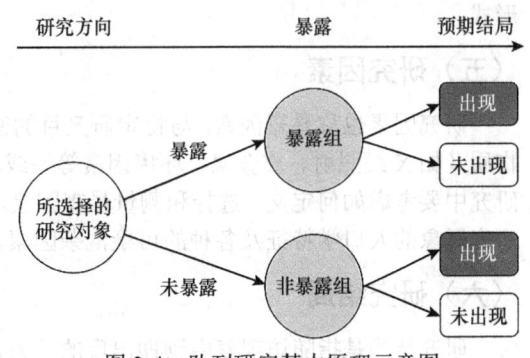

图 2-4　队列研究基本原理示意图

由于队列研究是由因及果的分析性研究,能确证暴露与结局的因果关系,因此队列研究常用于检验病因假设。此外,队列研究还可以评价预防效果和研究疾病发展的自然史。

(三) 研究类型

依据研究对象进入队列时间及终止观察时间不同,队列研究分为前瞻性队列研究、历史性队列研究和双向性队列研究。队列研究三种研究类型见图2-5。

前瞻性队列研究指在研究开始时,根据每个研究对象的暴露情况对研究对象进行分组,此时研究结局还没有出现,需要前瞻观察一段时间才能看到。

历史性队列研究也称回顾性队列研究,在研究开始时暴露和疾病均已发生。这种研究方法不需要进行随访观察,其优点是省时、省力、出结果快。

双向性队列研究是在历史性队列研究的基础上,继续前瞻观察一段时间,是历史性队列研究和前瞻性队列研究结合起来的一种设计类型。

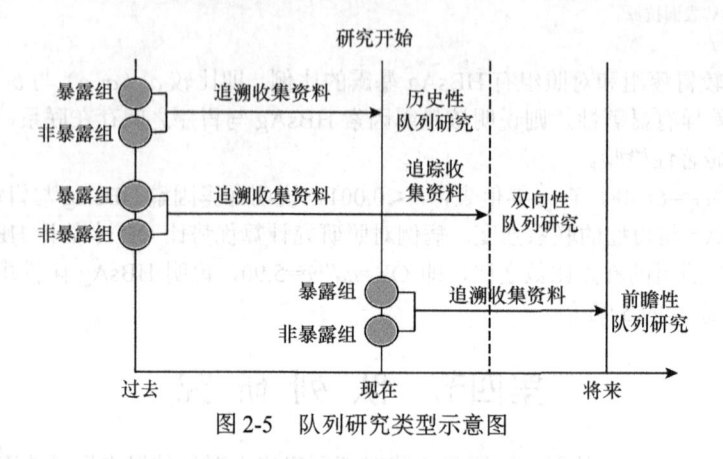

图 2-5 队列研究类型示意图

(四) 研究对象

根据研究目的和研究条件的不同,研究对象的选择有不同的方法。

暴露人群一般有如下四种选择方式。①职业人群:如果要研究职业暴露因素与疾病或健康的关系,必须选择相关职业人群。②特殊暴露人群:指对某因素有较高暴露水平的人群。③一般人群。④有组织的人群团体。

正确选择对照可以保证队列研究结果的真实性。对照人群的选择方式有下列四种。①内对照:在同一研究人群中,采用没有暴露的人群作为对照即为内对照。②外对照:当选择职业人群或特殊暴露人群作为暴露组时,常需在该人群之外寻找对照组。③总人口对照:根据所研究地区一般人群现有的发病或死亡统计资料,以全人口率作为对照。④多重对照:同时使用上述两种及以上的对照形式。

(五) 研究因素

研究因素也称暴露因素,与特定研究目的密切相关的因素,是指研究对象接触过与结局有关的物质(如X线照射、重金属、环境因素等)或具有与结局有关的特征或状态(如遗传性状等)。在研究中要考虑如何定义、选择和测量暴露因素。此外,还需要同时确定和收集其他相关因素,包括研究对象的人口学特征及各种的可疑混杂因素,以便后续对研究结果进行深入分析。

(六) 研究结局

研究结局是指随访观察中预期出现的结果,是队列研究观察的自然终点。研究者应结合研究目的、时间、财力和人力等因素,全面、具体、客观地确定研究结局。例如,研究病因时,结局大多是所研究疾病的发生,如心脑血管疾病发生;进行预后研究时,结局常为所研究疾病的痊愈或由其引起的死亡、致残、复发等,如卒中复发。结局既可以是终极的结果(如发病或死亡),也可以是中间结局(如血清成分达到一定程度);结局变量既可是定性的(如血清抗体阳性),也可是定量的(如血糖及血脂水平等)。在队列研究中除确定主要研究结局外,可考虑同时收集可能与暴露有关的多种结局,提高一次研究的效率。

结局变量的测定,应给出明确统一的标准,如以心脑血管疾病事件发生为结局,一般采用国际或国内通用的统一标准进行明确诊断。

研究结局的随访是队列研究中十分重要和艰巨的工作,随访的调查员、对象、方法、内容、时间等都直接与研究工作的质量相关,因此应该提前周密计划、严格实施。

(七)偏倚及其控制

选择偏倚是由于研究对象选择不当,如缺乏代表性、暴露组与对照组没有可比性等,而导致研究结果偏离真实的情况,如选择职业人群时可能出现的健康工人效应,研究对象因退出队列所引起的失访偏倚。正确的抽样方法、加强随访、尽可能遵循随机化原则是防止选择偏倚的重要措施。

在获取暴露、结局或其他信息时所出现的系统误差称为信息偏倚,常是由于使用的仪器不精确、检验技术不熟练、诊断标准不明确或不统一等造成暴露错分或结局错分。选择精确稳定的测量方法、严格实验操作规程或采取盲法随访是防止信息偏倚的重要措施。

在队列研究中,如果暴露组和对照组在一些影响研究结果的主要特征上分布不一致,就会产生混杂偏倚。在研究设计阶段通过限制、配比,资料分析阶段采用标准化率分析、分层分析和多变量分析等方法来控制混杂偏倚。

(八)样本量计算

当暴露组与对照组样本量相等时,可用下式计算各组所需的样本量:

$$n = \frac{(Z_{1-\alpha/2}\sqrt{2\bar{p}\bar{q}} + Z_\beta\sqrt{p_0 q_0 + p_1 q_1})^2}{(p_1 - p_0)^2}$$

式中,p_1 与 p_0 分别代表暴露组与对照组的估计结局发生率;$\bar{p}$ 为两组结局发生率的平均值,$q_0 = 1 - p_0$,$\bar{q} = 1 - \bar{p}$;$Z_{1-\alpha/2}$ 和 Z_β 分别为 α 与 β 对应的标准正态分布临界值,可查表获得。

影响样本量的因素包括对照人群估计结局发生率(p_0)、暴露组与对照人群结局发生率之差、统计学要求的显著性水平(α)和把握度($1-\beta$)四个因素。此外,可由式 $p_1 = RR \times p_0$ 可求得 p_1,RR 为暴露人群与非暴露人群中发病率或死亡率之比。为保证研究的可靠性,通常 β 取 0.10,有时用 0.20。

(九)队列研究评价指标

累计发病率的计算适用于固定队列研究,研究对象数量较大且比较稳定的情况下,以观察开始时的群体数作为分母,以整个观察期内的发病群体作为分子,反映特定时间内的发病风险。计算累计发病率的资料整理如表 2-5 所示。

表 2-5 固定队列研究资料整理表

	发病	未发病	合计	累计发病率
暴露组	a	b	$a+b=n_1$	a/n_1
非暴露组	c	d	$c+d=n_0$	c/n_0
合计	$a+c=m_1$	$b+d=m_0$	$a+b+c+d=t$	

发病密度适用于动态队列研究,队列研究的观察期较长,以观察总人数为分母,以观察期内的发病人数为分子计算出的发病率称为发病密度。计算发病密度的资料整理如表 2-6 所示。

表 2-6　动态队列研究资料整理表

	发病	人时数	发病密度
暴露组	A_1	T_1	A_1/T_1
非暴露组	A_0	T_0	A_0/T_0
合计	M	T	M/T

标化比适用于研究对象数量较少，结局事件发生率较低的情况下，计算出观察群体的实际发病（死亡）人数与预期发病（死亡）人数之比。

队列研究效应估计指标的定义、公式及意义见表 2-7，其中 I_e 表示暴露组的发病率，I_0 表示对照组的发病率，I_t 表示全人群的发病率。

表 2-7　队列研究效应估计评价指标

效应估计指标	定义	公式	意义
相对危险度（RR）	暴露组与对照组的发病率之比	$RR=I_e/I_0$	暴露组发生结局的危险是对照组的多少倍，反映暴露与结局的关联强度
归因危险度（AR）	暴露组发病率与对照组发病率差值	$AR=I_e-I_0$	危险特异地归因于暴露因素的程度
归因危险度百分比（AR%）	暴露组发病率与对照组发病率差值占全部发病的百分比	$AR\%=(I_e-I_0)/I_e\times 100\%$	暴露人群中发生结局归因于暴露的部分占全部发生结局群体的百分比
人群归因危险度（PAR）	总人群发病率与对照组发病率差值	$PAR=I_t-I_0$	总人群中发病率归因于暴露的部分，反映暴露对全人群的危害程度
人群归因危险度百分比（PAR%）	总人群发病率与对照组发病率差值占总人群的发病率的百分比	$PAR\%=(I_t-I_0)/I_t\times 100\%$	PAR 占总人群全部发病或死亡的百分比

（十）报告规范

队列研究需要遵循观察性研究的 STROBE 报告规范。报告时需详细阐述研究目的、研究对象的选择和随访、暴露和结局的定义、所使用的统计分析方法、潜在的偏倚，并概括与研究假设有关的重要结果并进行讨论。

二、研究案例

美国某医院在 2005 年到 2019 年针对脓毒症相关急性肾损伤（sepsis-associated acute kidney injury，SA-AKI）患者进行了一项回顾性队列研究，探讨了乳酸脱氢酶与血清白蛋白之比（LAR）与 SA-AKI 预后的关系。研究纳入美国某医院在 ICU 入院后 7 天内发生 AKI 的 6453 例脓毒症患者，测量患者初始乳酸脱氢酶（IU/L）与血清白蛋白（g/L）水平。按 LAR 三分位数排序，将患者分为低、中、高水平 LAR，以低水平 LAR 作为对照组。主要结局是 SA-AKI ICU 患者 28 天死亡率，次要结局是 90 天时的死亡率和院内死亡率。研究结果发现，校正潜在混杂因素后，与低水平 LAR 相比，中、高水平 LAR 与 SA-AKI ICU 患者 28 天死亡率（HR 1.20, 95%CI 1.05~1.38；HR 1.61, 95%CI 1.41~1.84）、90 天时的死亡率（HR 1.12, 95%CI 1.00~1.26；HR 1.46, 95%CI 1.30~1.63）和院内死亡率（HR 1.25, 95%CI 1.05~1.49；HR 1.87, 95%CI 1.57~2.23）相关。LAR 是 SA-AKI 患者可能的预后因素，与不良结局相关。临床可采取降低 LAR 的措施促进早期干预，以降低 SA-AKI 死亡率。

第五节　随机对照临床试验

随机对照临床试验（randomized controlled trial，RCT）是实验流行病学的其中一个方法，属前瞻性研究，主要用于验证病因假设、评价治疗措施的效果及疾病防治措施的效果等。

一、基本原理

（一）研究问题的提出

虽然观察性研究可以建立病因假说并检验假设，但是如何证实或确证假设则需要实验流行病学的方法。此外，新的疾病诊疗手段及防治措施均需经临床试验才可上市或实施。例如，为验证一种新药治疗短暂性缺血发作的临床效果，由于横断面研究、病例对照研究及队列研究不对研究对象施加干预措施，无法观察到药物疗效，因此需要开展临床试验评价药物疗效与安全性。

（二）基本含义与原理

临床试验是以人体（患者或正常人）作为研究对象的研究，以揭示新药、新器械等新的诊疗手段对人体的效果、作用和不良反应，目的是确认所研究的新药、新器械等的有效性与安全性。

研究者将诊断为患有所研究疾病的研究对象随机分为试验组和对照组，试验组给予某种待评价的新药或新疗法，对照组给予常规治疗措施（或安慰剂），前瞻性随访观察两组的结局，比较两组之间的差异，判断干预措施与对照措施之间的差异是否有统计学意义，原理示意图见图2-6。根据研究类型，可以将临床试验分为优效临床试验、非劣效临床试验和等效临床试验。

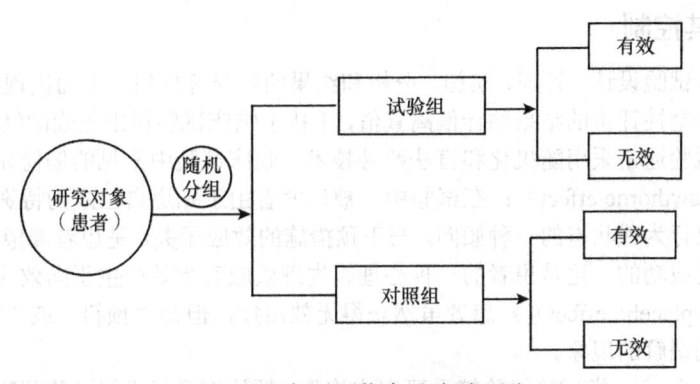

图 2-6　随机对照临床试验原理图

临床试验应遵循随机、对照和盲法的一般原则。其中，随机化的目的是实现研究对象在试验组和对照组之间基线特征的平衡分布，从而减少因混杂因素而产生的偏倚。随机化分组方法包括简单随机分组、区组随机分组、分层随机分组、整群随机分组等。而设置对照的目的是排除无关变量的影响，使试验组与对照组之间的非特异作用大小相当，相互抵消。以此组间临床结局之差才能真实反映治疗特异作用的大小。

为了防止招募患者的研究者和研究对象在分组前知道随机分组的方案，常采用不透明信封法或中央随机系统实现分组隐匿，以避免研究者和研究对象事先知道随机分组的顺序。盲法根据程度可分为单盲、双盲和三盲。单盲指研究对象不知道自己是试验组还是对照组。双盲指研究对象和研究实施人员都不了解试验分组情况，而是由研究设计者来安排和控制全部试验。三盲指研究实施者、研究对象和负责资料收集与分析的人员也不了解分组情况。

（三）研究对象

根据研究目的选择合适的研究对象，应制订严格的纳入和排除标准，避免某些外来因素的影响。研究对象应选择对干预措施有效并且干预对其无害的人群。为减少研究人力、物力、财力的消耗，应选择预期发病率较高且能将试验坚持到底，依从性好的人群。此外，选择的研究对象应具有代表性。

（四）研究因素

临床试验通常是在人体上进行的前瞻性的生物医学或与健康有关的研究，必须遵循事先确定的研究方案，旨在回答有关新的干预措施或者已有的干预措施的新的使用方法的一些具体问题。干预措施可以是治疗性的、预防性的或者诊断性的。常见的干预措施包括药物、生物制品、医疗设备、膳食补充剂、外科或放射科手术/操作、行为或护理过程的干预措施。

对于对照措施，临床试验中要求所设置的对照组与试验组除研究因素外，其余一切因素应具备对等的条件，即对照组与试验组同质、可比，否则试验就可能引入偏倚。通常对照组采用的类型有5种：安慰剂对照、阳性对照、量效对照、无治疗对照和外部对照。

（五）研究结局

在研究设计时应明确主要结局和次要结局的具体测量指标，以衡量临床试验研究的效应。

主要结局指标是与临床试验主要目的直接相关的，是能够提供与临床最相关且可信证据的变量，如死亡率、发病率和量表评分等。试验的样本量估计是基于主要终点指标的。一般情况下，一个临床研究仅设计一个主要终点指标。

次要结局指标是与次要研究目的相关的疗效指标，并且是与主要目的相关、起支持作用的指标，如血生化指标改变等。次要变量的数目应当是有限的并且应当与试验中要回答的问题相关。

（六）偏倚及其控制

偏倚是指临床试验设计、管理、实施、分析和结果的解释等任何一方面出现系统性的倾向，使得对治疗作用或安全性评价的结果估计偏离真值，干扰了临床试验得出正确的结论。为了使偏倚减少到最小，临床试验通常采用随机化和盲法两种技术。临床试验中常见的偏倚如下。

霍桑效应（Hawthorne effect）：在试验中，被研究者由于知道自己成为特殊被关注的对象后，所出现的改变自己行为或状态的一种倾向，与干预措施的效应无关，是患者渴望取悦医师，使医师感到其医疗活动是成功的。这是患者的一种心理、生理效应对疗效产生正向效应的影响。

安慰剂效应（placebo effect）：患者虽然获得无效治疗，但却"预料"或"相信"治疗有效，而让患病症状得到缓解的现象。

干扰（intervention）：指试验组除接受研究措施外，额外接受了类似试验药物效果的附加措施，从而人为夸大了试验组的真实疗效。

沾染（contamination）：指对照组额外接受了试验组的药物，从而人为造成一种夸大对照组疗效的现象。

（七）样本量计算

1. 样本量计算的影响因素

（1）试验组与对照组结局指标的差异大小。

（2）显著性水平（α），一般取$\alpha=0.05$。

（3）把握度（$1-\beta$），β为第Ⅱ类错误概率。

2. 如果结局指标为计数资料，试验组和对照组之间比较时可按下列公式计算样本大小。

$$N = \frac{\left[Z_{1-\alpha/2}\sqrt{2p(1-p)} + Z_\beta\sqrt{p_1(1-p_1)+p_2(1-p_2)} \right]^2}{(p_1-p_2)^2}$$

式中，N为计算所得一个组的样本大小；p_1、p_2分别为对照组和试验组发生率；$p=(p_1+p_2)/2$；$Z_{1-\alpha/2}$、Z_β分别为α与$1-\beta$水平相应的标准正态差。

3. 如果结局变量为计量资料，当两组样本量相等时，可按下列公式计算样本大小。

$$N = \frac{2(Z_{1-\alpha/2} + Z_\beta)^2 \sigma^2}{d^2}$$

式中，N 为计算所得一个组的样本大小；$Z_{1-\alpha/2}$、Z_β 分别为 α 与 $1-\beta$ 水平相应的标准正态差；σ 为估计的标准差；d 为两组均值之差。

（八）统计分析

统计分析数据集：基于意向治疗分析和符合方案分析原则，统计分析数据可形成如下数据集。

1. 全分析集（full analysis set，FAS） 基于意向性治疗（intention-to-treat，ITT）原则，全部随机化（对于单组研究则是筛选合格）的受试者都应该纳入分析，称作 FAS。该集合的人群称为意向治疗分析人群。

2. 符合方案集（per protocol set，PPS） 基于符合方案原则，全部随机化的受试者中完全遵循方案设计进行研究的那一部分才能纳入分析，称作 PPS。

3. 安全性分析集（safety analysis set，SAS） 对于安全性分析，不使用意向性原则和符合方案原则，而是"暴露"原则，即所有至少使用过一剂研究药物且至少有一次安全性指标的研究对象，由此形成 SAS。

（九）报告规范

随机对照试验的报告规范遵循报告试验的综合标准（consolidated standards of reporting trials，CONSORT）报告规范及其扩展声明，CONSORT 声明包括 25 个项目清单和 1 张流程图。其中，25 个项目包括标题和摘要、背景和目的、试验设计、研究对象、干预、结局、样本量、随机化序列生成、分配隐匿机制、实施随机化、盲法、统计方法、参与者流程（建议提供图表）、招募、基线数据、纳入分析的受试者数量、结局和效应估计、辅助分析、损害、局限性、外推性、解释、注册、研究方案、资助。此外，为了改善试验报告，以便应用于不同领域，CONSORT 小组成员扩展了 CONSORT 声明，如针对整群随机试验、非劣效性和等效性随机试验与适应性试验等进行了扩展。

二、研究案例

某医院于 2001 年 5 月至 2002 年 4 月间入组了 452 例因急性呼吸困难就诊于急诊科的患者，进行了一项前瞻性、随机、对照、单盲研究，探索以 B 型利钠肽水平的快速测量为指导的诊断策略能否减少住院时间和总治疗成本。研究采用 1∶1 简单随机分组，将研究对象随机分配至试验组（225 例）和对照组（227 例）。试验组采用快速床边测定法测量 B 型利钠肽水平的诊断策略；而对照组按照最新的临床指南评估（阳性对照）。主要终点包括住院时间和治疗费用，次要终点包括住院死亡率和 30 天死亡率。根据意向治疗原则进行分析。结果显示：B 型利钠肽组的中位住院时间为 8.0 天，对照组为 11.0 天（$P=0.001$）。B 型利钠肽组的平均总治疗费用为 5410 美元（95%CI，4516～6304 美元），而对照组为 7264 美元（95%CI，6301～8227 美元）（$P=0.006$）。因此，急诊快速测定 B 型利钠肽与其他临床信息结合使用，提高了对急性呼吸困难患者的评价和治疗，从而缩短了住院时间和总治疗费用。

第六节 诊 断 试 验

诊断是临床工作的基础。精准的疾病诊断有利于提高临床的服务质量及优化医疗资源配置。临床医生通过熟练掌握诊断试验相关评价方法，不仅能够提高自身疾病诊断水平，还可以获取诊断性试验证据拓展研究设计新思路。

一、基本原理

（一）研究问题的提出

随着医学与科技水平的发展，如何快速便捷地对疾病进行诊断是临床医生追求的一大目标。由于很多疾病的诊断金标准具有侵入性、操作复杂、人力物力成本高昂及患者接受度差等局限性，现代医疗技术的发展促使研究者不断寻找更加适合的新诊断技术。但一项新诊断技术诊断能力如何，需要通过设计诊断试验将这项新诊断技术与金标准诊断方法进行对比，进而评估这一方法的诊断准确性和效度如何。

诊断试验的主要研究目的包括评价新诊断方法的诊断准确性如何，比较两种及两种以上待评估诊断方法的准确度差异，还包括对诊断试验的合理界值进行探索等。

（二）基本含义与原理

诊断试验（diagnostic test），也称诊断准确性研究，是利用实验室检查和影像学检测等临床疾病诊断方法来评估区分患者与疑似患病但实际健康人群能力的设计类型。具体而言是在同一对象上同期执行金标准和待评估方法，比较两者结果并评价新方法准确性。金标准是目前公认准确的诊断手段，如活体组织病理检查、手术探查、抗原抗体检测、病原体分离、放射学检验及尸检结果等。金标准是在特定时期内最可靠的疾病诊断方法，具有相对稳定性。诊断试验流程见图2-7。

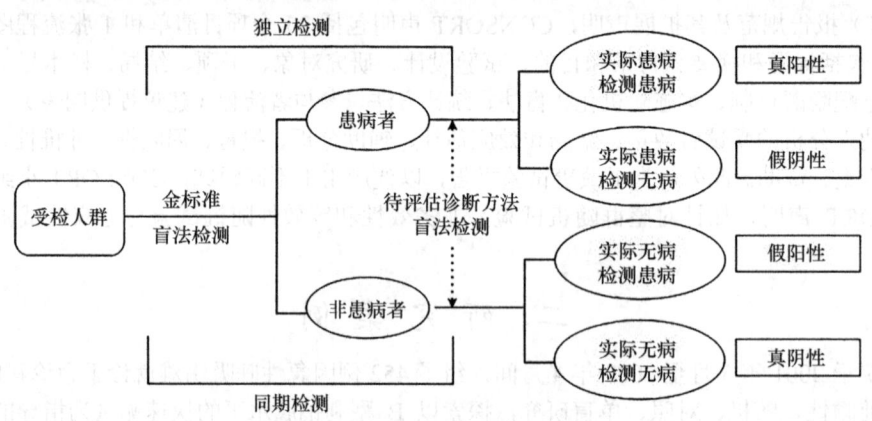

图 2-7 诊断试验基本流程示意图

设计诊断试验应遵循"盲法""独立"和"同步比较"原则。"盲法"指研究者在评价诊断试验前对金标准划分的受试者分组不知情，确保诊断结论互不影响。"独立"要求分别获得金标准和待评估方法的疾病诊断结果，金标准中不能包括待评估方法。"同步比较"指同期进行待评估方法和金标准对研究人群的检测，以免疾病出现进展而影响诊断结论。

（三）研究对象

诊断试验不是区分正常人与典型/重型病例，而是在具有临床症状的群体中区分容易混淆的疾病。诊断方法应具有广泛适用特性和疾病鉴别能力，因此研究对象需代表受检者总体，临床表现需与实际诊疗环境相符。研究对象应覆盖疾病谱各阶段，包括正常、无症状、轻度、中度、重度。

（四）诊断试验指标评价

评估分类变量诊断试验时，考虑多项评价指标：灵敏度（sensitivity，Sen）、特异度（specificity，Spe）、假阳性率（false positive rate，FPR）、假阴性率（false negative rate，FNR）、约登指数（Youden index，YI）、总符合率（crude agreement rate，CAR）、似然比（likelihood ratio，LR）和预测值（predictive value，PV）。高灵敏度能减少漏诊，高特异度能减少误诊。似然比结合灵敏度和特异度，衡量患病者相比于非患病者诊断结果概率的倍数，与人群患病率无关，稳定性较高。医生通过判断似然比与1的关系可以调整诊断概率。阳性和阴性预测值（PV+和PV−）反映试验与实际情况一致性。可靠性评价包括适用于计量资料的标准差和变异系数（CV，通常<10%），以及适用于计数资料的观察符合率和kappa值。观察符合率和kappa值由诊断试验四格表计算，与可靠性呈正相关。

计量资料的诊断指标可用受试者工作特征曲线（receiver operating characteristic，ROC）描述和比较诊断试验准确度。该方法按预测概率升序排序，根据多个概率阈值绘制以1−特异度（横坐标）与灵敏度（纵坐标）为坐标的曲线，其曲线下面积（area under the curve，AUC）反映诊断效率。通常用非参数方法估算AUC，用于衡量多种诊断方法区分患者与非患者的能力。AUC>0.9表示高准确度，0.7~0.9表示准确度一般，<0.7表示准确度较差。在实际应用中，患者与非患者的诊断结果可能重叠，需确定最佳决策阈值以区分阳性与阴性患者，包括最靠近（0，1）点阈值、最大约登指数阈值和成本最小化阈值。诊断试验的2×2频数表见表2-8，诊断试验常用评价指标、定义、公式及特点见表2-9。

表2-8 诊断试验2×2频数表

实际疾病情况（金标准）	待评估试验方法结果		合计
	阳性	阴性	
患病	s_1	s_0	n_1
非患病	r_1	r_0	n_0
合计	m_1	m_0	N

表2-9 诊断试验的常用评价指标、定义、公式及特点

诊断试验的评价指标		定义	公式	特点
真实性评价指标	灵敏度	在金标准确定的患者中，待评估诊断方法测定为阳性者的概率，又称真阳性率	Sen=s_1/n_1	・反映待评估方法识别出真正患者的能力 ・只与患病组有关
	特异度	在金标准确定的非患者中，待评估诊断方法测定为阴性者的概率，又称真阴性率	Spe=r_0/n_0	・反映待评估方法识别出非患者的能力 ・只与未患病组有关
	假阳性率	在金标准确定的非患者中，待评估诊断方法测定为阳性者的概率，又称误诊率	FPR=r_1/n_0	・反映待评估方法识别出非患者的能力 ・与特异度为互补关系
	假阴性率	在金标准确定的患者中，待评估诊断方法测定为阴性者的概率，又称漏诊率	FNR=s_0/n_1	・反映待评估方法识别出真正患者的能力 ・与灵敏度为互补关系
	约登指数	灵敏度与特异度之和减1，又称正确诊指数	YI=Sen+Spe−1	・用来评估诊断试验能正确区分研究人群患病与未患病的能力 ・是用来比较不同诊断试验的综合性指标
	总符合率	真阳性和真阴性例数之和占总受试人数的比例，又称为一致性或者准确度	CAR=（s_1+r_0）/N	・反映诊断试验正确判别患者与非患者的能力
	阳性似然比	诊断试验结果中真阳性率与假阳性率之比	LR+=Sen/（1−Spe）	・阳性似然比越大表明阳性结果正确率越高，受检人群的患病概率越高
	阴性似然比	诊断试验结果中假阴性率与真阴性率之比	LR−=（1−Sen）/Spe	・阴性似然比越大表明阴性结果正确率越高，受检人群的未患病概率越高

续表

诊断试验的评价指标		定义	公式	特点
真实性评价指标	阳性预测值	待评估方法测定为阳性者中，真阳性人数的比例	$PV+=s_1/m_1$	·阳性预测价值越大，表示诊断受验后，医生对受检者诊断为患病概率越大
	阴性预测值	待评估方法测定为阴性者中，真阴性人数的比例	$PV-=r_0/m_0$	·阴性预测价值越大，表示诊断受验后，医生对受检者诊断为未患病概率越大
可靠性评价指标	标准差	以均数±标准差表示	—	·适用于计量资料
	变异系数	标准差与均数的比值	CV=（标准差）/均数×100%	·适用于计量资料 ·变异系数越小，表示数据可靠性越高
	观察符合率	观察者间的观察符合率：两名临床医生对同一批受检人群的临床数据进行疾病判断结果一致的百分率 观察者内的观察符合率：同一名临床医生对同一批受检人群的临床数据进行两次疾病判断结果一致的百分率	一致的例数/总例数×100%	·适用于计数资料
	kappa值	不同观察者对同一指标判定的一致程度，以及同一观察者在不同情况下对同一指标判定的一致程度，取值范围为–1～1	kappa=（观察者间的观察符合率–机遇符合率）/（1–机遇符合率） （其中机遇符合率为两观察者均认为是未患病人数的乘积+均认为是患病人数的乘积）/总例数的平方×100%	·适用于计数资料 ·充分考虑了机遇因素对结果一致性的影响 ·kappa的取值范围是：[–1, 1]
	ROC曲线	受试者工作特征曲线的缩写，是一种评估分类模型性能的工具	横坐标为1–特异度，纵坐标为灵敏度	·表示的是灵敏度和特异度的相互关系 ·用于阈值的确定和不同模型的比较

（五）提高诊断试验效率的方法

研究者常通过提高患病率和使用联合试验来增强诊断试验效率。前者选取高危人群提高阳性预测值，后者是在同一诊断目的下同时进行多个诊断试验，又称复合试验。平行试验和系列试验是常见联合试验形式。平行试验中，出现≥1个阳性结果则为判定受试者阳性，而所有诊断结果均为阴性时才可判定为受试者阴性。这类试验方法能提高灵敏度和阴性预测值，减少漏诊；但特异度和阳性预测值下降，会增加误诊患者。适用场景：就诊受限需要快速诊断；临床受益与及时诊断相关。系列试验需所有诊断试验全部阳性才判定为受试者阳性，而出现≥1个阴性结果即为受试者阴性。这类试验方法特异度和阳性预测值较高，能减少误诊；但灵敏度和阴性预测值下降，会增加漏诊患者。适用场景：长期随访；试验操作的价格昂贵且伤害性较大；单个试验诊断准确度较低。联合试验需报告整体及各单项试验结果。

（六）样本量计算

当旨在简单比较待评估诊断技术与金标准方法以评估诊断准确性时，采用率的横断面调查的样本量计算公式，即在一定显著水平α和容许误差δ下，预估灵敏度代入公式以获得病例组样本量，预估特异度代入公式获得对照组样本量。当研究目的是比较两个待评估诊断方法的准确度时，将两方法的灵敏度和特异度分别代入两样本率比较的样本量计算公式，在一定的显著水平α和检验效能$1-\beta$条件下，计算两样本量值，选较大者作为研究所需样本量。

（七）偏倚及其控制

合并偏倚：若待评估诊断方法是金标准的一部分，可能高估诊断试验准确度。因此，应确保待评估方法与金标准相互独立，以避免合并偏倚影响。

疾病谱偏倚：纳入对象未涵盖目标疾病各临床类型，人群代表性不足；或仅纳入已确诊患者和健康者，忽略鉴别诊断患者，均会高估试验准确度。研究需全面考虑不同病情、病程阶段和并发症，以提高受检者代表性。

参考试验偏倚：金标准选择不当引发的偏倚。应选取在研究领域内公认可靠的最新诊断方法作为金标准，避免金标准灵敏度不足造成实际患者误分类情况。

疾病进展偏倚：由于疾病可随时间发展，金标准与待评估方法实施时间间隔会影响待评估方法的准确度。研究者应详细描述指标稳定性，探究时间间隔是否影响结果。

数据剔除偏倚：无法获取或取值异常的诊断试验数据，研究者会在实际研究中排除，仅对其余数据进行分析，导致影响结果的评估。研究者需充分考虑样本量、实验室问题、临床进展、失访等，尽可能减少排除的比例。结果报告应详细说明潜在原因，提醒读者了解此偏倚对结果的影响。

（八）报告规范

诊断试验报告须遵循诊断准确度研究报告标准（standards for reporting of diagnostic accuracy，STARD）报告规范。该声明包括一份 30 项条目的清单，涵盖题目、摘要、引言、方法（包括研究设计、受试者、检测方法和分析）、结果（包括研究对象和检测结果）、讨论和其他信息。STARD 强调需详细描述研究假设、样本量估计、研究局限性、待评估诊断方法的预期用途和临床作用，提升报告透明度。在诊断试验中，遵循 STARD 有助于统一评价诊断结果，规范诊断试验报告。

二、研究案例

临床指南建议对呼吸机相关肺炎患者广泛应用抗生素治疗，以提高患者生存率，但此举可能导致多重耐药性、治疗相关并发症和高费用。研究者注意到耐甲氧西林金黄色葡萄球菌（MRSA）引起的呼吸机相关肺炎与死亡率上升相关，因此需找到具有高水平阴性预测值的诊断试验，以期合理使用抗 MRSA 抗生素。法国学者提出采用实时聚合酶链反应（real-time-PCR）快速检测方法来评估金黄色葡萄球菌鉴定的可靠性，并验证其与支气管肺泡灌洗（bronchoalveolar lavage，BAL）或 mini-BAL 微生物培养结果的一致性。研究以气管内分泌物检出革兰氏染色阳性球菌患者为对象，收集鼻腔和手术部位双等份样本。第一份样本以 BAL 或 mini-BAL 定性和定量检测作为标准诊断结果，细菌培养 18～24h，菌量低于 10^4CFU/ml（BAL）或 10^3CFU/ml（mini-BAL）判定为 MRSA 阴性。第二份样本基于 real-time -PCR 技术的 Xpert SA 或 Xpert MRSA/SA SSTI 快速检测试剂盒鉴别，单次检测约需 58min。研究计算了 real-time -PCR 对 MRSA 和甲氧西林敏感性金黄色葡萄球菌（MSSA）的诊断效率，结果显示 real-time -PCR 对 MSSA 和 MRSA 的阴性预测值分别为 99.7%（95%CI：98.1%～99.9%）和 99.8%（95%CI：98.7%～99.9%），约登指数均为 0.79。因此，该快速诊断试验在疑似呼吸机相关肺炎患者中用于排除 MSSA 和 MRSA 存在具有可靠性，但实际应用需考虑 MRSA 流行程度。

第七节 系统评价与 Meta 分析

一、基本原理

循证医学强调使用高质量的科学证据为临床治疗方案和医疗卫生政策提供依据。系统评价是获取、评价和合成证据的最佳手段，被公认为高质量证据。与传统文献综述不同，系统评价是针对某一特定临床问题，全面、系统地检索相关研究文献，并对它们进行鉴定、选择和评价，从符合质量标准的研究文献中提取相关资料，进行定性或定量分析，从而得出综合结论的研究。当纳入研究具有同质性时，可采用统计学方法对资料进行定量综合分析，即 Meta 分析。当纳入研究不具有同质性时，也就是无法进行 Meta 分析时，可对资料进行定性综合分析。

（一）系统评价的步骤与方法

系统评价结果和结论的真实性与可靠性由系统评价的步骤及方法决定。系统评价的基本步骤如图 2-8 所示，包括提出研究问题、检索文献、选择文献、纳入研究质量评估、提取资料、分析资料、解释结果和更新系统评价。

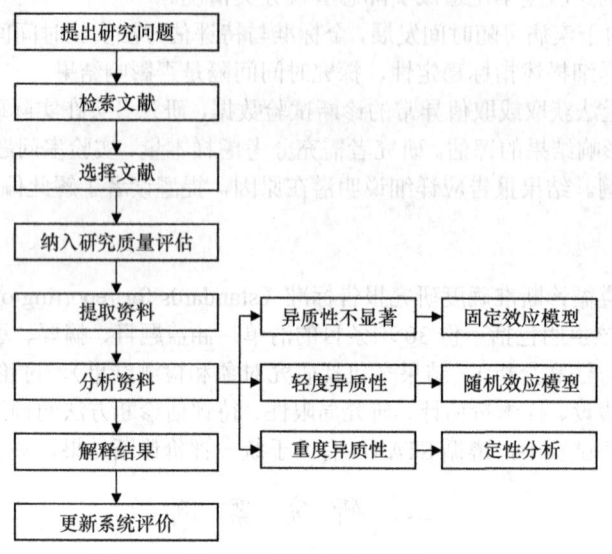

图 2-8　系统评价流程图

1. 提出研究问题　在临床医学领域，经常有许多学者对某一问题进行研究。然而，由于研究结果具有偶然性，每个研究者的结果可能不同或甚至相反。因此，仅仅根据单个研究结果很难得出一个明确的结论。通过利用系统综述和 Meta 分析，可以对某一问题的多个独立研究结果进行系统的定性或定量的综合，从而得到对某一问题的全面认识，并解决专家意见不一致的问题。

2. 检索文献　文献收集要根据事先拟定的检索策略，系统、全面地检索所有与研究问题相关的文献。检索策略由根据研究问题确定的关键词、文献来源和语种等组成。除了根据检索策略检索多个电子数据库外，手工检索和参考文献的追溯也是获得文献的重要手段。此外，检索时还要注意收集那些未发表的灰色文献。

3. 选择文献　选择文献是按照事先制订的入选和排除标准，从收集到的所有文献资料中筛选出合格的研究。入选和排除标准应充分考虑研究问题的四要素，即研究对象、干预和对照措施、主要结果和研究设计方案。文献选择首先要通过阅读题目和摘要进行初筛；初筛不确定的文献再通过阅读全文来确定是否符合入选标准；对于信息不全面的研究应通过与作者联系获取相关资料。

4. 纳入研究质量评估　纳入研究质量评估是指对合格研究进行内部真实性和外部真实性评估。内容真实性评估是指对研究在设计、实施和分析中偏倚的控制程度的评估。外部真实性评估是指对研究中研究对象的特征、干预措施和结局测量的评估。当前有上百种质量评价工具用于评价不同设计类型的研究，如 Jadad 量表、卡斯尔-渥太华量表、科克伦（Cochrane）偏倚风险评估工具等。研究者需要根据研究目的选择合适的评价工具。

5. 提取资料　提取资料是连接原始研究和系统评价的桥梁，将直接影响系统评价的质量。提取资料需要预先制订一个资料摘录表，资料摘录表通常包括文献的基本信息、研究的设计与方法、研究特征和系统评价资料分析所需的信息四个部分。

6. 分析资料 系统评价在分析资料时，若收集的资料具有同质性且质量较高，通常使用 Meta 分析定量整合结果，否则将采用叙述性综合进行定性分析。叙述性综合是将研究结果用表格形式进行结构化的比较和总结，定性分析研究结果是否与某些研究特征相关。Meta 分析是将多个具有相同目的的不同研究结果汇总并对其效应量进行合并分析的统计学方法。该方法不仅可以增大样本量，提高检验效能，还可以在各个研究结果不一致或没有统计学意义时得到更接近真实结果的结论。

7. 解释结果 解释结果包括分析系统评价的论证强度、比较系统评价结果与其他研究结果的异同、讨论系统评价结果的临床推广应用性、提出系统评价结果对临床实践的实用价值和对进一步的临床研究的指导意义。

8. 更新系统评价 更新系统评价是指系统评价的结果需要随着新发表的原始研究进行更新。

（二）Meta 分析

Meta 分析是将系统评价中的多个不同研究结果进行汇总并分析评价其合并效应量的过程。在进行 Meta 分析前，需要根据数据类型选择合适的效应指标。若结局观察指标为二分类变量，效应量指标可采用比值比（odds ratio，OR）、相对危险度（relative risk，RR）和绝对危险度（absolute risk，AR）等。若结局观察指标为连续变量，常用的效应量指标为均数差值（mean difference，MD）和标准化均数差值（standardized mean difference，SMD）。Meta 分析的前提是被合并的资料具有同质性，因此，在进行 Meta 分析时需要进行异质性检验，以确定各个独立研究结果是否具有可合并性。异质性检验的常用统计学方法有 Q 检验、P 值和 I^2 检验。当异质性检验没有统计学意义时，选择固定效应模型进行合并效应分析。当异质性检验有统计学意义时，如果异质性太强且存在明显的临床异质性，应放弃 Meta 分析，改为定性描述；如果临床异质性在可接受的范围内，则采用随机效应模型估计合并效应量，并通过亚组分析和敏感性分析探讨异质性的来源。亚组分析是将各个独立研究按研究特征分成不同亚组，比较各个亚组的合并效应，从而判断临床异质性的来源。敏感性分析是将可能导致异质性的研究排除后重新进行合并分析，再与未排除该研究的合并效应进行比较，探讨该研究对合并效应的影响，通过比较探讨异质性的来源。

（三）系统评价过程中的潜在偏倚

在进行系统评价的过程中，设计、实施和分析环节都容易引入偏倚，从而影响结果和结论的真实性。主要的偏倚包括选择偏倚、信息偏倚和混杂偏倚。选择偏倚被认为是系统评价中最重要的偏倚来源，需要制订明确的纳入和排除标准，并在筛选研究时严格执行以控制选择偏倚。在选择偏倚中，发表偏倚因影响程度大且较难控制而备受关注。发表偏倚是指统计学意义的研究结果比无统计学意义的研究结果被发表或报告的可能性更大，由此而产生的偏倚。研究者可以应用统计学方法，如剪补法、漏斗图法或公式法，识别和处理发表偏倚。对于信息偏倚，研究者可以通过合理定义变量、正确地提取数据及与原作者联系获取不确定信息等方式进行控制。为了控制混杂偏倚的影响，研究者可以选择混杂作用较小的原始研究，如随机对照试验或是充分有效地控制了主要混杂因素的观察性研究。

（四）系统评价报告规范

为了提高报告质量，系统评价/Meta 分析的报告需要遵循系统评价和 Meta 分析优先（preferred reporting items for systematic reviews and meta-analyses，PRISMA）报告规范。该声明由标题、摘要、前言、方法、结果、讨论和其他信息 7 个部分组成，共包含 27 个条目。PRISMA 强调须阐明系统评价和 Meta 分析的研究目的、文献检索和选择过程、资料提取方法、结果综合的方法、研究存在的偏倚，并概括与研究目的相关的主要结果并进行讨论。

二、研究案例

测定新生儿血中胆红素含量对高胆红素血症的早期诊断和及时治疗具有重要意义。手持式即时护理胆红素设备可以克服目前传统的基于实验室的胆红素定量结果等待时间相对较长的问题。因此研究者进行了 Meta 分析,以全面评估手持式即时护理设备与基于实验室的胆红素定量的诊断特性。研究者根据既定的检索策略系统检索了 6 个电子数据库,并对相关研究的参考文献列表及其引用进行了筛选。如果研究采用队列设计或横断面设计,并且比较了 1 种或多种手持式即时护理胆红素设备和基于实验室的胆红素定量以量化新生儿胆红素水平,则符合纳入标准。最终共有 10 项研究纳入该系统评价,合计 3122 名新生儿。研究中采用 QUADAS-2(quality assessment of diagnostic accuracy studies 2)质量评价工具对纳入研究进行质量评价,其中有 4 项研究所有领域均是低风险。两名研究者使用预先指定的资料提取表格独立地进行数据提取,如遇分歧通过与第三位研究者讨论来解决。该研究的数据类型是计量资料,采用均数差值作为效应指标。Meta 分析结果显示,总胆红素水平的汇总均数差值为 –14μmol/L(95% CI:–106~78μmol/L)。由此得出结论:与传统的基于实验室的胆红素定量相比,尽管手持式即时护理胆红素设备在测量新生儿胆红素时返回结果的速度更快并且所需的血容量更少,但是它的定量不准确性需要改进,以适应新生儿黄疸的管理。

(潘岳松)

【思考题】

1. 随机抽样的方法包括哪些?各有什么优点和缺点?
2. 以年龄别死亡率的计算为例,简述直接标化法和间接标化法的区别。
3. 病例对照研究中病例和对照的选择分别需要注意什么?
4. 病例对照研究中常见的偏倚有哪些?如何控制?
5. 影响队列研究样本量的因素有哪些?
6. 队列研究的偏倚有哪些?如何控制?
7. 诊断试验中金标准的定义和特点是什么?
8. 如何提高诊断试验效率?
9. 与观察性研究相比,临床试验的优势在哪里?
10. 临床试验设计的原理与基本原则有哪些?
11. 简述系统评价的主要步骤。
12. 系统评价和 Meta 分析过程中可能存在哪些偏倚?如何进行控制?

第三章 细胞培养技术及应用

【教学内容】 细胞培养是细胞生物学研究中的常用技术，是指生物体内取出组织或细胞，在体外环境中培养以进行科学研究。本章主要介绍细胞培养的基本原理、技术、条件、操作过程等，并介绍该技术在生物学、临床医学、生物制品等领域的应用。

第一节 概 述

细胞培养（cell culture）是指从生物体内取出组织或细胞，在体外模拟体内生理环境等特定条件，包括无菌、温度、营养条件等，进行孵育培养，使之生存、生长并繁殖。细胞培养包括原代细胞培养和传代细胞系培养。由于体外培养的细胞其结构功能与体内较为接近，并且能在较长时间内观察细胞的生长、发育、分化过程及其相应的形态功能变化。因此，细胞培养已成为现代生命科学研究中一项非常重要的技术，广泛应用于生物学和医学研究各个领域，如细胞生物学、分子生物学、衰老生物学、遗传学、免疫学、药理学、细胞与组织工程、肿瘤学和病毒学、临床学科基础研究等，并取得了丰硕成果。

细胞培养技术的发展史可追溯至 19 世纪，德国学者鲁（Roux）在 1885 年率先用温生理盐水体外培养鸡胚髓板组织；1897 年洛布（Loeb）首次将兔肝、肾、甲状腺及卵巢组织块放入含少量血浆凝块的试管中培养，被认为是器官培养最早的实验。1903 年乔利（Jolly）用悬滴法将蝾螈白细胞在体外培养存活了 1 个月左右。1907 年，美国生物学家哈里森（Harrison）为研究神经纤维起源问题，从蝌蚪脊索分离出神经组织，放在青蛙的淋巴液中培养，组织成功存活了数周并长出了神经纤维，被公认为动物组织培养开始的标志。Harrison 创建了覆盖凹玻片悬滴培养法，一直沿用至今。1912 年，卡雷尔（Carrel）在实验中引入了无菌操作技术，完善了经典的悬滴培养法。1923 年，Carral 创立了卡氏瓶培养法，极大地推动了细胞培养研究。1925 年，马克西莫夫（Maximov）采用双盖玻片悬滴培养法，既可方便更换培养液，又可降低污染机会。随后，斯特兰奇韦斯（Strangeways）在 1926 年建立了试管培养法，盖（Gey）在 1933 年创立了旋转试管培养，细胞培养技术不断成熟和完善。1951 年，波米拉（Pomerat）发明灌流小室培养法，使玻片悬滴培养法更完善。

细胞培养技术最早于 20 世纪 30 年代传入我国。1933 年，张鋆开始从事软骨鱼血细胞培养，1934 年发表《培养组织之创伤治疗》，1940 年将组织培养技术用于脂肪细胞研究。1951 年，鲍鉴清在我国建立了最早的较完善的组织培养室，1965 年出版我国第一部《组织培养技术》专著。1934 年，杨敷海发明杨氏培养基，试用鹿血清替代牛血清进行细胞培养研究。至 20 世纪 50 年代，细胞培养在我国已逐步开展起来，不少著名科学家为我国及世界的组织培养研究与应用作出巨大贡献。

第二节 基本原理与技术

一、基本原理

细胞培养分为原代培养和传代培养两种方式。原代培养是指从供体取得的组织细胞在体外进行的首次培养，是建立细胞系的第一步。原代细胞刚从活体组织分离，生物学特性未发生很大变化，因而更接近也更能反映生物体内状态，可为研究生物体的细胞生长、代谢繁殖提供有力手段。在培养过程中，体外培养的原代细胞或细胞株增殖达一定密度时，其生长和分裂速度将逐渐减慢或出现密度抑制而停止增殖，需要及时分离之后再培养。将培养细胞以 1∶2 或其他比率进行扩大的培养方式,称为传代培养。通过传代培养可得到足够的细胞量,获得稳定的细胞株,维持细胞株的延续。

大多数细胞在体外培养时能贴附在支持物表面生长,称为贴壁生长细胞。少数细胞在培养时呈悬浮状态生长(如某些肿瘤细胞和血液白细胞),称悬浮生长细胞。体外细胞培养时,不同生长类型细胞的传代方式不同,贴壁细胞用酶消化法传代,而悬浮细胞用直接传代法或离心法传代。

二、细胞体外生长的条件

细胞培养是一种程序复杂、要求严谨的实验技术。体外培养细胞所需要的生存条件和物质代谢过程与体内细胞基本相同,但因生存环境改变也会出现一定差异。要使细胞在体外长期生存,需要模拟体内环境,供给细胞存活所必需的条件,如水、无机盐、氨基酸、维生素、葡萄糖、生长因子等,还要受到温度、渗透压、pH 等多种因素的影响。

三、常用设备和用品

(一)细胞培养常用设备

1. 无菌间操作室 无菌间是细胞培养工作必不可少的无菌操作空间,应设于实验室的相对僻静、专做组织培养工作的地方,避免灰尘、气流等因素干扰。

2. 超净工作台(净化台) 超净工作台已是目前普遍应用于细胞培养的无菌操作装置,需定期维护和保养,注意防尘,保持无菌和台面空气洁净度,确保良好效果并延长其使用寿命。

3. 培养箱 培养箱分为恒温培养箱和 CO_2 培养箱。后者是细胞培养水平提高和培养器皿多样化后提出的高要求产物,它除有恒温培养箱性能外,还能够恒定供应细胞培养所需要的 CO_2(一般浓度 5%),维持培养液酸碱度稳定。

4. 倒置显微镜 倒置显微镜可及时了解细胞生长情况,也可用来观察细胞是否发生污染,还可配置照相、录像及荧光检测装置等,方便随时观察、记录细胞生长情况。

(二)细胞培养常用用品

1. 细胞冻存储存器 常选择液氮生物容器,用于细胞、组织块等活生物材料的长期冻存。

2. 冰箱 用于各种培养用液、酶、血清、抗体和试剂等储存。

3. 水纯化装置 用于制备细胞培养用水。

4. 离心机及天平 用于细胞培养过程中细胞悬液、细胞密度调整、细胞漂洗、细胞收集等。

5. 高压蒸汽消毒装置 用于直接或间接与细胞接触物品的消毒灭菌处理。

6. 电热恒温干燥箱 用于细胞培养器械、器皿的烘干。

7. 恒温水浴锅 用于冻存细胞的复苏处理等。

8. 除菌滤器 大部分细胞培养用液,如血清、消化用胰酶等,不宜高温或射线消毒灭菌,因而多采用滤过消毒,目前常用 Zeiss 器、玻璃滤器和金属滤器。

9. 细胞计数板和电子细胞计数仪 细胞计数板可用于细胞计数和活性观察,电子细胞计数仪可自动计数细胞悬液中细胞数,省时省力且计数准确,适用于大样本分析,尤其适用于细胞生长曲线实验。

10. 培养相关器皿及其他所需器材 常用的培养器皿主要包括培养瓶、培养皿和多孔培养板;其他所需器材包括玻璃瓶、移液管、吸管、离心管等。此外,原代培养还需配备手术器械,包括手术刀、解剖刀、手术剪、解剖剪(弯剪及直剪)等,用于解剖动物、分离及剪切组织。

四、无菌操作的基本要领和要求

无菌操作及控制污染是决定细胞培养成功与否的首要条件。因而操作者应明确实验目的,合理安排实验，务必遵守细胞培养各项实验操作规范。

1. 培养前准备 制订好实验计划和操作流程，提前准备灭菌或除菌的实验器材及物品、清点无误后放置于培养室、超净台等操作场所，做好消毒工作，避免实验开始后，因往返拿物品增加细胞污染机会。

2. 培养室和超净台消毒 无菌培养室每天需用 0.2%苯扎氯铵溶液拖洗地面 1 次，电子灭菌器消毒 30min 以上；每次实验前用 75%乙醇溶液擦拭超净工作台台面，随后紫外线灯照射消毒 30min，切勿将培养的细胞和培养用液留在工作台面接受紫外线照射；消毒时工作台面上用品不宜过多或重叠放置，否则会遮挡射线，降低消毒效果。移液器、废液缸、试管架等操作用具可用 75%乙醇溶液擦拭后置于工作台内同时紫外照射消毒。

3. 洗手和着装 工作人员进入无菌间前，需用 75%乙醇溶液或 0.2%苯扎氯铵溶液消毒手和前臂，然后按外科手术要求着无菌服、帽子、口罩后方可进入。一般来说，戴外科手套进行实验操作，能更进一步减少污染可能。实验过程中手若触及可能污染的物品，或者出入培养室后，均需重新用消毒液洗手。若仅观察不进行培养操作，可穿经紫外照射 30min 的清洁工作服。

4. 无菌培养操作 实验前，需点燃酒精灯或煤气灯，所有操作如安装吸管帽、打开或封闭瓶口等，均需经火焰烧灼灭菌。要注意的是，金属器械在火焰中烧灼时间不宜过长，以防退火；烧过的器械冷却后方能使用；开启、关闭有细胞生长的培养瓶瓶盖时，火焰灭菌时间也要短，防止因温度过高烧死细胞；此外，胶塞、塑料用品等过火焰时间不宜过长，以免烧焦产生有毒气体，危害培养细胞。在使用酒精灯或煤气灯过程中，需注意用火安全。

此外，工作台面上的用品要放置有序、布局合理，操作时避免扰乱洁净空气流动方向。组织、细胞、培养瓶、培养液等在处理或使用前，不要过早开盖暴露于空气中；开盖后要尽量避免垂直放置以防止细菌落入引起污染。放置吸管时管口应向下倾斜，以防液体倒流入橡胶帽内引起污染。吸取液体用的吸管、注射器针头避免触及瓶口，以防细菌污染或交叉污染。

五、细胞培养基

培养基是细胞体外生长并维持结构功能所需的基本溶液，是细胞培养最重要的基本条件。培养基种类很多，按其来源，分为天然培养基和人工合成培养基。

（一）天然培养基

天然培养基是最初体外细胞培养采用的培养基，主要来自动物体液，或从动物组织分离提取。天然培养基营养成分丰富，细胞培养效果好，但成分复杂，来源有限，个体差异大，难以标准化。在实际工作中，常将天然培养基结合人工培养基使用。天然培养基主要包括凝固剂（如血浆）、生物性体液（如血清）、组织浸出液（如胚胎浸出液）、水解乳蛋白等。

（二）人工合成培养基

因天然培养基来源有限、成分复杂且质量不稳定，目前广泛用于细胞培养的是人工合成培养基，其具有性质稳定、化学成分明确等优势，现多为商品化供应。目前培养基的种类已达数十种，以下列举目前最常用的几种，实验者在实际使用时可稍加改良制备。

1. 合成培养基主要成分 人工合成培养基的主要成分是氨基酸、维生素、碳水化合物、无机离子及其他一些辅助物质。

2. 常用的合成培养基

（1）伊格尔（Eagle）培养液：是帕克（Parker）等根据氨基酸和维生素等物质的生理含量制备出的基本培养液，后来 Eagle 等对人源细胞株进行深入研究后，发现其胞内氨基酸及维生素含量比基本培养液中高 1~5 倍，并且谷氨酰胺等 13 种氨基酸和 8 种维生素是必需的，随后将上述物质浓度调整至接近胞内水平，制成最低必需培养液（minimum essential medium，MEM）。MEM 也称最小基本培养基或低限量 Eagle 培养基，成分简单，仅含有 12 种必需氨基酸、谷氨酰胺、8 种维生素及必要无机盐，是细胞培养最基本、适用范围最广的培养基，也是最常用的培养基之一，使用时可根据细胞培养需求添加特殊成分。

（2）DMEM（dulbecco's modified Eagle's medium）：是在 MEM 基础上研制而成，增加了各种成分用量，含氨基酸和葡萄糖，可分为高糖型和低糖型。高糖型 DMEM 含葡萄糖 4500g/L，低糖型 DMEM 含量为 1000g/L。高糖型适用于生长较快，附着性差的肿瘤细胞或克隆细胞培养，也可用于杂交瘤中骨髓瘤细胞和 DNA 转染的转化细胞等培养。由于细胞在高糖型培养基中生长过快，不利于融合细胞的染色体稳定，进行单抗细胞融合时，一般使用低糖型；稳定培养 10 代以上后，可使用高糖型。低糖型 DMEM 主要用于干细胞培养。

（3）RPMI 1640 培养基（roswell park memorial institute 1640 medium）：是应用最为广泛的培养基之一，由穆尔（Moor）等研制而成，最初为培养小鼠白血病细胞而制备。其组分较为简单，适合于肿瘤细胞、正常细胞等多种细胞的原代或传代培养，特别适合悬浮细胞生长，如骨髓瘤细胞、杂交瘤细胞、人类白细胞等。

（4）Ham F12 营养混合液（ham F12 nutrient mixture）：是由哈姆（Ham）在 1969 年以 Ham F10 营养混合物为基础设计而成的，可在加入很少血清的情况下应用于细胞培养，也是目前无血清培养中常用的基础培养基，最初用于中国仓鼠卵巢（Chinese hamster ovary，CHO）细胞无血清培养，特别适合低血清含量下的单细胞和克隆化培养。添加血清后也可广泛应用于肿瘤细胞和原代细胞培养。

（5）DMEM/F12 培养液：是由 DMEM 和 F12 以 1：1 比例配方制备而成。DMEM 培养液营养成分浓度较高，F12 培养液成分复杂，含多种微量元素。因而该培养液作为开发无血清培养液配方的基础，适用于血清含量较低条件下细胞培养，常用于细胞克隆生长及干细胞培养。DMEM/F12 单独配制容易偏酸性，在配制时需要加入 $NaHCO_3$ 调节 pH。

3. 无血清培养基 因血清所含成分复杂，会有一些不可控因素，不仅影响细胞生长和功能表达，还会对细胞产生去分化作用，影响结果稳定性。因此，一些技术要求和研究目的较高的细胞培养，如单克隆抗体制备、细胞生长因子研究、细胞分泌产物研制等实验，都需使用无血清培养基。无血清培养基主要由基础培养基和辅助成分组成。

（1）基础培养基：一般用人工合成培养基，最常用 Ham F12 和 DMEM 培养基以 1：1 比例混合而成，然后补加 15mmol/L HEPES 和 1.2g/ml $NaHCO_3$ 作为基础溶液。

（2）辅助成分：①促贴壁附着成分，如纤维粘连蛋白、层粘连蛋白、胶原等；②促生长增殖成分，如生长因子、激素等；③蛋白酶抑制物，如大豆胰蛋白酶抑制剂等。上述成分可根据细胞生长条件和实验要求添加。

第三节 操作过程及特点

一、细胞原代培养（以胚胎小鼠为例）

1. 取材 将孕鼠处死，置入 75%乙醇溶液浸泡数秒消毒，取出孕鼠控干乙醇，放置于蜡盘中，用大头针固定；用手术器械逐层分离皮肤和肌肉组织，打开腹腔，取出双角子宫置于无菌平皿内；Hank's 液洗涤 3 次，剪开子宫取出胚胎；除去子宫、血液、筋膜等组织。

2. 组织剪碎 用弯头剪刀把胚胎尽量剪碎，每个组织块小于 1mm×1mm×1mm；操作时尽量盖住平皿以防空气中尘埃落下污染组织；以 Hank's 液洗涤 2~3 次，自然沉淀后吸去上清液；可选择使用消化培养法或组织块培养法。

3. 消化培养法 将组织块加入 10~30ml 0.125%胰蛋白酶，37℃磁力搅拌消化 15~30min；加入少量血清终止消化；无菌纱布过滤后取过滤液，800~1000r/min，离心 5~10min；去除上清液，收集细胞，放入培养瓶培养。

4. 组织块培养法 将组织块剪切均匀，用吸管反复轻轻吹打，可适当在组织上滴加 1~2 滴血清，以维持组织块湿润并减少组织细胞损伤；用弯头吸管将组织块悬液吸起，铺展于培养瓶中，注意将瓶底涂抹均匀；将瓶子翻转倒置后于 37℃ 培养箱放置 2~4h；待组织块黏附后，将培养瓶慢慢翻转平放，从边角加入 4~5ml 培养基，使细胞接触到培养基，静置培养。

5. 操作要求

（1）动物需严格进行皮肤消毒，使用三套器械取材。新生动物皮肤需先用 2%碘酒消毒，成年鼠需先用 3%~5%碘酒消毒后，再用 75%乙醇溶液消毒。

（2）严格无菌操作，防止细菌、真菌、支原体、化学物质等污染。

（3）吸取液体前，瓶口和吸管需进行火焰灭菌；经火焰灭菌后的吸管一定要用 Hank's 液冷却，防止细胞烫死。吸取液体时，要避免瓶口和吸管接触碰撞。

二、细胞传代培养

（一）贴壁细胞培养

弃掉瓶内旧培养液，用 2ml Hank's 液洗一遍；向瓶内加入约 0.25%胰蛋白酶溶液，以覆盖瓶底为宜；37℃或 25℃以上室温消化 3min 左右，若室温低于 25℃，消化时间应适当延长；倒置显微镜观察消化的贴壁细胞，出现胞质回缩、细胞变圆、细胞间隙增大，细胞呈针眼状，应立即终止消化（可滴加数滴含血清的培养液终止消化）；吸除消化液，加入 3~5ml 含 10%小牛血清的细胞培养液，用吸管将细胞吹打成悬液，吹打时不可用力过猛，尽量保持吸管在液体内吹打，以免形成气泡；采用计数板对细胞进行计数（如无必要，此步骤略去）；按一定的密度要求将细胞悬液等分分装入数个培养瓶中，每瓶加入 5ml 新培养液，轻轻吹打均匀，盖好瓶盖，置 CO_2 培养箱继续培养，持续观察细胞生长情况。

以海拉（HeLa）细胞为例，细胞经传代培养后，经悬浮、贴壁生长进入潜伏期、对数生长期，2~3 天增殖即可长满瓶底。可从以下几方面观察细胞生长情况。①培养液观察：新鲜培养液为橘红色，pH 为 7.2 左右，若发现培养液变浅变黄，应考虑培养液中酸性代谢产物所致，需立即换液；若传代 4h 左右，发现培养液浑浊、暗淡，则应考虑细胞被污染，应立即终止培养。②倒置显微镜下观察（以 CHO 细胞为例）：生长良好 CHO 细胞呈扁平多角形，透明度大，折光性强，胞质近中央处有圆形细胞核，细胞间紧密连接，呈片状；生长不良 CHO 细胞折光性变弱，胞质出现空泡，细胞间隙加大，失去原有透明状；如果细胞崩解、漂浮，则应尽快查清细胞死亡的原因。

在细胞传代培养过程中，要注意以下操作要点。①根据实验要求预先准备实验用品，合理摆放于超净工作台物品内，操作时要避免污染，定期清洁，以乙醇和紫外线消毒超净工作台。②实验操作中物品或细胞被污染后应立即更换，避免交叉污染。③制备细胞悬液时，混匀吹打动作要轻柔，不宜用力过大，避免产生泡沫，避免细胞机械损伤。④胰蛋白酶消化时间要适度，消化时间过短则细胞不易从瓶壁脱落，消化时间过长则细胞易脱落流失。⑤胰蛋白酶消化液浓度要适宜，不同细胞对胰蛋白酶的敏感性不同，因此应根据不同细胞制订合适的消化方案。

（二）悬浮细胞培养

1. 直接传代 传代前将培养瓶竖直静置约 30min，让悬浮细胞慢慢沉在瓶底，将上清液吸掉 1/2~2/3 后用吸管吹制成细胞悬液，计数板计数（若仅传代，可不计数）。把细胞悬液等分分装入数个培养瓶中，每瓶加入 2.5~3.5ml 含 10%小牛血清的细胞培养液，轻轻混匀，盖好瓶盖，置 CO_2 培养箱继续培养。

2. 离心后传代 将细胞悬液移入已灭菌带盖离心管内，800~1000r/min 离心 5~8min，弃上清液，加入 1ml 含 10%小牛血清的细胞培养液，用吸管吹打成细胞悬液，计数板计数后分瓶培养。

3. 操作要点 要把握好传代时机，在细胞融合度为 80%～90%阶段最好，过早则传代细胞产量少；过晚会影响细胞状态。

（三）培养细胞的冻存、复苏与运输（以 HeLa 细胞为例）

细胞在冷冻过程中，细胞内外的水会形成冰晶，通过机械损伤、电解质浓度升高、渗透压改变、脱水、pH 改变、蛋白质变性等不良因素，引起细胞内空间结构紊乱，导致细胞死亡。甘油或二甲基亚砜（dimethyl sulfoxide, DMSO）可降低冰点，在缓慢冷冻条件下，能使细胞内的水析出胞外，使细胞免受损伤。细胞冻存于-135℃以下超低温环境时，能减少冰晶形成。细胞的复苏过程宜快速，使细胞迅速经过最易受损的温度范围（-5～0℃），确保细胞活力不受损害。

1. 细胞冻存 取生长旺盛的对数生长期细胞，弃掉培养液，贴壁细胞需经胰酶消化，具体操作如下。加入适量经 37℃预温 0.25%胰蛋白酶，37℃下消化分散细胞（具体消化方案参见细胞传代步骤）；弃消化液，加入 2～4ml 含 20%血清的培养液，终止胰蛋白酶消化作用。吸管吹打分散细胞，移入离心管 800r/min 离心 10min，弃上清液，加入 2～4ml 含 20%血清的培养液，重新悬浮细胞，将细胞浓度调整到每毫升 2×10^6～5×10^6 个，放置冰浴中；制备含 20% DMSO 的培养液为冷冻保护液，放置冰浴中；将冷冻保护液按 1:1 比例滴加至细胞悬液并混匀，制成含 10% DMSO 的细胞悬液，使其最终细胞浓度为每毫升 1×10^6～2×10^6 个，分装至冷冻管，旋紧、密封，标记上细胞名称、冻存时间等信息，置于细胞冷冻盒，以 1～10℃/min 速度逐步下降冻结，具体可通过以下两个方案实现。方法①：先将冷冻管置于 4℃冰箱 1～2h，随后移至-60～-40℃低温冰箱，尽可能减缓降温速率，经 1～24h 后，取出冷冻管移入液氮容器（-196℃）。方法②：将冷冻管从 4℃冰箱取出后，从液氮容器口缓缓放入，然后按 1℃/min 的降温速度，在 30～40min 内使其到达液氮表面。再停 30min 后，直接投入液氮中。

悬浮培养细胞的冻存不须胰蛋白酶消化，其他步骤同贴壁细胞。

2. 细胞复苏 细胞复苏要求与冻存相反，宜采用快速复融法。迅速将冷冻管取出，立即投入 37～40℃温水中，充分摇动使其迅速融化，一般 1min 左右即可完成。随后，在超净工作台内，将冷冻管中的细胞转移至含 5ml 培养液的离心管内，500～1000r/min 离心 5min，弃上清液后加入培养液漂洗，离心后加入适量培养液，用吸管轻轻吹打制成细胞悬液并移入培养瓶内，置 37℃培养箱。次日更换一次培养液后再继续培养。

3. 细胞运输 细胞运输有两种方法。其一为冷冻储存运输，即通过液氮或干冰进行冻存，保存效果较好，但较麻烦；其二为充液法，可根据路程时间选择细胞数量，一般选择细胞长满 1/3～1/2 瓶底，去掉旧培养液，补充新培养液至瓶颈位置，保留微量空气，瓶盖拧紧并密封，运送时可用棉花等做防震防压处理，可运输 4～5 天，细胞活力不会受到严重影响。到达目的地后倒出多余培养液，仅保留维持细胞生长所需的液量，37℃培养，次日传代。

4. 操作要点

（1）任何培养阶段的细胞都可用于冻存，但是为了确保冻存复苏后细胞的生存率良好，建议选择对数生长期。此外，冻存前一天最好换 1 次培养液，以获得更多的分裂期细胞。

（2）细胞冻存、复苏过程都需严格无菌操作，DMSO 可高压灭菌后使用，但 DMSO 是有机溶剂，不可与橡皮接触，也要避免与皮肤接触。

（3）接触液氮时要做好眼、手、脚等部位防护，以免冻伤；细胞冻存过程中要定期检查并补充液氮量；首次冻存细胞应在短期内复苏 1 次，重点观察细胞对冻存的适应性；已建系细胞最好也每年复苏 1 次后再继续冻存。

第四节 细胞培养技术的应用

细胞培养是医学和生物学研究领域的重要技术，可应用于生物学、临床医学、生物制品等领域。

一、生物学研究领域

细胞培养因其可人为控制培养条件、便于观察等优势,广泛应用于生物学研究领域。

(一) 应用于细胞生物学

可以通过细胞培养建立基本的细胞生物学实验模型,用以研究正常或病理细胞的形态、结构、生长发育、细胞营养代谢、凋亡等,也可用以研究细胞与致病因子的相互作用、分子机制。

(二) 应用于遗传学

除可用培养的动物细胞进行染色体分析外,还可结合细胞融合技术建立细胞遗传学,进行遗传分析和杂交育种。

(三) 应用于胚胎学

可利用细胞培养技术进行染色体分析。细胞融合技术的引入,与遗传学技术结合建立了体细胞遗传学,并已成为包括人在内的高等脊椎动物遗传学分析的重要组成部分。

(四) 应用于病毒学

细胞培养技术可用于病毒鉴定、病毒定量、病毒抗原制作和疫苗生产,血清学诊断及流行病学调研等,具有方法简单、准确、重复性好等优势。

(五) 应用于药理学

细胞培养已是细胞毒性研究和药效测试的常用手段。虽然体外细胞培养的结果尚不能完全地反映出整个动物的情况;但可以说,如果某一物质对几种不同的细胞系均能产生有害的影响,那么当把该物质作用于整个动物时,预期产生不良效应的可能性极大。用细胞培养作克隆、微量分析或其他体外的检测分析方法来检测药物的效应。

在进行药品、食品添加剂等对机体的毒性实验及其产生不良影响的安全性研究中,不能用人体试验,用动物试验成本也很高,而细胞培养技术为其提供了最简易而又可靠的方法,并为研究毒性机制提供了良好的实验对象。

(六) 应用于免疫学

以细胞培养技术为基础的杂交瘤-单克隆抗体制备是细胞培养技术在免疫学领域应用最突出的例子,这项技术也极大地促进了免疫学的发展。

二、在临床医学上的应用

(一) 用于遗传疾病和先天畸形的产前诊断

目前,利用羊膜穿刺技术获取羊水中胎儿脱落细胞,经培养后进行染色体分析或羊水甲胎蛋白检测,已普遍应用于胎儿先天畸形或遗传性疾病的产前诊断。

(二) 用于抗肿瘤药物筛选、抗肿瘤治疗等

基于细胞培养技术的抗肿瘤药物敏感试验已广泛应用于抗肿瘤药物筛选,为肿瘤患者个体化治疗提供支持与依据。还可通过对某些细胞进行体外培养并经适当处理,再重新回输患者体内进行临床治疗,如将正常骨髓细胞培养后植入造血障碍症患者体内,将经体外刺激生长的淋巴细胞回输患者用于改善免疫系统对肿瘤的免疫反应等。此外,细胞培养生产的生物大分子制品也可广泛用于疾病治疗,如重组人促红细胞生成素等。

（三）用于药物治疗监测

利用体外培养细胞进行药物敏感性监测，因药物可与细胞直接接触，因而可迅速获得实验结果，较动物体内的药物敏感性试验更为经济。此外，还可根据药物组织特异性选择相应的细胞株，如肝病药物监测宜选用肝细胞，肿瘤药物监测宜选用相应的肿瘤细胞。

三、在生物制品生产上的应用

相较于原核细胞表达系统，细胞培养技术生产的大分子药用蛋白更有优越性，因其能正常地加工、折叠、糖基化、转运、组装外源基因所编码的蛋白质，而细菌系统表达产物则常常以没有活性的包涵体存在。目前，细胞培养可生产的生物制品包括疫苗、生长因子、干扰素、激素、酶、单克隆抗体等，在生物制品领域发挥着越来越重要的作用。

（朱丽青）

【思考题】

1. 简述细胞培养的基本原理与条件。
2. 简述细胞培养基的类型及用途。
3. 简述细胞培养技术的应用。

第四章 流式细胞术及应用

【教学内容】 流式细胞术（flow cytometry，FCM）是20世纪60年代末发展起来的一种生物学技术，用于对悬浮于流体中的单细胞或其他微小颗粒进行计数和分选。该技术可对经过光学或电子检测器的单个细胞进行连续的多参数分析，实现高速、逐一、连续的细胞定量分析和分选。本章主要介绍流式细胞术的发展简史、基本原理，以及流式细胞术在基础研究和临床医学中的应用。

第一节 概 述

20世纪60年代初，美国库尔特（Coulter）发明了一种用于计数和分类血细胞的装置，该装置被认为是流式细胞仪的前身，主要用于血液学研究。20世纪70年代，随着光学和电子技术的发展，流式细胞仪功能得到了进一步提升，由此出现了第一代流式细胞仪，其后流式细胞仪逐步应用于生物医学研究，可实现细胞计数、细胞大小测量和分选功能。20世纪80年代末至90年代初，第二代流式细胞仪问世，增加了多色荧光标记和检测功能，可对细胞表面和细胞内抗原进行测量，并实现单细胞测序等功能。流式细胞仪的发展也促进了其他相关技术的进步，如荧光标记的发展使得流式细胞仪可以同时检测多个标志物，增加了细胞的分析深度。同时，细胞分选技术的提升使得流式细胞仪在分选特定细胞亚群时更加精准。目前，第三代流式细胞仪正在快速发展，具有高分辨率、高灵敏度优势及快速数据采集能力。此外，流式细胞仪还可结合单细胞测序、转录组测序、多重组学分析等其他先进技术，已成为生命科学研究的重要工具，广泛应用于细胞生物学、免疫学、肿瘤学等领域研究，并且还在持续发展和创新。

第二节 流式细胞仪的分类及原理

一、流式细胞仪的分类及原理

流式细胞仪是集激光技术、电子物理技术、光电测量技术、计算机技术及荧光免疫化学染色技术于一体的新型高科技仪器。其结构一般分为流动室及液流驱动系统、激光光源及光束形成系统、光学系统、信号检测与分析系统，分选型流式细胞仪还包括细胞分选系统。

目前流式细胞仪主要分为经典的分析型流式细胞仪、分选型流式细胞仪和质谱流式细胞仪。本节就其主要结构和工作原理进行简要介绍。

（一）分析型流式细胞仪

1. 基本结构

（1）流动室与液流驱动系统（图4-1）：流动室（flow chamber，flow cell）是仪器的核心部件，由具有良好光学特性的石英玻璃钢制成，中央区有一长方形孔，供单个细胞通过，并可接受激光束照射，发射荧光信号。流动室内由鞘液填充并形成稳定流动的鞘液流，样品细胞在鞘液的环包下形成流体力学聚焦，保障检测细胞以缓慢流速通过，保证细胞足够的激光照射时间，以此获得足够的荧光信号；结合广角

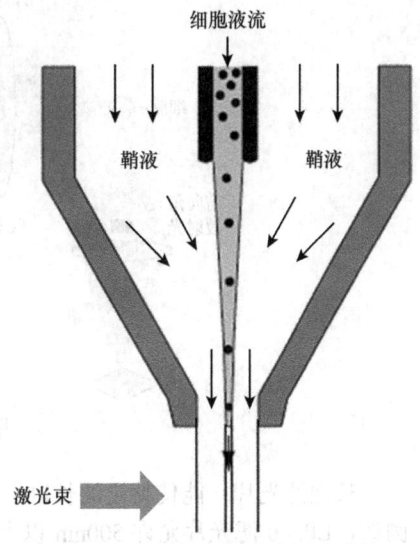

图4-1 流式细胞仪液流驱动系统

收集透镜,提升检测灵敏度和精密度。

(2) 激光光源与光束形成系统(图 4-2):细胞所携带荧光物质被激发后发出的荧光信号强弱,与被照射时间和激发光强度有关。在细胞快速流动条件下,每个细胞经过光照区的时间仅为 1μs 左右,因此细胞必须接受足够的光照强度以保障检测灵敏度。激光(laser)是一种相干光源,具有单波长、高强度、高稳定性等优势,是细胞微弱荧光快速分析的理想光源。目前流式细胞仪大多采用氩离子气体激光器。

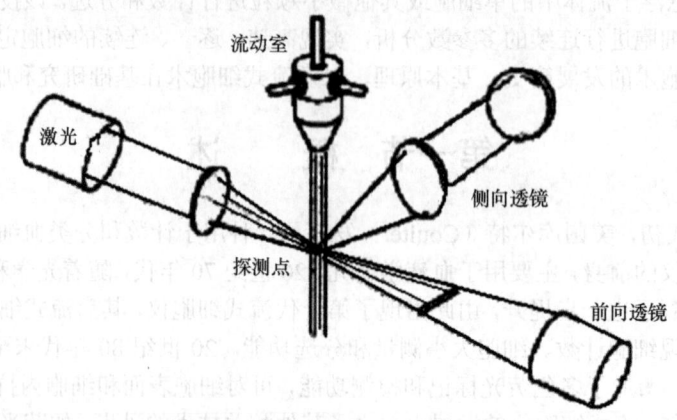

图 4-2 流式细胞仪光束形成系统

激光光束在达到流动室前,先经过透镜将其聚焦,形成几何尺寸约为 22μm×66μm(即短轴稍大于细胞直径)的光斑。这种椭圆形光斑的激光能量呈正态分布,为保证样品中的细胞接受强度一致的光照,设计样本流与激光束正交,且相交于激光能量分布峰值处。流式细胞仪的光路调节对操作者是封闭的,安装时由工程师调试完成,无须操作者调节。

(3) 光学系统(图 4-3):是由若干组透镜、滤光片、小孔组成,它们分别将不同波长的荧光信号送入不同的电子探测器。滤光片(filter)是主要光学元件,主要分成三类:长通滤光片(long-pass filter,LP)、短通滤光片(short-pass filter,SP)及带通滤光片(band-pass filter,BP),其功能见表 4-1。

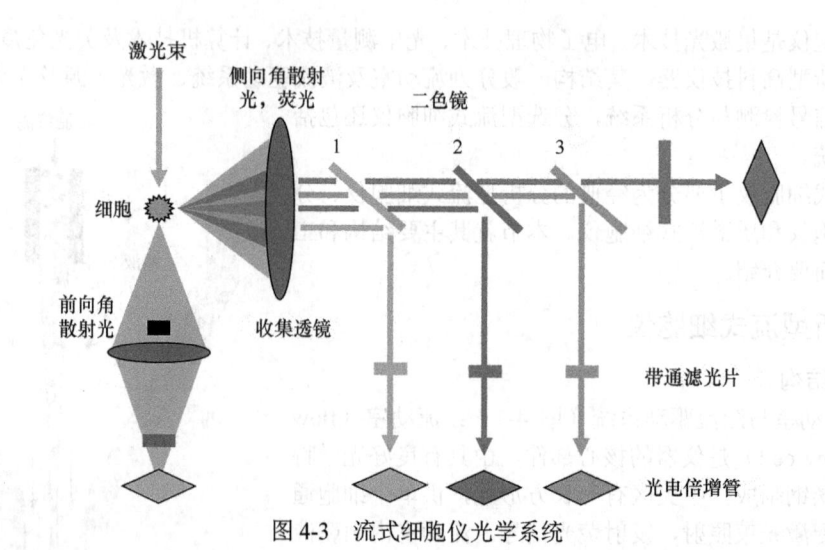

图 4-3 流式细胞仪光学系统

长通滤光片:能使特定波长以上的光通过,特定波长以下的光则不能通过(被吸收或返回)。例如,LP500 滤光片允许 500nm 以上的光通过,而 500nm 以下的光则被吸收或返回。

短通滤光片：与长通滤光片相反，特定波长以下的光通过，特定波长以上的光被吸收或返回。例如，SP500 滤光片允许 500nm 以下的光通过，而 500nm 以上的光被吸收或返回。

带通滤光片：可允许相当窄的波长范围内的光通过，一般滤光片设置两个数，其一为允许通过波长的中心值，另一为允许通过光的波段范围。例如，BP500/50nm 表示其允许通过的波长范围为 475~525nm。

表 4-1 滤光片的分类及功能

滤光片种类	英文名称	功能
长通滤光片	long-pass filter，LP	特定波长以上的光通过，特定波长以下的光不通过
短通滤光片	short-pass filter，SP	特定波长以下的光通过，特定波长以上的光不通过
带通滤光片	band-pass filter，BP	允许相当窄的波长范围内光通过

（4）信号检测与分析系统（图 4-4）

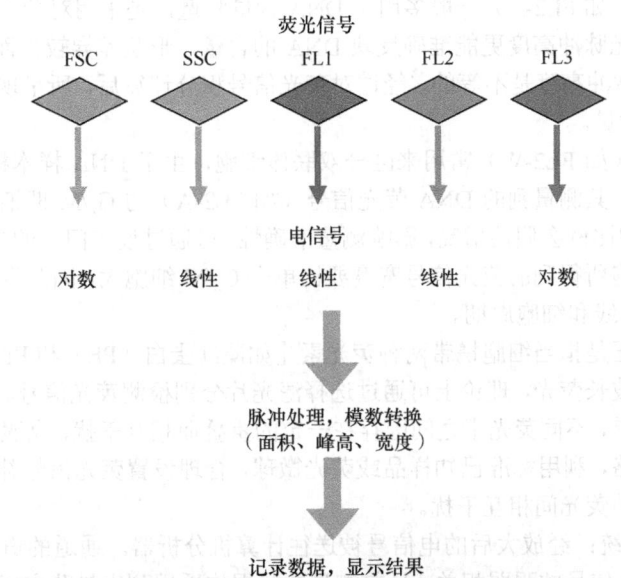

图 4-4 流式细胞仪信号检测与分析系统

FSC，前向角散射；SSC，侧向角散射；FL1、FL2、FL3 分别代表了三个不同的荧光通道，原始的荧光信号，通过电信号转换后可转变成面积、峰高或者宽度

1）信号检测系统：细胞携带荧光素标志物通过激光照射区，受激光激发会产生代表细胞内不同物质、不同波长的荧光信号。这些信号以细胞为中心，向空间 360°立体角发射，产生散射光信号和荧光信号。

A. 散射光信号：分为前向角散射（forward scatter，FSC）信号和侧向角散射（side scatter，SSC）信号，散射光不依赖任何细胞样品的制备技术（如染色），因此被称为细胞的物理参数或固有参数。

前向角散射信号：与被测细胞大小有关，确切说与细胞直径的平方密切相关。通常在流式细胞仪应用中，选取前向角散射信号作为阈值，来排除样品中的各种碎片及鞘液中的小颗粒，以避免对被测细胞的干扰。

侧向角散射信号：是指与激光束正交 90°方向的散射光信号。其对细胞膜、细胞质、细胞核膜的折射率敏感，可提供有关细胞内精细结构和颗粒性质的信息。

以上两种信号均来自激光的原光束，其波长与激光波长一致。目前采用这两个参数组合，可区分裂解红细胞处理后外周血白细胞的淋巴细胞、单核细胞和中性粒细胞三个细胞群体，或在未进行裂解红细胞处理的全血样品中区分血小板和红细胞等细胞群体。

B. 荧光信号：当激光光束与细胞正交时，一般会产生两种荧光信号。一种是细胞在激光照射下，自身发出的微弱荧光信号，称为细胞自发荧光；另一种是细胞标记的特异荧光素受激光照射后产生的荧光信号，通过对该荧光信号的检测和定量分析，可对特定细胞进行定性或定量分析。

荧光染料可选用的荧光素多种多样，由于它们分子结构不同，其荧光激发谱与发射谱也各有差异。选取染料或单克隆抗体所标记的荧光素，必须考虑仪器所配置光源的波长。

荧光信号的线性测量与对数测量主要由电子线路来完成。当携带荧光素的细胞与激光正交时，细胞受激发发出荧光，经过滤光片分离得到的不同波长的光信号分别到达不同的光电倍增管（photomultiplier，PMT），PMT 将光信号转换成电信号。电信号输入放大器进行放大。放大器分线性放大器和对数放大器两类：线性放大器，即放大器的输出与输入是线性关系，一般用于细胞 DNA、RNA、总蛋白等定量测量；在检测细胞表面抗原时，因不同细胞的抗原表达量相差很大，可达数十倍甚至几万倍，为更清晰地呈现阳性细胞群和阴性细胞群，通常使用对数放大器，具体放大规则为设定基础输出值为 1，信号增大至 10 倍时输出 2，若信号增大至 100 倍则输出为 3，以此类推。

荧光信号面积（如 FL2-A）一般多用于 DNA 含量测量，是采用对荧光光通量进行积分测量。荧光脉冲面积比荧光脉冲高度更能准确反映 DNA 的含量，形状差异较大而 DNA 含量相等的两个细胞，得到的荧光脉冲高度是不等的。经过对荧光信号积分计算后，所呈现的面积信号值相等，即具有等量的 DNA 含量。

荧光信号宽度（如 FL2-W）常用来区分双联体细胞，由于 DNA 样本极易聚集，当两个 G_1 期细胞粘连在一起时，其测量到的 DNA 荧光信号（如 FL2-A）与 G_2/M 期细胞相等，这样得到的测量数据 G_2/M 期细胞比例会假性增高，影响测量准确性。可通过设"门"的方法将双联体细胞排除。其原理是双联体细胞所得到的荧光信号宽度要比单个 G_2/M 细胞大，因此设"门"后才能得到真正的 DNA 含量分布曲线和细胞周期。

光谱重叠的校正是指当细胞携带两种荧光素［如藻红蛋白（PE）和 FITC］时，在激光激发下可发射出两种不同波长荧光，理论上可通过选择滤光片分别检测荧光信号。然而，目前使用的荧光染料大多为宽发射谱，不同荧光素之间因存在一定的重叠而相互干扰，克服这种误差的最有效方法是使用荧光补偿电路，利用标准已知样品或荧光微球，合理设置荧光信号补偿值。采用双激光立体光路技术，减少各种荧光间相互干扰。

2）信号分析系统：经放大后的电信号被送往计算机分析器。通道的道数是和电信号的脉冲高度相对应的，也与光信号的强弱相关。目前测量的数据均采用列表排队方式，存储于计算机的硬盘和软盘上，进行数据处理和分析，最后给出结果。数据的显示通常有单参数的一维直方图和双参数的二维散点图、等高线图、二维密度图等几种形式。

单参数数据的显示：细胞每一个单参数的测量数据与统计学直方图相似，以一维直方图（distribution histogram）形式显示。图 4-5 中，横坐标表示荧光通道（PE）。其单位是道数，横坐标可以是线性的，也可以是对数的，纵坐标一般为细胞数量。

左图较低道数处细胞峰为 G_1 期细胞，道数为 G_1 期细胞两倍的是 G_2/M 期细胞，二者之间是 S 期细胞。

双参数数据的显示：用于表达来自同一细胞两个参数与细胞数量的关系，常用的表达方法有二维散点图（dot plot）、等高线图（contour plot）和二维密度图（density plot）。通过双参数图形，可将各细胞亚群区分开，获取细胞相关的重要信息。如图 4-6 所示，A 图为前向角散射和侧向角散射组成的散点图，从图中

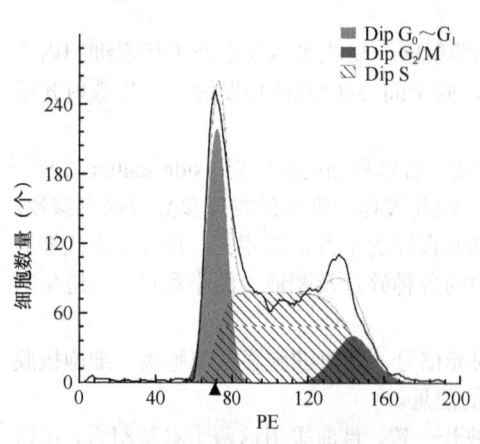

图 4-5 DNA 含量的一维直方图

注：Dip G_0~G_1. 二倍体细胞处于 G_0~G_1 期的细胞

可以很容易把全血样本中淋巴细胞、单核细胞及中性粒细胞区分开，从而可以分别分析各细胞亚群的统计数据。B 图是通过设"门"分析得到的荧光检测通道 1（FL1）和荧光检测通道 2（FL2）散点图，设"门"可以单参数设"门"，也可以双参数设"门"，通过设"门"可以调出其他参数的相关信息，被调出的信息同样也可以是单参数和双参数。图 4-6A 就是通过细胞的前向角散射光和侧向角散射光双参数散点图，设"门"圈出标本中的淋巴细胞群体，再调出免疫荧光的散点图（图 4-6B）。

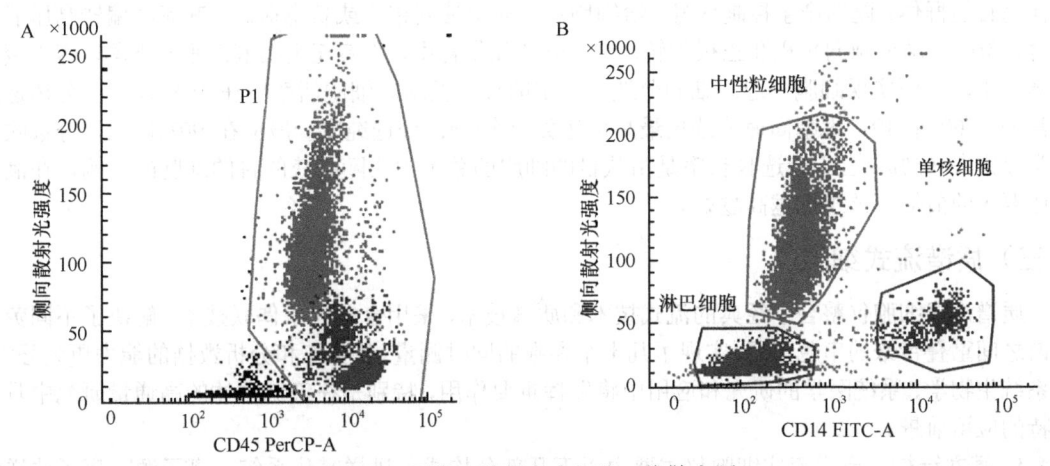

图 4-6 正常人外周血白细胞二维散点图

等高线图与散点图相似，一张等高线图能同时显示两个通道信息。等高线图借助地理等高线图表示细胞的密集程度，等高线图的环线代表的是细胞密度相同的区域，所以环线聚集越多的地方表示此区域细胞密度变化越快，细胞最稀疏的地方还是用散点表示，环线的中央区域代表细胞聚集的中心。

等高线图的意义和实际应用与二维散点图较为相似，相比之下，散点图更为直观，应用也更为广泛；等高线图较能直观体现细胞群的集中点，所以在某些情况下，能更直观地体现细胞分群（图 4-7）。

2. 工作原理 在荧光染色的待测单细胞悬液加载于进样器系统后，在液流驱动系统作用下，细胞液流与鞘液在交汇处形成一定角度进入流动室，经液流聚焦作用，鞘液裹挟着细胞液流高速流动。

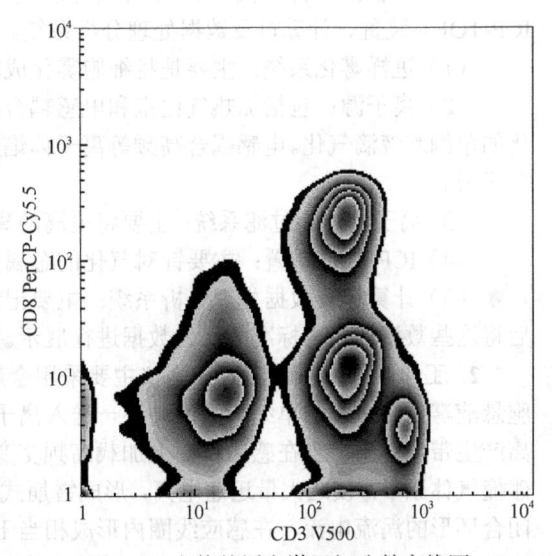

图 4-7 人体外周血淋巴细胞等高线图

通过调节液流的压力，使细胞排成单列逐一通过检测区域。激光束在光束形成器调整下垂直照射在细胞液流上，细胞上的荧光标志物被激发出荧光。同时，细胞因大小和细胞内颗粒的不同产生不同的散射光。这两种光信号被 PMT 和光电二极管检测器接收，信号经放大和转换输送给计算机。计算机将信号转换、储存和分析。

（二）分选型流式细胞仪

分选型流式细胞仪是在分析型流式细胞仪的基础上增加了细胞分选系统。

1. 基本结构 细胞分选系统常采用荧光激活细胞分选仪（fluorescence-activated cell sorter, FACS），由电荷加载系统、超声压电晶体、液流断点监控系统、偏转电极、细胞收集系统和气溶胶控制系统组成。电荷加载系统用来检测系统发现的带特定荧光信号的目的细胞加载电荷。超声压电晶体主要引起流动室高频振动，使液流形成连续均匀的单细胞液滴。液流断点监控系统是对分选过程进行系统监控。偏转电极使带电细胞在电场中发生偏转，进入收集系统。

2. 工作原理 细胞分选是根据实验需要获取某种特征的细胞，并对其进一步培养和研究。当细胞液流通过流动室时，流动室耦合的超声压电晶体产生稳定的高频振动，将液流断裂成连续均匀的含单细胞液滴。根据检测到的散射光和荧光信号，仪器对细胞群体特征进行判断，确定某一特征群体为目的群体，随即产生控制信号，给细胞液滴充电使其带正或负电荷。当其流经偏转高压静电场时，带电液滴分别向负极和正极偏转，进入分选收集管中，没有充电的液滴垂直下落，落入废液收集器中，从而实现细胞分选。细胞分选有一定的技术要求。细胞活率应在95%以上；分选速度通常为5000个/秒，大型高速分选仪最高可达数万个/秒；分选纯度一般应在90%以上，分选收获率常设定在95%以上。分选收获率是指从目的细胞的总量中实际收获的目的细胞的比例，在满足上述要求的前提下该指标越高越好。

（三）质谱流式细胞仪

质谱流式细胞仪整合了经典的流式技术和质谱技术，采用金属元素偶联技术，解决了不同荧光光谱之间重叠带来的串色问题，实现了几十个参数的同时测量。其获取和分析数据的能力更为强大，在系统生物学、系统医学的研究和应用中将发挥重要作用，特别是在细胞群体的高通量研究中具有独特的应用前景。

1. 基本结构 质谱流式细胞仪主要由以下几部分构成：进样雾化系统、离子源、离子传递和过滤系统、电感耦合等离子体时间飞行质谱（inductively coupled plasma time-of-flight mass, ICP-TOF）装置、计算机及数据处理分析系统。

（1）进样雾化系统：主要是将细胞雾化成单细胞液滴，再逐一将细胞送入离子源系统。

（2）离子源：包括加热气化室和电感耦合高频等离子体焰炬。加热气化室是将进样系统中雾化的单细胞液滴气化。电感耦合高频等离子体焰炬主要将气化后的细胞中标记的金属元素电离形成离子云。

（3）离子传递和过滤系统：主要将电离的离子传递到ICP-TOF装置中检测，并过滤去除杂质。

（4）ICP-TOF装置：主要针对气化的金属元素的离子进行检测。

（5）计算机及数据处理分析系统：主要记录单个细胞中各个标志物元素含量的检测结果，最后将这些数据转换为标准的流式数据进行展示。

2. 工作原理 质谱流式细胞仪主要采用金属元素偶联抗体标记细胞，通过进样雾化系统把细胞悬液雾化成微小的单细胞液滴并逐一送入离子源。由于电火花等促使等离子体工作气体中原子电离产生带电粒子。当在感应线圈上加载高频交变电磁场时，带电粒子在电磁场作用下做高速运动，碰撞气体原子，使之大量迅速电离，形成雪崩式放电。电离的气体在垂直于磁场方向的截面上形成闭合环形的涡流电流，在感应线圈内形成相当于变压器的次级线圈并与初级线圈的感应线圈耦合。这种高频感应电流产生的高温又将气化的金属原子加热、电离，并在管口形成一个火炬状的稳定的等离子体焰矩（离子云），然后送入ICP-TOF装置中检测，最终数据处理系统获取相应的参数，并分析获得各个细胞群体的特征。质谱流式细胞仪尽管在原理上与经典的流式细胞仪存在很大差异，但其细胞的处理方法以及获得的数据格式，都与经典流式细胞仪基本相同。

质谱流式细胞仪的主要优点：①检测通道数量增多，仪器配备的ICP-TOF装置具有非常宽的原子量检测范围（88～210Da），因此可以同时检测上百个不同的参数。②通道间无干扰，无须计算补偿。金属元素质谱分辨率很高，避免了荧光素间的发射光谱的重叠问题，解决了困扰经典流式细胞仪的串色问题，使实验流程得到简化，也节约了标本和试剂。③金属标志物数量多，且背景极低。④金属标志物常为稀有元素，在细胞中含量几乎为零。⑤通过多聚螯合物实现与抗体的共价偶联，其与细胞组分的非特异性结合率极低，因此背景信号极低。

质谱流式细胞仪的缺点：在分析过程中，细胞被气化，因此无法进行细胞分选和后续的研究。

该项技术在复杂标本和高通量分析中具有广泛的应用前景；目前主要用于个体组织、器官的分化、发育过程中基因的表达变化以及高通量药物筛选等复杂标本中细胞表型的精细分析和细胞信号通路分析。

二、流式细胞仪的主要技术指标

流式细胞仪涉及多种技术，主要包括以下几种技术指标，与仪器性能密切相关。

（一）荧光测量灵敏度

灵敏度的高低是衡量仪器检测微弱荧光信号的重要指标，一般用能检测到的单个微球上最少标有 FITC 或 PE 荧光分子数目来表示，目前流式细胞仪的荧光测量灵敏度可达到 600 个荧光分子。

（二）分辨率

分辨率是衡量仪器测量精度的指标，通常用变异系数（coefficient of variation，CV）值来表示：$CV=d/m \times 100\%$（d 代表分布的标准误差，m 代表分布的平均值）。

如果一群含量完全相等样本，理想情况下，CV=0，但是在整个系统测量中，会带入许多误差，加上样本含量本身的误差，样本在进入流动室时照射光的微弱变化，再加上仪器本身的误差等，实际得到的曲线为图 4-8，在实际工作中，仪器的 CV 值不会是 0。图 4-8 为微球通过不同通道时，形成的直方图。

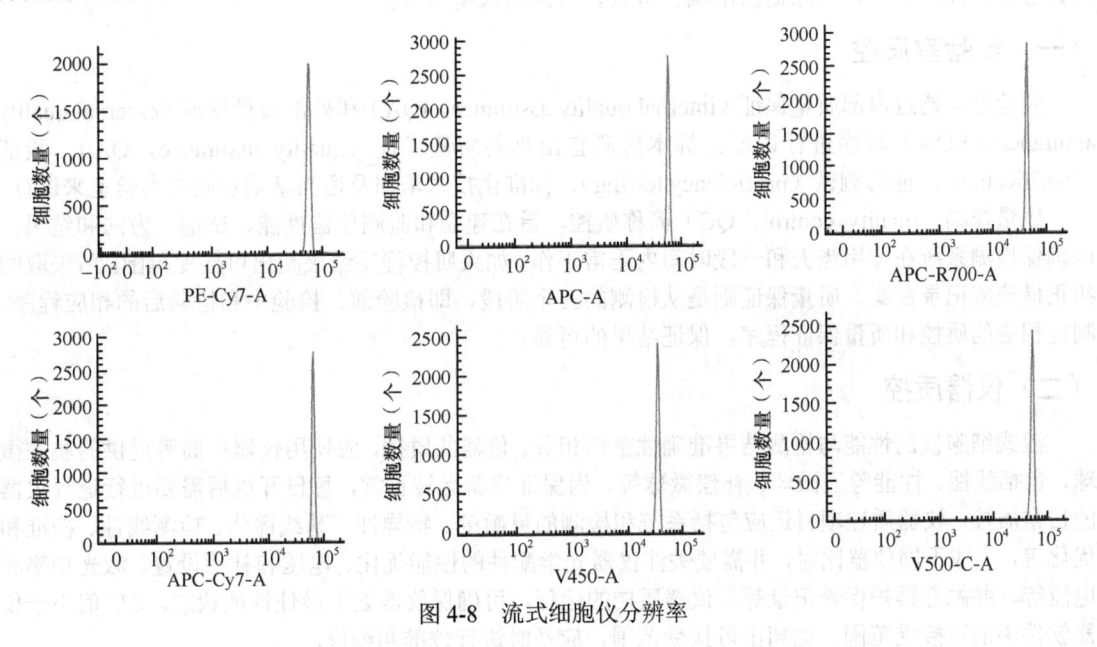

图 4-8 流式细胞仪分辨率

CV 值越小则曲线分布越窄、越集中，测量误差就越小。一般流式细胞仪最佳状态时 CV 值<2%。CV 值除采用以上计算公式外，还可以用半高峰宽来计算。半高峰宽指在峰高一半的地方量得的峰宽，m 代表峰顶部的荧光道数。它们与 CV 值的关系式如下：$CV=$半高峰宽$/m \times 0.4236 \times 100\%$。

上述公式是建立在正态分布条件下，而实际情况所得测量数据分布常常是非对称图形，故采用半高峰宽所计算得到的 CV 值要明显小于前公式得到的 CV 值，这在实际工作中应引起注意。

（三）前向角散射光检测灵敏度

前向角散射光检测灵敏度是指能够测到的最小颗粒大小，一般目前商品化的流式细胞仪可测量到 0.2～0.5μm。

（四）分析速度

分析速度以每秒可分析的细胞数来表示。当细胞流过光束的速度超过流式细胞仪仪器响应速度时，细胞产生的荧光信号就会丢失，这段时间称为仪器的死时间（dead time）。死时间越短，表明仪器处理数据的速度越快，一般可达 3000～6000 个/秒，目前大型流式分析仪每秒可分析几万个细胞。

（五）分选指标

在具备分选功能的流式细胞仪上，任何细胞参数都可以作为分选依据，主要包括分选速度、分选纯度及分选收获率。分选速度指每秒可提取所要细胞的个数，目前台式分选仪器的分选速度为 300 个/秒，大型分选仪器的流式细胞仪最高分选速度可达每秒上万个细胞。分选纯度是指被分选出的细胞所占的百分比，一般台式分选仪器和大型分选仪器的分选纯度可达 99%。分选收获率是指被分选出的细胞与原来溶液中该细胞的百分比。通常情况下，分选纯度和分选收获率是互相矛盾的，纯度提高，收获率降低；反之亦然。

三、流式细胞术的质控

流式技术的应用越来越广泛，涉及临床多种疾病的诊断、治疗、预后及病程监测等，因此需要对其进行质控，从而为临床提供准确、有效、可靠的检验结果。

（一）实验室质控

实验室须通过内部质量保证（internal quality assurance，IQA）和外部质量保证（external quality assurance，EQA）程序进行认证。标本检测宜由具备质量保证（quality assurance，QA）、验证（verification）、能力测试（proficiency testing）、标准化技术培训及适当基础设施的实验室来进行。

质量控制（quality control，QC）简称质控，旨在建立和监测仪器性能、试剂、方法和结果，以确保检测系统在使用当天和一段时间内正常工作。如果质控程序结果超出可接受范围，所采取的纠正措施应记录在案。质量保证则是从检测的三个阶段，即检验前、检验中和检验后的相应程序，制定相应的质控和质量保证程序，保证结果的可靠。

（二）仪器质控

流式细胞仪的性能与检测结果准确性密切相关。仪器的质控，应使用仪器厂商等提供的质控微球，包括线性、性能验证微球、补偿微球等。为保证仪器运转正常，每日开机后需要进行运行仪器的日常质控。仪器质控项目还应包括系统和检测的灵敏度、特异性、基线评估、检测线性、校准和优化等，完成不同仪器比对，并需要关注仪器光学配件的性能优化、电压和补偿设置、激光功率和电流等，并做好维护保养记录等。仪器质控的运行，可确保仪器处于最佳性能状态，CV 值小于仪器软件中的可接受范围，如超出可接受范围，应及时进行校准和维修。

（三）项目质控

1. 项目论证 需要完成对检测试剂（抗体）、用量和染色能力（染色指数）的验证，以及检测平台（单、双平台）的验证，方法或仪器的比对、项目相关的电压和补偿设置，参考区间的设置和验证等。

2. 项目开展

（1）标本：标本的正确采集和及时处理是项目检测质控的关键步骤。外周血和骨髓等需要选择合适的抗凝剂，最常使用的有乙二胺四乙酸、肝素等。对于组织（如淋巴结）和穿刺标本，建议加入培养基如 RPMI 转运，不建议使用磷酸盐缓冲液（可导致标本细胞的快速退化），不建议使用固定剂（对有毒性组织细胞，抑制细胞活性，影响检测结果）。对于脑脊液等体液标本，采集后尽快转运，也可加入培养基转运。

（2）试剂：项目检测过程中涉及的所有试剂如缓冲液、红细胞裂解液等均应事先进行验证；单克隆抗体相较其他试剂需要更严格的验证，如抗体的特异性、反应性、鉴别阴阳性细胞的能力等，可使用商品化质控品（如室内质控血）、实验室标本（如外周血）和室间质控品等进行染色，评估抗体的浓度及染色指数。为节省时间、减少加样错误、标准化抗体量等，使用混合抗体（多个抗体混合在一起）时，抗体的保存时间需要实验室自行探索建立，做好初始质控和使用过程中（每几天或每周）的验证，确保检测结果无误，做好相应记录。

（3）项目质控：有商品化质控品（有阴阳性之分、正常异常之分或有检测值高低之分）的检测项目，应完成质控品可接受范围的测试或验证，以及质控月度回顾；无商品化质控品的检测项目，宜按照相关要求进行比对，比对分为三个级别：有室间质控品的项目、与其他实验室比对项目、与临床诊断符合性（回顾性的质控）项目。

（4）项目标准化：一些国际协作组推荐部分检测项目的标准化方案，理想情况是检测项目可以实现标准化，质量有保证，实验室间可比，结果具有重复性，但由于实验室选择的流式细胞仪配置差异大，检测方案不同，且项目越复杂实验室自建比例越高，目前标准化存在一定难度。

（四）人员质控

流式细胞术样品的检测过程，目前主要以人员手工操作为主，由检测人员分析数据、出具报告并解释说明相关结果。因此流式细胞术从业人员应进行规范化培训，获得相应的资格证书，在工作中需要接受继续教育并不断学习，应至少每年进行一次人员能力的评估和人员间比对，还需要综合考虑人员的工作量，以保证检测分析质量。宜由具备丰富临床经验和知识背景的人员对检测结果进行解释。

由于流式细胞术可受到多种因素的影响，其质控也应从以下方面重点考虑和执行：①样品和试剂处理，严格遵照标准操作规范（standard operating procedure，SOP）进行样品处理、核查试剂完整性、建立质控流程、应用滴度良好的抗体、选择合适的对照作为每一个测试的参考。②流式细胞仪，包括仪器维护和日常质控测试、使用相应质控微球进行校准等。③数据分析，建议数据分析由合格的人员执行。

四、流式细胞仪的基本操作

流式细胞仪的操作流程通常包括以下几个步骤：

（一）样本准备

流式细胞仪对处于恒速流动中的细胞进行快速多参数分析必须以单细胞为基础。因此，首先根据实验需求，将待测样本（如外周血、骨髓、组织、各种体液等）制成单细胞悬液。一般要求每个样本至少含有 20 000 个细胞，细胞浓度为 $10^5 \sim 10^7$ 个/毫升。根据各种组织成分的特点，可选择不同的分散细胞方法，以期达到单细胞产量高、损伤少的目的。

（二）荧光素的选择及免疫荧光染色

1. 荧光素 荧光素发射荧光基本原理是，荧光素受到激发光的激发后，其原子核外电子吸收了激光能量，从基础态轨道跃迁到激发态轨道上运动，当电子由激发态重新回到基础态时，释放出能量并发射出一定波长（发射波长）的荧光。荧光素主要包括 FITC、藻红蛋白 R（R-PE）、多甲藻黄素-叶绿素-蛋白质复合物（peridinin chlorophyll protein complex，PerCP）、藻红蛋白-花菁染料

5(phycoerythrin-cyanine 5,PE-Cy5)、别藻蓝蛋白（allophycocyanin,APC）等。最常用的荧光素为 FITC 和 R-PE。

目前流式细胞仪常用的四种激发光波长为 488nm、633nm、405nm 和 375nm，用于流式细胞仪的荧光素可按照激发光波长进行简单分类。常见荧光染料的激光器及常用通道见表 4-2。

表 4-2 常见荧光染料的激光器及常用通道

激光器	常用通道
488nm 蓝激光器	FSC、SSC、FITC、PE、PE-TxRed、PE-Cy5、PR-Cy7
633nm 红激光器	APC、APC-Cy7
405nm 紫激光器	瀑布黄（cascade yellow）、瀑布蓝（cascade blue）、太平洋蓝（pacific blue）
375nm 紫外激光器	Hoschst/DAPI、PI

2. 免疫荧光技术　是用荧光素标记抗体（荧光抗体），用于检测或定位各种抗原，分为直接免疫荧光技术和间接免疫荧光技术。不同抗体与荧光素的标记方法各有不同，按照同时加入连接着标记荧光素抗体的数目不同，直接免疫荧光技术可分为单色和多色免疫荧光技术。

3. 荧光抗体的选择和搭配　流式细胞术使用的抗体应符合国家相关标准。在搭配多色抗体组合时需要考虑：①流式细胞仪的检测通道特性，根据流式细胞仪的配置，选择可使用的荧光抗体；②荧光染料本身的强弱、荧光标志物的稳定性、荧光素分子大小、荧光抗体的克隆号等。例如，同一荧光标志物，不同克隆号抗体对某些抗原的检测效果也会出现差异；③待测抗原表达强弱，弱表达抗原选择强荧光标记，强表达抗原可选择弱荧光标记；④尽量避免光谱重叠多的荧光染料搭配如 PE-Cy5 和 APC 等，对细胞共表达的抗原进行染色时，尽量避免选用串色和荧光溢漏大的通道。

4. 抗体滴度的选择　通过抗体滴定计算染色指数（stain index，SI），判断荧光染色后阴性群和阳性群的分离效果，是确定最佳抗体使用浓度的重要方法。SI 计算公式为 [MdFI 阳性群−MdFI 阴性群]/（2×rSD 阴性群），式中 MdFI 表示中位荧光强度，rSD 代表阴性对照样本的标准偏差。SI 受荧光强度、抗原表达强度、抗体结合力及流式细胞仪设置等的影响。在更换抗体或抗体批号之前，宜进行抗体滴定以确定最佳浓度，避免因抗体浓度不合适导致弱表达抗原检测不到或强抗原超出检测限。

（三）仪器的校准和调整

为了保证结果准确、可靠、具有可比性，每日使用前均应对仪器进行校准，使仪器达到标准化，主要包括对光路、荧光线性和灵敏度、光散射灵敏度及荧光补偿的校正。目前仪器的校准可采用商品化的标准微粒自动校准软件，同时记录 PMT 设置及荧光补偿的调节值。由于标准荧光微粒与实际标本中的细胞大小、颗粒性、荧光抗体的表达均有差异，需要对流式细胞仪的某些参数进行适当调整，这些参数包括散射光和荧光信号获取的 PMT 电压、放大值、荧光补偿等。

（四）数据分析和报告

获取数据后，通过采用合理的设"门"策略、选择单参数或多参数分析图，根据不同的临床情况，对数据进行分析，并提出解释说明，结合临床、形态学和细胞遗传等资料，对疾病进行诊断。

（五）清洗和维护

操作完流式细胞仪后，及时清洗仪器的零件和流动室，防止样本残留和污染。应定期维护和保养流式细胞仪，如更换滤光片、激光器、校准仪器等，以保证仪器的稳定性和准确性。

第三节 流式细胞术的应用

一、流式细胞术在基础研究中的应用

(一)细胞凋亡的检测与分析

细胞凋亡(apoptosis,Apo)又称细胞程序性死亡(programmed cell death,PCD),是指细胞在一定的生理或病理条件下,遵循自身程序,自己结束生命的过程。它是一个主动的、高度有序的、受基因控制的有一系列酶参与的过程。

凋亡细胞形态上的改变影响它们的光散射特性。在流式细胞仪上,前向角散射光与细胞大小有关,而侧向角散射光反映的是光在细胞内的折射作用,与细胞内的颗粒多少有关。在细胞凋亡时,细胞固缩,体积变小,故前向角散射光降低,这一特性往往被认为是凋亡细胞的特点之一。

此外,细胞凋亡时由于染色体降解,细胞核破裂,细胞内颗粒往往增多,故凋亡细胞侧向角散射光会增加。细胞坏死时,由于细胞肿胀,其前向角散射光增大;侧向角散射光在细胞坏死时也增大,因此可根据前向角散射光和侧向角散射光区别凋亡细胞和坏死细胞。但需要注意的是,根据前向角散射光和侧向角散射光判断凋亡细胞的可靠性,将较大程度地受到被检测细胞形态均一性和核质比影响。因此,在某些淋巴细胞凋亡中,用光散射特性检测凋亡的可靠性较好,而在肿瘤细胞凋亡中,其可靠性就较差。根据光散射特性检测凋亡细胞最主要的优点是可将光散射特性与细胞表面免疫荧光结合分析,区别经这些特殊处理发生选择性凋亡的淋巴细胞亚型。

检测细胞凋亡的方法很多,常见的有电镜或光镜下的形态观察、细胞 DNA 提取物的 DNA Ladder 电泳实验、细胞核小体相关 DNA 片段的检测等。根据细胞凋亡过程中的时相变化,流式细胞术用于细胞凋亡检测的方法主要有如下几种:

1. caspases 检测 半胱氨酸蛋白酶-3(caspases-3)是细胞凋亡信号传导通路中 caspases-1(ICE)蛋白酶家族的重要成员,在细胞凋亡发生的早期被激活。因此,临床常用 caspase-3 来检测早期的细胞凋亡。

2. 磷脂酰丝氨酸在细胞外膜上的检测 磷脂酰丝氨酸(phosphatidylserine,PS)能与连接素V(annexin V)发生特异性结合。碘化丙啶(propidium iodine,PI)为核酸荧光染料,不能透过正常细胞膜,只能进入已经破损的细胞膜。细胞发生凋亡时,其细胞膜的磷脂对称性改变使 PS 暴露于细胞膜外(即 PS 翻转),且凋亡细胞仍保持其细胞膜完整性,因而能与荧光素标记的连接素V(如 FITC-连接素V)结合,而不能结合核酸荧光染料 PI;而坏死细胞或凋亡晚期的继发性坏死细胞虽 PS 不发生翻转,但由于其细胞膜的通透性发生了改变,连接素V 仍能进入细胞内与细胞膜内表面的 PS 结合,但同时也能被 PI 着色;正常细胞因细胞膜完整且不发生 PS 翻转现象,所以不能被连接素V 和 PI 标记,表现为双阴性。因此可以通过连接素 V-PI 复染法定量分析凋亡细胞和坏死细胞。上述方法也称为连接素 V-FITC/PI 法。

3. TUNEL 法检测 原位末端转移酶标记(terminal-deoxynucleotidyl transferase-mediated dUTP-biotin nick end labeling,TUNEL)法是 1992 年加夫列利(Gavrieli)等首先报道,可用于石蜡包埋组织切片、冰冻组织切片、培养细胞和组织分离细胞的凋亡测定,并可检测出极少量的凋亡细胞,灵敏度远比一般的组织化学和生物化学测定法要高,因而在细胞凋亡的研究中已被广泛采用。

细胞凋亡时,核酸内切酶活化,双链 DNA 出现许多不对称的断裂点,即产生一系列 3′-OH 端。外源性荧光标记的末端脱氧核苷酸转移酶(terminal deoxynucleotidyltranferase,TdT)能催化外源性荧光素或酶标记 dUTP 连接到 DNA 的 3′-OH 端,用流式细胞术检测。该方法首先采用蛋白酶K 消化法或渗透法对标本细胞进行打孔,后将标本与 TdT、FITC、生物素标记的 dUTP 共温育,在温育过程中,TdT 将荧光素或生物素标记的 dUTP 连接到 DNA 片段的自由 3′-OH 端上。

4. DNA 含量分析法 细胞凋亡时,核酸内切酶激活,导致 DNA 广泛断裂,呈现细胞凋亡的

特征性表现，也为流式细胞术鉴别细胞凋亡奠定了物质基础。目前检测凋亡细胞 DNA 断裂的方法中，最常用、最简便的就是 DNA 含量分析。细胞在染色之前，首先经去污剂处理，使细胞通透性增加，或者用沉淀固定剂进行固定。细胞膜的通透性增加和固定剂的影响，使降解的 DNA 不能完全封闭于细胞中，在细胞洗染过程中 DNA 碎片从细胞内逸出。因此，凋亡细胞 DNA 含量减少；加之 DNA 降解，与荧光染料的结合减少，故细胞 DNA 荧光强度降低；DNA 单参数直方图上显示在 $G_{0/1}$ 峰前出现一个 DNA 含量减少的亚二倍体，或称亚 $G_{0/1}$ 峰，又称凋亡细胞峰。

5. 细胞凋亡相关基因蛋白的流式细胞术检测

（1）Fas/FasL（Fas 及其配体）：Fas 抗原与 Fas 配体的交联是淋巴细胞诱导靶细胞凋亡的必需途径，它们的异常与免疫相关疾病、肿瘤、移植排斥、病毒性肝炎、肾小球肾炎等多种疾病高度相关。

（2）p53：是细胞周期的"检查点"分子，控制着细胞在 DNA 损伤无法修复时启动细胞"自杀"进程。p53 的缺失或突变已被证明是多种肿瘤（乳腺癌、胃肠道肿瘤及肝细胞癌等）发生的重要原因，其表达水平也是肿瘤诊断和预后的重要指标。

（3）Bcl-2：是细胞凋亡抑制蛋白，与肿瘤发生发展和治疗等密切相关。其表达上调是肿瘤诊断和预后的参考指标。

（二）DNA 含量检测与细胞周期分析

DNA 含量检测是流式细胞仪应用最早，也是应用最为广泛的指标之一。

在生物细胞中，DNA 是比较恒定的参量，但其含量随细胞周期不同时相发生明显变化。细胞增殖周期通常可分为 G_1 期、S 期、G_2 期和 M 期。细胞在 G_1 期完成必要的生长和物质准备，在 S 期完成染色体 DNA 复制，在 G_2 期进行必要检查及修复以保证 DNA 复制准确性，然后在 M 期完成遗传物质到子细胞的均等分配，并使细胞一分为二。G_0 期细胞被认为是不参与增殖周期循环的一群细胞，即为静止细胞，其细胞 DNA 为较恒定的二倍体状态，G_1 期细胞与 G_0 期细胞 DNA 值相同，均为二倍体 DNA 含量，当细胞进入 S 期后，DNA 含量逐渐增加，从 2C 到 4C，一旦细胞 DNA 倍增结束，进入 G_2 期，最终进入 M 期，在 M 期分裂为两个子细胞之前，G_2 期和 M 期细胞的 DNA 含量均为恒定的 4C 值，即为四倍体细胞群。因此，流式细胞术 DNA 定量分析 1 个细胞增殖群时，可将二倍体 DNA 含量分布直方图分为三部分，即 $G_{0/1}$、S、G_2/M。$G_{0/1}$ 和 G_2/M 细胞峰的 DNA 分布均为正态分布，S 期可以认为是一个加宽的正态分布。

因此，通过核酸染料标记 DNA，用流式细胞仪进行分析，可得到细胞周期各阶段 DNA 分布状态，从而计算各期细胞比例，了解细胞周期、细胞增殖和分裂能力。DNA 含量分析和细胞周期的检测、分析可作为细胞生物学有用工具，尤其对细胞毒性药物的研究很有价值。

恶变细胞一般多出现异倍体。有很多研究证明 DNA 含量分析对肿瘤预后诊断有很高价值。在肿瘤病理学中，通常以 S 期细胞比例作为判断肿瘤增殖状态的指标。正常细胞有较恒定的 DNA 含量，而细胞癌变过程中其结构和（或）染色体异常很常见，这种变化在流式细胞仪分析中以 DNA 倍体指数的形式表现出来。

（三）细胞自噬检测

细胞自噬（autophagy）是真核生物中进化保守的对细胞内物质进行周转的重要过程，自噬过程中一些损坏的蛋白或细胞器被双层膜结构的自噬小泡包裹后，进入溶酶体中进行降解并得以循环利用。根据细胞物质运到溶酶体内的途径不同，自噬分为以下几种。①大自噬：内质网来源的膜包绕待降解物形成自噬体，然后与溶酶体融合并降解其内容物；②小自噬：溶酶体膜直接包裹长寿命蛋白等，并在溶酶体内降解；③分子伴侣介导的自噬（chaperone mediated autophagy，CMA）：细胞质内蛋白质结合到分子伴侣后被转运到溶酶体腔中，然后被溶酶体酶消化。CMA 底物是可溶的蛋白质分子，在清除蛋白质时有选择性，而前两者无明显选择性。

细胞自噬是继细胞凋亡之后生命科学最热门的研究领域之一。已有研究表明，细胞自噬与多种疾病和癌症的发生有关，基于细胞自噬的抗癌药物研发也是当前热门研究。

细胞自噬在机体的生理和病理过程中都能见到，如饥饿、生长因子缺乏、微生物感染、细胞器损伤、蛋白质折叠错误或聚集、DNA损伤、放疗、化疗等过程都可见细胞自噬。其所起的作用是正面的还是负面的，目前尚未完全阐明，对肿瘤的研究尤其如此，值得关注。

流式细胞术检测细胞自噬的常用方法有单丹磺酰尸胺（monodansylcadaverine，MDC）染色法或者检测微管相关蛋白1A/1B轻链3B（MAP-LC3B）的表达水平。

（四）其他应用

1. 细胞增殖的检测与分析 细胞增殖是生命的基本特征，种族繁衍、个体发育、机体修复等都离不开细胞增殖。体外监测细胞增殖对于基础研究和应用研究都极有价值，并具有临床应用潜力。传统测定淋巴细胞增殖的常用方法主要有氚-胸腺嘧啶核苷（^{3}H-TdR）掺入法和3-(4,5-二甲基噻唑-2-基)-2,5-二苯基四氮唑嗅盐（MTT）比色法等。^{3}H-TdR掺入法不足之处在于放射性污染，需要大量培养细胞，费时费力且无法提供细胞亚群对特定抗原的反应信息。近年来，随着流式细胞术的不断发展，研究者们建立了多种细胞增殖流式细胞术分析方法，可分为两大类：①以检测细胞增殖抗原标志物为基础的分析法，如Cyclin/DNA双参数法、Ki-67/DNA双参数法、PCNA/DNA双参数法、BrdU/DNA双参数法等；②以检测细胞分裂情况为基础的分析法，如5(6)-羧基二乙酸荧光素琥珀酰亚胺酯（CFSE）单参数或多参数法、PKH-67或PKH-26单参数或多参数法等。

2. 细胞毒检测与分析 细胞毒试验是一种检测效应细胞对靶细胞杀伤活性的试验，是在体内外研究具有杀伤靶细胞功能的免疫效应细胞与分子的实验技术。随着免疫学技术的发展，近年来对具有细胞杀伤功能的免疫效应细胞与分子的报道甚多。在免疫效应细胞与分子中，既有非特异性杀伤细胞和特异性杀伤细胞，又有非特异细胞毒因子和特异性细胞毒因子，它们的免疫反应结果会导致靶细胞裂解死亡。

检测这些免疫效应细胞与分子细胞毒活性的方法虽很多，但大都是体外细胞毒试验，且都有一定的局限性和缺点。例如，铬释放试验是标准的细胞毒活性测定法，虽然得到广泛应用，但铬半衰期短且国内没有生产。MTT比色法和检测酶活性的方法不能客观反映细胞毒性。近年来，随着流式细胞术的不断发展，人们建立了以荧光素标记靶细胞并结合细胞膜通透性DNA染料检测细胞毒性的流式细胞术体内外分析方法。

3. 可溶性蛋白质分子的检测与分析 可溶性蛋白质的定性、定量分析多采用酶联免疫吸附试验（enzyme linked immunosorbent assay，ELISA）和蛋白质印迹法（Western blotting）等。随着流式细胞术发展，以及固相化技术及其材料的发展，流式细胞术同样可以对可溶性蛋白质进行定性或定量分析。

众所周知，流式细胞术是利用流式细胞仪对处在快速直线流动状态中的细胞或生物颗粒进行多参数、快速的定性、定量分析和分选的技术，因此，只要将可溶性蛋白质分子固化在细胞样微粒上，就可利用流式细胞术进行定性或定量分析。

4. 胞内活性氧水平检测与分析 活性氧（reactive oxygen species，ROS）是外源性氧化剂或细胞内有氧代谢过程中产生的具有很高生物活性的含氧化合物总称，包括NO等自由基产物，以及H_2O_2等非自由基产物，可作为第二信使参与信号转导，启动多种细胞生物学效应。正常条件下，体内ROS与抗氧化系统保持平衡状态，但当各种外源或内源性因素诱导产生的ROS超过体内清除能力时，会导致细胞内一些生物大分子受到损伤。例如，当环境因素（如紫外线、醌类化学物等）作用于机体时，可诱导体内产生ROS，引起机体氧化还原平衡失调，导致细胞内的一些生物大分子，尤其是DNA严重受损。超氧阴离子可引起DNA链断裂，羟自由基可攻击DNA分子中核糖部分，造成链断裂。

检测细胞内ROS的方法很多，有分光光度计法、化学发光法、激光扫描共聚焦显微镜法、电子自旋共振法和流式细胞术等。流式细胞术能快速在单个细胞水平上进行光化学分析，与其他方法相比具有结果稳定可靠、重复性好等优势，是一种较直观、方便快速的方法。

5. 线粒体膜电位的检测与分析 线粒体膜电位的下降是细胞凋亡早期的标志性事件。线粒体膜电位可利用插入微电极直接测量，也可通过检测放射性标记的亲脂性离子或亲脂性离子荧光染料在细胞膜内、外的分布进行测量。流式细胞术采用检测线粒体膜电位变化，其机制为线粒体存在内负外正膜电位，亲脂性阳离子荧光染料如罗丹明123、JC-1和DiOC可进入线粒体，积聚于线粒体内膜，当通透性转变通道开放时，膜电位可消失，反映膜电位的荧光强度下降。与分光光度计法及激光扫描共聚焦显微镜法相比，流式细胞术的优点是快速、简便，可多指标检测线粒体功能改变，特别是能同时反映大量细胞改变；当细胞发生凋亡这样缓慢而不一致的过程时，流式细胞术的检测更准确。

6. 细胞内钙离子浓度及其动力学检测与分析 钙离子广泛分布于人体体液和细胞中，是细胞内普遍存在的重要信号转导成分。钙离子作为第二信使，调控细胞内许多重要的生理和病理过程。钙离子在细胞内浓度的变化影响细胞的运动、兴奋、增殖、分化及细胞信号转导的调节。例如，钙离子信号调控细胞运动，并能触发细胞损伤和死亡等病理过程。因此，近年来，钙离子作为第二信使在细胞信号转导中的作用一直是细胞生物学和生物光学研究热点。

钙离子测定技术得益于两种近代实验技术，一是钙激活蛋白及荧光探针，二是荧光检测技术及成像分析，如数字电荷耦合器件荧光成像、激光共聚焦扫描及流式细胞术等，这些日臻成熟的技术不但能精确检测出钙离子浓度的变化，而且能观察到许多与钙离子浓度变化有密切关系的亚细胞现象。

流式细胞术多用于检测整个细胞的钙离子信号的变化，能在完成钙离子浓度测定的同时，进行钙离子探针标记细胞的识别与分选。

7. FISH-FCM技术与应用（端粒长度的检测） 荧光原位杂交（fluorescence in situ hybridization，FISH）技术是一种重要的非放射性原位杂交技术。其基本原理是将核酸探针的某一种核苷酸标记上生物素、地高辛等报告分子，利用该报告分子与荧光素标记的特异性亲和素之间的免疫化学反应，经荧光检测体系对待测DNA进行定性、定量或相对定位分析。FISH技术在基因定性、定量、整合、表达等方面的研究中颇具优势。

FISH-FCM技术是将FISH技术与流式细胞术相结合的技术。FISH-FCM技术最早应用于临床医学病原微生物的鉴定与定量，目前已广泛应用于微生物学、食品安全、分子生物学及肿瘤学等领域。该方法具有分析速度快、精确度高、准确性好等优点，可用于样品中特定微生物定量检测、端粒长度检测等。

8. 单细胞磷酸化蛋白质水平的检测与分析 酪氨酸、丝氨酸、苏氨酸残基的磷酸化对控制蛋白质活性有重要作用，这些蛋白质活性与生命活动的各种事件密切相关。磷酸激酶和磷酸酶调控许多细胞信号通路的胞内蛋白质和膜上受体蛋白质的磷酸化，如凋亡、生长、细胞周期、细胞因子、趋化因子和应激反应通路。深入了解这些信号通路对进一步研究其在许多疾病（如癌症、获得性免疫缺陷综合征和其他免疫疾病）状态中的作用具有重要的指导意义。

利用蛋白质磷酸化流式细胞术对疾病的蛋白质组学进行研究的最主要优势在于多参数分析及单细胞水平。流式细胞术多参数分析的特点是对单个细胞同时进行多荧光参数的测量，这些参数可以包括细胞表面标志及磷酸化蛋白质，可以同时在不同的细胞亚群分析几种信号通路组成元件。因此，大大提高了检测通量，也使同时分析多种参数之间的相互关系成为可能。

9. 荧光共振能量转移技术及应用 荧光共振能量转移（fluorescence resonance energy transfer，FRET）技术是近年来发展的一项新技术。FRET技术作为一种高效的光学"分子尺"，在生物大分子相互作用、免疫分析、核酸检测等方面有广泛的应用，尤其是FRET技术为在活细胞生理条件下对蛋白质-蛋白质间相互作用进行实时的动态研究提供了便利。FRET技术作为一种荧光技术，能适用于从单个生物大分子到细胞的各类不同系统，并因其对距离变化的高度敏感性，成为监测生物大分子内部结构动态变化及研究分子内相互作用的有力工具，也被广泛应用于溶液中的生物大分子结构研究。FRET 技术既可以在激光扫描共聚焦显微镜上观察，也可在流式细胞仪上测定。

10. 干细胞检测　肿瘤干细胞已成为肿瘤研究的热点。肿瘤干细胞学说认为，肿瘤组织中存在极少量肿瘤细胞，其具有自我更新能力和分化潜能。单个肿瘤干细胞可发展为肿瘤，是肿瘤生长、转移和复发的根源。但是由于缺乏特异性的表面标志，肿瘤干细胞的检测与分离纯化一直是各国科学家亟待解决的难题之一。1996 年古德尔（Goodell）等在用 DNA 染料 Hoechst 33342 为干细胞染色并进行流式细胞仪分析时，发现有一群染色偏低且与其他大部分细胞不一样的细胞群体，遂命名为侧群细胞（side population cell，SP cell）。SP 细胞广泛分布于多种成体组织、胚胎和某些肿瘤细胞系中。它既具有类似干细胞的自我更新和多向分化潜能，又具有独特的表型标志和生物学特征，代表了一种新的干细胞类型。目前对 SP 细胞的研究已涉及多种器官与组织，除造血组织外，非造血组织如骨骼肌、心脏、脑、脾、肾、肺及小肠、神经、精原细胞等。SP 细胞目前主要应用于：①肿瘤干细胞分析（肿瘤细胞抗放疗及化疗机制、肿瘤致病机制、治疗方法、肿瘤功能基因组和蛋白组研究等）；②成体干细胞分析（组织更新和细胞代谢机制）；③其他干细胞（造血干细胞、间充质干细胞、神经干细胞、胚胎干细胞等）的表型、分化和功能分析；④疾病细胞耐药性机制研究；⑤细胞代谢研究。

二、流式细胞术在临床医学中的应用

（一）急性白血病免疫分析及应用

正常骨髓存在几种不同系列、不同分化阶段的细胞群，每群细胞具有其独特的免疫表型特点。急性白血病的抗原表达异常包括跨系表达、跨阶段表达和（或）抗原表达量及表达强度改变等。白血病的免疫分型是通过流式细胞术检测白血病骨髓内异常细胞膜和细胞质的系列相关抗原，确定其系列来源，同时检测各分化阶段相关抗原表达情况以辅助判断亚型，从而对急性白血病做出诊断。

流式细胞术一般采用 CD45/SSC 散点图，将骨髓中各类细胞清晰地分成淋巴细胞、成熟粒细胞、单核细胞、原始细胞和有核红细胞，CD45/SSC 设"门"对急性白血病的免疫分型具有显著优势，CD45 被称为白细胞共同抗原，广泛表达于白细胞表面，成熟红细胞和血小板则不表达 CD45。CD45 在不同细胞群的表达强度不同，成熟淋巴细胞最强，单核细胞次之，粒细胞再次，有核红细胞最弱。一般而言，幼稚细胞的 CD45 表达强度比成熟细胞弱。侧向角散射光信号（SSC）是间接反映细胞颗粒性的指标。处于分化阶段的粒细胞（尤其是偏成熟阶段）富含颗粒，其 SSC 较大，而淋巴细胞和有核红细胞的细胞质颗粒少、细胞膜较平整，故 SSC 较小。正常情况下，骨髓内的原始/幼稚细胞比例较低，在 CD45/SSC 二维散点图上呈散在分布。急性白血病时，CD45/SSC 散点图上出现大量原始/幼稚细胞（占有核细胞比例常大于 20%）。通过 CD45/SSC 散点图找到原始/幼稚细胞后，需要进一步分析该群细胞的免疫表型特点，以确定白血病骨髓内异常细胞的系列和阶段，并做出最终诊断。

在白血病诊断中首先应熟悉造血细胞不同发育阶段和不同谱系主要表达的特征性 CD 分子，结合临床表现、骨髓和外周血的形态学检验结果，初步判断其所属谱系，再经 CD 分子的流式细胞术检测，对其进行免疫分类。常用的泛系标志有：①粒细胞系中的髓过氧化物酶（MPO）、CD13、CD33；②单核细胞系中的 CD13、CD33、HLA-DR、CD4；③巨核细胞系中 CD41a、CD42a、CD61、CD9、CD36；④B 细胞系中的 CD19、CD22（注意选择强荧光素或者细胞质染色）、细胞质 CD79a；⑤T 细胞系中的 CD3 和 CD7 是严格泛系标志，但 CD2、CD5 出现得比较早，在大多数急性 T 淋巴细胞白血病/淋巴母细胞性淋巴瘤（T-acute lymphoblastic leukemia/lymphoblastic lymphoma，T-ALL/LBL）中已经表达，所以习惯上也作为 T 细胞系泛系标志。

一般泛系标志在急性白血病诊断中敏感度高，如 CD19、CD79a、CD22 在急性 B 淋巴细胞白血病/淋巴母细胞性淋巴瘤（B-acute lymphoblastic leukemia/lymphoblastic lymphoma，B-ALL/LBL）中阳性率为 98% 以上，CD3 和 CD7 在 T-ALL/LBL 中阳性率几乎为 100%，MPO、CD13、CD33、

CD371在急性髓系白血病（acute myeloid leukemia，AML）中阳性率为70%～90%；但是有些抗原特异性差，如CD7在AML中阳性率为30%，CD13、CD33在ALL中阳性率为20%～30%。

常用的阶段性标志有：①髓系，CD34、CD117、HLA-DR、CD38、CD15、CD11b、CD24、CD16、CD10、CD65、CD36、CD64、CD11c、CD14、CD300e等；②B细胞系，TdT、CD34、CD10、cIgM、CD20、κ、λ、CD81、CD79b、CD180、FMC7等；③T细胞系，CD99、TdT、CD34、CD10、CD1a、CD4、CD8、CD3、TCR-αβ、TCR-γδ等。

在疾病晚期出现的阶段性标志往往特异度高，敏感度低。例如，CD64在AML中阳性率为45%左右，CD14在AML中阳性率为29%，但是ALL/LBL中几乎没有阶段性标志表达。

正常各系细胞的泛系标志或者阶段性标志在各个阶段出现的顺序与表达强度，以及标志组合构成的发育模式都是相似的，而急性白血病可能存在伴系表达、早晚标志共表达或者共丢失、表达强度发生改变、异常获得其他标志等。

（二）淋巴细胞肿瘤分析及应用

淋巴瘤是来源于淋巴网状系统的恶性肿瘤，以往认为病理学是诊断淋巴瘤的金标准，但临床上没有淋巴结肿大或者深部淋巴结肿大的患者往往很难病理活检，这给临床诊断带来了困难。20世纪70年代后期，流式细胞术刚开始用于淋巴瘤诊断时主要是做DNA分析，流式细胞术与细胞免疫学的结合是流式细胞术用于淋巴瘤诊断发展的一个里程碑。流式细胞免疫分型技术与病理学免疫组织化学染色相比具有高通量、细胞需求量少、快速、高效、客观等特点，而且在单个细胞上可同时检测分析多个抗体表达情况。因此，流式细胞术是非常适合对淋巴瘤细针穿刺结果和活检标本进行分析的一项技术。

流式细胞术在淋巴瘤诊断中的作用主要分为三个方面：确定诊断、辅助诊断和微小残留病检测。

1. 确定诊断 主要见于具有特征表型并常以白血病形式存在的淋巴瘤类型，如ALL/LBL、慢性淋巴细胞白血病/小淋巴细胞淋巴瘤（CLL/SLL）、毛细胞白血病、浆细胞肿瘤、T大颗粒淋巴细胞白血病、NK细胞-慢性淋巴增殖性疾病、成人T细胞白血病/淋巴瘤等。

2. 辅助诊断 主要是针对免疫表型不具有特异性或具有特定遗传学异常的淋巴瘤类型，FCM可以作为形态学、遗传学的重要补充，起到辅助诊断的作用，常见的这些类型的淋巴瘤有边缘区淋巴瘤、滤泡淋巴瘤、幼淋巴细胞白血病、套细胞淋巴瘤、淋巴浆细胞淋巴瘤/华氏巨球蛋白血症、Burkitt淋巴瘤、肝脾T细胞淋巴瘤、蕈样肉芽肿/Sezary综合征、非特殊型外周T细胞淋巴瘤和血管免疫母细胞T细胞淋巴瘤。流式细胞术在大B细胞淋巴瘤中的诊断作用有限，对于有骨髓或淋巴结等组织/器官受累者有一定的参考价值。

3. 微小残留病检测 多参数流式细胞术在CLL/SLL的微小残留病检测中已得到广泛的应用和认可，其次是在套细胞淋巴瘤和毛细胞白血病中的应用，在其他类型淋巴瘤中的应用则少见报道。虽然PCR技术被认为是监测淋巴瘤微小残留病最敏感的指标，但随着可以检测八种以上荧光抗体的流式细胞术的临床应用，流式细胞术和PCR技术可以相互补充。

根据2022年世界卫生组织发布的《造血系统淋巴组织肿瘤分类》（第5版）显示，淋巴瘤被分为三类：B细胞淋巴瘤，T/NK细胞淋巴瘤及淋巴组织间质源性肿瘤。在B细胞淋巴瘤及T/NK细胞淋巴瘤群体中，根据细胞的分化阶段又将其分为前体细胞淋巴瘤及成熟细胞淋巴瘤。前体T细胞淋巴瘤、B细胞淋巴瘤、NK细胞淋巴瘤的免疫表型与急性淋巴细胞白血病的表型一致，可以有TdT、CD34等早期抗原的表达及CD45表达减弱等特征。

（三）造血干细胞移植的应用

造血干细胞移植（hematopoietic stem cell transplantation，HSCT）是恶性血液病有效甚至唯一的根治手段。此外，HSCT还被广泛用于再生障碍性贫血（aplastic anemia，AA）、先天性免疫缺陷病、实体瘤及自身免疫病等疾病的治疗。HSCT 后造血和免疫重建是 HSCT 成功实施的核心环节。造血和免疫重建延迟不仅增加移植后出血、感染等并发症的发生率,也是白血病(肿瘤)复发或第二肿瘤产生的重要原因。因此,连续监测 HSCT 后造血和免疫重建规律、探讨其影响因素,并采取合适的手段促进移植后造血和免疫重建对降低出血、感染和复发等并发症,改善移植的预后具有重要意义。

1. HSCT 后造血重建及影响因素 目前临床上异基因造血干细胞移植(allogeneic-HSCT,allo-HSCT)的干细胞来源有稳态骨髓(steady-state bone marrow,SS-BM)、重组人粒细胞集落刺激因子(recombinant human granulocyte colony-stimulating factor,rhG-CSF)动员的外周血采集物(peripheral blood stem cell graft)及脐带血(umbilical cord blood,UCB)等。Allo-HSCT 后造血重建的时间因干细胞来源不同而异,rhG-CSF 动员的外周血干细胞移植(PBSCT)、稳态骨髓移植(SS-BMT)及脐带血移植(UCBT)后中性粒细胞植入(中性粒细胞绝对值计数≥500/μl)的时间分别是 14 天、21 天和 28 天左右;血小板植入(血小板绝对值计数>20 000/pl)时间分别为 14 天、22 天、44 天左右。可见,PBSCT 可使中性粒细胞恢复的中位时间缩短,非骨髓 HSCT 将进一步缩短中性粒细胞缺乏期。尽管 rhG-CSF 缩短中性粒细胞缺乏期,但 rhG-CSF 的应用尚有争议,因为其可以延缓 CD4$^+$T 细胞重建并改善移植后的总生存(overall survival,OS)状况。中性粒细胞功能在移植后早期和移植物抗宿主病(graft versus host disease,GVHD)发生时往往受到损害,患者发生化脓性感染时多伴有中性粒细胞功能异常。

2. 天然免疫重建

(1)免疫屏障和补体:呼吸道、消化道、泌尿系生殖道及皮肤完整的上皮细胞提供生理屏障以阻止细菌的转位和感染;眼泪或唾液分泌物含有抗微生物物质(包括溶菌酶),可进一步加强屏障作用。HSCT 过程中化疗、放疗和 GVHD 可导致黏膜损伤和皮肤损伤。黏膜损伤常在几周内就可修复(除非存在 GVHD),而发生慢性 GVHD 的患者往往伴有唾液分泌减少。补体蛋白由单核细胞、巨噬细胞及肝细胞产生,骨髓移植后补体通常不缺乏。与清髓预处理不同,降低剂量预处理减少了对黏膜和表皮屏障的损害,移植后中性粒细胞缺乏期也明显缩短。

(2)自然杀伤细胞(natural killer cell,NK)是 HSCT 后早期发挥抗病毒免疫和移植物抗白血病(graft versus leukemia,GVL)效应的主要细胞亚群。allo-HSCT 后 30 天及以上的淋巴细胞主要由 NK 细胞组成,NK 细胞 30 天以上即可恢复到正常水平,而且骨髓移植受者和 PBSCT 受者之间 NK 细胞重建速度无差异。

(3)抗原提呈细胞:树突状细胞(dendritic cell,DC)主要存在于黏膜和淋巴组织中,是目前公认的体内功能最强大的专职性抗原提呈细胞(professional antigen presenting cell,APC),能高效地摄取、加工处理和递呈抗原,从而激活致敏 T 细胞免疫应答。DC 不仅是诱发机体免疫应答的有力启动者,且在移植免疫中对排斥和耐受起着双向调节作用。DC 起源自骨髓多能造血干细胞,分化主要有两条途径:①髓样干细胞在 GM-CSF 的刺激下分化为 DC,称为髓样树突状细胞(myeloid dendritic cell,MDC),也称 DC1;②来源于淋巴样干细胞,与 T 细胞和 NK 细胞有共同的前体细胞,称为淋巴样树突状细胞(lymphoid dendritic cell,LDC)或浆细胞样树突状细胞(plasmacytoid dendritic cell,pDC),即 DC2。

(4)单核细胞/巨噬细胞:移植物中的单核细胞约在移植后 1 周的时间内检测不到,这可能是由于细胞死亡或转化成为巨噬细胞。随后,受者外周血循环中的单核细胞数量迅速恢复,大约在 1 个月内恢复正常。至于 1 年后单核或巨噬细胞的功能是否恢复正常尚有争议,不过移植后 1 年,肺巨噬细胞的趋化功能仍低于正常水平。现有观点认为,移植物中单核细胞的数量对移植后单核细胞的重建并没有影响。

3. 获得性免疫重建

(1)T 细胞(lymphocyte T):是细胞免疫介导的抗真菌、病毒和原虫感染所必需的,T 细胞主要包含两个亚群:CD4$^+$T 细胞和 CD8$^+$T 细胞。allo-HSCT 后 CD4$^+$T 细胞恢复缓慢,其原因在于预处理、GVHD 的发生及防治；其可通过抑制胸腺输出功能或改变胸腺基质进而影响 T 细胞的发育。allo-HSCT 后 CD8⁺T 细胞迅速增多，与 CD4⁺T 细胞类似的是重建 CD8⁺T 细胞也主要是依靠记忆细胞和效应细胞。

（2）调节性 T 细胞（regulatory T cell，Treg cell），一般是指 CD4⁺T 细胞的一个亚群，该类细胞同时表达 Foxp3 和 CD25，但不表达 CD27。HSCT 后 Treg 细胞恢复快于 CD4⁺T 细胞；现如今，关于 Treg 细胞在人类 HSCT 中的作用还有很大争议。有资料显示，高水平 Treg 细胞与移植后 GVHD 发生相关，也有学者的观点与此相反，即认为低水平 Treg 细胞与移植后 GVHD 发生相关，这可能归因于 Treg 细胞的检测技术，因为活化的 T 细胞和 Treg 细胞都表达 CD25。移植物中 Treg 细胞对移植后 Treg 细胞重建及预后的影响目前还不清楚。

（3）B 细胞/体液免疫：移植后 2 个月左右外周血循环中的 B 细胞计数极低或检测不到，1~2 年后高于正常人。UCBT 移植后 B 细胞重建快于骨髓移植。供者 B 细胞在外周血干细胞采集物中的含量是骨髓的 18 倍，PBSCT 前 3 个月 B 细胞快速恢复与移植物中含大量 B 细胞有关。3 个月后，骨髓移植受者外周血循环中的 B 细胞数量高于或与 PBSCT 相当。浆细胞对放疗、化疗不敏感，因此抗体在移植后很快出现，IgG 水平在 PBSCT 与骨髓移植无差异，PBSCT 90 天后的 IgG 水平稍高于骨髓移植。B 细胞免疫在移植数个月后主要为供者来源，移植后的 B 细胞来源于移植物中的 B 细胞和干细胞，以后者为主。受者浆细胞在 HSCT 后可持续存在，除非发生 GVHD，因此受者来源的免疫球蛋白在数年后仍能检测到。

综上所述，HSCT 后的免疫重建有其自身的规律性。100 天内以细胞毒性淋巴细胞数量减少的细胞免疫缺陷为特征，NK 细胞在移植后早期迅速恢复，并以 CD56⁺NK 的亚群为主，随着时间的推移，CD56⁺NK 细胞的数量逐渐下降。最初恢复的 T 细胞主要是细胞因子和同种抗原刺激下外周扩增的记忆 T 细胞，CD4⁺T 细胞在胸腺发育延迟致使长时间的 CD4/CD8 比例失衡导致 T 细胞受体剪切环在移植后 3~6 个月仍处于低水平状态。代表体液免疫的 B 细胞恢复需要 2 年左右，此外，还有受体多样性的初始 T 细胞数量缺乏等均可导致机会性感染和疾病复发的危险性增加，GVHD 的发生可进一步延迟 HSCT 后的免疫重建。

外周血采集物中造血干/祖细胞的数量对移植的成功有着直接的影响。利用流式细胞术计数外周血中的 CD34⁺干细胞数量，可为外周血造血干/祖细胞移植前制订移植方案（包括检测外周血干细胞的动员效果、采集时机及干细胞采集量等）或移植后疗效评估提供可靠的证据与帮助。

（四）血小板表型及活化功能检测

血小板是机体内血栓形成与止血的重要参与成分，近年来又发现其与免疫炎症等有关，关于血小板的检验越来越受到临床的重视。临床上，流式细胞术分析与检验血小板主要包含三个方面内容：①检测网织血小板计数和血小板计数；②检测静止血小板表面的质膜糖蛋白（如 CD42、CD41、CD61、CD36 等），从而诊断血小板缺陷性疾病；③检测血小板活化后表面所表达的分子（如 CD62p、PAC-1、CD63 等）用以监测血小板功能。其中血小板计数和网织血小板计数早已成为临床常规检测项目，此处不再赘述。流式细胞术分析血小板表面分子表达与分析其他细胞表面分子表达并无区别，只要给出针对血小板的设"门"策略即可。

相较于电阻抗法、血小板聚集试验、多参数法、血栓弹力图法等监测血小板活化功能的方法，流式细胞术被认为是目前最灵敏、最特异的方法。流式细胞术监测血小板活化功能是利用血小板激活剂激活血小板后，检测血小板表面活化标志 PAC-1（早期）、CD62p（晚期）、CD63、VASP 等分子表达的变化，从而评估血小板功能。

血小板表型及活化功能检测的临床意义主要包括：①评估个体是否存在血小板激活功能的抑制或亢进。②用于临床抗血小板治疗的监测及评估，主要包括药物抵抗的评估（如阿司匹林和硫酸氢氯吡格雷抵抗）、药物治疗效果评估、指导临床调整用药方案及用药剂量等。监测不同的药物需要应用不同的激活剂，如花生四烯酸用于阿司匹林的监测，腺苷二磷酸（adenosine diphosphate，ADP）

用于硫酸氢氯吡格雷监测等。③用于手术患者血小板激活功能评估，减少术后出血风险。④用于门诊部分出血患者出血原因的查找，诊断或排除由血小板抑制导致的出血。

（五）免疫缺陷疾病的应用

1. 原发性免疫缺陷病（primary immunodeficiency disease，PID） 是一组先天性或遗传性因素所致的免疫器官、组织、细胞或分子缺陷，导致机体免疫功能不全的疾病。2017年国际免疫学会联合会（International Union of Immunological Societies，IUIS）将PID分为9类共354种疾病。PID常表现为婴儿期或儿童期频繁（反复）发生的特殊感染。大约80%的患儿发病年龄小于20岁，遗传方式常为X连锁，70%的患儿为男性。有临床表现的PID发病率总体上约为1/10 000。常见的是以抗体缺陷为主的免疫缺陷病和联合免疫缺陷病。淋巴细胞亚群分析是早期诊断PID的重要手段，对于临床考虑PID或基因检测明确诊断的PID患儿，应检测其淋巴细胞亚群，评估其免疫状态。淋巴细胞亚群的变化与临床疾病往往是一对多或多对一的，需要结合临床和其他辅助检查结果，对临床诊断价值做出判断。

2. 中枢神经系统自身免疫性疾病 是以自身免疫细胞、自身抗体及其他免疫分子直接或间接攻击神经系统（包括神经元、胶质细胞、髓鞘）为主要致病机制的自身免疫性疾病。其中中枢神经系统炎性脱髓鞘疾病、自身免疫性脑炎是较为常见的中枢神经系统自身免疫性疾病，这一类疾病的早期鉴别诊断、疾病进展监测及疗效预后评估等，很大程度上依赖于实验室辅助检查。在2023年发布的《中枢神经系统自身免疫性疾病相关抗体检测专家共识（2022版）》中就提到相关抗体的检测，建议采用双色免疫荧光法进行检测，其敏感度和特异性远高于ELISA法和间接免疫荧光法。

3. 其他疾病 自身免疫性疾病的显著活动大部分与浆母细胞及短寿浆细胞所分泌的抗体相关。通过使用流式细胞仪对患者外周血中的浆细胞及其表面免疫标志进行分析，对于疾病的诊断、预后预测及治疗监测均具有一定的指导意义。例如，外周血浆母细胞水平和系统性红斑狼疮病情变化有良好的相关性。流式细胞术还可以预测和评估靶向药物疗效和疾病复发。

（六）感染性疾病的应用

1. 脓毒症（sepsis） 是宿主对感染反应失调所致的危及生命的器官功能障碍。在脓毒症的发生发展过程中，始终存在着同时导致炎症反应亢进和免疫功能抑制的双重因素。脓毒症状态下获得性免疫功能障碍可表现为T细胞数量下降及细胞亚群异常改变、Treg细胞比例增加和抑制活性增强、Th17细胞和Treg细胞平衡失调、B细胞功能受损和免疫球蛋白水平低下等。

单核细胞人类白细胞抗原（mHLA-DR）定量检测作为脓毒症患者天然免疫功能监测的首选指标，同时结合监测中性粒细胞的杀菌功能、NK细胞计数和分泌功能补体水平以全面了解患者是否有天然免疫的抑制。

另外，感染性休克是急诊科常见的急危重症。当病原微生物入侵时，机体免疫系统被激活，固有免疫发挥效应，同时启动获得性免疫反应。感染在可控制的范围内时，免疫系统能够有效发挥防御作用，反之如果免疫反应过度，也会对机体造成损伤。因此，在治疗感染性休克时，应正确评价个体的免疫状态，为进一步治疗提供依据。

2. 艾滋病即获得性免疫缺陷综合征（acquired immunodeficiency syndrome，AIDS） 其病原体为人类免疫缺陷病毒（human immunodeficiency virus，HIV），后者亦称艾滋病病毒。AIDS是影响公众健康的重要公共卫生问题之一。$CD4^+T$细胞是HIV感染最主要的靶细胞，HIV感染人体后，出现$CD4^+T$细胞进行性减少，$CD4^+/CD8^+T$细胞比例倒置，细胞免疫功能受损。目前$CD4^+T$细胞亚群常用的检测方法为流式细胞术，流式细胞术可直接获得$CD4^+T$细胞数绝对值，或通过白细胞分类计数后换算出$CD4^+T$细胞绝对数。$CD4^+T$细胞计数的临床意义是了解机体免疫状态和病程进展、确定疾病分期、判断治疗效果和HIV感染者的并发症。

3. 结核病（tuberculosis） 是严重危害人类健康的慢性传染病，但结核病不仅是一种细菌感染性疾病，也是一种免疫性疾病，其发生发展及转归与机体的抗结核免疫功能状态密切相关。其中，机体固有免疫和适应性免疫发挥了重要的抗结核作用。固有免疫细胞主要包括单核细胞、巨噬细胞、NK 细胞等，其在抵抗结核分枝杆菌（Mycobacterium tuberculosis，MTB）侵袭，清除巨噬细胞内的 MTB 方面发挥防御作用。适应性免疫中，T 细胞（包括 $CD4^+$ T 细胞和 $CD8^+$ T 细胞）介导的细胞免疫应答及其产生的 Th1 型细胞因子（如 IFN-γ 和 IL-2）发挥主要的抗结核作用；而 B 细胞和抗体介导的体液免疫应答发挥辅助的抗结核作用。因此，通过检测结核病患者免疫细胞的数量和免疫功能，评价其免疫功能状态，可为临床制定免疫干预措施提供依据。

（七）其他应用

1. 辅助生殖 随着现代工作生活节奏的加快，都市女性在压力下的健康问题日渐明显。近些年女性因压力过大导致复发性流产的发病率迅速升高，复发性流产是指连续两次或两次以上的自然流产，复发性流产与流产次数相关。复发性流产的病因包括母体免疫、易栓症和生殖道解剖异常等，其中免疫因素是最重要的病因，但仍有 35%～44% 的患者原因不明。

Treg 细胞通过对抗免疫反应中的自身抗体，在免疫系统自身耐受性的维护中发挥着主导作用。妊娠期 Treg 细胞缺乏会导致母体排斥胎儿，从而引发妊娠终止。流式细胞术检测显示，复发性流产妇女外周血 Treg 细胞表达量减少，免疫抑制功能减弱，不能形成有效的妊娠免疫耐受，形成母体对胎儿的免疫排斥，导致复发性流产的发生。

如果男方精子质量不好，受精卵质量也就不好，从而也会导致胚胎发育不良而使女方流产。因此除了对精子质量进行常规检测外还要引入一个新指标：精子 DNA 碎片率（sperm DNA fragmentation index，DFI），即断裂成单链的 DNA 碎片占整个精子 DNA 的比例。如果患者精子 DNA 损伤严重，不仅会影响精子的质量，造成卵子受精失败而降低受孕概率（男性不育），而且还会影响胚胎质量，导致胚胎发育不良而形成流产。

2. 细胞免疫治疗 作为近年来肿瘤治疗领域引人瞩目的一项重大突破，在细胞免疫治疗的每个阶段，流式细胞术都发挥了至关重要的作用。该技术在靶点筛选、嵌合抗原受体 T（chimeric antigen receptor T，CAR-T）细胞产品成分鉴定、毒性评估、微小残留病检测、免疫功能评价和免疫微环境研究等诸多环节，都起到了至关重要的作用。2022 年 8 月中国中西医结合学会检验医学专业委员会在《中华检验医学杂志》发表的《流式细胞术在嵌合抗原受体-T 细胞免疫治疗相关检验中的应用专家共识》就明确指出了流式细胞术在 CAR-T 细胞免疫治疗的相关检测项目与应用，如靶点的筛查应用、微小残留病相关检测应用及免疫功能相关应用等。

（刘　宁　李绵洋　娄金丽）

【思考题】

1. 简述分析型流式细胞仪的工作原理。
2. 简述流式细胞仪的主要技术指标。
3. 简述流式细胞术在基础研究中的应用。
4. 简述流式细胞术在临床医学中的应用。

第五章 PCR 技术及应用

【教学内容】 本章主要介绍 PCR 技术的概述、原理和几种特殊类型的 PCR，并介绍 PCR 技术在遗传病、肿瘤和病原微生物检测中的应用。

第一节 概 述

一、PCR 技术简介

PCR 技术是聚合酶链式反应（polymerase chain reaction，PCR）技术的简称，是一种在体外高效扩增特异性 DNA 片段的技术，又称为无细胞分子克隆技术，或者特异性 DNA 序列体外引物定向酶促扩增技术。该技术是一项革命性的分子生物学技术，由美国科学家凯利·穆利斯（Kary Mullis）发明，并最终在实验室成功应用。该技术一改传统分子克隆技术的模式，不需要活细胞，且操作简便，在几小时内，即可将所要研究的目的基因或 DNA 片段扩增 $10^7 \sim 10^8$ 倍，极大地提高了 DNA 的产率。PCR 技术操作简便、快速，具有产率高、重复性好、特异性高、敏感性强、易自动化等优点，一经问世就被迅速广泛地应用在各个领域，在临床医学诊断及科研、法医、考古等方面均得到了广泛应用。

二、PCR 技术的发展历程

核酸研究已经历了逾百年的发展历程。

20 世纪 60 年代末、70 年代初，科学家们致力于基因体外分离技术的研究。为了从生物材料中获得某一特定的 DNA 序列或对其进行序列分析和鉴定，按传统的方法，要经过 DNA 酶切、连接、转化等步骤构建含有目的基因的 DNA 克隆，然后导入细胞进行扩增，再经过同位素标记探针的筛选等过程。虽然技术上已无难点，但操作复杂，一般需要数周到数月的时间，同时，由于最后得到的核酸数量有限，在一定程度上，限制了 DNA 在体外操作的可能性。

1971 年，印度裔美国生化学家霍拉纳（Khorana）提出了一个开创性的想法，即通过特定的引物和 DNA 聚合酶在体外反复延伸引物来合成 tRNA 基因，这可以视为 PCR 技术早期的雏形。然而，受限于当时技术条件，特别是寡核苷酸引物的合成难题和缺乏热稳定的 DNA 聚合酶，这一想法并未立即实现广泛应用。

1983 年，一个转折点出现了。美国科学家 Mullis 在一次驱车行驶时，突发奇想，构想了 PCR 的基本原理。这一创新思路的诞生，为 DNA 的体外快速扩增铺平了道路。同年 12 月，Mullis 用同位素标记法观察到 10 个循环后的、长度为 49bp 的第一个 PCR 片段。此后，经过两年的努力，1985 年，Mullis 在美国 PE-Centus 公司人类遗传教研室工作期间，在实验上证实了 PCR 的构想，同年申请了 PCR 的专利，并在美国 Science 上发表了第一篇 PCR 的学术论文。1986 年 5 月，Mullis 在冷泉港实验室做专题报告，全世界从此开始学习 PCR 的方法。Mullis 也因此获得了 1993 年的诺贝尔化学奖。其原理类似于 DNA 的体内复制，是在试管中提供 DNA 体外合成合适的条件：模板 DNA，单核苷酸引物，dNTP，DNA 聚合酶，合适的缓冲液体系，DNA 变性、复性及延伸的温度与时间。但是，Mullis 最初使用的 DNA 聚合酶是大肠杆菌 DNA 聚合酶 I 的克列诺片段（Klenow fragment，Klenow 片段），Klenow 酶不耐高温，90℃会变性失活，导致每加入一次酶只能完成一个扩增反应周期，在每次扩增反应周期需要不停重新添加；引物链延伸反应在 37℃下进行，容易发生模板和引物之间的碱基错配，PCR 产物特异性较差，合成的 DNA 片段不均一。操作复杂，成本高昂，这使得 PCR 技术成了一种笨拙的"中看不中用"的实验室方法。

但是 PCR 技术的发展并未止步。1988 年初，Keohanog 改用 T4 DNA 聚合酶代替 Klenow 酶进行 PCR。T4 DNA 聚合酶扩增的 DNA 片段均一，真实性较高，只有目的 DNA 片段。但是，T4 DNA 聚合酶仍需要在每次循环不停重新添加，操作仍十分烦琐。

同年，Saiki 等科学家们从生活在黄石公园温泉中的水生嗜热杆菌中，提取到一种耐高温的 DNA 聚合酶。该酶耐高温：①在 70℃下反应 2h 后，其残留活性大于原来的 90%；②在 93℃下反应 2h 后，其残留活性是原来的 60%；③在 95℃下反应 2h 后，其残留活性是原来的 40%。该酶在热变性时不会被钝化，不必在每次循环后再加新酶，在简化了操作程序的同时，也极大地提高了扩增片段的特异性和扩增效率。为与大肠杆菌 DNA 聚合酶Ⅰ的 Klenow 片段区别，此酶被命名为 Taq DNA 聚合酶（Taq DNA polymerase）。Taq DNA 聚合酶的发现，迅速推动了 PCR 技术的应用和普及，也使 PCR 成为遗传与分子分析的根本性基石。

1989 年，美国 Science 列 PCR 为十余项重大科学发明之首，将热稳定 DNA 聚合酶命名为"年度分子"，喻 1989 年为"PCR 爆炸年"。

在以后的几十年里，PCR 技术经历了不断改进和扩展，形成了一系列基于 PCR 原理的新技术和应用。例如，应用具有 3′-5′修复活性的热稳定 DNA 聚合酶代替不具有 3′-5′修复活性的 Taq DNA 聚合酶，减少了错配，大大提高了 DNA 在复制过程中的真实性。在常规 PCR 技术成熟之后，发现了几种具有高保真性的 Taq DNA 聚合酶，又衍生出很多适用于其他目的的 PCR 技术。最初的 PCR 只能扩增已知序列之间的 DNA，现在可以扩增已知序列两侧的未知序列（染色体步移法），甚至可以对序列未知的新基因进行扩增。模板也从原来需要使用 DNA 模板，发展到可使用 RNA 模板（逆转录 PCR），这就更容易从真核生物扩增目的基因。最初的 PCR 技术是一种定性方法，只能回答样品中有无目的基因，随着技术的不断发展，现在已经可以用来定量检测样品中原始模板的丰度（实时定量 PCR）。基于完整的基因组 DNA，PCR 扩增的片段也从最初只能扩增几 kb 发展到能扩增长达几十 kb；从单纯用来扩增基因，发展到能将两个以上的基因连接起来，从而省去了限制性内切酶消化和用连接酶连接（克隆 PCR）环节。迄今，已报道的与其他方法联合应用而衍生出的 PCR 技术已有几十种之多。

PCR 技术的建立大大地推动了生命科学的发展，自建立以来，发展迅速，已有一系列 PCR 技术被设计出来并广泛应用于遗传学、微生物学乃至整个生命科学研究中。随着新技术的不断涌现，PCR 技术将继续被完善和创新，为生命科学研究带来更多可能。

第二节 PCR 技术的原理

一、基本原理

PCR 技术是在人工条件下，在体外模拟细胞内 DNA 的天然复制过程，是在模板 DNA、引物、dNTP（4 种脱氧核糖核苷酸）等存在的反应体系中，依赖 DNA 聚合酶的酶促合成反应。PCR 反应由变性、退火、延伸 3 个基本步骤构成。

第一步——变性（denaturation）：模板 DNA 经加热（通常 93～95℃）一定时间后，其双螺旋结构的氢键断裂，双链解离成为两条单链 DNA，以便与引物结合，为下轮反应做准备。

第二步——退火（annealing）：模板 DNA 经加热变性成单链后，将温度降低至引物的熔点温度（melting temperature，Tm）以下（通常 37～65℃），人工合成的两条引物分别与单链模板 DNA 按照碱基互补配对原则发生特异性结合，形成局部双链结构。

第三步——延伸（extension）：将温度升高至 70～75℃，单链模板 DNA-引物结合物在 DNA 聚合酶的催化下，以 dNTP 为反应原料，以靶序列为模板，按碱基互补配对原则，合成与模板 DNA 互补的新链。

以上3个步骤为1个循环，1分子的模板DNA被复制为2个DNA分子，这2个DNA分子又可作为下一循环的模板。通过多次循环，可以将目标DNA片段扩增数百万至数亿倍。

二、反应体系和反应条件

（一）反应体系

标准PCR反应体系包括模板DNA、引物、dNTP、DNA聚合酶和PCR反应缓冲液（含有必需离子），反应体系体积通常在20~100μl。1个50μl体积PCR反应体系通常包括：

10×PCR反应缓冲液	5μl
引物	各10~100pmol
4种dNTP混合物	各200μmol/L
Mg^{2+}	1.5mmol/L
Taq DNA 聚合酶	2.5U
模板DNA	0.1~2μg
去离子水补至	50μl

1. 模板DNA 动物、植物、细菌、病毒等来源的DNA和RNA样本均可以用作PCR反应的模板，包括基因组DNA、mRNA、cDNA、文库、质粒、噬菌体、黏粒、细菌人工染色体（BAC）和酵母人工染色体（YAC）克隆。模板除了实验者自己准备以外，现已有越来越多的商品化产品可提供从动物、植物、组织和细胞中获得的基因组DNA、基因组文库（在各种载体中）、cDNA文库、总RNA和poly（A）$^+$RNA。

PCR反应所需的模板DNA量极微，1个PCR反应的起始反应模板，理论上可以只有1个DNA分子，但实际工作中，模板DNA的用量需要根据其分子量的多少、DNA的性质加以优化调整，不到1μg的基因组DNA足以进行PCR反应；而对于质粒克隆的DNA，一般使用纳克（ng）级。

一般来说，与任何生物系统一样，为保证PCR反应成功，最好使用干净、纯净的DNA样本。但PCR技术的高灵敏度也允许使用较为粗糙的样本进行反应。例如，经过简单裂解（如煮沸）的非常粗糙的组织样本，也能通过PCR反应获得扩增产物。

2. 引物（primer） 是化学合成的单核苷酸（mononucleotide），是影响PCR扩增特异性和扩增效率的关键因素，与PCR反应效果密切相关。引物的设计对整个PCR扩增体系至关重要。PCR技术作为一个体外酶促合成反应，扩增特异性是由错配的频率决定的，扩增特异性差的引物易产生错误的扩增产物；扩增效率是指引物以每循环增加2倍扩增产物达到理论最优的能力。引物设计的总原则就是在扩增特异性和扩增效率两方面上取得平衡，并根据实验实际需要做适当的调整。引物设计遵循的一般原则如下：

（1）引物长度：以20~30bp为宜，最佳长度为24bp或25bp左右。引物过短时，会降低产物的特异性；每增加一个核苷酸，引物特异性可以提高4倍，但引物过长时，会使退火过程不完全，与模板DNA结合不充分，引起扩增产物的明显减少。

（2）引物末端：引物3'端的末位碱基在很大程度上影响*Taq* DNA聚合酶的延伸效率，最好为G或C，但应避免超过3个或更多的G或C，因为这可能导致富含GC区域的错配；同时引物3'端应避免出现发夹结构。

引物5'端并没有严格的限制，只要引物长度足够与模板DNA结合，其5'端碱基可以呈游离状态，无须与模板DNA匹配。在引物设计时，可在5'端之外设计限制性内切酶位点或其他短的序列。例如，ATG起始密码加错配碱基造成突变。据文献报道，5'端最多可以游离数十个碱基，而不影响PCR反应的进行。

（3）引物G+C含量：引物G+C含量宜控制在45%~55%。为避免影响PCR扩增效率和扩增特异性，两条引物要有互相匹配的G+C含量和相似的退火温度。

(4) Tm 值：估算公式为[2（A+T）+4（C+G）]，引物的额外附加序列即不与模板 DNA 配对的序列，不应参与引物 Tm 值计算。Tm 值以 55～65℃为宜，正向引物和反向引物，这两条引物的 Tm 值相差以不超过 5℃为宜。

(5) 碱基的分布：引物碱基序列一般位于高度保守区，不应与非扩增区域具有同源性；碱基尽可能随机分布，A、G、C、T 整体分布要尽量均匀，避免使用 GC 或者 AT 含量高的区域；避免出现嘌呤、嘧啶堆积现象，如连续出现 4 个及以上的相同碱基（如 ACCCC），或者某两个核苷酸连续重复出现（如 ATATATAT）；引物内部不应形成二级结构，两条引物之间避免有 5 个碱基以上的互补序列；尤其在 3′端避免有 3 个碱基以上的互补序列。

引物设计好序列后，一般交由商业公司合成，寡核苷酸纯化柱或聚丙烯酰胺凝胶电泳纯化，以减少非特异扩增和信号强度的降低。冻干引物于–20℃一般可以保存 12～24 个月，甚至更长；液体状态引物于–20℃可以保存 6 个月左右。一般用无菌水将引物配置成高浓度的储备液（如浓度 100μmol/L）。

PCR 反应中引物浓度一般在 0.2～1μmol/L，引物浓度偏高可增加引物之间形成引物二聚体的概率，同时会导致错配和非特异性产物堆积。引物二聚体和非特异性产物还会与目的 DNA 扩增产物竞争使用酶、dNTP 和引物，导致目的 DNA 扩增产物产量降低。

3. dNTP 即 dATP、dGTP、dCTP 和 dTTP 4 种脱氧核苷三磷酸的混合物。反应体系中 4 种核苷酸应当等量，否则会增加错配的概率和降低使用效率。在 PCR 反应中，dNTP 浓度一般为 20～200μmol/L，dNTP 浓度过高，虽能加快反应速度，但同时可增加 DNA 聚合酶复制 DNA 时碱基的错误掺入率，并且增加实验成本。反之，dNTP 浓度过低，可导致反应速度的下降，但能相应提高实验的特异性和精确性。在具体操作中，需要根据实验具体情况，确定最适宜的 dNTP 浓度。

4. DNA 聚合酶 是 PCR 反应中最关键的因素之一，最常用的是 *Taq* DNA 聚合酶。

Taq DNA 聚合酶基因全长 2496 个碱基，编码 832 个氨基酸，蛋白分子质量为 94kDa。70～75℃时，*Taq* DNA 聚合酶具有最高的生物学活性。随着温度的降低，*Taq* DNA 聚合酶的延伸速度明显下降。75～80℃时，*Taq* DNA 聚合酶的延伸速度约 150 个核苷酸/秒；70℃时，为 60 个核苷酸/秒以上；55℃时，为 22 个核苷酸/秒；37℃时，为 1.5 个核苷酸/秒；22℃时，降为 0.25 个核苷酸/秒。当温度超过 80℃时，合成速度也明显下降，可能与引物或引物-模板复合物的稳定性遭到破坏有关。

Taq DNA 聚合酶具有 5′→3′聚合酶活性和 5′→3′外切酶活性，缺乏 3′→5′外切酶活性。因此，在 PCR 反应中，如果发生碱基错配，该酶没有校正功能，可导致 PCR 产物的序列发生错误，碱基错配概率为 2.1×10^{-4} 左右。错配碱基的数量受温度、Mg^{2+}浓度和 PCR 反应循环次数的影响。

此外，还有 Vent^{TM} DNA 聚合酶、Pfu DNA 聚合酶、Tth DNA 聚合酶等各种耐热的 DNA 聚合酶。这些耐热的 DNA 聚合酶与 *Taq* DNA 聚合酶相比，不仅热稳定性更高，保真性也更好，能降低 PCR 反应的碱基错配率。现在已有越来越多的 DNA 聚合酶可应用在 PCR 反应中。

5. PCR 反应缓冲液 含有 Tris-Cl、KCl、MgCl$_2$、牛血清白蛋白（bovine serum albumin，BSA）等，为 DNA 聚合酶提供最适的反应条件，是 PCR 反应的一个重要影响因素。

10～50mmol/L Tris-Cl（pH 8.4）：作用是使 *Taq* DNA 聚合酶的作用环境维持在偏碱性。

25～50mmol/L KCl：作用是能促进引物退火，高于 50mmol/L 会抑制 *Taq* DNA 聚合酶的活性。

1.5～2.0mmol/L MgCl$_2$：*Taq* DNA 聚合酶是 Mg^{2+}依赖性酶，Mg^{2+}浓度会显著影响反应的扩增特异性和扩增片段的产量。浓度过高会导致酶催化增加非特异扩增并影响产率；浓度过低则酶活性显著下降。

100μg/ml 牛血清白蛋白：对酶有一定的保护性，有助于酶的稳定性，但是，如质量不好将引起反作用，因此建议使用乙酰化的 BSA。此外，0.01%明胶、0.05%～0.1%吐温 20、5mmol/L 二硫苏糖醇也有类似作用。

（二）反应条件

1. 变性温度与时间　PCR 反应中，双链模板 DNA 的变性非常重要，要确保它们完全解离为单链。变性温度低，解链不完全是 PCR 反应失败的主要原因。一般情况下，变性温度越高、持续时间越长，变性就越充分。但是，温度过高、持续时间过长，不但可影响 *Taq* DNA 聚合酶的活性，还会对 dNTP 造成损害。一般情况下，95℃ 30s，可使各种复杂的 DNA 分子完全变性。根据模板 DNA 的复杂程度，可调整变性温度和时间。

2. 退火温度与时间　取决于引物的长度、碱基组成及浓度，还有靶基序列的长度。

退火温度是影响 PCR 反应特异性的关键因素。变性后的 DNA 温度快速冷却至 40～60℃，可使模板 DNA 和引物发生结合。退火温度的选择，可根据引物的长度和其 GC 含量确定。长度为 15～25bp 时，可通过 Tm 值根据公式计算得到：退火温度=Tm 值−（5～10℃）。选择较高的退火温度，可大幅减少引物和 DNA 模板之间的非特异结合，提高 PCR 反应的特异性，但退火温度太高又不利于复性；降低退火温度，有利于引物和模板 DNA 的复性，但也易导致引物与靶 DNA 的错配，增加非特异性扩增反应。

退火时间通常为 30～60s，足以使引物和模板 DNA 之间完全结合，退火时间过长会增加非特异性反应。

3. 延伸温度与时间　延伸温度一般选择为 70～75℃。需要同时考虑 *Taq* DNA 聚合酶的活性，以及引物和模板的结合。不合适的延伸温度，不仅会影响扩增产物的特异性也会影响产量。

延伸时间，可根据待扩增片段的长度而定。通常情况下，1kb 以内的片段，延伸时间 1 分钟是够用的。1kb 以上的片段，则需要加长延伸时间。据报道，扩增 10kb 片段时，其延伸时间可达 15 分钟。

4. 循环数　主要取决于模板 DNA 的浓度和所需的目标 PCR 产率。在其他参数已优化的条件下，理论上讲，20～25 次循环之后，PCR 产量即可达最大值，通常情况下，25～35 次是比较合理的循环次数。如果 DNA 起始量少于 10kb，则可能需要多达 40 次循环，才可获得足够的产率。但是，并不建议使用超过 45 次循环，因为循环反应的次数增多，非特异性产物的量亦会增加。而且，副产物的累积和反应组分的消耗，会大大降低 PCR 的扩增效率，使 PCR 扩增曲线出现平台期。如果需要进一步增加产量时，可将第一次 PCR 产物稀释后再进行扩增，而不能盲目增加循环数，以免增加非特异性扩增反应。相反，较少的循环数更适合无偏倚扩增（如下一代测序）以及目标 DNA 的准确复制（如克隆）。

第三节　几种特殊类型的 PCR

一、逆转录 PCR

在多种 PCR 应用中，所需使用的模板是 RNA 而非 DNA，如检测 HIV、HCV、SARS-CoV-2 等 RNA 病毒时。RNA 不能直接作为 PCR 反应的模板，此时，就需要使用逆转录 PCR（reverse transcription PCR，RT-PCR）。

RT-PCR 是 PCR 的一种变形，由两步组成：第一步是逆转录（reverse transcription，RT），即在逆转录酶作用下先以 RNA 为模板逆转录成 cDNA；第二步是 PCR，即在 *Taq* DNA 聚合酶作用下以 cDNA 为模板进行 PCR 扩增。该技术广泛用于分析基因的转录产物、获取目的基因、合成 cDNA 探针或构建 RNA 高效转录系统等。

RT-PCR 的关键因素

1. RNA 模板　质量和纯度对 RT-PCR 至关重要，要求 RNA 模板完整，且不含 DNA、蛋白质等杂质。RNA 的稳定性远不如 DNA，且易被核酸外切酶快速降解，而核糖核酸酶（RNase）核酸外切酶无处不在,热稳定性强,很难去除,因此提取 RNA 的过程,必须严格按照要求小心操作,防止 RNA 降解。提取 RNA 和逆转录主要注意以下几点:

(1) 玻璃器皿使用前可于 180℃干烤 8h 以上;塑料制品用三氯甲烷冲洗;水和缓冲液用焦碳酸二乙酯(diethyl pyrocarbonate,DEPC)处理,以破坏 RNase。

(2) 操作人员的手是 RNase 的重要污染源,进行 RNA 实验时应始终佩戴手套,并勤于更换。应尽可能避免使用一次性塑料手套,塑料手套不仅常给操作带来不便,而且易将 RNase 传输到其他地方,扩大污染。

(3) 提取的样品材料应尽可能新鲜,如果不能及时提取 RNA,取样后应于液氮中保存。

(4) 设置 RNA 操作专用实验室,所有器械等应专用。

2. 逆转录酶(reverse transcriptase,RTase) 应至少具有以下 3 种活性。

(1) RNA 依赖性 DNA 聚合酶活性:以 RNA 为模板合成 cDNA 第一条链。

(2) RNase H 活性:水解 RNA-DNA 杂合双链中的 RNA。

(3) DNA 依赖性 DNA 聚合酶活性:以第一条 cDNA 链为模板合成 cDNA 第二条链。

逆转录酶的选择至关重要,影响逆转录效率的酶特性主要包括聚合酶活性的合成能力、热稳定性、RNase H 活性、保真性等。常见的有代表性的逆转录酶包括 HIV-1 逆转录酶、AMV 逆转录酶和 M-MuLV 逆转录酶。其中,HIV-1 逆转录酶是研究最早、最透彻的逆转录酶;AMV 逆转录酶是从禽成髓细胞增生病毒(avian myeloblastosis virus,AMV)中分离(禽源)而来,RNase H 活性强,合成长度短,合成量低,热稳定性好(42~60℃);M-MuLV 逆转录酶从莫洛尼鼠白血病病毒(moloneymurine leukemia virus,M-MuLV)中分离(鼠源),RNase H 活性弱,合成长度长,合成量高,热稳定性差(37~42℃)。

3. 引物 常用的逆转录引物有 Oligo(dT)引物、随机引物和基因特异性引物,结构、优缺点及应用见表 5-1。

表 5-1 常用的逆转录引物结构、优缺点及应用

	Oligo(dT)引物	随机引物	基因特异性引物
结构	延展退火至 mRNA poly(A)尾部的胸腺嘧啶残基;锚定 Oligo(dT)引物的 3'端包含一个 G、C 或 A(锚定位点)	长度为 6~9 个碱基,在 RNA 转录过程中,其可退火至多个位点	靶向特异的 mRNA 序列的定制引物
优点	1. 特异性强 2. 可合成全长 cDNA	1. 适用原核生物 RNA、rRNA、tRNA、circRNA、microRNA 和降解 RNA 等 2. 适用高 GC、复杂二级结构 RNA 模板 3. 可提高 cDNA 的产量和浓度	1. 特异性强 2. 产物单一
缺点	1. 只适用于有 poly(A)尾的 RNA 2. 对 RNA 的完整性要求较高,不适用于已经降解的 RNA 3. 对于复杂二级结构 RNA,选择 Oligo(dT)引物可能会造成 5'端信息的丢失	1. 特异性差 2. 合成小片段 cDNA,使合成的 cDNA 长度变短 3. 能确保长基因的 5'端的转录,但并不能合成全长 cDNA	1. 需要设计基团特异性引物 2. 只能扩增目的片段 3. 需要在较高的温度下退火,对逆转录酶的热稳定性要求较高
应用	1. 适用于从真核生物中构建 cDNA 文库 2. 克隆全长 cDNA	1. 适用于环状 RNA 的逆转录 2. 与 Oligo(dT)引物搭配使用	常用于一步法 RT-PCR 反应

4. 反应条件 逆转录温度通常推荐使用 42℃,对于高 GC 含量模板或者复杂模板,可将逆转录温度提高到 50℃。通常来讲,1μg 的 RNA 已足以成功完成 RT-PCR 反应。RT-PCR 反应可分两种类型:一步法 RT-PCR 反应和两步法 RT-PCR 反应。一步法 RT-PCR 反应,是逆转录和 PCR 反应

在一步进行，两者的所有成分均在一个试管中，即模板 RNA、引物、dNTP、PCR 缓冲液、逆转录酶和 Taq DNA 聚合酶（或可以同时执行这两种功能的酶）。两步法 RT-PCR 反应，是逆转录和 PCR 反应在2个试管中分2步完成，使用不同的优化的缓冲液、反应条件及引物设计策略。一步法 RT-PCR 反应和两步法 RT-PCR 反应的区别、优缺点及应用的比较见表 5-2。

表 5-2 一步法 RT-PCR 反应和两步法 RT-PCR 反应的区别、优缺点及应用的比较

	一步法 RT-PCR 反应	两步法 RT-PCR 反应
区别	逆转录和 PCR 反应在同一个反应管中进行的	逆转录和 PCR 反应在 2 个反应管中单独进行
优点	1. 一步完成逆转录和 PCR 反应，精简了操作步骤，缩短实验操作时间 2. 中间不需要开盖转移样品，消除潜在污染 3. 使用基因特异性引物，灵敏度高，可以用于检测低表达水平基因	1. 将 RNA 逆转录为 cDNA，得到的 cDNA 可用于检测大量基因 2. 可以分别优化逆转录和 PCR 步骤 3. 只有少量的 cDNA 被用于 PCR 反应，稀释了模板中的酶抑制剂
缺点	1. 逆转录一个样本中只能检测一个目的基因，若需要检测多个基因需要大量样本 2. 需要在逆转录和 PCR 反应间寻找一个平衡	1. 耗费时间较长，开盖操作可能带来污染 2. 应使用相同的条件，以相同效率逆转录 RNA，否则会影响 PCR 反应的启动效率
应用	1. 适用于分析样品数较多，基因数较少的情况 2. 适用于分析低表达水平基因 3. 适用于对检测结果准确率要求较高，测量表达水平差细微时	1. 适用于分析基因数较多的情况 2. 适用于调制 cDNA 池时

RT-PCR 在疾病诊断领域有着重要的应用，还有许多其他特殊类型的 RT-PCR 技术被广泛使用，其中最广为人知的类型是锚定 PCR（anchored PCR）。锚定 PCR 是在基因未知序列端添加同聚物尾，人为赋予未知基因末端序列信息，再用人工合成的与多聚尾互补的引物作为锚定引物，在与基因特异配对引物参与下，扩增带有同聚物尾的 cDNA 序列。通过引入锚定引物，可以帮助克服序列未知或序列未全知的障碍。

二、降落 PCR 技术

由于 PCR 反应中许多条件（如 Mg^{2+}、dNTP、引物、模板、循环中的参数等）仍会影响实验结果，尤其对于一些复杂的基因组 DNA 模板，普通 PCR 技术常存在非特异性扩增反应，不能得到理想的产物。为了解决 PCR 反应非特异性扩增的问题，1991 年，唐（Don）等发明了降落 PCR（touch down PCR）技术。

降落 PCR 又称递减 PCR，是通过优化反应体系中的退火温度来提高反应的特异性。根据引物的 Tm 值，设置一系列从高到低的退火温度，在最开始循环中，退火温度高于引物的 Tm 值，之后每一个（或 n 个）循环降低 1℃（或 n℃）退火温度，直到退火温度降低到最佳温度，此后剩余的循环都维持该退火温度。一开始使用较高的退火温度，既可避免引物二聚体的形成，也可避免非特异性产物的生成，可以保证扩增产物的特异性；之后的循环中逐渐降低退火温度，可以提高扩增效率。在初始循环中，特异性扩增序列相对非特异性扩增序列，可以多扩增若干倍，当特异性产物的量达到一定丰度，后续低退火温度的扩增循环中，虽然扩增的特异性有所降低，但非特异位点结合的竞争力要低于特异性位点，降低了特异引物与非特异序列结合的概率，因此产生单一的占主导地位的特异性扩增产物，从而减轻非特异性扩增对结果的干扰。通常情况下，降落 PCR 技术的退火温度范围可跨越 10~20℃，从高于 Tm 值几摄氏度降到低于其 10℃ 左右，在每个温度上循环 1~2 个周期，然后在较低的退火温度上循环 10 个周期左右。

降落 PCR 技术与温度梯度 PCR 技术，虽然都是对反应体系中的退火温度进行优化，但原理不

同。降落 PCR 技术是为了提高反应的特异性。通过设计一系列不断降低的退火温度，在同一 PCR 管内进行反应，最终获得大量的特异性扩增产物。温度梯度 PCR 技术是为了找到最优退火温度。将多个 PCR 管分别放置在 PCR 仪中设置了不同的退火温度的温度模块进行反应，最终找到最优退火温度，并进一步以此退火温度进行普通 PCR 扩增。与温度梯度 PCR 技术相比，降落 PCR 技术优势更明显。温度梯度 PCR 技术需要多次反应或多管反应才能找到最优退火温度，之后还需要以找到的最优退火温度再次进行 PCR，操作烦琐。降落 PCR 技术只需要一次反应就可以获得很好的扩增效果。

降落 PCR 技术适用于不确定引物的最适 Tm 值、引物扩增效果不佳或不了解目的模板同源性程度，使用降落 PCR 技术可以快速、特异性地得到目的扩增片段。根据不同实验的需要，降落 PCR 技术还可与其他 PCR 技术同时使用，如竞争降落 PCR 技术、实时定量降落 PCR 技术等。这些联合 PCR 技术的反应体系，所需材料均与竞争定量 PCR 技术和实时定量 PCR 技术相同，所不同的是在 PCR 的循环过程中使用退火温度逐渐降低的降落 PCR 技术，检测 PCR 产物的方法与硬件也均同于竞争定量 PCR 技术和实时定量 PCR 技术。

三、巢式 PCR 技术

巢式 PCR（nested PCR）技术，通过使用两轮 PCR 反应和两对引物，极大提高了 PCR 的特异性和灵敏度，特别适用于目标 DNA 量少或模板复杂的情况。

巢式 PCR 技术是 PCR 技术的一种改良模式，需要设计两对引物（外引物和内引物），涉及两轮连续 PCR 反应。首先，使用一对外引物进行第一轮 PCR 反应，扩增得到包含目的片段的较长产物，将其稀释后作为第二轮 PCR 反应的模板；其次，再使用另一对内引物（巢式引物，位于第一轮 PCR 反应产物的内部）进行第二轮 PCR 反应，得到的产物即为目的片段。

巢式 PCR 技术需要注意两对引物的比例，尤其是第一轮 PCR 的引物用量。如果第一轮 PCR 引物过量，体系中剩余的引物将会进入第二轮 PCR，扩增得到一定产量的较长产物，导致第二轮 PCR 的产物出现除目的片段之外的杂带。因此，第一轮 PCR 需要精确控制引物量并适当增加循环次数，以确保非目标扩增最小化。

巢式 PCR 技术操作简单，所需条件与常规 PCR 技术相同，但提高了反应的特异性和灵敏度。巢式 PCR 技术使用两对引物，由于第二对引物位于第一轮 PCR 产物内部，而非目的片段包含两对引物结合位点的可能性极小，因此第二对引物与错误片段配对扩增的概率极低，降低了扩增多个靶位点的可能性，进而提高 PCR 反应的特异性。巢式 PCR 技术进行两轮 PCR，可以执行更多的循环，能克服单次扩增平台期的限制，可以从低拷贝样本中扩增得到足量的产物，进而提高 PCR 反应的灵敏度。

巢式 PCR 技术多应用在模板 DNA 含量较低，一次 PCR 难以获得满意的扩增产物时。因此，对用常规 PCR 技术难以扩增出的样品，可以尝试使用巢式 PCR 技术。在实际应用中，根据不同的实验需求和遇到的问题，巢式 PCR 技术又延伸出以下几种类型。

1. 半巢式 PCR（semi-nested PCR） 与巢式 PCR 技术原理相同，是使用三条引物进行两轮 PCR 扩增。在第二轮 PCR 中，有一条引物是第一轮 PCR 的引物，适用于巢式 PCR 中基因的 5′端或者 3′端难以设计出两条引物的情况。

半巢式 PCR 技术与巢式 PCR 技术相比，易产生非特异产物，使反应特异性降低，可通过提高退火温度，来提高反应的特异性。此外，半巢式 PCR 技术多采用第一轮产物直接稀释作为第二轮 PCR 的模板，此稀释混合物中的引物和模板对于第二轮 PCR 有一定的干扰作用，易造成背景高、非特异性产物多的缺点，可对第一轮产物进行初步分离纯化，再作为第二轮 PCR 模板，来得到更为理想的结果。

2. 单管巢式 PCR（single-tube nested PCR，STN-PCR） 是在传统巢式 PCR 技术的基础上，设计具有不同退火温度的外引物和内引物，通过控制退火温度，在一个 PCR 管中进行两轮 PCR，既能降低交叉污染，又能缩短实验时间和节约试剂。

3. 逆转录巢式 PCR（RT-nested PCR） 是以 cDNA 为模板，对目的片段进行巢式 PCR 扩增，是在 RT-PCR 的基础上发展起来的，用于检测某种 RNA 是否被表达，或者比较其相对表达水平，适用于检测拷贝数较低的 RNA，特异性更高、可靠性更强。

4. 共有序列巢式 PCR（consensus nested PCR） 又称共有引物巢式 PCR（consensus primer nested PCR），根据同一种属内较为保守的序列设计简并引物，经过两轮 PCR 扩增待检样本中的目的片段，通常第一轮 PCR 引物的简并碱基较多，第二轮 PCR 引物的简并碱基较少，适用于病毒等种属内型别较多，但检测样本中的病毒型别不确定的情况。

四、定量 PCR

定量 PCR（quantitative PCR，qPCR）技术使得科学家能够准确测量核酸的量，这在疾病诊断、基因表达分析等研究领域极为关键。定量 PCR 技术是在 PCR 技术基础上发展起来的，是以一种标准作对照，通过对 PCR 终产物的分析或 PCR 过程的监测，对 PCR 起始模板量进行定量的技术。与传统 PCR 技术相比，定量 PCR 技术能更加快速、灵敏和有效地对核酸进行定量检测。

目前主要采用的定量 PCR 技术包括极限稀释法、设立内参照物的定量 PCR 技术、荧光定量 PCR 技术（fluorescence quantity PCR，FQ-PCR）等。

荧光定量 PCR 技术又称实时定量 PCR（real time quantitative PCR），是在传统 PCR 技术的基础上引入荧光基团，在 PCR 反应过程中连续不断地检测反应体系中荧光信号的变化，获得实时描述 PCR 反应过程的动力学曲线，最后通过标准曲线对初始模板核酸进行定量分析的方法。

qPCR 技术是通过检测反应体系中的荧光强度来检测 PCR 扩增产物的，其荧光检出方法可分为荧光染料嵌合法和荧光探针法两大种类。根据 qPCR 扩增曲线整体趋势，整个扩增过程主要分为四个时期，分别是基线期、指数增长期、线性增长期和平台期。在基线期和平台期，荧光信号均维持水平状态，均不适用于对初始模板进行定量分析。在线性增长期，虽然扩增反应仍在进行，但随着反应产物的积累，PCR 反应受到明显抑制，导致扩增效率不断降低，此时产物不再以指数形式增长，同样不适用于对初始模板进行定量分析。而在指数增长期，由于底物充足，聚合酶活性高，反应产物以指数形式积累，且与初始模板量存在定量关系，因此，在该时期对模板起始量进行定量分析最准确且重复性最好。

在指数增长期内，荧光信号到达荧光检测阈值时所经历的循环数，即循环阈值（cycle threshold，Ct）。该循环参数和 PCR 体系中起始模板数的对数之间有严格的线性关系，利用不同梯度的阳性定量标准模板扩增的 Ct 值和该阳性定量标准的模板数经过对数拟合作图，制成标准曲线。最后根据待测样品的 Ct 值，通过标准曲线就可以准确地确定起始模板的数量。

qPCR 技术依靠在指数增长期通过荧光强度来实时模拟目标基因的扩增，避免了终点 PCR 定量的缺点。但是，当 qPCR 技术用于基因表达的相对定量和绝对定量时，由于检测能力有限，仍然具有一定的局限性。

数字 PCR（digital PCR，dPCR）技术是 20 世纪末迅速发展起来的一种核酸绝对定量技术，dPCR 技术克服了 qPCR 技术的常见弱点，如标准曲线需求、测量罕见靶标时的准确度低以及高背景条件下的灵敏度弱。在 dPCR 技术中，将一个样本分成几十到几万份，再将后者分配到不同的反应单元中，每个单元至少包含一个拷贝数的目标分子（DNA 模板），在每个反应单元中分别对目标分子进行 PCR 扩增，扩增结束后对各个反应单元的荧光信号进行统计学分析。通过对阳性反应进行计数，并应用泊松统计，可实现样品绝对定量。

五、多重 PCR 技术

多重 PCR（multiplex polymerase chain reaction，mPCR）技术一般也称为多重引物 PCR 技术或

复合 PCR 技术，1988 年由张伯伦（Chambehian）初次提出。多重 PCR 技术是将两对甚至超过两对设计的引物加入同一 PCR 反应系统中，同时将一个 DNA 样本中的同一目标 DNA 或不同目标 DNA 的不同序列的片段扩增，其基本原理和常规 PCR 技术一样，经常受到反应系统中各种因素和反应条件的影响。

多重 PCR 技术方便、快捷且高效，可在同一 PCR 反应中一次性检出多个基因，还可对多型别的目的基因类型检测分型，检测样本浓度较低时也能有很好的效果；同时多重 PCR 在引物、反应条件等方面的选择设计非常灵活，既能够满足单个 PCR 的敏感性以及特异性，又能更快捷、更便利，已成功应用于许多领域，临床常用于鉴定以及分型，如用于个体识别、病原体分型及法学鉴定等。

对于一个成功的多重 PCR 检测，多对引物的设计、PCR 缓冲液的浓度、Mg^{2+}和脱氧核苷酸浓度之间的平衡、循环温度以及模板 DNA 和 DNA 聚合酶的数量等都是非常重要的。单纯在一个反应系统中混合多对特异性引物并不能保证开展多重 PCR 实验，关键点是能否解决多个靶点反应条件之间的兼容问题。对于不能很好兼容的反应条件，多重 PCR 实际操作过程中的扩增效果以及实际扩增的片段数目可能并不能达到预期。因此为了得到较好的实验结果，需要注意以下几个方面。

（一）引物设计

多重 PCR 中存在一对以上的引物，且各对引物的最适条件不尽相同，这就增加了获得虚假扩增产物的概率。理想情况下，多重 PCR 中的所有引物对应该使各自的目标具有相似的扩增效率，但多重 PCR 中多个序列之间存在着竞争，使得目标序列的扩增存在先后差异，这些因素包括 GC 含量的区域间差异，导致优先变性；富含 GC 的引物具有更高的结合效率；二级结构导致基因组内目标的可及性差异等。实验中对于引物设计的注意事项见表 5-3。

表 5-3 引物设计的注意事项

	注意事项
引物的特异性	首先，每一对引物与扩增片段应该避免出现很强的互补作用，多对引物之间不能彼此结合，同时避免有很强同源性的扩增片段相互影响；其次所加入的引物只能与模板 DNA 的目标片段区域结合，而非其他区域
引物浓度	在多重 PCR 体系中，引物的需求量与所需扩增的目标序列的长度是正相关的，即目标序列较长时，则需要较多的引物。同时引物间容易相互影响导致扩增效果不佳。一般每种引物浓度在 0.2μmol/L 左右，但富含 GC 的引物具有更高的结合效率，如果扩增效果不佳，可增加弱结合能力的引物的量，减少强结合能力的引物的量。理论上，引物与靶序列的摩尔比为 103∶1
引物长度	一般为 18～24 个碱基即可，同时可进行特殊的结构设计，从而有效地避免引物二聚体或非特异性扩增现象的发生
引物的最适条件	各对引物的最适条件不尽相同，如较长片段需要更长的延伸时间，要尽量选择对大片段更有利的条件，以确保最后的产物量尽可能地一致。例如，对于退火温度，实验采取所有引物最低的退火温度；通常情况下，多重 PCR 循环数在 28～30 个即可，一般在 25 个附近

（二）组分设计

多重 PCR 的其他组分，如模板 DNA 及 DNA 聚合酶的浓度、dNTP 和 Mg^{2+} 浓度及缓冲液的浓度等对扩增结果的影响也很大，因为反应体系中各个组分的量必须满足每对引物扩增目标片段的扩增量的需要，增加或减少这些因子的量可能会使实验失败的可能性升高。具体注意事项见表 5-4。

表 5-4　多重 PCR 组分设计的注意事项

	注意事项
模板 DNA 及 DNA 聚合酶的浓度	若模板 DNA 浓度过高，则可能会引起非特异性的扩增。此外，DNA 分子具有高级结构，过高浓度的 DNA 可能会影响引物的退火。DNA 聚合酶处于偏低的浓度时，最终扩增得到的产物量会低；而聚合酶如果浓度过高又会造成不同基因扩增不平衡的现象，也会引起背景增高影响最终效果。为了避免这些问题，需要调整模板 DNA 及聚合酶的浓度适宜，避免过高或过低，以确保扩增效果及引物作用的有效发挥
dNTP 和 Mg^{2+} 浓度	dNTP 可以和 Mg^{2+} 结合，而 DNA 聚合酶需要游离的 Mg^{2+} 才能让其活性发挥。过高的 Mg^{2+} 浓度会使 DNA 双链难以完全变性，从而降低产量，也可导致引物对不正确的模板位点的假退火，降低特异性；Mg^{2+} 含量不足又会减少产物量。因此，在 PCR 反应中，需要控制 dNTP 和 Mg^{2+} 的浓度保持一定的平衡，从而保证不影响 DNA 聚合酶有效地发挥作用，dNTP 或 Mg^{2+} 的浓度过高或过低都会对 PCR 反应效率产生影响。一般情况下 200μmol/L 的 dNTP，使用 1.5~2mmol/L 的 Mg^{2+} 浓度会得到较好的扩增效果
PCR 缓冲液的浓度	在盐浓度较高的情况下，长片段扩增产物的变性解链会变得困难，此时选择 PCR 缓冲液浓度较低的比较合适；相反，较短片段的扩增产物能获得较好的效果

进行多重 PCR 实验时，要根据实验情况不断地改进多重 PCR 的相关条件，解决各反应组分之间的诸多问题，最终达到最佳扩增效果。虽然实验条件的优化较为困难，但具有便捷、高效等特点的多重 PCR 技术在疾病诊断、病原体检测及突变识别等方面都可以发挥巨大的应用价值，值得更深入的技术改进及探索。

六、固相 PCR 技术

固相 PCR（solid phase PCR，SP-PCR）技术是在固体基质表面上进行平行 DNA 扩增，通过固定在表面上的一种或两种引物扩增固体支持物上的靶核酸，同时将其他 PCR 组分保持在液相中的一种技术。

固相 PCR 技术允许物理分离引物和特异性扩增子，可以有效减少引物之间的干扰，并通过位置编码提供多重检测。引物可以固定在微量滴定板、平面或微珠上，引物通过酶促延伸产生系列扩增子。其多重检测的能力可以通过对阵列进行空间编码来产生，其中阵列上的每个点用于特定靶向分析物。引物的空间分离可以使引物相互作用最小化，从而防止引物二聚体的形成，并可以产生更高的多重扩增。

高度多重扩增可以在具有数百或数千个离散固定引物的微型空间中发生，引物在空间上分离，各种引物之间的干扰被最小化，并且极大提高了单个 PCR 扩增反应中不同靶标的数量。自从固相 PCR 成功应用以来，该领域相关技术研究逐渐增多。

（一）技术特点

固相 PCR 技术具有明显的优点。芯片或 DNA 微阵列作为固相载体在实现高通量、多重检测和满足集成化和小型化要求方面显示出显著优势。尽管固相 PCR 提供了显著的技术优势，如高通量和多重检测能力，它也面临着诸如低扩增效率和对特殊设备的需求等挑战。

然而，芯片多重检测中，荧光标记引物的非特异性结合常常导致高背景噪声，此外难以接近的、固定的引物或探针和靶模板的低效扩散，导致该技术存在固相扩增效率低的局限性。这种低扩增效率（也称为固相 PCR 扩增的产率）可能在基于核酸的分析中产生显著的负面影响。

一种广泛使用的固相 PCR 策略是桥式扩增，其中正向引物和反向引物均采用物理方式连接到固体支持物上，并且在每轮扩增中，扩增子桥接以与另一个固体支持物引物相互作用。固相 PCR 中缺乏扩散会导致相对低效的反应动力学，因此该方法的检测限受限。此外，它需要特殊的设备和专业知识进行可靠的分析，因此其应用在临床实际中仍存在限制。

固相 PCR 中增强扩散的方法之一，是向反应混合物中补充未结合的引物，这样反应可以在液相和固相表面同时进行。例如，对称固相 PCR 采用平衡的水性正向引物和反向引物以及与水性引物之一具有相同序列的固体支持物引物。在这种方法中,液相中的初始扩增有效地增加了起始模板的拷贝数,从而提高模板与固体支持物引物相互作用的概率。后来,又出现一种不对称固相 PCR,在这种方法中,与固体支持引物相对应的水性引物以一定的浓度加入,这种方法减少了退火和延伸步骤中水性引物和固体引物之间的竞争,导致扩增子有效地加载到固体支持物上。另外,通过对水性 PCR 产物使用巢式固相支持引物可以增强固相 PCR。巢式引物具有较高的解链温度,因此,在 PCR 循环后期,退火温度升高,使引物竞争更有利于固相支持引物。

上述方法能够增加固相 PCR 反应期间 DNA 扩增子的扩散,与普通固相 PCR 相比,扩增子产量提高了 10 倍。

引起固相 PCR 低扩增的机制,一部分原因是 PCR 后期固相 PCR 的扩增信号被阻滞,此外研究也发现固相 PCR 并不完全受到扩散的限制,而更有可能受到表面扩增本身的限制,表面扩增受限的原因可能包括以下几个因素(表 5-5)。

表 5-5 影响固相 PCR 扩增过程中 DNA 产量的因素及应用

影响因素	应用
掩蔽效应	使用较长的表面支持引物可以降低掩蔽效应,并且同时可以促进引物与靶标的杂交
分子拥挤效应	低密度的固相载体引物可能不足以使固相 PCR 扩增,而太高密度的固相载体引物会增加分子拥挤效应,因此优化固相支持物引物密度将是非常重要的
相邻 DNA 相互作用	固相支持物引物与从液相 PCR 扩增产生的扩增子退火的位置需要经过优选

1. 掩蔽效应 PCR 扩增子的长度通常比引物的长度长得多,因此它们可以掩蔽相邻的引物(大约扩增子的一个回转半径),使得这些引物不能参与下一轮固相 PCR 扩增。

2. 分子拥挤效应 分子间的距离小于它们的回转半径时,会发生空间相互作用并相互排斥。当被高密度量的固定化表面引物包围时,自由浮动的模板倾向于远离表面移动。这些分子与固相载体引物退火的概率较小。

3. 相邻 DNA 相互作用 随着固相 PCR 的进行,固定的扩增子密度增加,并且 DNA 模板可能优先于引物与相邻扩增子杂交。这可以防止引物延伸并限制固相 PCR 过程中 DNA 产量的扩增。

(二)应用前景

固相 PCR 技术具有高通量、易于操作和检测特异性高的优势,避免了常规 PCR 技术在高通量和多重应用中的局限性,因此,该技术已被运用于各种领域,并且在以下方面具有显著的前景:多分析物诊断、DNA 测序和大规模核苷酸多态性分析。例如,在侵袭性非伤寒沙门菌血清型的检测中,以磁珠为基础的病原体浓度检测技术和固相 PCR 技术相结合,通过附着于表面的病原体特异性探针启动固相扩增,能够快速和超灵敏地检测血液中极低浓度的病原体。基本过程如下:初始热循环在反应溶液中产生靶基因的扩增子,如果探针与 DNA 序列匹配,则所述扩增子将与固体表面上附着的病原体特异性探针结合。在随后的热循环中,扩增导致初始链延伸,并且延伸的探针充当第二链延伸的模板,产生用于下一轮扩增的新模板。这导致 PCR 产物共价连接到固体支持物,可以通过用荧光染料标记引物之一进行检测。为了获得更高的荧光收集效率,在嵌入聚合物微芯片的超临界角荧光(supercritical angle fluorescence,SAF)结构的截锥形微透镜阵列上进行了固相 PCR 演示(使用纯 DNA)。这一案例展示了固相 PCR 在提高传染病诊断灵敏度和速度方面的巨大潜力,预示着它在未来医疗健康领域的广泛应用。

第四节 PCR 技术的应用

PCR 技术利用分子生物学原理,在体外对微量 DNA 进行扩增,然后对其进行进一步检测,包括检测 DNA 数量和结构的变化，PCR 技术比耗时长的细胞培养等技术更加快速，并且 PCR 技术的特异性强、灵敏度高，在遗传病诊断、肿瘤疾病、病原微生物检测等应用领域发挥了极大优势。

一、PCR 技术在遗传病诊断中的应用

（一）直接诊断遗传病

遗传病的直接诊断依赖于对特定基因突变的直接检测。PCR 技术的基本原理是在体外发生的 DNA 复制过程，是一种酶促反应，PCR 的反应过程需要有酶、底物、引物的参与以及其他基本条件。反应过程中的酶是耐热的 DNA 聚合酶，底物为 4 种 dNTP，引物包括 5'端引物和 3'端引物，是根据已知的基因片段合成的一段 15～30bp 的互补序列，因此遗传病的基因结构必须在部分或全部已知的前提下检测。若遗传病的患病是由基因缺失突变引起，缺失区域外侧的 DNA 序列可以直接用作模板合成的一对引物，对该区域直接进行扩增，通过扩增得到的产物判断有无特异性，即可对缺失部位进行检测。若缺失部位基因为异质的，则可以通过多重 PCR 技术进行检测，这个过程需要设计多对引物对基因重排，可通过逆转录 PCR 技术，检查 mRNA 的情况。若限制性内切酶切点被点突变影响，除了 PCR 技术，还可以联合使用限制性片段长度多态性（restriction fragment length polymorphism，RFLP）技术与 PCR 技术，通过合适的限制性内切酶对扩增得到的产物进行酶切处理，再运用电泳技术辅助结果的判断，此种方法检测速度更快，并且规避了同位素的危害。

（二）间接诊断遗传病

对于基因组较大或基因异质性较高的遗传病，间接诊断成为一种有效的策略。在遗传病的诊断过程中，某些情况无法直接通过 PCR 技术对遗传病的基因突变进行检测。例如，遗传病的基因组很大或疾病的基因异质性较高，均难以进行直接检测。此种情况下，可以通过多态性标记来对遗传病进行间接诊断。

第一种方法与限制性内切酶切点被点突变影响一致，使用限制性片段长度多态性进行多态性标记，然后与 PCR 技术联合，进行连锁分析。因为限制性内切酶切点在人类的基因组中数量很多而且具有遗传多态性，所以可以通过 PCR 技术检测已知 DNA 序列的酶切位点多态性，在体外扩增之后，再用合适的内切酶对相应的产物进行酶切，然后采用电泳技术来分析酶切位点的多态性，进行连锁分析。在用此种方式连锁分析的时候，更适合的是多态性较强的位点，当然也可以联合多个位点共同应用。

第二种多态性标记的方法是扩增片段长度多态性，可变数目串联重复序列（variable number of tandem repeat，VNTR）和短串联重复序列（short tandem repeat，STR）可作为有用的多态性标记。VNTR 的特征是其核心重复单元由 10～100 个核苷酸组成，在不同的个体重复的次数不同，通常为几次到上百次。而短串联重复序列的核心重复单元由 2～13 个核苷酸组成。在人群中，串联重复序列具有很强的遗传多态性，可以提供大量的多态信息。VNTR 和 STR 能够依据其两端的基因序列来合成引物，进而用 PCR 技术进行扩增，扩增得到的产物再通过电泳加银染进行连锁分析。串联重复序列遵循孟德尔遗传定律，作为多态性标记进行连锁分析，具有很高的临床价值。目前这种方法已经广泛应用于多种遗传病的间接诊断，如贝克肌营养不良（Becker muscular dystrophy，BMD）和迪谢内肌营养不良（Duchenne muscular dystrophy，DMD）等。目前利用串联重复序列合成的引物，可对某些遗传病进行基因诊断，如脆性 X 染色体综合征、肌强直性营养不良等疾病。

（三）产前诊断

1. PCR 技术在产前诊断中的重要性 新生儿中染色体异常发生很常见，如 21-三体综合征。染色体病的患儿常常伴有严重的智力缺陷，以及存在某些组织的严重畸形，而目前对于大多数的染

色体病,仍然没有找到有效的治疗措施,因此产前诊断是非常重要的一个环节。经统计,随着科学发展、环境污染日趋严重,胎儿出生缺陷的比例呈上升的趋势,据国家卫生健康委员会不完全统计结果显示,我国出生缺陷总发生率约为5.6%,以全国年出生数1600万计算,每年新增出生缺陷约90万例,其中出生时临床明显可见的出生缺陷约25万例,因此对高危人群开展产前诊断具有极其重要的意义。产前诊断最重要的作用在于能够迅速、方便地早期诊断遗传病,而PCR技术检测结果准确、检测速度快,逐渐被广泛应用。

近年来,随着FISH、PCR、光谱染色体核型分析(spectral karyotyping,SKY)、引物介导的原位标记(primed *in situ* labeling,PRINS)等分子生物学技术的不断发展和完善,已经实现早期诊断胎儿遗传病。PCR技术的检测效率极高,能够在很短的时间内将目标DNA扩增至百万倍,并且其检测步骤简单,检测速度迅速,检测结果的准确性也很高,PCR技术可以直接对突变基因进行检测,也可以与其他的技术联合使用,大大提高了诊断的准确性。目前基因诊断已经成为遗传病产前诊断的主要方法。PCR技术具有成本低、检测快速和对样品质量和样品数量要求不高等特点,可在妊娠早期取得少量样本进行操作,发现异常的孕妇可早期终止妊娠。自从遗传病的诊断开始应用PCR技术,越来越多的遗传病能够用此技术进行诊断,目前产前诊断遗传病最常应用的检测手段就是以PCR技术为基础的多种检测方法。

2. PCR技术进行产前诊断的途径

(1)标本采集:PCR技术可在短时间内将微量的DNA扩增数百万倍,因此它适用于各种来源的DNA标本。人体所有组织中的有核细胞,都具有人的全套基因组,因此均可以用作产前基因诊断的标本,如胎儿的血细胞、绒毛滋养细胞、羊水细胞等。在产前诊断的过程中,胎儿细胞有多种获取的途径,无论是羊膜穿刺术,还是近年来出现的无创胎儿染色体非整倍体检测(non-invasive prenatal testing,NIPT),都可以采用含有胎儿遗传信息的成分进行检测。

1)羊水穿刺:在妊娠16周后,可经母亲腹壁穿刺,从采集的羊水中获得大量的适合基因检测的胎儿脱落细胞,经过体外培养后,可用于基因诊断,5~10ml羊水即可获得足量的DNA标本。随着分子技术的发展,现在能够不进行体外培养,直接采用染色体微量分析技术对微量基因进行分析。羊水穿刺操作是一种有创性的操作,因此虽然该操作的步骤简单,在实际临床中也比较普及,但仍然具有较大的风险,有可能会影响胎儿的发育,或造成流产等后果。

2)在妊娠10周后经阴道在B超引导下,从胎盘组织或胎儿血液中采集绒毛标本。

3)经脐静脉穿刺采集胎儿血液标本。

4)穿刺或经胎儿镜进行胎儿活检。

5)子宫颈刷取细胞标本。

6)无创胎儿染色体非整倍体检测:适用于妊娠12~26周,仅需要采集5~10ml孕妇外周血即可进行分析。母体外周血中的游离胎儿DNA片段(cffDNA)含量为5%~30%,妊娠8周后其含量较丰富并可在外周血中稳定存在。采集后对血浆中纯化后的胎儿DNA片段进行基因测序,得到测序的结果后,进行数据化处理及生物信息分析,可以通过处理分析获取胎儿的遗传信息,进而诊断胎儿是否存在三大染色体疾病(13-三体综合征、18-三体综合征、21-三体综合征),甚至可以拓展到多种单基因疾病(如β-地中海贫血、先天性肾上腺增生)。

(2)DNA的提取:不同组织来源有不同的提取方法。例如,NIPT普遍使用磁珠法,该方法操作简单、耗时较短,使用磁珠充分吸附游离DNA片段,清洗掉蛋白质和其他杂质后,洗脱吸附在磁珠上的游离DNA片段,收集备用。

(3)DNA扩增及DNA检测:依据不同的检测目的,针对不同的基因突变,需要采取的检测方法也不同。在使用PCR技术对遗传病进行产前诊断的时候,更倾向于采取两种以上检测方法联用。例如,荧光定量PCR技术与染色体核型分析技术联用,以得到最大限度精确的结果,有助于早期诊断。

（四）PCR 技术在遗传病诊断中的具体实践

1. 地中海贫血 是因血红蛋白的 α-珠蛋白和 β-珠蛋白链的合成不均衡所导致的一类常染色体遗传疾病。其主要病因是基因缺失以及单个或少数核苷酸的缺失、插入或置换，而造成基因的不表达或表达水平低下，或导致 RNA 加工、成熟和翻译异常，或合成无功能 mRNA 或不稳定的珠蛋白，目前对地中海贫血的治疗还缺乏有效手段。荧光定量 PCR 技术可以早期诊断地中海贫血，其局限性在于不能同时检测多个突变。PCR 技术与等位基因特异核苷酸探针法联合应用，是检测已知 β-珠蛋白基因点突变的技术，该方法首先运用 PCR 技术对靶基因的片段进行体外扩增，再人工合成含突变位点的寡核苷酸探针，对扩增得到的靶基因进行逐一筛查，这种检测方法适合应用于点突变的检测。

2. 进行性假肥大型性营养不良 是一种抗肌萎缩蛋白基因突变引起的最常见的进行性肌营养不良疾病，最常见于小儿期，属 X 连锁隐性遗传病，一般是男性患病，女性携带突变基因。该疾病致病基因长达 2000~2500kb，基因的突变率较高，并且该基因的突变点之间的距离较远，通过常用的技术很难对该疾病进行准确诊断，对于基因片段较大的致病基因，多重连接探针扩增技术（multiplex ligation-dependent probe amplification，MLPA）检测方法可检测其基因 79 个外显子的缺失或重复；*DMD* 基因的点突变以及微小突变可以通过 DNA 测序技术明确。当明确先证者和突变类型后，对家系其他成员可应用 PCR 技术对已知突变位点进行监测。

3. 异倍体妊娠 人的正常染色体是二倍体，异倍体胎儿是指胎儿染色体存在增多或减少的先天性数量异常，具有不成套染色体组，而无法形成整倍体，异倍体妊娠的胎儿可能会影响其在子宫内的生长发育，出现发育迟缓、骨骼畸形，甚至胚胎停止发育，分娩出生后也可能出现智力异常以及异常的骨骼发育，影响正常的生活。实时荧光定量 PCR 法（real-time fluorogenic quantitative PCR，real-time-qPCR）是在 PCR 技术的基础之上，通过加入标记的荧光探针或者荧光染料，能够实现对体外扩增的产物进行定量分析。通过引物来放大靶 DNA 上的多态性特征，再利用毛细管电泳法对标记的染色体重复序列的种类与片段数量进行分析，可以对染色体的整倍体情况进行检测，能够对 13 染色体、18 染色体、21 染色体以及 X 染色体、Y 染色体非整倍体异常和三倍体异常做出诊断，并可判断是否存在母体细胞污染，此法可作为有异倍体风险妊娠的辅助筛选工具。

二、PCR 技术在肿瘤疾病中的应用

（一）PCR 技术应用于致癌基因研究

自 1970 年马丁（Martin）首次发现致癌基因 *Src* 以来，多个与人类癌症相关的致癌基因被陆续识别，包括 *ras* 基因家族中的 *H-ras*、*K-ras* 和 *N-ras*，其中 *K-ras* 因在多种癌症中的频繁突变而备受关注。*K-ras* 是最常见的致癌基因，对人类癌症影响最大，其功能正常行使时对应控制 KRAS 蛋白，与细胞的生长、分化及增殖等生命活动联系密切。但当其发生突变时，KRAS 蛋白功能异常，处于异常激活状态，使细胞不受控制地恶性增殖，进而导致癌症的发生。PCR 技术特别是高通量测序技术，已成为识别和确认致癌基因突变的关键工具。例如，非小细胞肺癌中 *K-ras* 基因的点突变，可以通过 PCR 技术进行快速精确检测，为临床治疗决策提供依据。有研究发现，ZXF1 mRNA 在肺腺癌细胞中异常表达，且与肿瘤分化、淋巴结转移等密切相关，临床上运用 real-time-qPCR 技术可以特异且精确地检测 ZXF1 mRNA 的表达量，其高表达往往可以提示患者有较差的预后。表皮生长因子受体（epidermal growth factor receptor，EGFR）基因也是一种可以利用 real-time-qPCR 技术检测的重要肺癌药物靶标，具有操作简便、快速、精确等优点。miRNA 可在肿瘤组织以外的外周循环血、尿液和胸腔积液中检测到，且可被连续监测，采用 real-time-qPCR 技术对其进行检测，相对操作简便且造成的创伤较小，已被证实可成为多个肿瘤检测的标志物。例如，检测血清中的 miR-493-5p 或 miR-125b，同时联合甲胎蛋白（alpha-fetoprotein，AFP）可对肝细胞肝癌进行诊断，具有潜在的临床研究价值。miRNA 参与对细胞功能的一些调节，并能在外周循环中稳定存在，而

循环 miRNA 与细胞或者组织中的 miRNA 相比,大多数都表达在更低的丰度,而且在健康和疾病两种状态之间表达出的差异非常小。液滴式数字 PCR 技术在检测微量 miRNA 时的灵敏性和精确定量核酸拷贝数的方面表现得更加优秀,即在相对低丰度的血浆中 miRNA 的绝对定量,液滴式数字 PCR 技术比 real-time-qPCR 技术更有优势。有研究显示,同时使用液滴式数字 PCR 技术和 real-time-qPCR 技术对不同稀释浓度的同一样品进行检测,液滴式数字 PCR 技术比 real-time-qPCR 技术的重复性提高 7 倍。

(二)PCR 技术应用于抑癌基因突变的研究

抑癌基因的概念是 20 世纪 70 年代研究视网膜母细胞瘤遗传机制时提出的,*RB1* 是最早被发现的肿瘤抑制基因之一,是细胞增殖的关键调控因子,大多数视网膜母细胞瘤的发生是由 *RB1* 等位基因的失活诱发引起。抑癌基因是一类生长控制基因或负调控基因,其缺失或突变丧失功能时,将会导致细胞的恶性转化。某些抑癌基因如 *P53*,突变后不仅丧失原有的功能,还可以促进肿瘤的发生。PCR 技术在这些基因的突变研究中发挥了关键作用。例如,对血液系统肿瘤样本、肺癌样本和胃腺癌样本中 *P53* 基因突变的研究,为理解其抑癌机制和临床治疗提供了重要信息。*P53* 基因在正常人体内可表达具有抑制肿瘤作用的蛋白,是一种广谱抑癌基因,定位于人的 17 号染色体短臂上。但是当 *P53* 基因发生突变以后,其正常行使的抑癌功能发生缺失,促进了肿瘤的发生发展。PCR 技术对于 *P53* 基因突变的研究有很大的辅助作用,为明确 *P53* 基因的抑癌机制,用 PCR 技术研究血液系统肿瘤组织、肺癌组织、胃腺癌组织和大肠癌组织中的 *P53* 基因,对肿瘤的治疗具有重要的指导意义。竞争性 real-time-qPCR 技术可以定量检测 *P53* 基因的表达,并且能够直接用软件进行分析,快速对基因进行高通量检测,毛细管电泳-限制性片段长度多态性检测技术可同时检测胃癌患者的 *P53* 基因的第 248 位和第 249 位密码子,对其突变情况进行同时检测来进行临床研究或基础研究。

P16 基因是最早被发现的一种对肿瘤发生具有最直接抑制作用的细胞固有成分,其异常改变在癌症中发挥着重要作用。*P16* 基因在多种癌症中会发生突变和丢失,在人类恶性肿瘤中很常见。例如,在脑胶质瘤中,常伴有纯合缺失或者单个基因的缺失,且缺失率较高,其缺失比例与恶性程度相关,*P16* 基因在恶性程度高的肿瘤中缺失率明显高于恶性程度较低者,也有患者伴有 *P16* 基因的突变,通常发生在恶性肿瘤晚期,检测患者基因突变可作为脑胶质瘤的辅助诊断,且与肿瘤的病理分级相关,可辅助判断肿瘤患者病情预后。通过 PCR 技术可以检测到 *P16* 基因在胰腺癌、恶性淋巴瘤、白血病等癌症中的表达。

(三)PCR 技术应用于肿瘤免疫的研究

肿瘤免疫是通过免疫系统高度特异性地抑制和杀伤肿瘤细胞,引入与肿瘤免疫有关的基因,一方面使其免疫原性暴露出来,为免疫细胞的攻击提供便捷;另一方面,通过将肿瘤坏死因子等细胞因子导入淋巴细胞,促使其发挥大量杀灭肿瘤细胞的作用。PCR 技术在肿瘤免疫研究中也展现了巨大潜力。例如,PCR 技术被用于扩增肿瘤坏死因子相关凋亡诱导配体基因,进一步通过克隆表达在肿瘤治疗中应用,展现了通过增强免疫细胞功能对抗肿瘤的新途径。

(四)PCR 技术应用于端粒酶活性的检测分析

端粒酶是一种能使端粒 DNA 延伸的酶,其活性和表达水平与肿瘤的发生发展有关。通过 PCR 技术可以在多种肿瘤组织中检测到端粒酶的活性。例如,利用 real-time-qPCR 技术能够检测肿瘤细胞中端粒酶的 RNA 组分以评估其活性,并作为早期诊断肿瘤的重要指标,同时也能对肿瘤生物学行为进行评价,对肿瘤的诊疗起到辅助作用。

(五)PCR 技术在常见肿瘤的应用举例

人乳头瘤病毒(human papilloma virus,HPV)是一种可导致人皮肤黏膜鳞状上皮细胞增生的球形 DNA 乳头瘤空泡病毒。HPV 在女性宫颈癌患者中的感染率高达 90%甚至以上，因此 HPV 的防治与检测较重要。real-time-qPCR 技术可作为临床检测的重要手段，通过此技术检测 HPV mRNA 的表达水平，其表达水平随宫颈癌的进展而升高，对宫颈癌的发病及预后有较好的指导作用。宫颈鳞癌中的 *HIC1* 基因表达在临床上也可以通过 real-time-qPCR 技术进行检测，对疾病的早期诊断、癌变类型、预后判断都有很大的帮助。

乳腺癌是一种女性常见且多发的恶性肿瘤，CA153、CA125、CEA、CA199 等都是与乳腺癌关系密切的肿瘤标志物。以上指标可用于监测乳腺癌的疾病进程，判断其治疗效果，并对乳腺癌起到很好的辅助诊断作用。采用 real-time-qPCR 技术及化学发光技术分别对 miR-598-3p 及血清 CA153 表达水平进行联合检测，能够提高乳腺癌诊断的灵敏度及特异性。

癌症治疗后患者体内可能存在可检出的残留病灶，有导致复发风险，但不会引起症状发生，常规方法如影像学方法或免疫学方法等难以检测，要检测有无此种残留病灶，即微小残留病变仍留存于治疗后的患者体内，应用 PCR 技术可以通过特有的遗传变异来识别恶性肿瘤细胞，且灵敏度极高，可以在癌细胞极少量的样本中检出微小残留病变。例如，在结肠癌、鼻咽癌、肺癌及乳腺癌等实体肿瘤中，可在治疗后定期检测外周血中的循环肿瘤 DNA（circulating tumor DNA，ctDNA）含量来反映微小残留病变的阳性与否，且基于 ctDNA 的微小残留病变检测可早于传统方法监测疾病的复发，这为临床对于疾病复发风险的监测及提前干预提供了机会。

三、PCR 在病原微生物检测中的应用

病原微生物种类繁多，对人体健康有很大影响，一般临床上鉴别病原菌的主要方法包括细菌的分离培养及鉴定、血清学检测、质谱分析和核酸检测等，但应用 real-time-qPCR 技术最为快速、安全性最高、灵敏度和特异度也比较高。PCR 技术的应用弥补了常规方法的缺陷，能将病原微生物的类型与亚型进行区别，适用于对多种病原微生物的检验，其缺点在于仅适用于已知的病原微生物，对于新发和未知的病原微生无法设计相应的引物。通常情况下，用基因测序技术确定了病原微生物的基因序列和种类后，PCR 技术可作为后续常规检测的工具。PCR 扩增反应的总时长为 2～4h，无须培养细胞或对病毒、细菌等进行分离，可直接将 RNA 或 DNA 粗制品作为反应的模板进行扩增，在此基础上，实现对活组织、细胞、浆膜腔积液、血液样品的 DNA 进行扩增检验分析，从而为快速准确检测致病微生物提供依据。PCR 技术可准确测定原虫、霉菌及多种细菌、病毒的靶 DNA，具有较高的特异性及敏感性，且检验步骤自动化程度高，能有效地提高检测结果的阳性率，对传染病的诊治具有一定的指导意义。

PCR 技术用于病原微生物的检测，主要有以下几个方面。

1. 呼吸道感染 是一种较为常见的疾病，呼吸道可感染病毒、细菌、支原体、衣原体、寄生原虫、放线菌等致病微生物。常规细菌培养检验技术时间长，容易延误疾病诊治。在呼吸道感染病原微生物如嗜肺军团菌等的检测中，PCR 技术的应用大幅缩短了诊断时间，为及时的病情控制和治疗提供了可能。

2. 肠道病毒感染 临床上检测肠道病毒主要是通过血清中和试验，根据检测的结果肠道病毒可以分为柯萨奇病毒、肠道腺病毒、诺如病毒、星状病毒、轮状病毒等。在实验室中，部分肠道病毒培养难度较大，通过血清中和试验无法准确分型，进而影响临床治疗。将分子基因技术与 PCR 技术相结合，可有效解决血清中和试验对部分病毒无法分型的问题，也可提高肠道各种疾病的疗效，对肠道疾病的相关并发症也能起到预防作用。

病原微生物检测领域应用到的 PCR 衍生技术有逆转录 PCR 技术、数字 PCR 技术、多重 PCR 技术等。这几种不同的衍生技术具有不同的特征，可以在病原菌的检测中得到很好的应用。例如，布氏杆菌感染的患者部分在发病初期自行应用抗菌药物，这就造成病原体血清学水平偏低，不易检出。采用数字 PCR 技术分析布氏杆菌，其拷贝数可达 0.08copy/μl，可显著提高低丰度样本中布氏杆菌的检出率。数字 PCR 是一种绝对定量技术，将待分析样本稀释分配到大规模的独立的微反应

体系进行扩增,结束后对各个体系的荧光信号进行采集分析并根据泊松分布的原理来计算目标拷贝数。数字 PCR 技术仅需要极微量的样本即可完成检测,因此对于低浓度体液及环境等来源的病原菌检测,可以实现高灵敏度及高准确度的绝对定量检测,大幅提高了效率。但对于未知病原菌的检测,PCR 技术暂无可行手段,还依赖测序技术。结核分枝杆菌是一种可侵犯人体多个脏器的致病菌,主要表现为肺部感染所致的肺结核,因血液中结核分枝杆菌 DNA 载量极少,所以常规样本仅限于痰液样本。但深部的痰液样本采集难度大,且样本背景复杂,容易造成检测效率不高。应用数字 PCR 技术对结核分枝杆菌的培养滤液蛋白 10(culture filtrate protein 10)基因序列进行测定,通过质粒测定其最小检出限度为 $1.2 copy/\mu l$。

2019 新型冠状病毒以肺部感染为主并引起新冠感染,即使对于极微量的样本或是复杂的环境源样本,数字 PCR 技术都可以有效地检测出新型冠状病毒核酸,同时也可以有效地解决由于病毒变异引起的引物和探针的结合、扩增效率降低等问题,具有极好的灵敏度及特异度。在早期可疑病例的筛查、传染源的及时阻断、传染病暴发蔓延的控制等方面,数字 PCR 技术相较于 real-time-qPCR 技术表现出更强的优势,起到了不可忽视的作用。HIV 感染者接受逆转录病毒治疗后,即使减缓了血液中病毒的繁殖速度,但存在于潜伏感染细胞中的 HIV-DNA 仍可维持 HIV 的低水平复制,利用液滴式数字 PCR 技术可对血液中较低浓度的 HIV-DNA 进行分析,评价药物治疗效果和疾病进程。

多重 PCR 技术的应用主要在于对肠道致病菌的检测方面,以链球菌、大肠埃希菌、布氏杆菌、沙门菌病等检测为主。例如,研究者们根据沙门菌菌体抗原 A/D1 群基因、鞭毛抗原基因(*fli C-Hd*)及伤寒沙门菌表面抗原基因片段(Vi)设计引物,构建适宜的多重 PCR 反应体系,优化反应条件,实现了对血清型沙门菌的快速、准确鉴别,并能有效识别沙门菌的不同血清群,鉴别 Vi 阳性及鞭毛抗原为 Hd 的沙门菌,精确度极高。

随着新技术的不断发展,PCR 技术在病原微生物检测中的应用将更加广泛和精准。特别是针对未知或新发病原体,结合高通量测序等技术,PCR 技术有望实现更广泛的病原体检测和快速应对公共卫生挑战。

(续晴云　李海霞　秦晓松)

【思考题】

1. PCR 技术的基本原理是什么?
2. 一步法 RT-PCR 反应和两步法 RT-PCR 反应的区别、优缺点及应用有哪些?
3. 定量 PCR 技术的优势有哪些?
4. 多重 PCR 技术常见的问题及解决方法有哪些?
5. 固相 PCR 技术相比于常规 PCR 技术有哪些优势?
6. 地中海贫血的诊断中是如何利用 PCR 技术的?
7. 请列举实例展示 PCR 技术在肿瘤疾病中的应用。

第六章 测序技术及应用

【教学内容】 基因测序技术是测定核酸的分子序列的技术，即获得目的核酸片段碱基排列顺序的技术。自从人类发现 DNA 以来，经过 100 多年的努力，人类终于通过测序技术得以阅读和理解生命的密码。本章主要对各代测序技术的原理进行简单介绍，并介绍该技术的不同优缺点，以及在肿瘤、个体化用药、生殖、遗传和微生物等医学领域中的应用。

第一节 概　　述

一、测序技术重要性

核酸是生命体遗传信息的主要载体。1953 年富兰克林（Franklin）、威尔金斯（Wilkins）、克里克（Crick）和沃森（Watson）关于 DNA 双螺旋结构的发现表明，几乎所有基因的三维结构基本一致。生命体多样性源于 DNA/RNA 序列，即碱基 A、T/U、C、G 的数量和排列顺序的变化。测序技术通过解读基因序列信息来分析基因的结构、功能及其相互关系，被认为是临床疾病分子诊断中最精确的依据。

二、测序技术发展历程

1977 年桑格（Sanger）和库尔森（Coulson）开创的双脱氧链终止法（dideoxy chain-termination method）（又称 Sanger 测序法）以及 1973 年马克萨姆（Maxam）和吉尔伯特（Gilbert）发明的化学降解法（chemical degradation method/Maxam-Gilbert method），标志着第一代测序技术的诞生，从而真正迈入了基因组学时代。第一代测序技术读长较长，准确性高，但由于测序通量低、成本高，限制了其在大规模应用中的推广。2005～2007 年，罗氏（Roche）公司 454 测序技术、因美纳（Illumina）测序公司 Solexa 测序技术和美国应用生物系统（ABI）公司 SOLiD 测序技术的推出标志着下一代测序技术诞生，并随后迅速发展。下一代测序技术具有高通量、低成本、快速测序的优势，迅速在全球测序市场占据主导地位，极大地推进了相关研究的进展。然而，下一代测序技术存在一些技术瓶颈，如测序读长较短、不能直接对 RNA 测序，以及在测序文库构建过程中 PCR 扩增容易引入难以纠正的偏倚和错配问题。2008 年至今，随着物理、化学、材料和生命科学的不断发展和融合，三代测序技术应运而生，以单分子测序（true single molecule sequencing，tSMS）技术、单分子实时测序（single-molecule real time sequencing，SMRT）测序技术和纳米孔测序技术为代表，开启了一个新的里程碑。三代测序技术读长可达上百 kb，无须 PCR 技术扩增，具有快速测序、高灵敏度的特点，能够实时检测低于 1ng 的分子。然而，该技术存在成本较高、错误率较高以及分析软件不够丰富的问题。2023 年，通过 SMRT 测序技术和纳米孔测序技术，端粒到端粒（telomere-to-telomere，T2T）联盟成功完成了人类 22 条常染色体和 XY 染色体的无缝组装。至此，人类完整基因组测序计划正式完成，测序技术的发展历程见图 6-1。

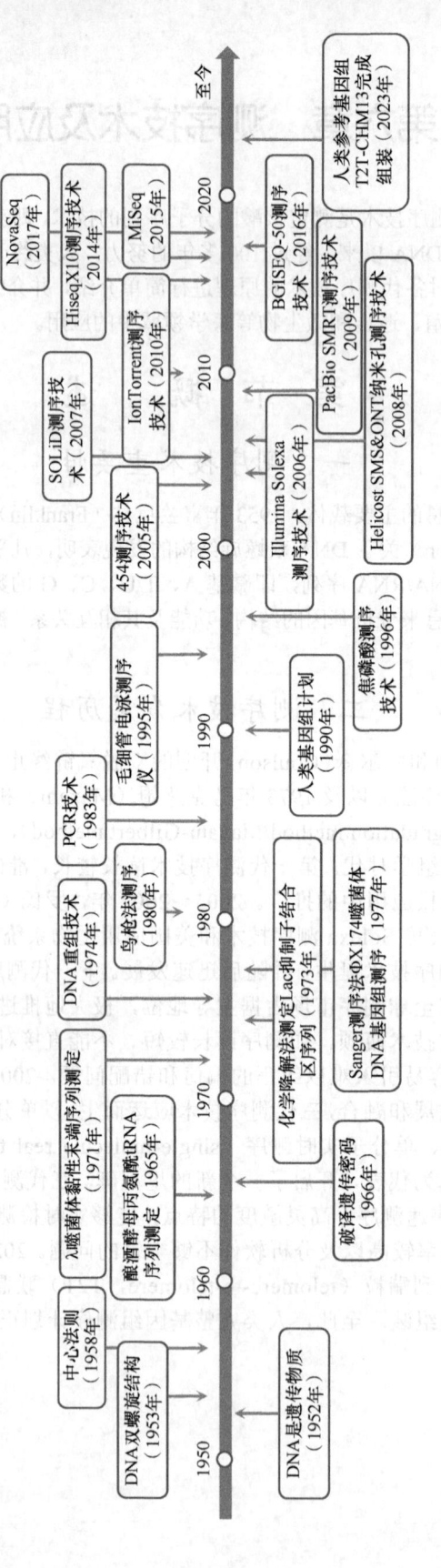

图 6-1 测序技术发展历程

第二节 一代测序

20世纪上半叶，分子生物学领域取得了重大进展，DNA测序技术也开始萌芽。惠特菲尔德（Whitfeld）等采用化学降解法测定了无支链的RNA序列。该方法利用磷酸单酯酶的脱磷酸作用和高碘酸盐的氧化作用从多聚核苷酸链末端逐一解离寡核糖核酸，并用色谱法测定其种类。然而，由于操作复杂，该方法并未被广泛应用。1965年，罗伯特·霍利（Robert Holley）等利用小片段重叠法，在耗时7年的研究中首次完成对酿酒酵母丙氨酰tRNA序列76个核苷酸的测定。华裔分子生物学家吴瑞提出位置特异性引物延伸方法，并于1971年首次成功测定了λ噬菌体12个碱基的黏性末端序列，为建立DNA测序技术的发展开创了先河。基于该原理的测序方法被推广，通过放射性核苷酸的掺入，可以推断λ噬菌体基因组末端外的其他核苷酸序列。然而，该方法仅适用于测定DNA短片段，并涉及大量的分析化学和分馏程序。1973年，Gilbert和Maxam利用化学降解法测定了Lac抑制子结合区24个碱基的DNA序列。Sanger在1975年报道了更为简易的加减序法（plus-minus sequencing）。1977年，Sanger在加减测序法的基础上创建了双脱氧链终止法，并首次完成了ΦX174噬菌体DNA基因组的测序。同年，Gilbert和Maxam在原有方法的基础上合创了化学降解法。尽管这两种测序方法的原理大相径庭，但都生成了若干组相互独立、有共同起点、随机终止于一种或多种特定的碱基、带放射性标记的寡核苷酸混合物。通过对各组寡核苷酸混合物进行聚丙烯酰胺凝胶电泳（polyacrylamide gel electrophoresis，PAGE），可以直接从放射自显影片上读取DNA的核苷酸顺序。

由此，人类获得了探究生命体遗传信息的能力，并以此为开端迈入基因组学时代。随着现代分子生物学技术的不断发展，如鸟枪法（shotgun method）、PCR和DNA重组（DNA recombination）等技术为DNA序列分析提供了强大支持。经典的双脱氧链终止法不断改进和优化，并发展为自动化测序，为人类基因组计划作出了重大贡献。

一、化学降解法测序原理和应用

化学降解法，首先对DNA片段的5'端或3'端进行放射性元素标记，然后采用特异性化学试剂修饰和裂解特定的碱基位点，得到一系列有共同放射起点但长度不一的DNA片段混合物。这些混合物通过聚丙烯酰胺凝胶电泳进行分离，再通过放射自显影检测末端标记的分子，从而直接读取DNA碱基序列。聚丙烯酰胺凝胶电泳可以将DNA片段混合物按片段大小分开，片段越小越接近凝胶底部。由于化学降解反应并非绝对的碱基特异性反应，在识读时需从A+G泳道中扣除G泳道的条带而推断A碱基，从C+T泳道中扣除C泳道的条带而推断T碱基，即若A+G泳道中出现一个条带，且G泳道中有相同大小的带，则识读为G碱基，若G泳道中没有相同大小的带，则识读为A碱基。化学降解法测序过程如图6-2所示。

由于化学降解法测序技术对待测DNA要求较高、操作繁琐、试剂毒性大、放射性标记率偏低等原因，并未得到广泛应用。

二、毛细管电泳测序原理和应用

双脱氧链终止法以待测ssDNA为模板，在寡核苷酸引物的引导下，依据碱基互补配对的原则，利用DNA聚合酶催化dNTP的5'磷酸基团与引物的3'-OH端生成3', 5'-磷酸二酯键。通过磷酸二酯键的形成，新的互补DNA链得以从5'→3'方向不断延伸。双脱氧核苷三磷酸（dideoxyribonucleoside triphosphate，ddNTP）作为链终止剂通过5'三磷酸基团渗入正在延伸的DNA链中，由于较dNTP在3'位置缺少一个羟基，不能与后续的dNTP形成3', 5'-磷酸二酯键，因而终止DNA链的延伸，最终产生4组分别终止于3'端每一个A、T、C、G位置上的DNA片段混合物。整个测序过程主要分为 6 个步骤：①dsDNA 片段加热变性为两个 ssDNA 片段；②在 ssDNA 片段一端杂交上与之互补配对的引物；③加入四种含四种 dNTP 但只有 1 种 ddNTP 的聚合酶溶液；④DNA 合成反应开始，互补链延伸直至 ddNTP 被随机加入；⑤所得 dsDNA 片段变性成 ssDNA；⑥变性片段用聚丙烯烷胺凝胶电泳分离，并读取序列。

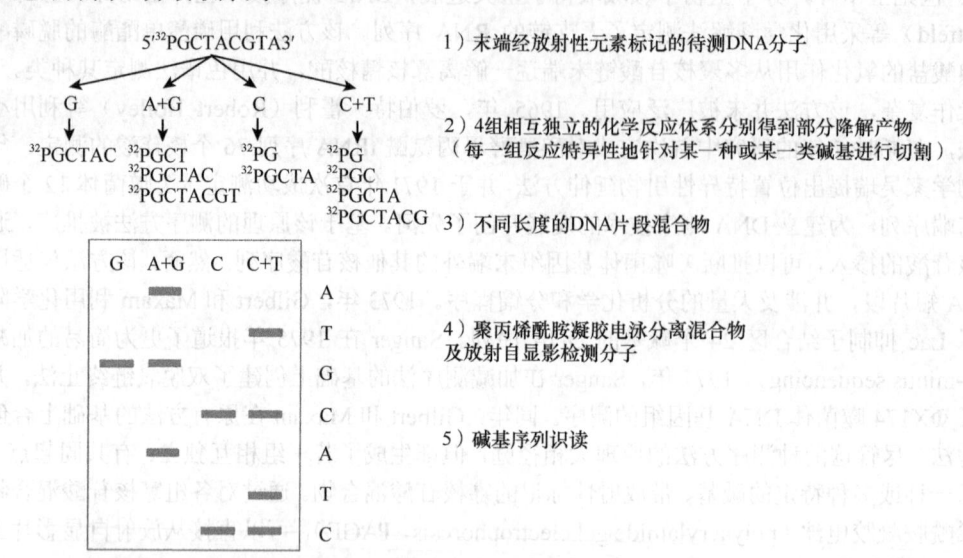

图 6-2 化学降解法测序过程示意图

毛细管电泳测序由双脱氧链终止法改进而来，采用荧光素标记 ddNTP 或引物，可以实现 4 个测序反应在同一反应管中进行，通过毛细管电泳对 PCR 产物进行分离。同时利用荧光信号采集技术，自动化读取结果，片段越小越先通过荧光信号检测器，通过时间的先后和荧光信号自动记录碱基序列。毛细管电泳测序原理如图 6-3 所示。

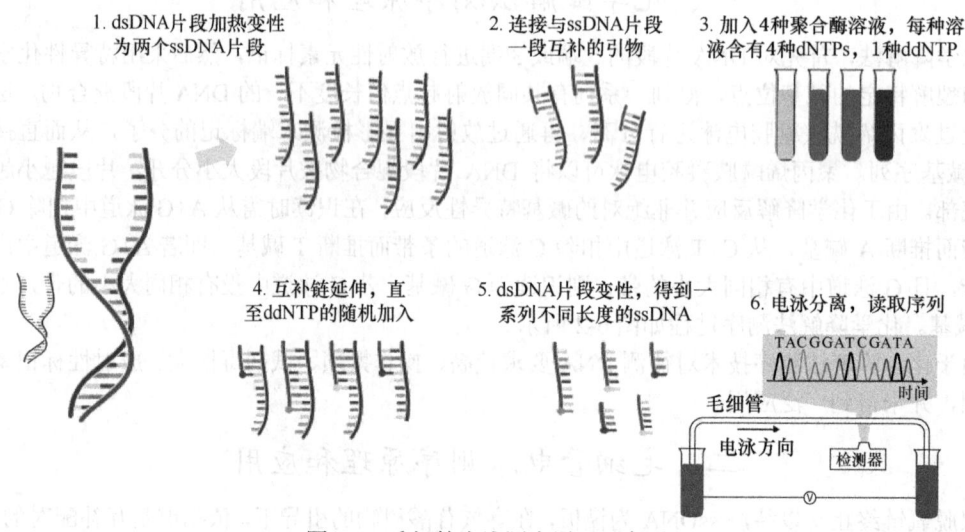

图 6-3 毛细管电泳测序原理示意图

Sanger 测序法自面世以来，经过 40 年的不断发展，读长可达 1000bp，测序准确度高达 99.999%，是基因序列测定的金标准。Sanger 测序法的局限在于：①只适合对已知突变位点进行检测且只能测出部分变异形式，如检测点突变、小片段插入/缺失；②通量低，导致需要获得大量信息的成本较高；③灵敏度较低，对于肿瘤样本突变的检测限度在 10%~20%，突变频率低于该阈值，将难以检测。

第三节　下一代测序

一代测序技术具有读长较长和准确率高等优势，但面临高昂的测序成本和较低的通量等问题，难以满足深度、重复测序等大规模基因组测序的需求。随着精准测序时代的到来，下一代测序（next generation sequencing，NGS）技术的出现弥补了一代测序技术的不足，显著提高了测序通量和速度，同时成功降低了测序成本，使得下一代测序技术在目前全球测序市场上占据主导地位。

一、下一代测序的几种技术路线

根据高通量测序技术实验操作流程中关键步骤的不同如模板制备和测序等，下一代测序技术路线有所不同。

模板制备采用三种策略：①乳液 PCR（454 测序技术、SOLiD 测序技术、Ion Torrent 测序技术），乳液 PCR 采用油相包裹水相的方法，将水相分隔成含待测文库、微球、dNTP、引物和 DNA 聚合酶的多个单独的小水珠。在 PCR 扩增反应后，得到单克隆珠子。②固相桥式扩增（Illumina 平台），待测文库被吸附到流动池上，与固定的引物结合后进行固相桥式扩增，最终形成上千个拷贝的单克隆 DNA 簇。③DNA 纳米球测序，采用原始单链环状 DNA 为模板，在滚环扩增（RCA）聚合酶的作用下进行滚环扩增反应，得到 DNA 纳米球。

按测序原理可将其分为两大类：

（1）边合成边测序（sequencing by synthesis，SBS）技术：通过碱基互补配对原则，依赖 DNA 聚合酶添加新碱基，合成新链。边合成边测序技术因核苷酸修饰类型和测序循环流程的区别，又可以分为循环可逆终止（cyclic reversible teminator，CRT）技术和单碱基添加（single nucleotide additional，SNA）技术。CRT 技术（以 Illumina 测序技术为代表）：采用可逆末端终止测序技术，每个测序循环加入 4 种被不同荧光基团标记的 dNTP，聚合反应时只结合一个互补的碱基，依次拍照采集荧光信号，反应之后去掉荧光基团并暴露出 3′端羟基基团（—OH），进入下一个测序循环。SNA 技术（454 测序技术和 Ion Torrent 测序技术）：Ion Torrent 测序平台采用半导体测序技术，一次测序反应只加入一种未经任何修饰的天然状态的 dNTP，若加入的 dNTP 与模板成功配对，则会改变小孔内 pH，化学信号被信号采集器记录。待上一轮反应完成后，加入另一种 dNTP 开启新一轮反应。

（2）边连接边测序（sequencing by ligation，SBL）技术：利用碱基互补配对原则，依赖 DNA 连接酶，使用 1~2 个已知碱基标记的探针与目标 DNA 杂交，检测标记探针的荧光信号，然后再与下一个标记的探针连接，通过重复这一步骤，实现对目标序列的碱基排列顺序读取。然而，SBL 技术依赖探针的长度，导致读长短、效率较低，碱基读取较为复杂，因此基于此技术的测序平台（SOLiD 平台）已停产。

二、Illumina 测序技术

Illumina 测序采用桥式 PCR 和可逆末端终止作为其核心技术，是一种边合成边测序的技术。以下是 Illumina 测序过程的主要步骤（图 6-4）。

1. DNA 文库制备　提取的基因组 DNA 需要经过超声波打断成 200~300bp 的长度，而 cfDNA 片段长度为 50~200bp，无须打断。片段化的 DNA 两端呈黏性末端，修复成平末端并加入腺苷尾，随后添加测序引物结合位点（Rd1/Rd2 SP 区）、标签序列（Index）和特定接头序列（P5′、P7′）。经过 PCR 扩增形成可测序的片段文库。

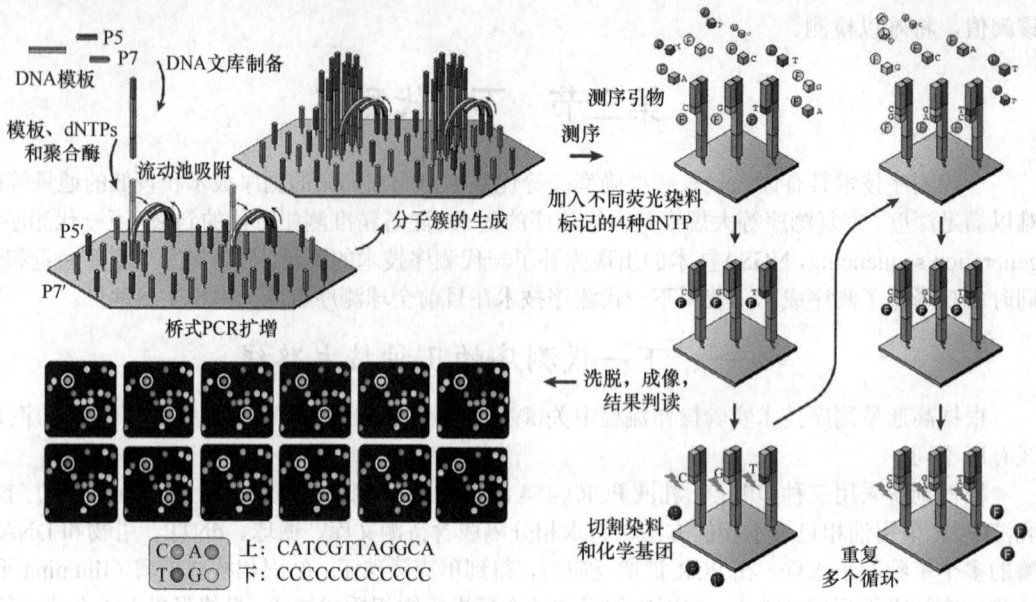

图 6-4 Illumina 测序过程示意图

2. 流动池吸附 流动池是测序反应的载体,根据仪器通量大小分成数量不等的通道,通道的内表面涂覆两种不同类型的寡核苷酸序列(P5′和 P7′)。当制备好的 ssDNA 文库通过流动池时,由于文库上 P5′序列与流动池上 P5′序列互补而被牢牢吸附在芯片上。

3. 桥式 PCR 扩增 桥式 PCR 旨在放大目的 DNA 的数量,以达到测序反应所需的信号强度。待测 DNA 文库被吸附到芯片上后,进行互补链的延伸,之后模板链被切断并洗去,此时留下新合成的互补链另一端序列与流动池上 P7′杂交互补,形成"桥"。以桥式 ssDNA 为模板扩增为桥式 dsDNA,再将桥式 dsDNA 变性释放出互补单链,锚定到附近的固相表面再形成 ssDNA。经过 30 轮的扩增—变性循环,最终形成 1000 拷贝的单克隆 DNA 簇。桥式 PCR 扩增结束后,反向链被切割并洗去,只留下正向链,3′端被封闭以避免不必要的引物结合和扩增。

4. 测序 加入含 DNA 聚合酶、接头引物、带特异荧光标记的 4 种 dNTP。由于 dNTP 的 3′端有可化学切割的化学基团保护,因此每轮反应只有一个 dNTP 能与模板 DNA 链互补配对,其他未结合的 dNTP、DNA 聚合酶在洗脱过程中被去除。荧光信号被激光激发后被信号接收器采集并记录,再加入化学试剂猝灭荧光信号和 dNTP 3′端的保护,开启下一轮的反应。

5. 结果判读 仪器自动读取每轮测序反应的荧光信号,通过计算机软件处理,获得待测 DNA 的序列信息。

Illumina 测序技术是目前临床分子检测最主流的测序技术,具有高通量、多基因检测、高灵敏度(可检测低至 1%甚至 0.01%的突变)等优点。Illumina 测序技术同样还存在一些缺点,如需要昂贵的下一代测序仪、对生物信息分析的高要求、相对较短的测序读长及对重复序列的测序效果较差等。

三、焦磷酸测序技术

1996 年罗纳吉(Ronaghi)和乌伦(Uhlen)建立了焦磷酸测序技术。2005 年,生命科学(Life Sciences)公司(2007 年被 Roche 收购)将焦磷酸测序技术与乳液 PCR 技术及光纤芯片技术相结合,发展成大规模平行焦磷酸测序技术。

焦磷酸测序技术是一种使用 ssDNA 模板一次合成互补链一个碱基,并在每一步通过监测化学发光信号来检测合成碱基(A、T、G、C)的新型酶级联化学发光测序技术。以下是焦磷酸测序技术测序的过程（图 6-5）。

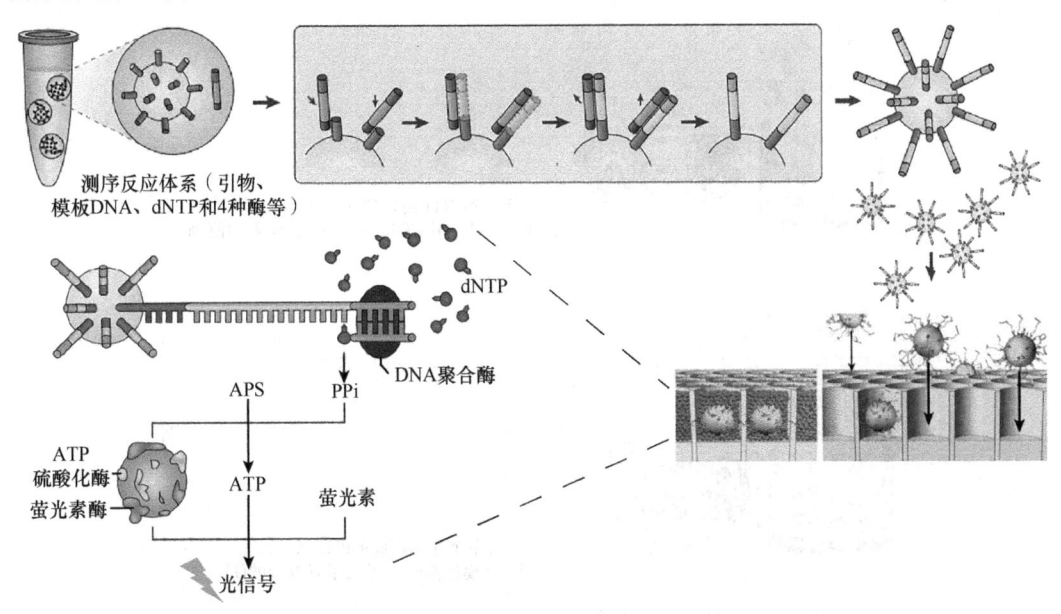

图 6-5　焦磷酸测序技术的测序过程示意图

1. 测序反应体系　引物、模板 DNA、dNTP（dATP、dGTP、dTTP、dCTP）、4 种酶（DNA 聚合酶、ATP 硫酸化酶、萤光素酶和三磷酸腺苷双磷酸酶）、萤光素和 5′-磷酰硫酸（adenosine-5′-phosphosulfate，APS）。

2. 测序过程　一次测序反应只加入一种特定的 dNTP，引物和 ssDNA 模板退火后，在 DNA 聚合酶的作用下催化 dNTP 的聚合，若加入的 dNTP 与模板成功配对，DNA 聚合酶将其掺入新延伸链中，并释放等摩尔数的焦磷酸（PPi）。体系中的 ATP 硫酸化酶按比例将无机焦磷酸催化为 ATP。在 ATP 存在的情况下，萤光素酶催化萤光素氧化产生光信号，被高灵敏度的光耦合装置实时检测，并以峰的形式记录下来。若加入的特定 dNTP 未能成功与模板配对，则不会产生上述系列反应，体系中的 dNTP 和残留 ATP 将被三磷酸腺苷双磷酸酶降解。待上一轮反应完成后，加入另一种 dNTP 开启新一轮反应。

3. 测序结果　光强度表明是否有一个或多个特定的 dNTP 与模板成功配对，被掺入新合成链中，峰的高低与成功掺入新链中的 dNTP 数量成正比。没有峰表示没有 dNTP 成功掺入，1 倍高度的峰表示 1 个 dNTP 成功掺入，2 倍高度的峰表示 2 个 dNTP 成功掺入，3 倍高度的峰表示 3 个 dNTP 成功掺入。依照峰图依次读出碱基序列后，按碱基互补配对原则可判断出模板 DNA 序列。

焦磷酸测序技术具有操作简便、测序可重复性和准确性高的特点，且测序速度比传统的 Sanger 测序法快 100 倍。这一技术可广泛应用于单核苷酸多态性（single nucleotide polymorphism，SNP）、插入/缺失（indel）、短串联重复序列（short tandem repeat，STR）、人类白细胞抗原分型、基因拷贝数、RNA 等位基因失衡和甲基化分析等领域，特别适用于已知 DNA 短序列（20~50bp）的快速测序。与其他测序技术相比，焦磷酸测序技术无须特殊的荧光标记和电泳，从而简化了测序流程。然而，由于其检测瞬时发光的特性，测序通量相对有限，且对同聚物的检测准确性受到限制。同聚物长度的增加可导致误差升高。因此，该技术更适用于对已知短序列进行快速测序。

四、Ion Torrent 测序技术

Ion Torrent 测序技术是以半导体芯片为载体，通过监测 DNA 合成时释放的氢离子（H^+）引起的 pH 变化，将化学信号转换为电信号，从而获取碱基信息的边合成边测序技术。Ion Torrent 测序

技术的测序过程如下（图6-6）。

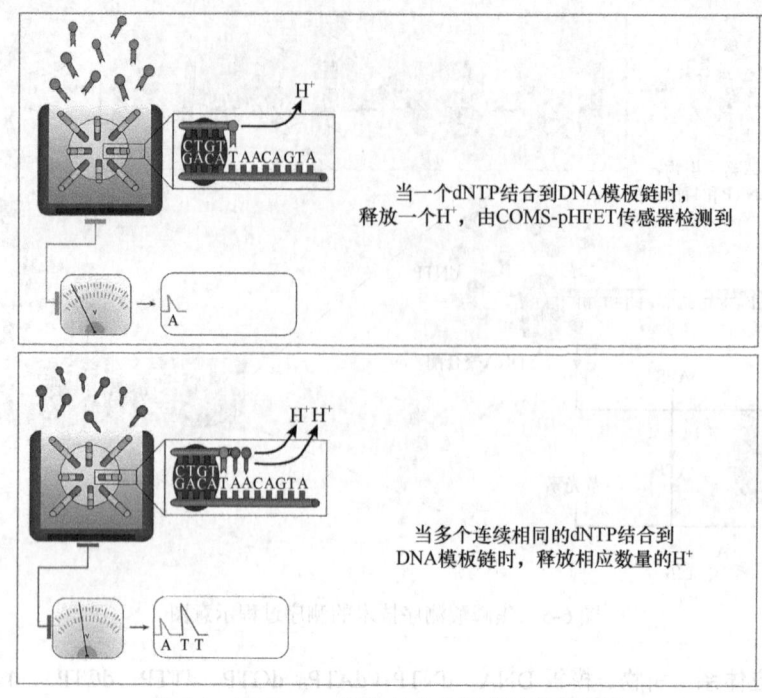

图 6-6 Ion Torrent 测序技术的测序过程示意图

1. DNA 文库制备 通过扩增子富集技术（Ion AmpliSeq 技术），对基因组 DNA 进行多重 PCR 扩增，获得目的基因序列，并在两端连接接头，获得最终可用于测序的文库。基因组 DNA 经多重 PCR 扩增后，得到的目的基因序列两端产生 20~30bp 人工设计、已知的 PCR 引物序列。为避免部分测序读长和测序数据量在后续测序过程中被浪费，PCR 引物中特别加入一种可被多不饱和脂肪酸（PuFa）试剂切断的化学修饰。因此，在 PCR 扩增结束后，PCR 扩增产物上大部分的引物序列都可以用 PuFa 试剂切割。扩增得到目的序列后，需要将 P1′接头和 X 接头/A 接头加在序列两端。P1′接头序列和测序珠子上的引物序列是互补的，用于文库与测序珠子连接。X 接头、A 接头是测序起始端，二者的区别在于 X 接头是带有条形码（Barcode）的，而 A 接头不带。如果构建文库时使用的是 A 接头，无法区分不同的文库，因此测序时一张芯片只能放一种文库。如果文库构建时使用 X 接头，不同文库通过不同的 Barcode 区分，因此测序时一张芯片可以放多个文库。

2. 乳液 PCR 又称油包水 PCR，用于目的 DNA 数量放大，以达成测序反应所需信号强度的模板量。反应体系有水相和油相。水相包括 PCR 反应所需的文库、离子微球颗粒（ion sphere particle, ISP）、引物（5′端标记生物素，序列与 X 接头或 A 接头序列相同）、酶、dNTP 等。油相包裹水相将水相分隔成多个小水珠，每个小水珠中可能含有 0 到多个文库，0 到多个 ISP，足量的引物、酶和 dNTP。PCR 反应是当一个小水珠中同时含有文库和 ISP 时发生的，若缺少文库或 ISP，PCR 反应无法发生。ISP 表面共价连接很多 PCR 引物，该引物序列可与文库中的 P1′接头序列互补，以文库为模板延伸合成互补链，双链解离后，模板链被洗去留下互补链，成为后续测序的模板。一次高质量的乳液 PCR 是使微球上布满数百万条单克隆序列，只有单克隆珠子在测序过程中能产生有用数据。

3. 微珠富集 目的是收集发生了 PCR 反应的珠子。乳液 PCR 结束后，链霉亲和素化的磁珠与发生了 PCR 反应的珠子结合。通过磁铁吸附，去除未发生 PCR 反应的珠子。之后，用特殊的洗脱液处理，将富集的珠子洗脱，以备后续测序。

4. 测序 测序反应发生在一种布满小孔的高密度半导体芯片上，每个小孔容纳一个测序珠子，小孔底端有传感器检测孔内 pH 的变化，并将其转换为数字信息。从芯片进口注入准备好的测序珠子混悬液，对芯片离心以便更好地将单个测序珠子卡在单个小孔内。芯片上小孔数量越多，测序通量越大。测序反应体系含 DNA 聚合酶、引物、4 种 dNTP 等。将分别含有 A、C、G、T 4 种 dNTP 的溶液分别依次流过芯片，若加入的 dNTP 与 DNA 链上碱基成功配对，此时会释放一个 H^+，导致小孔内 pH 发生变化，被芯片底部的传感器检测到并记录下来。当连续相同的 dNTP 结合到 DNA 链上时，则会释放相同数目的 H^+，传感器上记录的信号也会相应加倍。若加入的 dNTP 与 DNA 链上碱基不能配对，则不会发生聚合反应，小孔内 pH 不会发生变化，因此不会有碱基被记录。未被结合的 dNTP 和剩余的引物、酶等被冲走，然后加入下一种 dNTP 溶液，依次循环测序。乳液 PCR 时每个测序珠子上 DNA 链扩增数量不完全一致，因此，在测序初期先检测一段核心序列（core sequence），序列最前面的 4 个碱基分别是 A、C、G、T。根据这 4 个碱基所测得的 pH 变化强度来确定整个珠子的信号强度基线，有了标准信号强度后，随后测得的信号与这 4 个信号强度对比，如果是 1 倍强度表明有一个碱基，如果是 2 倍强度表明有两个相同碱基，依此类推。

5. 结果判读　仪器自动读取每次测序反应记录的信号，通过计算机软件处理，获得待测 DNA 的序列信息。

Ion Torrent 测序技术基于扩增子富集技术制备文库，对起始样本量要求较低，10～20ng 即可满足实验需求。同时，其测序过程无须荧光激发和光耦合装置扫描，而是直接记录碱基合成时释放的 H^+ 信号，因此测序速度极快，主要受待测片段长度的影响。此外，Ion Torrent 测序技术无须特殊修饰碱基和昂贵的激光器和成像等设备，极大降低了测序成本。这种经济、快速的测序仪有望推进测序技术的普及，为临床基因快速检测提供强有力的保障。

五、SOLiD 测序技术

2007 年，ABI 公司基于 DNA 连接反应测序原理推出了新一代测序平台寡核苷酸连接检测（sequencing by oligo ligation detection，SOLiD）测序技术。SOLiD 测序技术采用连接酶法，通过四色荧光标记寡核苷酸探针，以边连接边测序反应取代传统的 DNA 聚合酶边合成边测序反应，依据独特的双碱基编码原理对测序结果进行解读。SOLiD 测序技术的测序过程如下（图 6-7）。

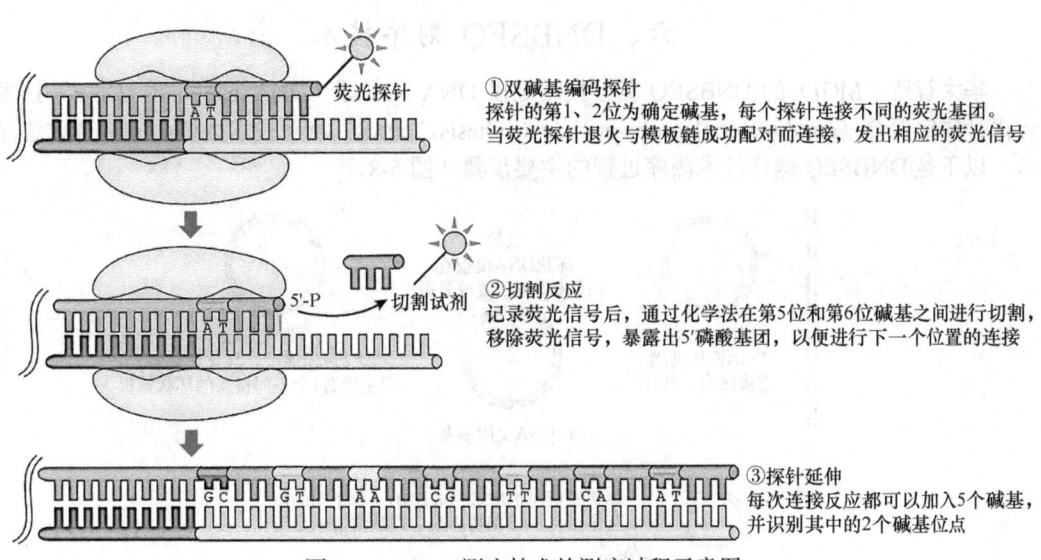

图 6-7　SOLiD 测序技术的测序过程示意图

1. DNA 文库制备　SOLiD 系统支持片段文库和配对末端文库两种测序模板。片段文库是将基因组 DNA 打断，两端加上接头制成，用于转录组测序、甲基化分析和 RNA 定量等方面的研究。

而配对末端文库将基因组 DNA 打断，与中间接头连接后环化，然后用 EcoP15I 酶切，使中间接头两端各有 27bp 的碱基，再加上两端的接头形成文库。用于全基因组测序、SNP 分析、结构重排和拷贝数分析等方面的研究。

2. 乳液 PCR 及微珠富集 这一步骤同 Ion Torrent 测序技术相似，旨在放大 DNA 数量，以获得测序反应所需信号强度的模板量。

3. 测序过程 SOLiD 测序过程发生于玻片上，用连接酶代替 DNA 聚合酶。利用链荧光探针与模板链互补配对原则进行测序。①双碱基编码探针：荧光探针（3′-XXnnnzzz-5′）与一段通用引物（n）相连，按碱基互补配对原则与单链模板 DNA 链配对。此荧光探针为 8 碱基探针，第 1、2 位碱基（XX）是确定的，3~5 位（nnn）为随机碱基，6~8 位（zzz）为特殊碱基，可与任意碱基配对，5′端分别标有 Cy5、Texas Red、Cy3、6-FAM 4 种探针，发出 4 种不同荧光。荧光探针在连接酶的作用下，与模板链成功配对并进行连接，发出相应的荧光信号。②切割反应：荧光信号记录下来后，在第 5、6 位碱基间用化学法切割，去掉荧光信号，暴露出 5′磷酸基团，就可以进行下一位置的连接了。③探针延伸：在每次连接反应中加入 5 个碱基，对其中的 2 个碱基位点进行识别，一般文库需 7 次连接反应。在最后一次连接反应结束后，将新合成的链变性后洗脱。接着用引物 n-1（在引物 n 的基础上将测序位置向 3′端移动了一个碱基的位置）进行第 2 轮测序。随后用引物 n-1、n-2、n-3、n-4 重复此步骤直至第 5 轮测序，最终完成所有位置的碱基测序，并且每个位置的碱基均被测序 2 次。

4. 结果判读 5 轮测序反应结束后，按照第 0、1 位，第 1、2 位……的顺序收集到的相应荧光信号信息，得到序列颜色排布。根据 SOLiD 测序技术特有的双碱基编码原理，即两种碱基对应一种颜色，将可能的编码组合列出。由于 0 位是已知碱基，由此可推测解码序列。

SOLiD 系统以每个目标序列的双倍测序特性，实现了极高的准确率（99.99%）。然而，由于其技术限制，最大读长仅达到 75bp，限制了在基因组拼接和结构变异检测等领域的应用。在荧光解码阶段，由于每个荧光信号对应双碱基，一旦出现错误，可能引发连锁解码错误。此外，SOLiD 测序技术还受制于相对较长的运行时间，最终在巨大的市场压力下不再开发新的仪器，退出了下一代测序的舞台。

六、DNBSEQ 测序技术

华大智造（MGI）的 DNBSEQ 测序技术是以 DNA 纳米球（DNA nanoball，DNB）技术和联合探针锚定聚合（combinatorial probe-anchor synthesis，cPAS）测序技术为核心的边合成边测序技术。以下是 DNBSEQ 测序技术测序过程的主要步骤（图 6-8）。

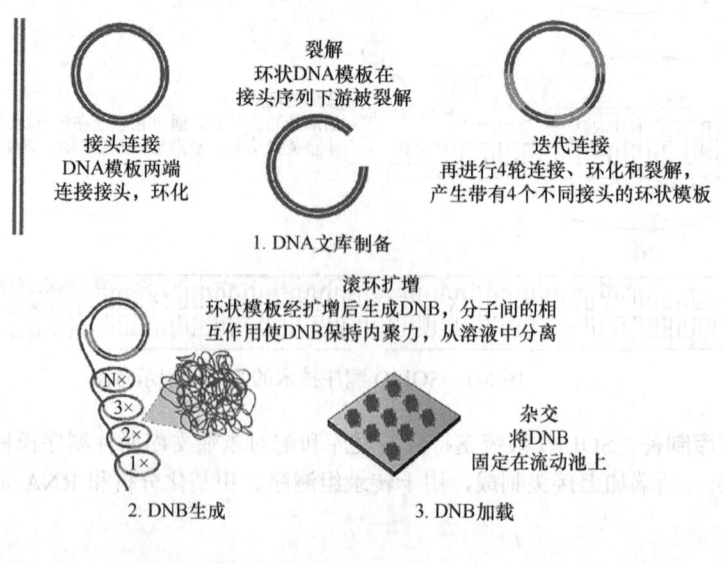

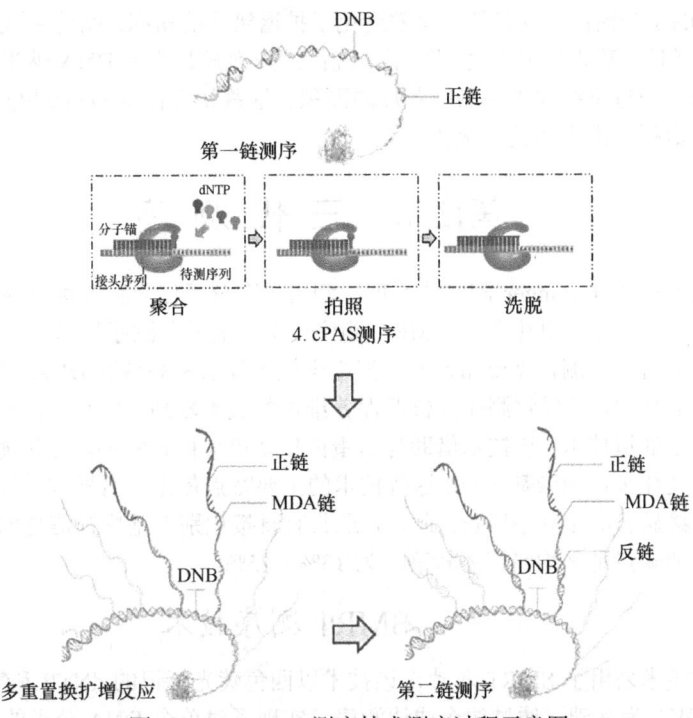

图 6-8　DNBSEQ 测序技术测序过程示意图

1. DNA 文库制备　以全基因组测序（WGS）建库为例。分别在片段化 DNA 两端添加带有标签序列的特定接头序列，通过 PCR 扩增获得 DNA 文库。若 DNA 量达 100ng 以上，则可不经过 PCR（即 PCR-free）。将带有接头序列的 dsDNA 文库通过高温变性成 ssDNA，添加 DNA 连接酶和环化引物使 ssDNA 两端互补配对连接成环。未环化的 ssDNA 被消化降解，得到可用于制备 DNA 纳米球的单链环状 DNA（single-stranded circular DNA，ssCirDNA）。

2. DNA 纳米球生成　以原始 ssCirDNA 为模板，在 RCA 聚合酶作用下进行滚环扩增，得到的扩增产物即 DNA 纳米球。RCA 聚合酶同时具有 DNA 聚合酶和链置换的作用，使滚环扩增一直保持原始模板的线性扩增。

3. DNA 纳米球加载　MGI 平台测序发生在规则阵列式芯片上，该芯片通过先进的半导体精密加工工艺，在硅片表面形成规则排列的结合位点，每个位点直径 220nm，与 DNA 纳米球直径一致，确保一个位点只固定一个 DNA 纳米球。相邻结合位点间距 715nm，防止不同 DNA 纳米球之间光信号相互干扰。酸性条件下，DNA 纳米球带负电荷，在表面活化剂辅助下，与活化后带正电荷的结合位点通过正负电荷的相互作用，加载到芯片上。

4. cPAS 测序　第一链测序：使用优化的 cPAS，4 个可逆灭活标记的核苷酸依次流过流动池，在 DNA 聚合酶的催化下，DNA 分子锚和荧光标记核苷酸在 DNA 纳米球上进行聚合。洗脱未结合的核苷酸后，激光激发荧光信号，随后高分辨率成像系统采集光信号。光信号经数字化处理后，获得当前待测碱基信息。加入再生洗脱试剂去除荧光基团，进入下一个循环检测。多重置换扩增（multiple displacement amplification，MDA）引物与模板 DNA 退火，通过具有高效连续合成能力及链置换能力的 DNA 聚合酶（Phi 29 DNA 聚合酶）在 DNA 多个位点同时起始复制，同时取代模板互补链，被置换的互补链又成为新模板进行后续扩增，以此获得大量高分子量（high molecular weight，HMW）的 DNA。第二链测序：完成第一链测序后，在 DNA 聚合酶的作用下形成第二链，并通过 DNA 分子锚进行第二链测序。通过 50～150 次循环后，经算法将碱基序列信息组合成完整 DNA 序列。

DNBSEQ 测序技术有以下特点：①DNA 纳米球通过增加待测 DNA 的拷贝数来增强信号强度，使测序准确度得到提高；②不同于 PCR 技术的指数扩增，MGI 采用线性滚环扩增技术，始终以原始的单链环状 DNA 为模板独立扩增，有效避免了扩增错误的累积；③阵列式芯片上每个位点只固定一个 DNA 纳米球，确保信号点之间互不干扰；④阵列式芯片和 DNA 纳米球测序技术的结合，最大限度地利用了成像系统像素和测序芯片的面积。这些特点使得 DNBSEQ 测序技术在提高准确性、测序效率和数据产出方面具有优势。

第四节 三代测序

三代测序技术基于非 Sanger 测序法原理、利用单个分子信号直接读取碱基序列。这类测序技术通常被称作单分子测序，其中包括 SMRT 测序技术和纳米孔测序技术等。其中，SMRT 测序技术仍然基于光信号进行检测，需要昂贵的大型光学检测仪器和高效的 DNA 聚合酶，这增加了对操作人员技术水平的要求，并导致测序及仪器保养维护的成本较高。然而，纳米孔测序技术是起源于库尔特计数和离子通道技术。该技术借助马达蛋白拉动单个核苷酸链，使其缓慢地通过纳米孔，通过检测电信号的变化来识别碱基信息。这些技术的主要特点是无须对样本进行扩增，也无须打断核酸序列，因此能够显著增加测序读长。此外，还具有直接识别碱基修饰信息的能力。然而，纳米孔单分子测序的重要缺点是平均错误率较高，为 13%～15%。

一、SMRT 测序技术

SMRT 测序技术采用了 SMRT 芯片，该技术以四色荧光标记的 dNTP 和零模波导（zero-mode waveguide，ZMW）为基础，通过边合成边测序，实现了对单个 DNA 分子的实时测序。SMRT 测序技术的显著特点包括长读数、短测序周期，以及通过相对较少的工作量和较低的成本获得高质量序列数据的能力。

ZMW 是一种孔状纳米光电结构，其直径为 50～100nm，深度为 100nm。通过微加工使其在二氧化硅基质的金属铝薄层上形成微阵列，光线进入 ZMW 后呈指数级衰减，使得孔内只有靠近基底的部分能被照亮，探测体积仅为 10^{-20}～10^{-18}L。每个 ZMW 底部都永久性地固定一个 DNA 聚合酶，引入单分子 DNA 模板、引物和 4 种荧光标记的 dNTP 后，DNA 合成反应即开始。当 dNTP 被基底 DNA 聚合酶掺入 DNA 链时，ZMW 观察区内可以检测到荧光信号，而孔外未掺入的游离 dNTP 则处于黑暗中，实现荧光信号与本底噪声的区分。当进行下一轮延伸前，上一个 dNTP 磷酸基团上的荧光基团被切除，并扩散到 ZMW 观察区外，其荧光信号无法被观测。在边合成边测序的碱基配对阶段，不同 dNTP 的加入会发出不同的光，根据光的波长与峰值可判断进入的碱基类型，因此可以通过连续实时检测每个 ZMW 孔的荧光信号获得待测核酸序列。如果碱基存在修饰，如甲基化修饰，则通过 DNA 聚合酶时速度会减慢，相邻两峰之间距离增大，可由此检测甲基化信息。SMRT 测序技术还使用独特的环形模板，使 DNA 聚合酶反复穿过环形模板，实现单分子的多次测序。

SMRT 测序技术的主要步骤如图 6-9 所示。

1. 文库制备　基因组 DNA 首先被片段化（3～10kb），随后进行末端修复。接着，发夹式接头被连接到 dsDNA 分子的两端，形成一个封闭的圆圈。引物和 DNA 聚合酶被加热退火到接头上，无须 PCR 过程即可形成哑铃状待测文库。

2. 测序反应　待测序文库加入 SMRT 芯片后，文库随机进入 ZMW 孔中，单个文库进入单个小孔的概率符合泊松分布原理，文库上的 DNA 聚合酶被固定在 ZMW 底部。在加入正常离子后，DNA 聚合反应即可开始。dsDNA 模板被打开呈环形，接着先后合成正链和负链。DNA 聚合酶每合成一圈，对于目标序列就相当于 2 倍测序深度。由于合成产物和天然产物一致，DNA 聚合酶可以循环合成多次，对于目标序列可以得到很高的测序深度，因此，SMRT 测序技术对于低频突变可以获得很高的准确度。该方法被称为环形一致序列（circle consensus，CCD）模式，适用于稀有突变及某些需要高精确度的测序。

总体而言，SMRT 测序技术提供了非常长的序列读取，具有较高的错误率（11%～15%）和较低的吞吐量。此外，SMRT 测序技术也比大多数其他方法更快，但成本更高。他的应用领域主要包括串联重复测序、高度多态性区域测序、假基因识别、肿瘤基因检测及生殖基因组学研究等。

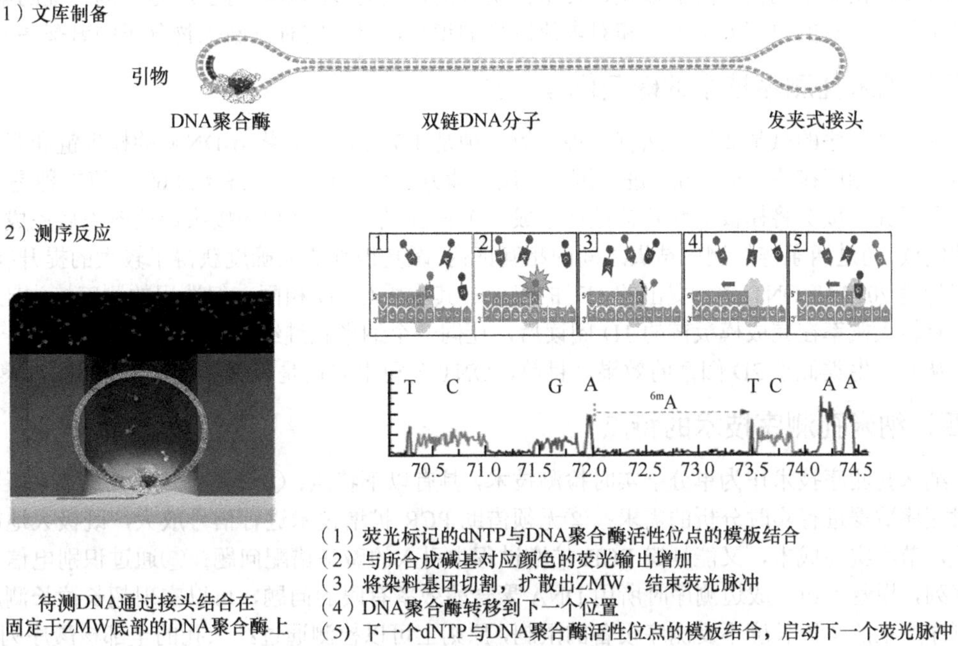

1）文库制备

DNA聚合酶　　双链DNA分子　　发夹式接头

2）测序反应

待测DNA通过接头结合在固定于ZMW底部的DNA聚合酶上

（1）荧光标记的dNTP与DNA聚合酶活性位点的模板结合
（2）与所合成碱基对应颜色的荧光输出增加
（3）将染料基团切割，扩散出ZMW，结束荧光脉冲
（4）DNA聚合酶转移到下一个位置
（5）下一个dNTP与DNA聚合酶活性位点的模板结合，启动下一个荧光脉冲

图 6-9　SMRT 测序技术的主要步骤

二、纳米孔测序技术

（一）纳米孔的分类

目前可以用于核酸测序的纳米孔大致可分为两类，分别是生物纳米孔和固态纳米孔。因为核苷酸链的直径非常小，所以对用于测序的纳米孔的尺寸有严格的要求。

生物纳米孔即跨膜蛋白通道，通常插入双层脂膜中，并可以通过分子生物技术进行修饰。生物纳米孔包括金黄色葡萄球菌 α-溶血素（α-hemolysin，α-HL）蛋白纳米孔、耻垢分枝杆菌孔蛋白 A（*Mycobacterium smegmatis* protein A，MspA）和噬菌体 phi29 连接器。其中以金黄色葡萄球菌 α-溶血素蛋白纳米孔的应用最为广泛。

随着精细技术的发展，固态纳米孔已逐渐引起人们的关注。它具备优越的化学稳定性、热稳定性、机械稳定性、尺寸可调性及集成性。固态纳米孔的应用范围更加广泛，如 DNA 测序、蛋白检测、分子迁移过程检测及疾病诊断等。更重要的是，它可以通过传统的半导体加工技术进行大批量生产。目前，固态纳米孔主要由硅及其衍生物制成。此外，还有研究者提出通过整合固态纳米孔可控制备和生物纳米孔噪声小的优势来构建复合纳米孔，以进一步提高检测精度。

（二）纳米孔测序技术的基本原理

纳米孔测序技术的概念由诺贝尔生理学或医学奖获得者厄温·内尔（Erwin Neher）和伯特·萨克曼（Bert Sakamann）于 20 世纪 80 年代首次提出，并且随着纳米孔蛋白和马达蛋白的发展而得以实现。ONT 公司于 2014 年发布 MinION 测序仪，并且通过不断的改进，于 2015 年正式将其商业化。此后，ONT 公司还陆续地发布了 GridION 测序仪和 PromethION 测序仪。与其他测序技术不同，纳米孔测序技术是基于电信号的单分子实时测序技术，实现了从光学检测到电子传导检测、从短读长到长读长的双重跨越。该技术的核心元件是被嵌在高电阻合成膜上的蛋白质纳米孔（金黄

色葡萄球菌 α-溶血素）。测序芯片用膜将一个盛满电解质溶液的容器隔成两半，在纳米孔的两侧施以恒定的电压，用标准的电生理检测手段对通过纳米孔的电流大小进行实时监测。当带电的生物分子（如 ssDNA 或 RNA）在马达蛋白的牵引下通过纳米孔时会堵塞纳米孔，从而会引起局部电流信号的改变。由于不同核苷酸的体积、带电性质不同，在通过纳米孔时会产生不同特征的电流信号，通过记录纳米孔的电流波动信号和对电流图形的识别，进而实时推断生物分子的碱基序列。

（三）纳米孔测序技术的碱基阅读方法

纳米孔测序的碱基阅读方法有三种。第一种是 1D 阅读。它将 dsDNA 的模板链和互补链分别连接到两个测序接头（adaptor）进行测序，该阅读方法精度较低，只有约 86%。第二种是 2D 阅读。它利用发夹式接头将模板链和互补链连接成一个长链，借助一个测序接头让仪器先后完成对这两条链的阅读。通过两条链的测序结果之间的相互证伪，碱基识别的准确度获得了较大的提升（约 94%）。第三种是 2017 年 ONT 公司提出的 $1D^2$ 的概念。其本质与 1D 相同，但选用的测序接头比较特殊，能够有较大概率在完成模板链的 1D 阅读后，让同一个纳米孔继续阅读互补链，再完成一次 1D 阅读，从而产生类似于 2D 阅读的效果。目前，ONT 公司主要还是依赖传统的 1D 阅读方案。

（四）纳米孔测序技术的特点

纳米孔测序技术作为单分子实时检测技术，具有以下特点：①边测序边输出结果，可以满足用户对测序数据进行实时分析的需求；②无须借助 PCR 扩增技术进行信号放大，既极大地简化实验流程，节约实验成本，又能规避 PCR 扩增过程中引入的碱基错配问题；③通过识别电信号推算碱基序列，规避了边合成边测序时所用 DNA 聚合酶效率有限的问题，可以实现超长读长测序，纳米孔测序产生的读段长度不受测序设备的限制，原则上可以检测通过纳米孔的全部核酸序列；④可以实现 RNA 的直接测序，无须进行逆转录，大大节约了时间成本和经济成本；⑤可以直接识别 DNA 和 RNA 的碱基修饰信息；⑥纳米孔测序平台的测序设备体积小巧、便于携带，操作流程简单快速，对测序周围环境的要求极低。这些特点使纳米孔测序技术有望为医疗工作者和保健专业人员提供一个良好的床旁即时检测（point-of-care-testing，POCT）平台。

（五）纳米孔测序技术面临的挑战

纳米孔测序技术的优点十分显著，该技术被广泛应用于基因组学、病原微生物诊断、传染病防控等领域。但是，目前仍然存在一些暂时无法解决的技术缺陷和局限性。不同于既往测序技术的光信号检测原理，纳米孔测序技术通过将电信号翻译成对应的碱基序列完成单分子测序。由于测序分子通过纳米孔的随机性，再加上离子对电流信号的阻碍、电信号的稳定性较差、噪声信号及随机误差等都会对碱基识别的准确度造成一定的影响。更重要的是，纳米孔测序技术产生的错误并非随机错误，这种错误主要集中在同聚物（homopolymer）和串联重复区域，即使经过自身纠错及下一代数据校正，也难以达到较高的准确度，进而难以区分序列识别的错误和真实存在的变异。上述因素导致纳米孔测序技术对碱基读取的错误率，特别是分析一些序列相似性较高的文库，如 16S 扩增子测序及单倍体测序等难以控制，成为阻碍其广泛应用的关键难题。改善纳米孔测序技术错误率的方法主要包括改进纳米孔材料、改造马达蛋白、升级测序试剂、开发更为精确的碱基识别相关计算模型、与二代测序数据联合分析、增加测序深度、与分子标签（molecular identifiers）技术或环状扩增技术联合应用生成高准确度的一致性序列等。近年来，基于滚环扩增技术来提高纳米孔测序技术碱基读取准确性的方法探索成为新一轮的研究热点，受到越来越多的关注。

三、滚环扩增技术

（一）滚环扩增技术的基本原理

滚环扩增（rolling circle amplification，RCA）技术是基于自然界中病原生物体体内遗传物质的滚环式复制模式而提出的一种扩增技术。RCA 技术的基本原理是以环状单链核酸（single strand DNA or RNA，ssDNA or ssRNA）为模板与引物配对结合，由具有链置换活性的 DNA 聚合酶催化的滚环式等温扩增反应，反应可产生由多个串联重复的模板 DNA 序列组成的长链。RCA 反应的进行通常需要具备以下条件：①环状 ssDNA 模板或环状单链 RNA 模板；②与环状模板存在碱基互补序列的引物；③具有链置换活性的 DNA 聚合酶。目前该技术最常用的 DNA 聚合酶为 Phi 29 DNA 聚合酶。

（二）环状 ssDNA 模板的构建方案

环状 ssDNA 模板的构建方案包括三种：锁式 DNA 成环、哑铃状 DNA 成环和平末端 DNA 成环。

1. 锁式 DNA 成环 是指运用一条线性的 ssDNA 为引物将 DNA 模板的 5′端和 3′端拉近，从而形成带有缺口的环状 DNA 模板。而后在 T4 DNA 连接酶的作用下将带缺口的环状 DNA 模板连接成完整的环状 DNA 模板，加入核酸外切酶将引物消化从而生成一个完整的环状 DNA 模板用于后期扩增。

2. 哑铃状 DNA 成环 相比锁式 DNA 成环，哑铃状 DNA 成环方式不需要额外添加引物。它是通过对 DNA 进行设计使其自身杂交成哑铃状模板，从而将 5′端和 3′端拉近，进而用 T4 DNA 连接酶直接连接成环状 DNA 模板。虽然哑铃状 DNA 成环设计相对复杂，但减少了用核酸外切酶消化引物的步骤。

3. 平末端 DNA 成环 前两种成环方式都是将 DNA 的 5′端和 3′端拉近，形成黏性末端成环。平末端成环方式异于黏性末端成环方式，它是将 DNA 设计成含有平末端的发卡结构，发卡结构的 5′端与另外一个发卡的 3′端在 T4 DNA 连接酶的作用下连接成完整的哑铃状的环状 DNA。平末端成环方式相对哑铃 DNA 成环方式在 DNA 设计上更简单，但其成环效率不如黏性末端成环方式高。

（三）RCA 技术的分类

根据扩增引物的类型，RCA 技术可分为线性滚环扩增（linear rolling circle amplification，LRCA）技术和指数滚环扩增（exponential rolling circle amplification，ERCA）技术两种形式。

LRCA 技术（图 6-10A）是由与模板链碱基互补配对的引物（类型 I 引物）介导的，扩增产物对于模板信号的放大能力是线性级别的。

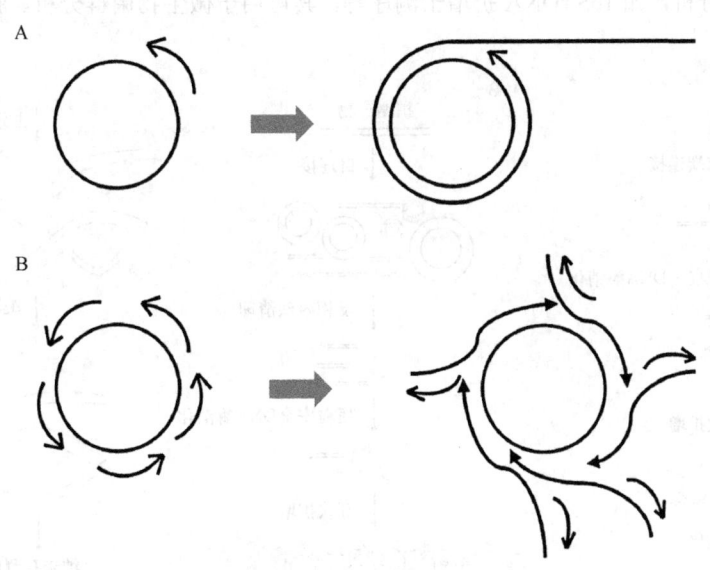

图 6-10 RCA 技术的两种扩增形式
A. LRCA 技术；B. ERCA 技术

ERCA 技术（图 6-10B）是同时加入与模板链碱基序列互补配对的引物（类型 I 引物）、与模板链碱基序列一致（类型 II 引物）的引物。首先类型 I 引物与模板链配对结合，在具有链置换活性 DNA 的聚合酶的催化下合成长 ssDNA，然后类型 II 引物可以以该长 ssDNA 产物为模板合成与类型 I 引物存在配对结合位点的长 ssDNA，从而为类型 I 引物提供新的扩增模板，如此反复交替配对结合扩增。ERCA 技术的扩增产物对于模板信号的放大能力是指数级别的，但相应的背景信号也有所上升，易造成假阳性结果。

（四）RCA 技术的特点

RCA 技术具有如下特点：①具有快速、高灵敏度、高特异度的优势；②具有高效的扩增能力和信号放大能力，研究发现 Phi 29 DNA 聚合酶参与的 LRCA 技术能够产生长达 10^5 个碱基长度的扩增产物，ERCA 技术的靶核酸信号放大能力则更加显著；③相较于变温核酸扩增技术（如 PCR 技术），RCA 反应条件温和，仪器简单，无须昂贵的变温仪器，在常见的恒温仪器（如水浴、恒温培养箱）中即可进行扩增，操作简单，更适合现场检测；④通过对引物序列进行修饰或其他设计，可将 RCA 反应的扩增产物直接固定于试纸条、微孔板、微流控芯片以及纳米颗粒等载体上，或者连接在核酸适配体、蛋白质等生物大分子上，这使 RCA 技术可灵活地与其他分离检测技术相结合；⑤一般仅限于环状结构的模板。

（五）RCA 技术的应用

作为一种快速且恒温的高效扩增技术，RCA 反应得到的产物可用于搭载一系列的信号分子，实现检测信号的放大。研究者们基于该技术建立了一系列生物检测方法，被广泛用于检测致病菌、核酸肿瘤标志物、肿瘤相关蛋白分子、病毒等。相信随着技术水平的不断提高，RCA 技术定会得到更为广泛和实际的应用。

四、RCA 技术和纳米孔测序技术的联合应用

（一）在扩增子测序领域的应用

扩增子测序（amplicon sequencing）是一种靶向测序，通过 PCR 扩增将目标序列富集，而后进行高通量测序并分析，如 16S rDNA 扩增子测序等。其可用于微生物菌群分析、肿瘤相关热点基因检测等。

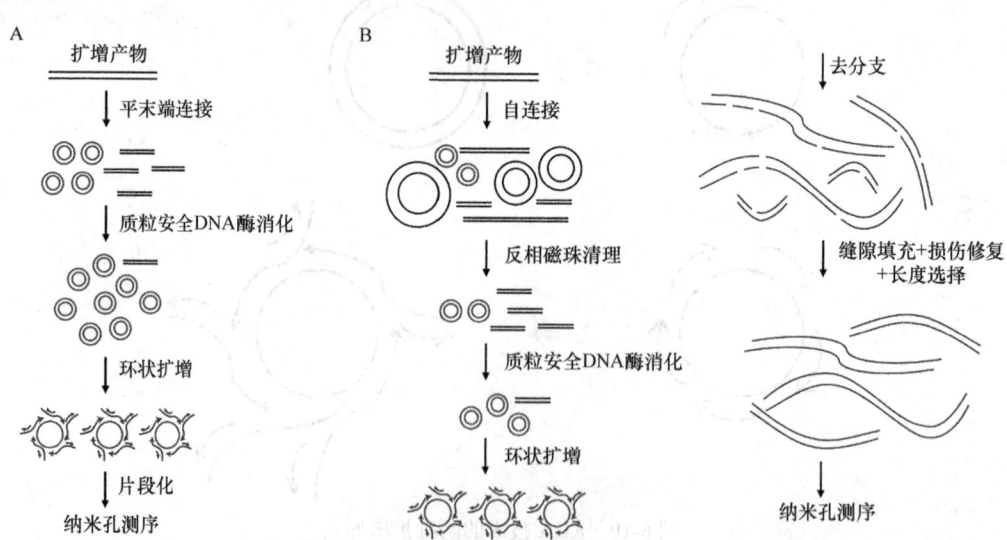

图 6-11 RCA 技术与纳米孔测序技术联合在扩增子测序领域的应用
A. INC-seq 技术的原理流程图，B. NanoAmpli-Seq 技术的原理流程图

1. INC-seq 技术的原理和应用研究　李晨浩（Chenhao Li）等提出的分子内链接的纳米孔一致性测序（intramolecular-ligated nanopore consensus sequencing，INC-seq）技术（图6-11A）的核心思想是通过对环状模板进行滚环扩增，获得适用于纳米孔测序平台的、由多个串联重复的模板序列组成的长线性 DNA 产物分子。通过自建的 INC-seq 算法识别分子内的串联重复单元，并通过分子内的串联重复单元之间相互比对及校正，生成高准确度的一致性序列，即 INC-Seq 读段。结果显示，该一致性序列准确度的中位数约 97%。基于 RCA 技术，该技术首次显著提升了纳米孔测序技术的准确度。

INC-seq 技术的实验流程为：①基于 PCR 技术靶向富集目的基因，通过分子内平末端连接获得环状模板；②质粒安全 DNA 酶（plasmid-safe DNase）消化线性模板，实现对环状模板的富集；③使用随机六聚体引物进行 RCA 反应，产生由多个重复单元组成的长链 DNA 分子；④构建纳米孔测序文库并上机测序。

该团队使用 INC-seq 技术对 16S rRNA 进行分析，结果显示成功获得高准确性的 16S 全长扩增子序列。通过对相对丰度差异大且高度相似的微生物合成群落进行分析，发现所有待测微生物均被检出且未出现假阳性结果，但是物种相对丰度与预期差异较大。除此之外，INC-seq 技术为将纳米孔测序技术应用于有高测序准确度需求的基因组学分析提供了思路。目前该团队还致力于应用哑铃适配器完善实验流程，以及算法的进一步完善及简化。

INC-seq 技术的优点在于：①能够校正纳米孔测序平台的高错误率，获得价廉的、高准确度的序列；②灵敏度高，能够捕获稀有序列；③流程简单易操作，具有自动化前景。缺点是：①容易引入偏倚，不适用于定量分析；②分子内平末端连接要求序列足够长，无法实现超短读长测序；③算法有待完善，如重复单元的高效读取、嵌合数据的有效利用等等；④有效数据产出低（仅 1000～2000 条读段）等。

2. NanoAmpli-Seq 技术的原理和应用研究　希蒙·T.卡卢什（Szymon T.Calus）等在 INC-seq 技术的基础上提出了 NanoAmpli-Seq（图6-11B）技术。NanoAmpli-Seq 技术优化了实验流程、缩短了样本处理时间，并通过优化算法实现了重复元件的高效读取以及序列的正确定向，提高了碱基读取准确度（99.5%）和有效数据产出率，但是仍无法达到 Illumina 测序等二代测序平台的检测水平。由于算法中采用的纳米晶体（nanoClust）是基于多个 DNA 序列生成一致性序列，因此可能生成多物种的一致性序列。后续改进方案可以采用唯一分子标识符（unique molecular identifier，UMI）标记扩增子序列，整合相同 UMI 标记的原始数据用于生成一致性序列。

（二）在转录组测序方面的应用

转录组是指特定的组织或细胞在某一生长阶段或功能状态下转录出来的 RNA 总和。RNA 测序技术（RNA sequencing，RNA-seq）作为转录组分析的主要手段，具有通量高及价格低等优势，但无法获得全长转录组序列、难以鉴定等位基因特异性表达的异构体。

罗格·沃尔登（Roger Volden）等提出的串联共识的滚环扩增（rolling circle amplification to concatemeric consensus，R2C2）测序技术的核心思想是联合 RCA 技术与纳米孔测序技术（图6-12）实现高准确度的全长转录组测序。实验流程为：①待测样本总 RNA 的逆转录和无偏扩增，DNA 夹板序列的扩增；②使用无缝克隆的方法使待测扩增产物与 DNA 夹板分子间连接成环；③使用核酸外切酶混合物消化体系中线性 DNA；④使用随机六聚体引物进行 RCA 反应，产生由多个重复单元组成的长链 DNA 分子；⑤构建纳米孔测序文库并上机测序。该团队设计了名为基于偏序对齐的串联共识调用（concatemeric consensus caller using partial order alignments，C3Poa）的算法生成一致性序列，其设计思路为首先利用类似 BLAST 的对齐工具（BLAST-like alignment tool，BLAT）识别中的长链 DNA 中的夹板序列；⑥调用偏序对齐（partial order alignment version2，poaV2）和读取对齐以获得共识（read aligner for consensus，racon）根据夹板序列划分分子内串联重复单元，并通过分子内的串联重复单元之间相互比对及校正，生成高准确度的一致性序列。后续该团队进行 R2C2 测序技术改进，将 UMI 作为

DNA 夹板的一部分，用以指代唯一的成环事件，即 R2C2-UMI 测序技术。相较于 R2C2 测序技术，R2C2-UMI 测序技术虽然将准确度提高至 99.3%，但数据产出不足其 1%，严重影响后续分析。

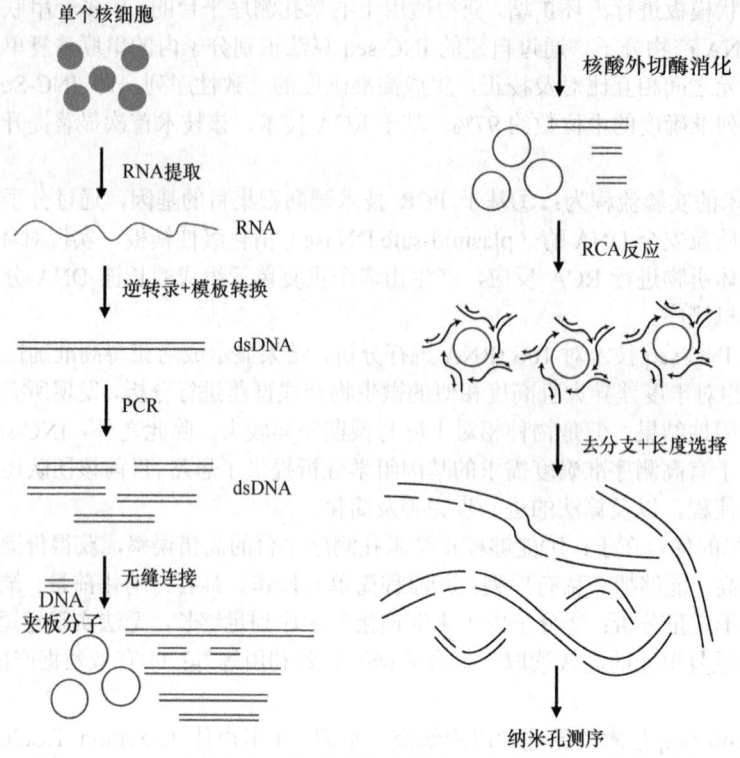

图 6-12　RCA 技术与纳米孔测序技术联合在转录组测序领域的应用

研究人员使用 R2C2 测序技术分析合成转录本复合物，产生了 400 000 多条转录本全长读段，一致性序列的碱基准确度的中位数可达 94%。R2C2 技术与 SMRT 测序平台对混合物组分的定量结果高度相关（皮尔逊相关系数 $r=0.93$），但与真实比例仍存在明显的偏倚。R2C2 测序技术测序结果所检测到的剪接位点与已注释的剪接位点符合度高达 91.26%，相较于纳米孔测序 1D 测序结果（80.43%），获得了明显改善，但是与 SMRT 全染色体分析测序结果（96.88%）存在一定差距。应用 R2C2 测序技术分析来自健康成人的 96 组单个 B 细胞转录组，发现部分 CD19 的 RNA 转录本异构体缺乏嵌合抗原受体 T 细胞治疗所靶向的表位，解释了嵌合抗原受体 T 细胞治疗效果的个体差异。

R2C2 测序技术的优点是能够校正纳米孔测序平台的高错误率，获得价廉的、高准确度的全长转录组序列，可鉴定等位基因特异性表达的本异构体。

R2C2 测序技术的缺点：①操作较复杂；②低丰度转录本异构体检出能力差；③RNA 降解等导致不完全的 cDNA 扩增会影响全长数据产出与分析；④该方法对 RNA 提取质量与储存条件要求极高。

（三）在环状 RNA 测序方面的应用

环状 RNA（circular RNA，circRNA）是一类由 mRNA 前体经反向剪接形成的共价闭合环状非编码 RNA。其来源广泛、保守、稳定、具有组织特异性，在生物体的生长发育过程中扮演着多种角色。例如，作为 miRNA 或蛋白的海绵体、调控宿主基因的选择性剪接及表达等。鉴于 circRNA 与线性 mRNA 高度相似，使用二代测序技术很难对较长的 circRNA（>500bp）进行识别及全长重构。近期多个研究尝试将纳米孔测序技术结合 RCA 技术，很好地解决了以上难题，为后续 circRNA

功能机制的研究及转化应用等方面打下了坚实的基础。各检测方法的比较如表 6-1 所示。以下方法学均通过消化线性转录本实现 circRNA 的富集，因此无法对 circRNA 开展相对于线性转录本的精准定量。同时在体外扩增过程中，可能由于模板转换造成假阳性结果。

表 6-1 三种 circRNA 检测方法的比较

		CIRI-long	isoCirc	circFL-seq
文库构建	样本量	1μg	20~30μg	2μg
	信号放大原理	RCRT+PCR	RCA	RCRT+PCR
	片段筛选（kb）	~1	3~50	~1
	第二链合成原理	模板转换	指数滚环扩增	模板转换
	线性 RNA 干扰	极少	少	极少
数据分析	读长长度	中等	高	中等
	滚环次数	中等	高	中等
	一致性序列准确度	中等	高	中等
	一致性序列数据量	高	中等	高
	一致性序列假阳性率	低	中等	低
	可变剪接事件检出能力	低	高	中

（1）CIRI-long 技术的原理和应用研究：张金阳（Jinyang Zhang）等提出了利用长读长测序数据进行环状 RNA 识别（circRNA identifier using long-read sequencing data，CIRI-long）（图 6-13A）技术，用于捕获 circRNA 的全长序列。通过完整细致的实验设计，系统地总结了富集 circRNA 的最适条件，包括长片段筛选、加 Poly（A）尾联合 RNase R 的操作实现线性 RNA 的高效消化以及在无 RNase H 的条件下使用模板末端转换机制（switching mechanism at the end of RNA template，SMARTer）逆转录酶进行逆转录等。但是 SMARTer 逆转录酶的 DNA 合成能力及链置换活性有限，导致测序读段长度过短，分子内重复单元数目较少，不利于生成高准确性的一致性序列，尤其会导致对较大 circRNA 的检测受阻。

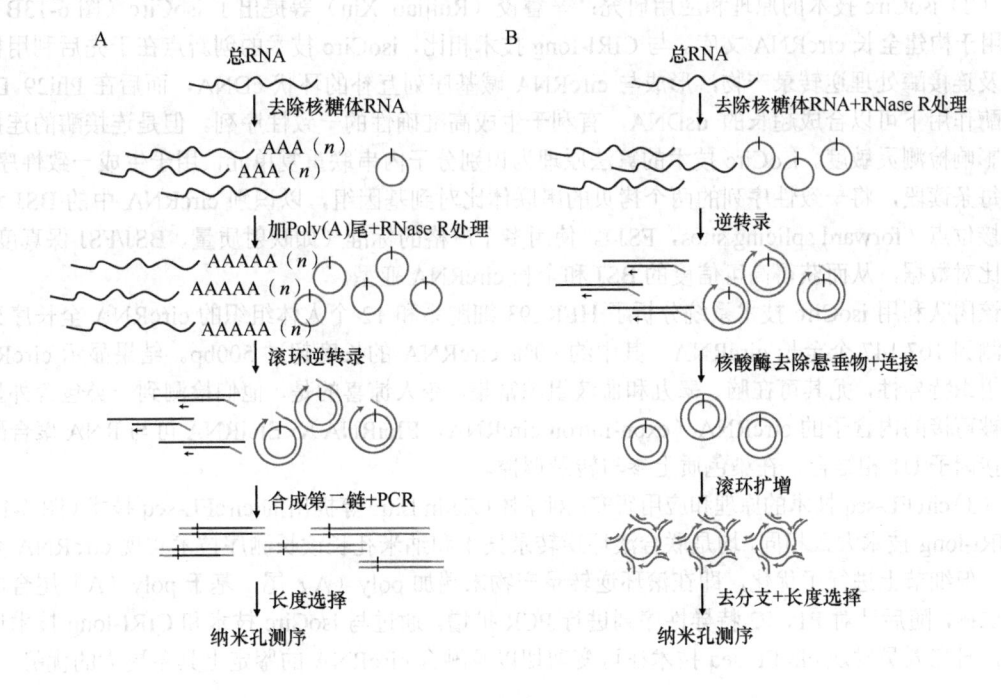

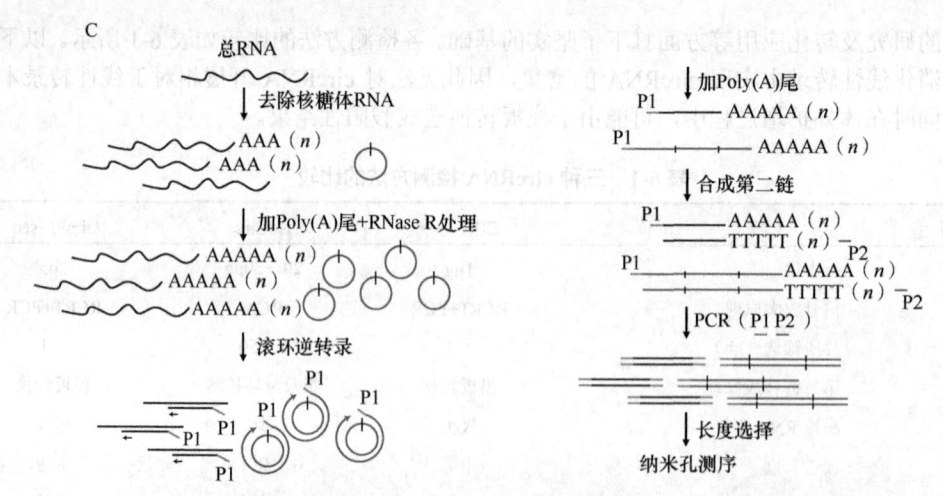

图 6-13 滚环扩增技术与纳米孔测序技术联合在 circRNA 测序领域的应用
A. CIRI-long 技术的原理流程图，B. isoCirc 技术的原理流程图，C. circFL-seq 技术的原理流程图

与此同时，该研究团队开发了 CIRI-long 算法分析 circRNA，其原理是首先基于 K 单体单元（K monomeric unit，K-mer）的方法，识别出测序读段中包含的串联重复单元，并利用偏序比对算法，生成高准确性的一致性序列。再通过与参考基因组比对，对其中的反向剪切位点（reverse splicing site，BSJ）及内部结构进行匹配识别，并基于基因注释和剪接信号信息，最终实现 circRNA 的准确识别和全长重构。

该团队利用 CIRI-long 技术深度解析了小鼠脑组织样本中的 circRNA，共识别出 115 755 个可变成环事件和 6714 种可变剪接。与二代测序结果相比，检测灵敏度提升了约 20 倍，并且可以无偏差重构 circRNA 全长转录本。例如，重建了 *Rims2* 基因的 65 个全长 circRNA，发现了 156 个来自线粒体基因组的 circRNA 等。值得一提的是，研究人员发现了一类由内含子自连形成的新型 circRNA，其具有完整的 GT/AG 信号、较高的序列保守性和组织保守性，提示可能具有某些生物学功能。

（2）isoCirc 技术的原理和应用研究：辛睿佼（Ruijiao Xin）等提出了 isoCirc（图 6-13B）技术，用于构建全长 circRNA 文库。与 CIRI-long 技术相比，isoCirc 技术的创新点在于先后利用核酸酶以及连接酶处理逆转录产物，形成与 circRNA 碱基序列互补的环状 cDNA，而后在 Phi29 DNA 聚合酶作用下可以合成超长的 dsDNA，有利于生成高准确性的一致性序列。但是连接酶的连接效率会影响检测灵敏度。isoCirc 技术的算法原理为识别分子内串联重复单元，用于生成一致性序列。对于每条读段，将一致性序列的两个拷贝的串联体比对到基因组，以识别 circRNA 中的 BSJ 和正向剪接位点（forward splicing sites，FSJ）。使用多个严格的标准（如映射质量、BSJ/FSJ 保真度等）筛选比对数据，从而获得高可信度的 BSJ 和全长 circRNA 亚型。

该团队利用 isoCirc 技术系统分析了 HEK293 细胞系和 12 个人体组织的 circRNA 全长序列，共检测到 107 147 个全长 circRNA，其中约 40% circRNA 的长度超过 500bp。结果显示 circRNA 具有组织特异性，尤其可在脑、睾丸和血液组织富集。令人惊喜的是，他们检测到一类包含外显子和未被剪接的内含子的 circRNA（exon-intron circRNA，EIciRNA），EIciRNA 可与 RNA 聚合酶 Ⅱ 和剪接因子 U1 相结合，在染色质上参与转录调控。

（3）circFL-seq 技术的原理和应用研究：刘泽林（Zelin Liu）等提出的 circFL-seq 技术（图 6-13C）与 CIRI-long 技术大致相同，均是联合滚环逆转录技术和纳米孔长读长测序技术实现 circRNA 全长重构，但细节上进行了优化，即在滚环逆转录产物末端加 poly（A）尾，基于 poly（A）尾合成互补第二链，随后针对 P1、P2 特异性序列进行 PCR 扩增。通过与 isoCirc 技术和 CIRI-long 技术进行比较，研究人员发现 circFL-seq 技术在可变剪切以及融合 circRNA 的鉴定上具备更大的优势。

（四）在其他领域的应用

染色体外环状DNA（extrachromosomal circular DNA，eccDNA）是位于染色体外的，呈双链或单链的闭合环状结构的DNA。广泛存在于真核生物中，在细胞的发育及衰老、肿瘤的发生发展及耐药、基因不稳定性等方面发挥着重大作用。基于其天然的环状结构，王元高等将RCA技术结合纳米孔测序技术，用以研究eccDNA的全长序列，发现eccDNA是基因组DNA片段随机连接而成的，为后续证明eccDNA是具有高天然免疫刺激活性的凋亡产物指明了方向。

鉴于核酸内切酶在生命过程及生物技术应用中的重要性，蒙塔古斯（Montaguth）等提出了ENDO-Pore技术，使用核酸内切酶对环状DNA进行线性化，线性化产物经末端修复及加poly（A）尾后，与一段编码抗生素的DNA序列以TA克隆的方式成环，转入大肠杆菌，提取阳性克隆的质粒，RCA反应后进行纳米孔测序，利用C3POa算法生成一致性序列。该方法可以在体外精准定位DNA切割事件，解析核酸内切酶的功能及作用机制。

目前MinION平台直接测序的最短读长为434bp，并且当序列长度小于1kb时，纳米孔测序技术的碱基质量值急剧下降，故而难以测序超短读长（<100bp）的DNA序列，如miRNA及cfDNA等。布兰登·D（Brandon D）等提出了将纳米孔测序平台应用于超短DNA测序的新技术HiFRe，即利用分子倒置探针与待测DNA序列互补配对，在Phusion DNA聚合酶和Ampligase DNA连接酶的共同作用下合成包含待测序列和探针的环状ssDNA分子，使用RCA技术合成由多个串联重复的待测序列列组成的长ssDNA分子，产物在经PCR反应进行扩增富集后，构建纳米孔测序文库并上机测序。该方法实现了高准确度的超短DNA测序，准确度及灵敏度较高，可以识别单核苷酸变异，甚至能够定量检测比例小于10%的特定变异。

（五）总结与展望

纳米孔测序技术凭借超长读长、高通量、低成本及单分子实时测序等优势在传染病防控、抗生素耐药、微生物及病毒基因组学等研究中发挥着不可或缺的作用，但其单碱基识别的高错误率仍然不容忽视。基于纳米孔测序技术的超长读长的优势，将纳米孔测序技术与RCA技术联合使用，生成包含多个串联重复单元的超长序列，经过算法校正处理获得高准确性的一致性序列，被广泛用于扩增子测序、转录组测序及circRNA测序等。

但是这种联合应用同样存在不足。它需要对原始数据中串联重复单元进行整合处理获得一致性序列，再加上RCA反应产生的序列读长是有限的，致使所研究分子不宜过长且最终可用的数据量不多（一般仅为7%~9%）。后续，随着技术和分析工具的不断完善，如制备更高效的酶、研发更高效算法等，或许能解决这些问题，使得这种联合应用的方法学具有更为广阔的应用前景。

第五节　测序技术在临床的应用

近年来，基因测序技术的不断完善在医学和生命科学等领域推动了革命性的发展。这项技术被广泛地应用于基因组学、宏基因组学及医学研究，对生育健康、肿瘤诊疗、病原微生物检测以及复杂疾病病因学等领域作出了巨大贡献。

生育健康主要包括无创产前筛查（non-invasive prenatal testing，NIPT）、辅助生殖技术（assisted reproductive technology，ART）。NIPT利用孕妇外周血中胎儿游离DNA（cell-free fetal DNA，cffDNA）进行非侵入性染色体检测，主要用于筛查21-三体综合征、18-三体综合征和13-三体综合征等染色体数目异常遗传疾病。NIPT是下一代测序技术应用最成熟的领域，相比传统的血清学唐氏综合征筛查，NIPT具有检出率高（约99%）、流产风险低、检测周期短、操作简便等诸多优势，市场广阔而成熟。ART通过医疗辅助手段帮助不孕夫妇妊娠的技术，包括胚胎植入前遗传学诊断（preimplantation genetic diagnosis，PGD）和植入前遗传学筛查（preimplantation genetic screening，PGS）。

肿瘤诊疗包括肿瘤的早筛、早诊，肿瘤伴随诊断/精准用药、肿瘤微小残留病灶（minimal residual disease，MRD）检测等，涵盖了肿瘤发展较长的周期。液体活检作为当前新兴的肿瘤早筛技术，其分析物主要包括循环肿瘤细胞（circulating tumor cell，CTC）、循环肿瘤 DNA（circulating tumor DNA，ctDNA）、循环细胞外囊泡（circulating extracellular vesicles）、循环游离 RNA（circulating free RNA，cfRNA）、蛋白质等，其中 ctDNA 是液体活检使用最广泛的分析物。液体活检的肿瘤标志物在 DNA 层面主要有基因突变（点突变、片段化、拷贝数异常等）和甲基化两大类，检测的技术手段主要为 PCR 和下一代测序技术。国家卫生健康委发布的《新型抗肿瘤药物临床应用指导原则（2020 年版）》在肿瘤伴随诊断/精准用药方面针对肿瘤靶向药的使用进行了相关的规定。MRD 指癌症患者接受治愈性治疗后残留的少量肿瘤细胞，其含量或许微乎其微（传统影像学或实验室方法不能发现），但仍可能会引起患者癌症复发。因此，对于经过术后治疗的癌症患者，及时的 MRD 监控十分必要。

对于大规模的疾病筛查，qPCR 已经完全胜任，且成本更低，是临床上进行核酸检测的金标准，但只能检测已知病毒。基因测序技术则可以用于未知病原微生物的检测。相比于常规的下一代测序技术，纳米孔测序技术具有易操作的优点，可以在实验室内和室外现场进行使用，文库制备简单快捷，所用资金成本最低，对任何具有 USB 接口的计算机进行配置后即可进行实时的数据分析，具有其他测序平台不具备的优势，克服了感染性病原鉴定的使用限制。纳米孔测序技术因仪器体积小，操作简单，可对卫生条件相对较差的疫区样本进行实时检测，更适合于流行病的现场测序和基因分析，已在传染病防控中有诸多应用。在新冠感染疫情当中，梅瑞狄斯（Meredith）等在英国一家医院建立了新型冠状病毒的实时基因组监测系统，将基因组学和流行病学相结合分析，用于调查与医疗相关的新冠病毒。这种方法能够检测到院内隐性传播事件，有机会针对感染采取干预措施，进一步减少与卫生保健相关的感染。同时，可以快速跟踪和调查医院和社区环境中的感染情况，对国家公共卫生政策具有重要意义。

未来，不同平台的测序技术通过各自的性能优势互补，必将会长期共存和共同发展。随着人类探索生命奥秘需求的增加和研究工作的深入，新的测序原理和平台也将不断产生，以满足不同学科领域的应用需求。

（肖　飞　周　洲）

【思考题】

1. 简述下一代测序不同技术的优点和缺点。
2. 简述三代测序在长片段、重复序列和表观遗传学方面的检测优势。
3. 简述不同测序方法在基础医学和临床研究的应用场景。

第七章 电泳技术及应用

【教学内容】 溶液中带电粒子在直流电场中向电性相反电极移动的现象称为电泳。利用电泳现象对物质进行分离的技术称为电泳技术。本章主要介绍电泳的基本概念、分类和影响因素，并介绍不同种类的电泳包括琼脂糖凝胶电泳、聚丙烯酰胺凝胶电泳和临床中常用的电泳（如血清蛋白电泳、尿蛋白电泳、脑脊液等电聚焦电泳、免疫固定电泳和毛细管电泳等），以及这些电泳的技术原理、操作要点及其在临床中的主要应用等。

第一节 概 述

一、电泳的概念

电泳技术是指在电场作用下，由于各种分子所带电荷以及分子的大小、形状等性质的差异，使带电分子产生不同的迁移速度，从而对样本进行分离、鉴定和提纯的技术。早在1809年俄国物理学家Rcoss进行了世界上第一次电泳实验，此后各种电泳技术及仪器相继问世，广泛应用于蛋白质、氨基酸、核酸及其他有机化合物甚至无机离子等领域的分离和鉴定。近年来，先进的电泳技术和各种自动化电泳分析系统被越来越多地应用于临床实验。

二、电泳的分类

（一）按分离的原理分类

1. 区带电泳 是在一定的支持物上，于均一的载体电解质中，将样品加在中部位置，在电场作用下，样品中带正或负电荷的离子分别向负极或正极以不同速度移动，分离成一个个彼此隔开的区带。

2. 移界电泳 是将被分离的离子（如阴离子）混合物置于电泳槽的一端（如负极），在电泳开始前，样品与载体电解质有清晰的界面。电泳开始后，带电粒子向另一极（正极）移动，泳动速度最快的离子走在最前面，其他离子根据电极速度快慢顺序排列，形成不同的区带。只有第一个区带的界面是清晰的，达到完全分离，其中含有电泳速度最快的离子，其他大部分区带重叠。

3. 等速电泳 是在样品中加有领先离子（其迁移率比所有被分离的离子大）和终末离子（其迁移率比所有被分离的离子小），样品加在领先离子和终末离子之间，在外电场作用下，各离子进行移动，经过一段时间电泳后，达到完全分离。

4. 等电聚焦电泳 是将两性电解质加入有pH梯度缓冲液的电泳槽中，当其处在低于其本身等电点的环境中则带正电荷，向负极移动；若其处在高于其本身等电点的环境中，则带负电荷向正极移动。

（二）按有无固相支持物分类

1. 自由界面电泳 除电泳溶液外无其他支持物。自由界面电泳又分为显微电泳/细胞电泳、移界电泳、柱电泳、自由流动幕电泳和等速电泳。

2. 区带电泳 又称为电色谱法，是在固相或半固相支持物上进行的电泳，电泳过程可以是连续的或分批的。

（1）按支持物成分分类：滤纸、醋酸纤维膜电泳、淀粉凝胶电泳、琼脂电泳、琼脂糖凝胶电泳和聚丙烯酰胺凝胶电泳。

（2）按支持物的形式或位置分类：水平电泳、垂直电泳、柱状电泳、板状电泳和V型管电泳。

（3）按容器分类：槽电泳、柱电泳、毛细管电泳。

（4）按pH连续性分类：分为连续pH电泳和非连续pH电泳。后者缓冲液和电泳支持物间有不同的pH电泳，如聚丙烯酰胺凝胶盘状电泳、等电聚焦电泳等。

三、影响电泳的因素

影响电泳的因素主要有分子净电荷及分子大小、电场强度等。

（一）电泳介质的pH

对蛋白质两性电解质而言，pH离等电点越远，则颗粒净电荷越多，泳动速度越快，反之则越慢。但是pH过高或过低引起蛋白变性。应选择合适的pH，使各种蛋白质所带电荷差异较大，有利于彼此分开。

（二）缓冲液的离子强度

缓冲液通常要保持一定的离子强度，一般为0.02~0.20。强度过低，则缓冲能力差，不易维持pH恒定。离子强度越高，在待分离分子周围形成较强的带相反电荷的离子扩散层（即离子氛），降低了蛋白质的带电量，使粒子的泳动速度越慢，但区带分离较清晰。但是离子强度过高时，将降低质点的带电量，甚至破坏胶体，使之不能泳动。

（三）电场强度

电场强度为每厘米距离的电压降，即电势梯度，对电泳速度起决定作用。电场强度越高，带电粒子移动越快。根据需要将其分为高电压电泳（500~10 000V）和常压电泳（500V以下）。前者由于电压高，电泳时间短，只需几分钟，适用于低分子量混合物的分离，如氨基酸和无机离子，但因产热高，需冷却装置。常压电泳分离时间为数小时到数天，适合分离蛋白质等大分子物质，产热量少，无须冷却装置。如果电场强度过高，会产热，而使蛋白质变性导致无法分离，并且缓冲液水分蒸发过多，导致离子强度增加。如果电场强度过低，会使电泳时间增加、扩散。当需要增大电场强度以缩短电泳时间时，需附有冷却装置。

（四）电渗现象

液体在电场中对于一个固体支持物的相对移动，称为电渗现象。在纸电泳时，由于纸上带有负电荷，而与纸接触的水溶液因为静电感应带有正电荷，在电场的作用下溶液便向负极移动，并带动着质点移动。质点移动的实际速度=电泳速度+电渗速度（矢量和）。所以，带正电荷的质点实际涌动速度较其固有速度要快，带负电荷的质点实际泳动速度较固有速度要慢。

（五）其他影响电泳的因素

1. 待分离大分子的性质　如所带的电荷、分子大小和形状。分子带的电荷量越大、直径越小、形状越接近球形，则其电泳迁移速度越快。

2. 支持介质的筛孔　筛孔越小，则颗粒在移动的过程中所受到的阻力也就越大。

在后几节，我们将根据不同的标本类型，依次介绍临床实验室中常用的几种电泳技术。

第二节　琼脂糖凝胶电泳

一、分离原理

以琼脂糖或琼脂糖凝胶作为支持介质的电泳称为琼脂或琼脂糖凝胶电泳。琼脂糖是琼脂分离制备的链状多糖,其结构单元为 D-半乳糖和 3,6-脱水-L-半乳糖。许多琼脂糖链以氢键及其他作用力使其相互盘绕成绳状的琼脂糖束,构成大网孔形凝胶。由于琼脂糖中硫酸根的含量比琼脂中少,其电渗力弱而分辨率相对显著增高,因此特别适用于免疫复合物、核酸及核蛋白等的分离鉴定和纯化。琼脂糖凝胶电泳也可分离核苷酸等小分子,已广泛应用于血清蛋白、脑脊液蛋白、尿蛋白、血红蛋白、各种酶的测定及同工酶谱的分析。

以琼脂糖凝胶为载体,对 DNA 分子构象及其片段的分子量进行电泳分析,借蛋白质电泳分离的定向原理,在高于等电点的 pH 溶液内,DNA 分子带负电性,其带电性的多少与 DNA 分子和 DNA 片段的获电能力、分子大小及构象有关。

目前用于分离核酸的电泳种类,按凝胶材料分为聚丙烯酰胺凝胶电泳和琼脂糖凝胶电泳(普通琼脂糖和低熔点琼脂糖)。按电泳装置分为水平式/琼脂糖凝胶电泳、竖式/聚丙烯酰胺凝胶电泳。琼脂糖凝胶电泳用于 DNA 和 RNA 的常规分析,不同琼脂糖凝胶可分离长度为 200bp~50kb 的 DNA 片段。聚丙烯酰胺凝胶电泳常用于小分子核酸分析(5~500bp),分辨率可达到 1bp。

二、琼脂糖凝胶电泳分离 DNA 的一般流程

(一)设备和试剂的准备

最常用的是水平式琼脂糖凝胶电泳,制胶和加样都比较方便。核酸分离一般用连续体系,常用的有 Tris-硼酸(TBE)[0.08mol/L Tris-HCl,pH8.5,0.08mol/L 硼酸,0.0024mol/L 乙二胺四乙酸(EDTA)]和 Tris-乙酸(TAE)(0.04mol/L Tris-HCl,pH7.8,0.2mol/L 醋酸钠,0.0018mol/L EDTA),所用染料为溴化乙锭(EB),与核酸形成一种橙黄色的荧光配合物,从而检测出 DNA 各片段区带的相对位置。

(二)DNA 的分离

经过凝胶制备、样品制备和加样、电泳及在紫外线灯下观察 DNA 片段在凝胶中的位置,可以从电泳后的凝胶中回收特定的 DNA 条带,用于日后的克隆操作。

三、影响 DNA 分子电泳迁移率的因素

DNA 分子分为线状 DNA 和环状 DNA,前者又分为线状单链或双链 DNA,后者又分为环状单链(如 M13mp)和双链 DNA(质粒 DNA)。单链线状 DNA 电泳时要注意局部区域形成双链 DNA,造成迁移距离的不确定性。而线状双链 DNA 电泳是使用频率最高的一种电泳。其迁移率主要受以下因素影响。

(一)分子的大小

线状双链 DNA 分子在一定浓度的琼脂糖凝胶中的迁移率与分子量常用对数成反比,分子量越大,则受到的阻力越大,也越难以在凝胶孔隙内蠕行,因而迁移得越慢。

(二)凝胶浓度

某给定大小的 DNA 分子,其电泳迁移率的对数同凝胶浓度呈线性关系。浓度越高,移动距离越短。分离低于 0.5kb 的 DNA 片段需要的凝胶浓度为 1.2%~1.5%,分离大于 10kb 的 DNA 分子,需要的凝胶浓度为 0.3%~0.7%,介于两者之间的 DNA 分子需要 0.8%~1.0%的凝胶浓度。

(三)分子构象

当 DNA 分子处于不同的构象时,它在电场中的迁移率不但和它的分子量有关,还和它的本身构象有关。相同分子量的线状、开环和超螺旋 DNA 在琼脂糖凝胶中的移动速度是不同的。泳动速率依次为超螺旋结构>开环结构>线状双链。

（四）电压

低电压时，DNA 分子的迁移率与电压成正比；但随着电场强度的增加，不同分子量的 DNA 片段的迁移率将以不同的幅度增长，片段越大，因场强升高引起的迁移率升高幅度就越大，因此电压增加，琼脂糖凝胶的有效分离范围将缩小，减弱分辨能力。故要使大于 2kb 的 DNA 片段的分辨率达到最大，所加电压不应超过 5V/cm。

（五）碱基组成与温度

DNA 分子迁移率不受碱基组成与温度的影响，但电泳时温度较高可导致 DNA 分子变性或解链。

（六）嵌入染料的影响

荧光染料溴化乙锭用于检测琼脂糖凝胶中的 DNA，染料会嵌入到堆积的碱基对之间，并拉长线状和带缺口的环状 DNA，使其刚性更强，还会使线状 DNA 迁移率降低 15%。

（七）离子强度的影响

电泳缓冲液的组成和离子强度影响 DNA 的迁移率。在没有离子存在时，电导率最小，DNA 几乎不移动，在高离子强度的缓冲液中，则电导率很高且明显产热，严重时会导致凝胶熔化或 DNA 变性。

第三节　聚丙烯酰胺凝胶电泳

一、概　述

聚丙烯酰胺凝胶电泳（polyacrylamide gel electrophoresis，PAGE），是一种以聚丙烯酰胺凝胶作为支持介质的区带电泳方法。聚丙烯酰胺凝胶是由单体丙烯酰胺和交联剂 N, N-甲叉双丙烯酰胺在加速剂 N, N, N, N-四甲基乙二胺（N, N, N, N-tetramethyl ethylenediamine，TEMED）和催化剂过硫酸铵［ammonium persulfate（NH$_4$）$_2$S$_2$O$_8$，简称 AP］或核黄素（ribofavin 即 vitamin B$_2$）的作用下聚合交联成三维网状结构的凝胶，以此凝胶为支持物的电泳称为聚丙烯酰胺凝胶电泳。

聚丙烯酰胺电泳的优势如下。

1. 样品不易扩散。
2. 可随意调控凝胶的浓度，从而控制凝胶孔径，以达到分离不同分子量样品的目的。
3. 将分子筛效应和电荷效应结合在一起，提高了分辨率。
4. 电泳时不产生电渗。
5. 样品分离的重复性较高。
6. 样品用量少，1～100μg 已足够。
7. 用途广泛，对蛋白质、核酸等生物高分子可进行分离、定性、定量制备、分子量的测定等。

二、聚丙烯酰胺凝胶电泳原理

（一）聚丙烯酰胺凝胶电泳的两种分离体系

1. 连续体系和不连续体系　前者指整个电泳体系使用的缓冲液成分、pH、凝胶网等均相同。后者为凝胶体系中采用两种以上的缓冲液、pH 和凝胶孔径。不连续体系凝胶制备法复杂，但浓缩效果好，分辨率高，分离效果也好，因此最常用。

2. 按电泳装置分类　可分为垂直管状电泳和垂直平板电泳。垂直板电泳仪相对于圆盘电泳仪的优势：具有系列样品可在同一板上进行分离，条件一致；同一板上点样数目可以自由调控；电泳后凝胶板易于制成干板而保存；电泳后的染色、取胶、显色和摄影均很方便（图 7-1）。

（二）三种凝胶和电泳缓冲液

1. 样品胶 是凝胶总浓度（T）=3%，交联度（C）=20%的单体溶液和预分离的样品溶液，以及pH6.7的Tris-HCl缓冲液一起，由核黄素催化聚合而成的大孔径凝胶。主要作用为抗对流、防止样品被电泳槽缓冲液稀释、浓缩胶内样品。

2. 浓缩胶 除不含所分离的样品外，与样品胶相同，主要起着浓缩样品的作用，使样品在未进入分离胶之前，被浓缩成很窄的区带，提高分离效果。

3. 分离胶 是$T=7%$，$C=2.5%$的单体溶液，在pH8.7的Tris-HCl缓冲液中，通过过硫酸铵催化聚合成的小孔径胶。被浓缩成盘状的样品在此胶内根据各组分的分子量和净电荷的不同而分离。

4. 电泳缓冲液 pH8.3的Tris-甘氨酸。

（三）不连续聚丙烯酰胺凝胶电泳具有高分辨率的原因

1. 样品浓缩效应 由凝胶孔径、缓冲液离子成分和pH的不连续性决定。

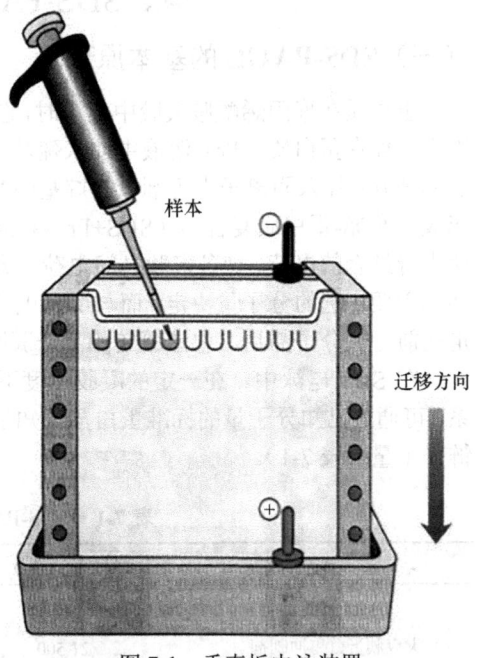

图7-1 垂直板电泳装置

样品通过浓缩胶被浓缩为高浓度的样品薄层，甚至有的被浓缩几百倍。因为样品胶和浓缩胶是用pH6.7的Tris-HCl缓冲液制成，电泳时，由于HCl解离度大，几乎全部释放出Cl$^-$，且泳动速度最快（快离子）；而电泳槽中的Tris-HCl缓冲液pH是8.3，因为甘氨酸的等电点为6.0，在电泳过程中，仅有0.1%~1.0%解离为$CH_2(NH_2)COO^-$，泳动速度最慢（慢离子）。一般酸性蛋白质在此环境下也解离为带负电荷离子，但其解离度比甘氨酸大，较HCl小，泳动速度介于快、慢离子之间。电泳时，Cl$^-$超过P走在最前，其后形成离子浓度较低的低电导区，并形成较高电位梯度，导致蛋白和慢离子加速移动，因而在高电势梯度和低电势梯度区之间形成了一个迅速移动的界面，由于样品中蛋白质的有效泳动率恰好介于快、慢离子之间，所以也就聚集在这个移动的界面附近，被浓缩为一狭小的样品薄层。样品进入分离胶后，pH为9.5（电泳过程实测），$CH_2(NH_2)COO^-$解离度增加，泳动速度加快，很快超过蛋白质，蛋白质在均一的电位梯度和pH条件下分离。

2. 电荷效应 蛋白质混合物在浓缩胶和分离胶的界面处被浓缩，堆积成层，但由于其带电荷不同，从而泳动速率不同而得到分离。在进入分离胶时此种电荷效应仍起作用。

3. 分子筛效应 浓缩胶和分离胶的凝胶孔径不同，蛋白质样品在进入界面时被浓缩成层。由于分离胶的孔径较小，各种分子量及空间构象不同的蛋白质通过一定孔径的分离胶时，所受阻滞的程度不同，而表现为不同的迁移率。此即所谓的分子筛效应。

三、聚丙烯酰胺凝胶电泳时样品的准备

样品应预先经过适当的纯化，如离心、过滤、柱分离等，并应透析出盐类和小分子物质，此过程称为样品的预处理。样品应做预稀释，即溶解在5~10倍稀释的浓缩胶缓冲液样品液中，同时需要加入10%蔗糖和0.002%指示染料。加样时，混合样品100μg，每种蛋白质1~10μg即可。样品制备应在低温（0~4℃）进行，防止蛋白质失活。

样品制备完毕，经点样、电泳、剥胶、固定和染色后、脱色、结果记录和定量分析等步骤，完成整个电泳过程。

四、SDS-PAGE 测定蛋白质分子量

(一) SDS-PAGE 的基本原理

蛋白质在聚丙烯酰胺凝胶中电泳时，它的迁移率取决于它所带净电荷以及分子的大小和形状等因素。如在蛋白质 (Pr) 溶液中加入巯基乙醇，打开二硫键（–S-S-→ [-HS+SH-]），使蛋白质的各亚基分开；加入阴离子去污剂十二烷基磺酸钠 (sodium dodecyl sulfate, SDS)，打开氢键与疏水键，形成了 SDS-蛋白质复合物 (SDS+Pr → SDS-Pr)，且因复合物上结合的 SDS 负电荷大大超过了多肽本身结合的电荷，使各多肽之间电荷差异减少到可以忽略不计的程度，所以蛋白质分子的电泳迁移率主要由它的分子量决定，而与所带电荷和形状就无关了。电泳过程中分子迁移的规律为小分子走在前，大分子滞后。电泳凝胶相当于凝胶过滤中的一个带孔胶粒。

在 SDS 电泳中，在一定的凝胶浓度下，多肽链分子量的对数与多肽链的相对迁移率呈线性关系，可通过已知分子量的标准蛋白与未知蛋白的相对电泳迁移率作比较，通过标准曲线求未知多肽链分子量（表 7-1）。

表 7-1 SDS-PAGE 所用标准蛋白及其分子量

名称	分子量（Da）	名称	分子量（Da）
溶菌酶	1400	牛血清白蛋白	66 200
大豆胰蛋白酶抑制剂	21 500	磷酸化酶 B	92 500
碳酸酐酶	31 000	半乳糖苷酶	116 250
卵蛋白酶	45 000	肌球蛋白	200 000

(二) 注意事项

1. 含有多个亚基的蛋白质，SDS-PAGE 测定的只是亚基或单条肽链的分子量。

2. 有些蛋白质不能用 SDS-PAGE 测定分子量。电荷或构象异常的蛋白，带有较大辅基的蛋白（如某些糖蛋白）以及一些结构蛋白如胶原蛋白等。如组蛋白 F1，本身带有大量正电荷，尽管结合了正常比例的 SDS，仍不能完全掩盖其原有正电荷的影响，它的分子量是 21 000Da，但 SDS-凝胶电泳测定的结果却是 35 000Da。

第四节 血清蛋白电泳

一、技术原理

在碱性环境中（pH 8.6）血清蛋白质均带负电荷，在电场中均向阳极泳动，根据血清中各种蛋白质的颗粒大小、等电点及所带负电荷多少的不同，它们在电场中的泳动速度也不同。白蛋白分子质量小，所带负电荷相对较多，在电场中迅速向阳极泳动；γ 球蛋白因分子量大，泳动速度最慢。电泳方法有多种，临床上应用最多的是醋酸纤维素膜法和琼脂糖凝胶法。血清蛋白经电泳后，先进行染色，再用光密度计扫描，即可对血清蛋白的电泳区带进行相对定量。电泳后从阳极开始依次为白蛋白、$α_1$ 球蛋白、$α_2$ 球蛋白、β 球蛋白和 γ 球蛋白五个区带；白蛋白条带是血清蛋白质中最重要的条带，肝脏合成的蛋白质电泳位于 $α_1$、$α_2$ 和 β 区，淋巴组织合成的免疫球蛋白电泳位于 γ 区，结果常用光密度计扫描图表示（图 7-2）。

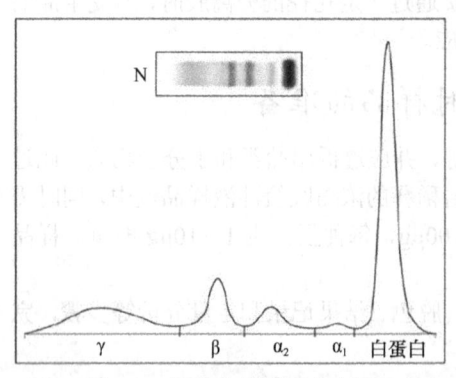

图 7-2 正常人血清蛋白电泳

二、操作过程及特点

(一) 操作过程

1. 加样 将加样梳置于平板上,有数字的一端向上,在 2min 内完成每块加样梳的加样,每孔加 10μl 样品,然后齿梳向上把加样梳放于湿盒内 5min。

2. 放置凝胶片 从包装袋内取出缓冲条,将其固定在电极支架背侧的钉上,再取出凝胶,用薄滤纸快速轻轻地吸去凝胶表面多余的液体,在温控板表面下 1/3 处加 200μl 去离子水,将凝胶片底边紧靠框架底边,边缘对齐边线,略弯曲凝胶片慢慢放平,注意凝胶片下面勿出现气泡。

3. 电泳 一般电压用 110~140V,电流 0.4~0.6mA/cm,时间 45~60min。

4. 染色、脱色和干燥 电泳结束后立即将膜取出,放入染色液中浸染 2~3min,然后移入漂洗液中漂洗数次,至蛋白条带清晰,背景无色为止。

5. 扫描 将烘干的胶片用光密度仪进行扫描,并在电脑系统中对电泳结果扫描后进行分析。

(二) 注意事项

1. 电泳时,电压应控制在 110~140V,不能过高,若电压太高,产热量大,则蛋白质标本会被破坏,并且电压高则带电颗粒移动速度快,分离效果不理想。

2. 醋酸纤维素薄膜在电泳前,一定要在缓冲液中浸透,否则有碍电泳分离,最好是浸泡过夜,效果最佳。

3. 点样时样品一定要点在无光泽面,否则很难吸入,点样量不宜过多(血清样品最适宜 10μl)。其原因是醋酸纤维素薄膜承受蛋白质有限,量过多则分子量相近的物质相互争夺迁移而重叠,影响结果观察。

4. 电泳开始后,不能再取放薄膜,以防触电。如必须进行,应先关闭电源。

三、血清蛋白电泳技术的应用

(一) 肝脏疾病

急性和轻症肝炎时电泳结果多无异常。慢性肝炎、肝硬化、肝细胞肝癌(常合并肝硬化)时,白蛋白降低,α_1、α_2、β 球蛋白也有降低倾向;γ 球蛋白增加,在慢性活动性肝炎和失代偿的肝硬化中增加尤为显著。

(二) M 蛋白血症

如骨髓瘤、原发性巨球蛋白血症等,白蛋白轻度降低,单克隆 γ 球蛋白明显升高,也有 β 球蛋白升高,偶有 α 球蛋白升高。大部分病人在 γ 区带、β 区带或 β 区带与 γ 区带之间可见结构均一、基底窄、峰高尖的 M 蛋白。

(三) 肾病综合征(糖尿病、肾病)

由于血脂增高,可致 α_2 球蛋白和 β 球蛋白(脂蛋白的主要成分)增高,白蛋白和 γ 球蛋白降低。

(四) 其他

结缔组织病伴有多克隆 γ 球蛋白增高,先天性低丙种球蛋白血症可有 γ 球蛋白降低。蛋白丢失性肠病表现为白蛋白和 γ 球蛋白降低,α_2 球蛋白则增高。

第五节 尿蛋白电泳

一、技术原理

尿蛋白电泳常用醋酸纤维素薄膜电泳、SDS-聚丙烯酰胺凝胶、琼脂糖凝胶电泳及尿蛋白免疫固定电泳等。若以醋酸纤维素薄膜为载体，可将蛋白质分离为白蛋白、α_1球蛋白、α_2球蛋白、β球蛋白和γ球蛋白五个区带。SDS 聚丙烯酰胺凝胶电泳技术原理为，电泳前先使尿蛋白与 SDS 反应，形成带负电荷的 SDS-蛋白质复合物，由于所带的负电荷大大超过蛋白质分子原有的电荷量，从而消除了不同分子间原有的电荷差异。琼脂糖凝胶电泳也可根据蛋白质分子量大小的不同，将各种蛋白质进行分离；分子量越小，泳动速度越快，分子量越大，泳动速度越慢。

二、操作过程及注意事项

（一）操作过程

1. 放置凝胶片 取出缓冲条固定在电极架上，将 120μl 蒸馏水（或去离子水）加在电泳仓的温控板上偏下中间处；将凝胶片底边紧靠框架底边，边缘对齐边线，略弯曲凝胶片慢慢放平，注意凝胶片下面不能出现气泡。

2. 点样 取出 SDS-聚丙烯酰胺凝胶片放在凝胶片盒上，用滤纸条吸去凝胶片槽孔中多余水分；然后在每一槽孔内加入 5μl 已处理的尿液标本，注意不能有气泡，在每次加样前应擦拭移液器尖端，整个加样过程不可触及槽孔的底部。

3. 电泳 关闭电泳仓盖，开始电泳。

4. 染色和脱色 电泳结束后，取出已烘干的胶片，用湿纸巾擦拭电极和温控板，将胶片固定于凝胶支架上放入染色空间中，进行染色和脱色。

5. 扫描 将烘干的胶片用光密度仪进行扫描，并在电脑系统中对电泳结果扫描后进行分析。

（二）注意事项

1. 标本应为 24 小时内的新鲜尿液，必要时标本在 2~8℃可保存 1 周，冷冻的标本可保存 1 个月。
2. 为达到最佳检测效果，同一试剂盒内的所有组分必须一并使用。
3. 用滤纸吸去凝胶表面多余液体时，接触时间不能太长，应快速移去，以免凝胶脱水。
4. 注意先挂缓冲条再放凝胶片，缓冲条取出时应均匀挤捏使缓冲液能分布均匀。

三、尿蛋白电泳技术的应用

1. 在无损伤的情况下，协助临床判断肾脏损伤的部位，确定尿蛋白的来源；了解肾脏病变的严重程度（选择性蛋白尿与非选择性蛋白尿），从而有助于疾病的诊断和预后判断。

尿蛋白电泳后呈现中、高分子蛋白区带主要反映肾小球病变，呈现低分子蛋白区带可见于肾小管病变或溢出性蛋白尿（如本周蛋白）；混合性蛋白尿可见到各种分子量蛋白区带，表示肾小球和肾小管均受累及（图7-3）。

2. 对临床症状不典型的患者及微量蛋白尿患者的诊断及各种肾脏疾病治疗过程中病情的动态分析，具有很大价值。

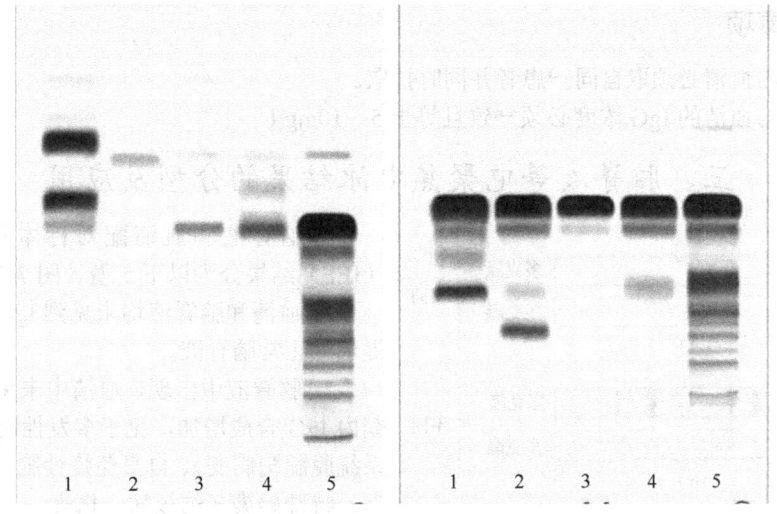

图 7-3 肾小管（左）和肾小球（右）性蛋白尿

第六节 脑脊液等电聚焦电泳

一、技术原理

等电聚焦电泳是利用 pH 梯度的介质分离等电点不同的蛋白质。由于其分辨率可达 0.01pH 单位，因此特别适合分离分子量相近而等电点不同的蛋白质组分。在神经系统疾病中，由于血脑屏障破坏造成血中蛋白质进入脑脊液，或抗原激发体液免疫反应促进内源性免疫球蛋白合成等原因，脑脊液中的免疫球蛋白含量往往异常增高，在等电聚焦电泳时 γ 球蛋白区域可见 2 条或 2 条以上分开的、不均一、比较狭窄、不连续的清晰蛋白区带，称为寡克隆区带。

脑脊液和血清同时电泳，若脑脊液中检出而相应的血标本中未检出，才能定为阳性（图 7-4）。脑脊液中寡克隆区带阳性，可以明确地判断中枢神经系统内源性合成免疫球蛋白的存在，可能为神经系统炎性或非炎性疾病、多发性硬化疾病等。

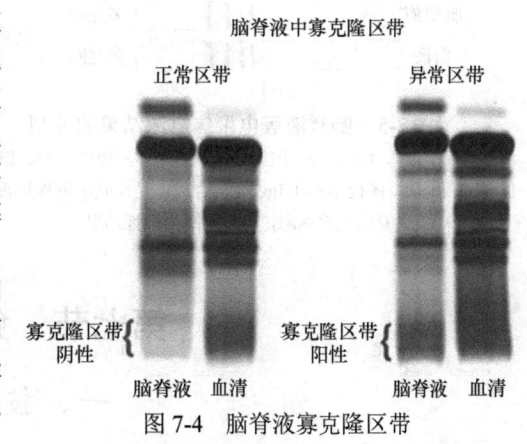

图 7-4 脑脊液寡克隆区带

二、操作过程及注意事项

（一）操作过程

1. 放置缓冲条 取出缓冲条固定在电极架上，将 200μl 蒸馏水（或去离子水）加在电泳仓的温控板上偏下中间处；用滤纸条吸去凝胶片槽孔中多余水分。

2. 点样 加样 15μl，同一患者应同时检测脑脊液和血清；注意不能有气泡，在每次加样前应擦拭移液器尖端，整个加样过程不可触及槽孔的底部。

3. 电泳 关闭电泳仓盖，开始电泳。

4. 取出电极架后，放入定位杆，放入加样模板后，加入 50μl 稀释后的抗血清；进行电泳。

5. 吸出抗血清后，换上水合模板，加入 4ml 水合剂，继续电泳。

6. 加入 2ml TTF3 显影液进行显影。

（二）注意事项

1. 脑脊液与血清必须取自同一患者并同时抽取。
2. 脑脊液与血清的 IgG 浓度必须一致且等于 5～10mg/L。

三、脑脊液等电聚焦电泳结果的分型及应用

将脑脊液和血清配对标本等电聚焦电泳（IEF）结果分为以下 5 型（图 7-5）：

1. 血清和脑脊液均未见到 IgG 寡克隆区带，提示为正常脑脊液。
2. 脑脊液中出现，血清中未见，提示脑脊液鞘内 IgG 合成增加，见于多发性硬化（中枢神经系统脱髓鞘病变）、自身免疫性脑炎、视神经脊髓炎、特殊感染（结核病、梅毒、艾滋病、病毒性脑炎等）。
3. 脑脊液中有寡克隆区带，但脑脊液和血清中同时有另外相同的带，脑脊液和血清中均有 IgG 带表明有全身性免疫反应，脑脊液中又有另外的 IgG 带，也提示鞘内合成，见于多发性硬化、系统性红斑狼疮（SLE）及肉瘤等。
4. 血清和脑脊液中同时出现寡克隆区带，不提示鞘内有 IgG 合成，血脑屏障受损，脑脊液中的区带可能是全身性免疫反应被动扩散入脑脊液所致，见于吉兰-巴雷综合征。
5. 脑脊液和血清中有相同的单克隆区带，来源于中枢神经系统疾病之外，见于骨髓瘤、单克隆免疫球蛋白病。

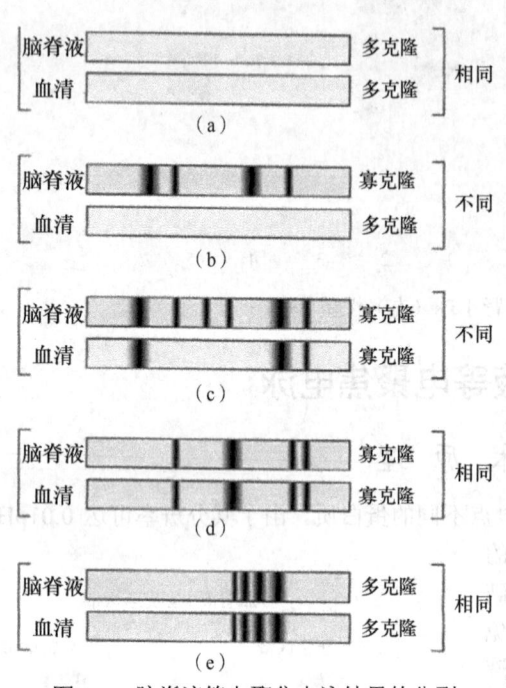

图 7-5　脑脊液等电聚焦电泳结果的分型

虽然（b）、（c）、（d）、（e）图均提示产生了体液免疫反应，但仅（b）和（c）图提示存在 IgG 鞘内合成，是反映中枢神经系统病变的重要标志，可以判断为阳性结果

第七节　免疫固定电泳

一、技术原理

血清蛋白电泳中出现的异常条带主要存在于 β 球蛋白和 γ 球蛋白区域，通常疑为单克隆蛋白质或 M 蛋白血症。为鉴别异常条带，可运用免疫固定电泳技术。免疫固定电泳是一种用于分析样品中特异性抗原的技术，电泳后的蛋白质与相应抗体形成复合物而被固定在相应的位置上，包括琼脂糖凝胶电泳和免疫沉淀两个过程，检测标本可以是血清、尿液、脑脊液或其他体液。

二、操作过程及注意事项

（一）操作过程

1. 取出加样梳，有数字一端向上，在 2min 内完成加样，每孔加 10μl 样品，然后齿梳向上把加样梳放于湿盒内 5min。
2. 从包装袋内取出缓冲条，将其固定在电极支架背侧钉上，再取出凝胶，用薄滤纸快速轻轻地吸去凝胶表面多余液体，在温控板表面下 1/3 处加 200μl 蒸馏水（或去离子水），将凝胶片底边

紧靠框架底边，边缘对齐边线，略弯曲凝胶片慢慢放平，注意凝胶片下面不能出现气泡。

3. 自然放下支架，从湿盒中取出加样梳并去除齿梳下保护支架，注意加样梳上数字必须面对操作者。关闭电泳仓盖，开始电泳。

4. 电泳结束后，进行免疫固定操作。打开电泳仓盖，将加样梳和缓冲条丢弃，移走两支架，用湿纸巾擦拭电极丝，将抗体加样条装入抗体加样架上，按要求将动物血清抗体加入抗体加样条。固定好抗体加样架，将抗体加到凝胶片上。然后关上电泳仓盖，开始免疫固定。

5. 10min 后，免疫固定电泳结束后，移走抗体加样架，弃去抗体加样条，放一厚滤纸光面向下盖于凝胶表面，左手固定好滤纸，右手手指用力摩擦滤纸表面，注意勿将滤纸移动，吸收凝胶表面多出抗体。

6. 3min 后，电泳结束后，打开电泳仓盖，移去滤纸，关闭仓盖，凝胶片开始干燥。

7. 干燥 6min 后，打开电泳仓盖，取出凝胶片，用湿纸巾擦拭温控板，将胶片固定于凝胶支架上放入染色空间中，进行染色和脱色。

8. 在染色、脱色和干燥步骤完成后，取出凝胶支架，将烘干胶片取下。

（二）注意事项

1. 标本要求

（1）取新鲜血清进行检测，标本置于 2～8℃可保留 1 周，若冰冻–20℃可延长保留时间至 1 个月。

（2）为避免抗原过剩引发后带现象，血清于加样前应先进行稀释并混匀。

（3）避免使用血浆标本。

2. 为达到最佳检测效果，同一试剂盒内的所有组分必须一并使用。

3. 用薄滤纸吸去凝胶表面多余液体时，接触时间不能太长，应快速移去，以免凝胶脱水。

4. 注意先挂缓冲条再放凝胶片，缓冲条取出时应均匀挤捏使缓冲液能分布均匀。

三、免疫固定电泳技术的应用

（一）单克隆免疫球蛋白沉积病

单克隆免疫球蛋白沉积病以单一克隆的浆细胞过度增高为特征，常常导致某种免疫球蛋白或免疫球蛋白亚单位大量合成而其他正常免疫球蛋白水平下降。免疫化学方法能够对异常蛋白定量，而电泳分析能够确定这些蛋白质的单克隆属性（图 7-6）。

（二）本周蛋白和游离轻链病

本周蛋白是没有与免疫球蛋白分子中重链结合的单克隆 κ 或 λ 轻链。使用免疫固定电泳来确定本周蛋白的存在形式。轻链病是指仅产生单克隆 κ 或 λ 轻链，在尿中称为本周蛋白的疾病，轻链病包括 10%～15%的单克隆免疫球蛋白病，它多出现于 IgG 骨髓瘤（60%）和 IgA 骨髓瘤（16%）病中。

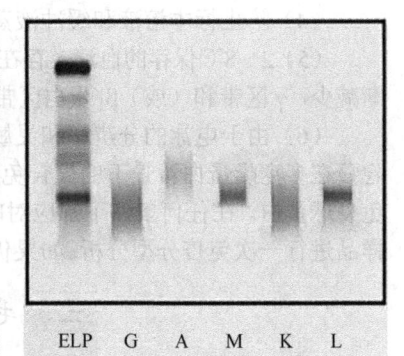

图 7-6　免疫固定电泳（IgM λ 型单克隆丙球蛋白血症）

（三）重链病

重链病是以免疫球蛋白重链部分存在单克隆蛋白为特征的疾病。

（四）多克隆免疫球蛋白病

多克隆免疫球蛋白病主要为轻链和重链区的非单克隆条带，γ 蛋白区较宽（无致密条带），多见于炎症或感染和胶原病。

第八节 毛细管电泳

一、技术原理

毛细管电泳，又称高效毛细管电泳（high performance capillary electrophoresis，HPCE），是以毛细管为通道分离带电粒子或离子，以高压直流电场为驱动力，依据样本中各组分之间电泳分配和流速上的差异来实现分离的新型液相分离分析技术。由于它高效、快速、简便、自动化操作和在检测方面具有高分辨率、高灵敏度、重复性好等诸多特点，在短短几年时间里就已经成为蛋白质、多肽、核酸及其他生物分子分离和分析的一项重要技术。

二、操作过程及注意事项

（一）操作过程

现在临床实验室常用的毛细管电泳仪多为全自动、多任务处理的毛细管电泳系统，操作过程如下。

（1）开机：启动电脑、显示器、打印机和全自动毛细管电泳仪。

（2）样品检测：将样品管去盖后放在试管架上。如果试管上带有条形码，请将条形码这一侧朝向外，以便于读码器可以扫描到。

（3）电泳：进行毛细管电泳。

（4）关机：关闭仪器状态窗口。关闭电泳操作软件，最后关闭电脑。

（二）注意事项

（1）电极不要和毛细管接触，样品贮器和缓冲液贮器液面的高度应保持平衡。

（2）使系统尽可能保持恒温。因温度直接影响黏度，而影响进样量的恒定。

（3）标本溶液中的溶剂需要与缓冲液互溶，前者的离子强度应低于后者。

（4）防止标本溶液和缓冲液蒸发、损耗。

（5）2～8℃保存的血清，存在蛋白降解，特别是补体的降解。随着降解的发生，β_2蛋白组分逐渐减少，γ区带和（或）β_1蛋白区带可能出现一些小片段的失真。α_2蛋白区带也可能出现轻微失真。

（6）由于电泳的分辨率和灵敏度限制，毛细管电泳可能检测不到某些单克隆成分（如遍布或隐藏在多克隆蛋白背景下的聚合免疫球蛋白）。相反地，电泳图谱的轻微失真可能表明存在单克隆免疫球蛋白。在任何条件下都应对临床环境进行分析，并且如果检测到丙种球蛋白病，建议随后对样品进行一次免疫分型分析。如果仍存在不确定性，应通过琼脂糖胶片上的免疫固定技术确定结果。

三、毛细管技术在临床中的应用

（一）血清蛋白电泳

将人的血清样本分为白蛋白、α_1球蛋白、α_2球蛋白、β_1球蛋白、β_2球蛋白、γ球蛋白6个区带，更容易发现隐藏在β球蛋白背景中的M蛋白。

（二）免疫分型

免疫分型和传统的免疫固定在临床应用上极为相似，只是方法学因电泳介质从固相变成液相而发生轻微的改变。免疫固定是由于抗原-抗体复合物锚定在琼脂糖中，而毛细管电泳中抗原抗体反应发生在液相，因抗原-抗体复合物的核质比变大迁移速度变快，抗原（多为M蛋白）会被带离原先电泳位置，从而来判断样本中 M 蛋白的类型。对多发性骨髓瘤、巨球蛋白血症、重链病、轻链病的诊断具有重要意义。

（三）糖化血红蛋白电泳

糖化血红蛋白是糖尿病诊断和服药后疗效观察的有力证据，并可提示糖尿病病人过去 6~8 周的血糖水平。采用国际临床化学与医学实验室联盟（IFCC）参考方法检测 HbA1c，结果不受常见干扰物质影响，可识别常见变异体并提示 β 地中海贫血。

（四）血红蛋白

通过电泳，正常和异常（或变异体）血红蛋白按下列顺序检测出来，从阴极到阳极依次为：$δA_2$（A_2 变异体），C，A_2/O-阿拉伯血红蛋白（O-Arab），E，S，D，G-费城血红蛋白（G-Philadelphia），F，A，Hope，Bart，J，N-巴尔的摩血红蛋白（N-Baltimore）和 H 条带。毛细管电泳不但可鉴别出 HbA_2 变异体，还能够准确检测 HbA、HbF、HbA_2 含量以及其他异常血红蛋白，能为 α 地中海贫血及 β 地中海贫血、癌症、变异血红蛋白疾病做进一步诊断（图 7-7）。

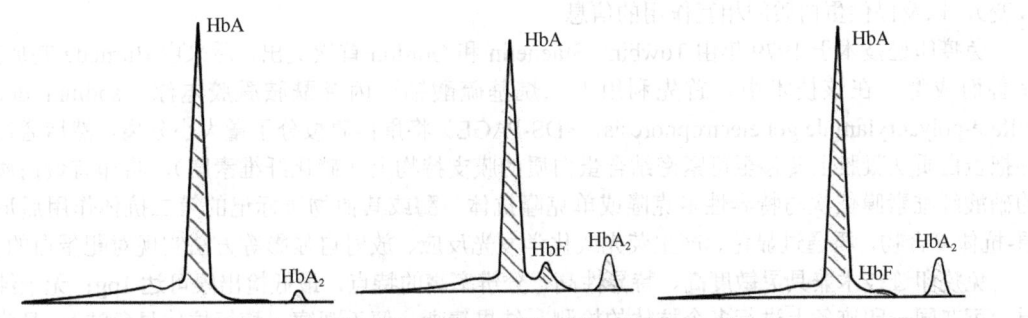

图 7-7 毛细管电泳（HbA_2 增高的 β 地中海贫血）

左图：正常血红蛋白毛细管电泳（从左到右）HbA（97.5%），HbF（成人<1%），HbA_2（2.5%~3.5%）。中图和右图：两个不同的典型 β 地中海贫血的成人血红蛋白电泳结果图，出现 HbA_2 值升高（分别为 4.4% 和 5.8%），中图的 HbF 值为 5.1%，而右图的 HbF 值在正常范围（<1%）

（张晓红　刘向祎）

【思考题】

1. 简述影响电泳的因素。
2. 简述琼脂糖凝胶电泳的分离原理。
3. 简述聚丙烯酰胺凝胶电泳的优势。
4. 简述血清蛋白电泳技术在临床中的应用。
5. 简述毛细管电泳技术在临床中的应用。

第八章 免疫印迹技术及应用

【教学内容】 免疫印迹技术通过抗原-抗体的特异性反应，实现对复杂样品中靶蛋白的检测、鉴定和相对定量。本章介绍了该技术的基本原理、实验操作过程中的注意事项、常见的问题、原因分析和解决思路。使大家在充分认识、理解的基础上，更加自如地使用该技术开展科学研究工作。

第一节 概 述

免疫印迹法（immunoblotting），又称蛋白质印迹法（Western blotting，WB），是生物学实验室最常用的分子生物学和蛋白质组学技术之一。该技术通过抗原-抗体的特异性反应，实现对复杂样品中靶蛋白的检测、鉴定和相对定量。该技术还可鉴定翻译后被修饰的蛋白质（健康和疾病状态的改变），以及提供蛋白质间相互作用的信息。

免疫印迹技术于 1979 年由 Towbin、Staehelin 和 Gordon 首次提出，后来由 Burnette 略加改进、完善而成型。在该技术中，首先利用十二烷基硫酸钠聚丙烯酰胺凝胶电泳（sodium dodecyl-sulfate-polyacrylamide gel electrophoresis，SDS-PAGE）将蛋白质按分子量大小分离，然后通过电转移把蛋白质从凝胶上转移至可紧密结合蛋白质的膜支持物上（硝化纤维素膜）。将印有蛋白质条带的硝酸纤维素膜依次与特异性多克隆或单克隆抗体、酶或其他物质标记的第二抗体作用后形成抗原-抗体复合物，再通过显色、产生荧光或化学发光反应、放射自显影等方法实现对靶蛋白的鉴定。

免疫印迹技术兼具灵敏度高、特异性高、分辨率高的特点，最低检出限可达 1pg；无须纯化抗原，可在同一印迹条上进行多个抗体的检测；结果清晰、便于观察（酶标抗体显色法），且膜片便于保存，可保存 6～12 个月；SDS-PAGE 分离蛋白质的同时，也提供了分子量方面的相关信息，有助于更准确地鉴定靶蛋白（其他技术则无此优势）。

尽管该技术具有上述优势且已广泛应用于临床和科研领域，但仍存在一些不足，如鉴定特定蛋白质所用抗体的特异性问题。然而该技术仍有效且强大，如果使用经过验证的抗体、遵循恰当的实验程序、开展实验前优化并确定各靶蛋白线性和定量范围，仍可成功实现对蛋白质的可重复、半定量或定量检测，尤其随着商品化印迹膜的推广、检测方法被简化的情况下。

免疫印迹技术作为一种经典技术，仍未被更现代的方法（如靶向质谱法）所取代。新近的数据显示，PubMed 上应用该方法对蛋白质进行研究的文献数量仍明显多于应用质谱法、ELISA、免疫组化等方法的文献。

第二节 常规免疫印迹技术的基本原理

传统免疫印记技术的操作过程通常包括如下步骤：

（1）样品制备：预先使用适当的方法处理样本，如裂解细胞以释放或纯化目的蛋白质；对于 SDS-PAGE，样本通常要在高温下与 SDS 和还原剂一起孵育，以确保蛋白质充分变性；对于 PAGE，通常要在非变性和非还原性条件下处理样本。

（2）电泳分离：包括将样品加到分离凝胶的不同泳道上，即上样；然后施加电压，使用 SDS-PAGE（基于蛋白质的分子量）或 PAGE 对蛋白质进行分离。

（3）转膜：将电泳分离后的蛋白质电转移到疏水的膜上。

（4）膜封闭：将膜浸入含封闭剂（如 BSA 或脱脂奶粉）的溶液中，以封闭膜上未被转移蛋白质所结合的区域，避免其与一抗产生非特异性结合。下一步骤即为膜的漂洗。

(5) 抗体孵育：将膜浸入一抗溶液中，孵育一段时间后漂洗。当使用未标记的一抗时，其后将膜浸入适当标记的二抗溶液中孵育、漂洗。

(6) 抗体信号的探测：通过荧光法或化学发光法等，探测与二抗偶联的标志物，以实现最终对目标蛋白质的检测和鉴定。

各步骤的基本原理以及实验操作过程中的注意事项、常见问题、原因分析等具体内容见下文。

一、样本的制备

在开展免疫印迹实验时，首要步骤为样本制备（sample preparation）。为获得可重复性的结果，应使用适当的均质化方法（homogenization method）裂解细胞，释放细胞内容物。样本裂解需使用适当的裂解缓冲液进行，且如目标蛋白未能溶解在细胞裂解液中，需进行离心分离，并用其他方法进行适当的提取与纯化。

细胞裂解和均质化，可根据样本类型选用超声波破碎仪、法式压滤机、玻璃珠研磨、均质机、杵臼手工研磨等方法。样本制备通常要先使用不同的裂解缓冲液裂解细胞或组织，如放射免疫沉淀（radioimmunoprecipitation assay，RIPA）测定缓冲液、NonidetP-40（NP-40）、Tris-Triton、Tris-HCl 缓冲液、蛋白酶/磷酸酶抑制剂等。裂解缓冲液种类的选择，应根据样本的组织类型、靶蛋白在细胞内的定位等信息（即胞质、细胞骨架结合、膜结合、核或线粒体），以及一抗所识别的是变性或非变性的样本等因素而确定。如果抗体识别的是非变性蛋白质，则应使用含温和的非离子去污剂（如 NP-40、TritonX-100）或不使用去污剂的缓冲液。样本制备缓冲液中也常含 5mmol/L EDTA（抑制 Mg^{2+} 和 Mn^{2+} 金属蛋白酶）或 50mmol/L NaF（抑制丝氨酸和苏氨酸蛋白酶）和 1mmol/L 正钒酸钠盐 [Na_3VO_4（抑制酪氨酸磷酸化）]等成分。常用的各种样本制备缓冲液构成成分和作用如表 8-1 所示。

表 8-1 常用的样本制备缓冲液

目标蛋白类型	缓冲液	组分的作用（括号内为浓度或百分比）
全细胞	非变性、非离子缓冲液，NP-40 buffer：50mmol/L Tris pH 8.0，150mmol/L NaCl，1% NP-40 或 Triton X-100	Tris-HCl（10～50mmol/L）：溶液的缓冲作用（有助于维持蛋白质的稳定性）；NaCl（50～150mmol/L）：减少非特异性结合、保持离子强度 NP-40/Triton X-100（0.1%～1%）：非离子去污剂，溶解细胞质和膜蛋白而不使其变性，使膜的通透性增强并增加蛋白质的溶解度，防止聚集
	变性缓冲液：RIPA 缓冲液：150mmol/L NaCl，1% NP-40 或 Triton X-100，0.5%去氧胆酸钠，0.1% SDS，50mmol/L Tris，pH 8.0	去氧胆酸钠（0.1%～0.5%）：离子去污剂，裂解细胞、溶解胞或膜组分 SDS（0.1%～1%）：离子去污剂，使膜破裂，并通过与蛋白质结合使之线性化
可溶性胞浆蛋白	20mmol/L Tris-HCl，pH 7.5 或 NP-40 缓冲液	同上
与细胞骨架结合的胞浆蛋白	PIPES-Triton buffer：10mmol/L PIPES，50mmol/L KCl，1% Triton X-100，10mmol/L EGTA，3mmol/L $MgCl_2$，2mol/L 甘油	PIPES（10mol/L）：溶液的缓冲作用；KCl（50～150mmol/L）：减少非特异性结合，维持离子强度 EGTA（1～3mmol/L）：抑制 Ca^{2+} 金属蛋白酶 $MgCl_2$（1～5mmol/L）：减少非特异性结合，与 KCl 一起可稳定一些复合物 甘油（1%～10%）：稳定蛋白质
膜结合蛋白	RIPA 缓冲液	同上
线粒体蛋白	RIPA 缓冲液	同上
核蛋白	RIPA 缓冲液	同上；注意：NP-40 和 Triton X-100 无法裂解核膜

注：EGTA [ethylene glycol-bis(β-aminoethyl ether)-N, N, N', N'-tetraacetic acid]：乙二醇-双(β-氨基乙醚)-N, N, N', N'-四乙酸；NP-40 (nonyl phenoxypolyethoxylethanol)：壬基苯基-聚乙二醇；PIPES：Piperazine-N, N'-bis(2-ethanesulfonic acid)；RIPA(radioimmunoprecipitation assay)：放射免疫沉淀试验。

当暴露于外源性制剂、哺乳动物或其细胞培养物基因敲除试验后所获取的细胞或组织，必须立即用液氮冷冻起来或尽快被裂解，以防内源性蛋白酶降解蛋白质。蛋白印迹技术既可检测目标蛋白质，也可对其进行定量、半定量。应避免多次反复冻融样本，否则某些蛋白质的质量会受影响（反复冷冻、解冻会加大某些蛋白质的降解程度）。

样品裂解后，常用离心的方法去除"细胞碎片"，或其他方法富集感兴趣的蛋白质。然而，上述样本在制备过程中，往往有相当量的目的蛋白以细胞碎片等形式被丢弃，从而影响研究结果正确性。故如要对总匀浆进行准确定量，评估细胞碎片中是否含有目的蛋白非常重要，也应明确目的蛋白是可溶的（如可溶性胞浆蛋白），还是不溶的（如膜结合蛋白），以及哪种裂解缓冲液更利于其增溶、分离、转录后修饰的维持。研究显示，对肌肉组织样品离心富集时，约50%肌球蛋白、2/3的肌浆网钙结合蛋白以碎片的形式被离心去除，从而解释了早期的研究严重低估了两者含量的原因。故对目的蛋白而言，应验证并使用最佳的裂解缓冲液，评估其在离心后于可溶与不溶项中的分布情况。

样本被裂解后，需要使用样本缓冲液对样本进行适当稀释，使目的蛋白质的浓度在一定范围内，常用的样本缓冲液如表8-1所示。

用于免疫印迹技术的蛋白质溶液，在满足以下两个条件时，便可以与电泳缓冲液混合，直接用于免疫印迹：①蛋白质样品必须溶于与凝胶电泳系统相匹配的溶液中，即蛋白质溶液的pH应接近中性，盐浓度应低于200mmol/L，否则必须用样本缓冲液进行大比例稀释，且缓冲液中的其他成分对电泳无影响；②样品中的蛋白质浓度不能超过凝胶系统的上样容量，即每个泳道的上样量不能超过150μg。

二、电泳分离

当样本制备完成后，就要进行电泳分离。最常用的电泳方式是SDS-PAGE，按蛋白质的分子量大小进行分离，分子量小的蛋白质通过筛孔样凝胶的速度比大分子蛋白质快。体系分为连续缓冲体系和不连续缓冲体系，前者通常需要较少的样本量便可得到较好的分离效果，但总体来讲，不连续缓冲系统因具有更高的分辨率而优于连续缓冲系统。

（一）凝胶电泳

凝胶电泳可显著提升蛋白质组学研究的敏感性和特异性。凝胶电泳使用的基质以丙烯酰胺最常用，因其可聚合性、聚合的高度可控性，并能够形成可复现凝胶孔径的强力凝胶。丙烯酰胺与双丙烯酰胺按37.5∶1配比制备的凝胶，可用于蛋白质的高分辨率分离。PAGE分为非变性的PAGE（native PAGE）和变性的PAGE（SDS-PAGE）。非变性的PAGE用于分析天然蛋白质，其分离原理由非变性蛋白质的净电荷、分子形状和分子量等因素综合决定。虽然非变性PAGE不加热样本、不在样本中加入SDS等，但在所使用的碱性缓冲液中，多数蛋白质仍带负的净电荷，且在电泳期间仍向阳极迁移。非变性PAGE的两个主要特征是：分离后蛋白质的酶活性、多聚体蛋白亚基间的相互作用方式会得以保持。

SDS-PAGE在分析复杂蛋白质混合物和分离蛋白质时，使用最为广泛。阴离子去污剂如SDS，提前与蛋白质结合，产生带负电荷的复合物（负电荷由SDS中的SO_4^{2-}产生）。蛋白质与SDS结合后会变性，所形成的复合物可溶解，且该复合物分子呈长椭球形或长棒状，与蛋白质的分子量大小大成比例。当蛋白质与0.1%的SDS一起加热时，SDS与蛋白质以1个SDS阴离子与2个氨基酸的比例强力结合。结合了SDS的蛋白质，获得了与其分子量呈比例的净负电荷，并在丙烯酰胺凝胶中根据分子量大小泳动，分子量越小，穿过筛状孔径的凝胶基质时速度越快。SDS-PAGE利用的是等速电泳（isotachophoresis）的原理，可实现对样本非常有效地浓缩，将蛋白质从较大体积的样本中，浓缩为一个很窄的区带（至少浓缩10倍），达到对不同种类蛋白质有效分离的目的。凝胶电泳中，最常用的用于样本准备的样本缓冲液成分及其作用如表8-2所示，与凝胶电泳有关的常见问题如表 8-3 所示。

表 8-2 样本缓冲液成分及其作用

成分	作用
Tris-HCl	用于保持 pH 在 8.3（pH 必须被调整至所需的水平）
SDS（十二烷基磺酸钠）	使蛋白质变性、给蛋白质提供净负电荷
2-巯基乙醇（β-巯基乙醇）	破坏二硫键，帮助蛋白质变性
甘油	增加缓冲液的密度，允许样本下沉至凝胶加样孔的孔底
溴酚蓝	染料指示剂，让操作者明确最低分子量蛋白质电泳位置

表 8-3 凝胶电泳中常见的问题

问题	可能的原因	可能的解决办法
蛋白条带间彼此太近，未能被很好分辨	样本的电泳时间不充分	增加凝胶电泳时间
	使用的凝胶孔径不合适	使用适于更宽分子量范围蛋白分离的梯度凝胶，或者使用与当前要被分离蛋白质最适合的凝胶孔径
条带过宽	样本缓冲液配制太久了	配制和使用新的样本缓冲液
	丙烯酰胺聚合不完全	延长聚合时间，使用电泳级别的试剂
凝胶中蛋白条带呈向上或向下弯曲型	样本中存在去污剂或溶剂	样本准备前使用透析法去除去污剂或溶剂
	蛋白质上样过载	每个泳道中减少蛋白质上样量
条带模式于凝胶两侧均呈弯曲上扬	使用的电压过高	降低电压或使用推荐的实验条件
	孔中的电泳缓冲液量不足	充满内部缓冲池，这样孔内就会被完全覆盖。确保内池没有泄漏缓冲液至外池
	凝胶的中心部位比两侧温度高，可能是电泳缓冲液存在问题	重新制备电泳缓冲液，确保使用前充分混合。使用冰箱中保存的冷缓冲液或凝胶
歪斜或扭曲的条带、侧面条带分散	样本中的盐浓度偏高	样本制备前，用透析的方法去除盐分
	开始电泳前样本已扩散	缩短上样时间，上样后尽快启动电泳
	样本缓冲液添加过少，或样本缓冲液配制得不对	配制新鲜的样本缓冲液，并确保加入足量
无条带	电压过高	降低工作电压，或使用推荐的电泳条件
	电泳运行时间过长	减少电泳时间
	所使用凝胶中丙烯酰胺的比例不对	使用具有更高比例丙烯酰胺的凝胶
	样本中蛋白质含量太低	加大每个孔中的上样量，以增加蛋白质的上样量
	电泳连接错误，导致样本向上泳动	确保电泳导引方向正确

（二）蛋白质的分离

蛋白质样本准备完毕，即可上样（加入到样品胶的加样孔中）。电泳缓冲液在样本加入前即已加入。最常用的电泳缓冲液是 Tris-甘氨酸电泳缓冲液。其他常用缓冲液为醋酸盐、2-(N-吗啉)乙磺酸[2-(N-morpholino)ethanesulfonic acid，MES]、3-(N-吗啉)丙磺酸[3-(N-morpholino) propanesulfonic acid，MOPS]、Tris-醋酸盐和三羟基甲基甘氨酸（tricine）。不同缓冲液中各组分的作用如表 8-4 所示。

表 8-4 电泳缓冲液和转移缓冲液的组成和各成分的作用

潜在组分	作用
电泳缓冲液	
醋酸盐	分子量较大的蛋白质会得到较好的分离（100~500kDa）
甘氨酸	在凝胶电泳过程中提供甘氨酸离子以形成尾端（慢离子）
MES	维持相对恒定的 pH。在电泳过程中提供 MES 离子，形成尾端（慢离子）。MES 分离分子量较低的蛋白质（<50kDa）效果更好。MES SDS 缓冲液比 MOPS SDS 缓冲液更快（由于 MES 的 pK_a 相比 MOPS 更低）
MOPS	维持相对恒定的 pH。在电泳过程中提供 MOPS 离子，形成尾端（慢离子）。MOPS 对中等到高分子量的蛋白质分离效果较好。MES 和 MOPS 离子移动特性的差异，影响了各自的堆积效果，故 MES 和 MOPS 缓冲液各适用于不同分子量范围蛋白质的分离
SDS	使蛋白质保持净负电荷
Tricine	用于维持相对恒定的 pH。电泳缓冲液中，用 Tricine 替代甘氨酸，提供 Tricine 离子，电泳过程中形成尾端（慢离子）。Tricine 可使堆叠效果更有效，对低分子量蛋白质的分辨率更高。对分离低分子量蛋白质（0.5~50kDa）效果更好
Tris-HCl	用于维持相对恒定的 pH。提供氯离子，在凝胶电泳过程中形成先导离子。氢离子具有导电性
转移缓冲液	
Tris-HCl	用于维持相对恒定的 pH
甘氨酸	在没有甲醇的情况下，起到防止凝胶膨胀的作用
甲醇	转移过程中，防止凝胶膨胀，提升蛋白与硝酸纤维素结合效果。从蛋白质上去除 SDS，使之更好地与硝酸纤维素膜结合。一些实验室已不再向转移缓冲液中加入甲醇，并发现与加入甲醇相比，效果没有明显差别。有些操作 10% 的甲醇替代 20% 的甲醇
SDS	转移缓冲液中的 SDS（最高 0.1%）可提升蛋白质的转移效率，尤其对于大分子蛋白质，但可能减少结合膜上蛋白质的量。在具有较大孔径的硝酸纤维膜（0.45μm）中，被 SDS 变性的小分子蛋白可能穿透膜而丢失
CAPS	用于维持相对恒定的 pH。推荐用于转移高分子量的蛋白质（>150kDa）

注：CAPS [（cyclohexylamino）-*L*-propanesulfonic acid]：3-环己胺-1-丙磺酸；pK_a：酸解离常数的负对数。

对于 SDS-PAGE 体系，一旦电泳启动，甘氨酸盐（来自缓冲液池中的甘氨酸）和氯离子（存在于整个缓冲体系）均迁移并通过浓缩胶。浓缩胶的 pH（通常为 pH 6.8）和 Tris-HCl 浓度均较低，这使带电粒子在浓缩胶中快速涌动。由于 HCl 解离度大，几乎全部释放出 Cl⁻，Cl⁻ 比非变性蛋白质和变性蛋白质的移动速度均快，形成最前部的先导离子（快离子）；电泳槽中 Tris-HCl 缓冲液是 pH8.3，且甘氨酸的等电点为 6.0，在电泳过程中，仅有 0.1%~1.0% 解离为 $CH_2(NH_2)COO^-$，泳动速度最慢（慢离子），在蛋白质后面形成尾端；一般酸性蛋白在此环境下也解离为带负电荷离子，但其解离度比甘氨酸大、较 HCl 小，故速度介于快、慢离子之间。电泳时，Cl⁻ 超过蛋白质走在最前端，其后形成离子浓度较低的低电导区和较高电位梯度，致蛋白和慢离子加速移动，因而在高电势梯度区和低电势梯度区之间形成了一个迅速移动的界面，由于样品中蛋白质的有效泳动率恰好介于快、慢离子之间，所以也就聚集在这个移动的界面附近，在浓缩胶中被浓缩为一狭小的样品薄层。

浓缩胶和分离胶（孔径更小）间由于凝胶孔径的差异，使正进入分离胶中的蛋白质受到的阻力增大。分离胶也具有较高的 pH（通常 pH 8.8），这是蛋白质上 N 端氨基酸群去质子化所需的，使蛋白质在分离胶中带的负电荷比浓缩胶中更多。最终，分离胶中较高的 pH 以及较高的 Tris-HCl 浓度，致甘氨酸解离度增加、甘氨酸离子和 Cl⁻ 均比蛋白质泳动得快。因分离胶凝胶孔径较小，开始基于分子量不同将蛋白质分开。带电蛋白质在 PAGE 中电泳时，$v=Eq/f$，其中 v 为电泳速度，E 为电场强度（V/cm），q 为分子带的净电荷，f 为摩擦系数（由分子的形状和质量决定）。本公式理论上可计算蛋白质在凝胶中的泳动速度，随着净电荷的增多蛋白质泳动速度加快，当电场强度增加时，摩擦系数降低。

（三）连续缓冲体系和非连续缓冲体系

电泳的连续缓冲体系，是指在样本制备、凝胶配制和电极槽中，均使用同一种缓冲离子、pH恒定的缓冲系统。通常凝胶由一种连续的丙烯酰胺单体浓度配制而成，直接加样本到凝胶上，随即启动电泳。蛋白条带的宽度一部分由样本装载的高度决定，故样本最好预先浓缩以减少样本的装载体积。

而非连续（等速电泳）或多相缓冲系统（为最常用的凝胶电泳），包括两种不同的缓冲液，如在两个不同的凝胶中，分别使用 Tris-HCl 作为先导电解质，Tris-甘氨酸作为尾端电解质。蛋白质样本被加入到浓缩胶中，其具有较低的 pH（SDS-PAGE 凝胶中，通常 pH 为 6.8）和 Tris-HCl 浓度（0.125mol/L）。分离胶在浓缩胶下方，pH（通常为 8.8）和 Tris-HCl 浓度（0.375mol/L）均较高。浓缩胶孔径较大，而分离胶孔径较小。阴离子等速电泳电解质体系的要点是使用大、小孔径两种凝胶，阳极储液槽是 Cl^-（来自 HCl），Tris-甘氨酸电泳缓冲液被加入到浓缩胶上方（以便使甘氨酸阴离子从缓冲液中全程穿过凝胶）。多数非连续缓冲系统同时有缓冲液构成的不连续以及 pH 的不连续。

非连续缓冲体系优于连续缓冲体系，因为较大体积、蛋白质含量低的样本加载到凝胶上，通常仍可得到较好分离效果。SDS-PAGE 中常用的缓冲液及其配制方法如表 8-5 所示。

表 8-5　SDS-PAGE 所用缓冲液、试剂的配制

5×SDS-PAGE 上样缓冲液（17ml）

成分	体积（ml）
1mol/L Tris-HCl（pH6.8）	3.75
2-巯基乙醇	1.00
5%溴酚蓝	1.50
10% SDS	1.00
甘油	7.50
ddH_2O	2.25

SDS-PAGE 分离胶和浓缩胶配制成分

试剂	7.5%分离胶	12.5%分离胶	浓缩胶
A（ml）	4.50	7.50	0.90
B（ml）	4.50	4.50	–
C（ml）	–	–	1.50
D（ml）	0.07	0.07	0.04
E（ml）	0.01	0.01	0.01
H_2O（ml）	9.00	6.00	3.60

10×SDS-PAGE 电泳缓冲液（1.0L）

成分	重量（g）
Glycine	144
Tris	35.3
SDS	10.0

考马斯亮蓝 R250 染色液（1.0L）

成分	剂量
考马斯亮蓝 R250	3.84g
冰醋酸	92ml
甲醇	454ml
H$_2$O	454ml

注：A.29.2%丙烯酰胺、0.8%甲叉丙烯酰胺（配制完过滤）；B.1.5mol/L Tris-HCl（pH 8.8），0.4% SDS（配制完过滤）；C.0.5mol/L Tris-HCl（pH 6.8），0.4% SDS（配制完过滤）；D.10% APS，于 4℃保存；E.TEMED。

三、转　膜

电泳后，将 PAGE 分离的蛋白质电转移至具有很多微孔的固相膜上，如纤维素、硝酸纤维素、聚乙二烯、聚偏二氟乙烯（polyvinylidene fluoride，PVDF）、醋酸纤维素（cellulose acetate）、聚醚砜（polyether sulfone）和活化的尼龙（nylon）。硝酸纤维素是最常用的膜，主要是由其与蛋白质具有很高的亲和力、区分小分子和大分子蛋白质的能力、固定蛋白质和糖蛋白的能力、与众多探测方法的兼容能力（如化学发光、显色法、荧光法等）等特征决定的。硝酸纤维素由预先被硝酸处理的纤维素构成，从而形成脆性较强的硝酸纤维素膜。由于硝酸纤维素比较脆，当膜要被重复使用时，PVDF 膜则为首选，比如使用另一种不同的抗体重新标记该膜时。PVDF 膜相比硝酸纤维素膜，机械强度更高，更适合被重复标记以及膜上蛋白质的氨基酸测序。但 PVDF 膜染色的本底通常比硝酸纤维素膜深，需优化实验条件。

将蛋白质从凝胶上转移至膜上的方法较多，如毛细管转移法、扩散法、电印迹法（electroblotting）。电印迹法在上述技术中，因其转移快、转移完全而性能最为突出。电印迹法的 3 种类型为干式电印迹（干式转移蛋白质到膜上）、半干式电印迹（半干式转移），以及湿式电印迹（湿转移）。电印迹法是利用一垂直于凝胶表面的电场而实现转移的，通过电流的作用使带电的蛋白质从凝胶上移动到膜上。膜被朝着阳极的方向放置，聚丙烯酰胺凝胶被朝着阴极的方向放置。为确保转移效率，凝胶和膜须被夹在中间，以更好地保证转移效率。为保护凝胶和膜，滤纸需放到凝胶和膜的外层。纤维衬垫（如海绵）被放到两端，以利于夹紧凝胶和膜，因为在凝胶和膜间的任何气泡都可影响结果。将凝胶-膜三明治（湿转移）浸入转移缓冲液，或将转移缓冲液浸透的滤纸放到凝胶-膜三明治（半湿转移）任意一侧的方法最常用。对于分子量更大的蛋白质，推荐使用湿转移技术。

最常用的转移缓冲液是 Towbin 缓冲液［含 25mmol/L Tris、192mmol/L 甘氨、20%（V/V）甲醇、pH 8.3 和 0%～0.01% SDS］。Bjerrum Schafer-Nielsen 在 Towbin 基础上的改良配方（48mmol/L Tris、39mmol/L 甘氨酸，pH 9.2、20%甲醇），被用于半干转移法。一些半干转移法中，有用 CAPS 替代甘氨酸的（60mmol/L Tris 和 40mmol/L CAPS）用法。转移缓冲液中各组分作用如表 8-4 所示。转移缓冲液中如缺少甲醇，对某些蛋白质的转移并无影响。但经典的蛋白质转移方法，对某些低分子量蛋白质（<10kDa）的转移效果并不好，且使用 pH 低于蛋白质等电点的转移缓冲液也可能导致蛋白质的反向迁移。对于具有高等电点的蛋白质，也可使用 CAPS 的专用缓冲液将其转移至膜上。

SDS-PAGE 分离后的蛋白质可否有效转移至膜上，主要取决于被转移蛋白质的分子量、凝胶的比例和厚度、膜的类型等因素。一般来讲，当使用较薄、比例较低的丙烯酰胺凝胶，蛋白质从凝胶转移到膜上的效率更高。故如转移效果不佳时，可考虑使用更薄、更低比例的凝胶。

硝酸纤维素可用蒸馏水或转移缓冲液预湿润。然而 PVDF 膜的高度疏水性，会使蛋白质在转移过程中与其结合的难度增加。为提升转移效率，PVDF 需用甲醇预湿润。Millipore Sigma（USA）推出的 PVDF 膜 Immobilon-E，无须甲醇预润湿。硝化纤维素和 PVDF 均应被转移缓冲液饱和后置于凝胶表面。滤纸、凝胶和膜间应尽量避免存在气泡，因气泡可阻止蛋白质在气泡处的转移。可使用诸如玻璃移液管等，沿覆盖凝胶和膜的滤纸表面滚动，以确保消除气泡。

电转移后、膜封闭和与抗体共孵育前，通常要使用丽春红（重氮染料）等确认转移效果。丽春红在 1%的乙酸中带负电荷，与蛋白质上的带正电的氨基酸和非极性区域结合，用水快速洗涤后，产生被染成红色的蛋白条带，而基本不与膜本身结合。染色后的膜可用蒸馏水或 TBS 缓冲液冲洗，即可轻松去除着色的斑点。但不可用于尼龙膜的染色，因其带正电荷。但可用于电中性的硝酸纤维膜或 PVDF 膜。

丽春红染色不但用于显示蛋白质是否被成功转移，还可用于免疫印迹的标准化。标准化对防止凝胶上不同通道样品的装载不均、样品制备不一致、其他实验误差等导致的错误非常重要。丽春红染色是总蛋白标准化（total protein normalization）最常用的方法（首选方法），成本低、染色时间短（1min）。大多数配方使用 0.1%～2%的丽春红。不同配方的丽春红染色剂 [0.01%～2.00%（W/V）的丽春红溶解在 1%（V/V）醋酸中] 对蛋白质检测的灵敏度相当。

另一种与丽春红效果相当检测总蛋白的方法是免染法（stain-free）。当 stain-free 凝胶被紫外线照射时，蛋白质中的色氨酸被凝胶中含的三卤化合物修饰。这种被修饰的色氨酸在紫外光下会发出强烈荧光，荧光强度与蛋白质的量相关。该方法优于使用 β-actin 作为内装对照的方法。

四、膜封闭

当成功将蛋白质转移至膜上后，下一个步骤便是膜的封闭，这也是实现可视化以评估转移效率的关键步骤，对于阻止抗体非特异性结合到膜上、最后判读结果时减少背景噪声和消除假阳性也意义重大。为封闭非特异性的结合，膜在 BSA 或用 TBST/PBST（含吐温 20 的 TBS/PBS）稀释的脱脂奶粉中，于室温孵育 1h。牛奶中的蛋白质（主要是酪蛋白和乳清蛋白）或 BSA，结合到未被从聚丙烯酰胺凝胶中转移而来蛋白质结合的膜的区域。此后，牛奶或 BSA 将阻止抗体和印迹膜间的非特异作用。硝化纤维素膜与 PVDF 膜均能通过疏水作用与蛋白质形成高度亲和力的结合。BSA 和牛奶中的蛋白质可能会与已从凝胶上转移至膜上的蛋白质发生微弱的非特异性结合。使用吐温 20 进行膜的封闭可以减少 BSA、牛奶蛋白与膜上已有蛋白非特异性结合。

因牛奶蛋白并非与所有的探测标志物匹配，研究者须寻找合适的封闭液。对于磷蛋白抗体、生物素和碱性磷酸酶（alkaline phosphatase，ALP）标记的抗体，BSA 优于牛奶。牛奶中的蛋白质组分为酪蛋白，这是一种磷蛋白。当使用磷蛋白抗体时，磷酸化的酪蛋白会被抗体识别，导致非常高的背景信号。然而，脱脂牛奶与磷蛋白抗体匹配还不错。因此，使用磷蛋白抗体时，要先验证与牛奶更匹配，还是 BSA 更合适（或其他封闭缓冲液）。牛奶中也含有生物素，也会抑制亲和素与生物素化蛋白间的相互作用（当使用生物素-亲和素探测系统时）。

五、抗体孵育

膜封闭后，将膜与一抗进行孵育，经 TBST 或 PBST 缓冲液漂洗后，与二抗体进行孵育并再次漂洗。免疫印迹试验中，通常会使用单克隆或多克隆抗体。一抗的两个特性非常关键：特异性，即抗体识别和结合到靶抗原的能力；选择性，即抗体与在含有竞争性结合蛋白质的复杂混合物中，与靶抗原选择性结合的能力。二抗用于识别一抗。为实现其探测功能，大多数二抗是与酶偶联的，如 ALP 和辣根过氧化物酶。使用性能得以充分鉴定、表现始终良好的抗体，是得到可重复结果的必要条件。抗体的性能常因生产商的不同、批次的变化等变化显著。免疫印迹试验中，通常使用生产商说明书推荐的抗体浓度，但也经常需要优化一个不同于说明书的最佳抗体浓度。故而在正式开展实验前，关于抗体的优化往往是决定实验成败的首要因素。使用 PBST 或 TBST 等缓冲液多次漂洗也很必要，对于减少本底信号干扰、去除未与膜结合的抗体非常重要。但印迹膜的清洗时间也不宜过长（如超过 20min），以防过度清洗、降低检测的敏感度。

六、抗体信号的探测

（一）抗体信号探测的基本原理和方法

对直接或间接与目标蛋白质结合的抗体偶联标志物的探测方法包括显色法、放射性同位素法、荧光法、发光法等，其中化学发光法应用最为广泛。增强的化学发光法因其较高的敏感性，被用于对目标蛋白质的相对定量检测。对增强的化学发光法而言，一抗结合到目标蛋白质上，二抗被偶联上辣根过氧化物酶，并在过氧化氢的存在下催化底物鲁米诺（luminol），使其被氧化为 3-氨基邻苯二甲盐酸盐（3-aminophthalic acid hydrochloride），同时在 428nm 发光，光信号被胶片、电耦合器相机、数字成像器所探测（比胶片更敏感，分辨率高和曝光范围更大）。反应产物可发光，并与被检测蛋白质的含量相关。

免疫印迹技术使用放射性活性作为探测手段曾被广泛应用，因其较低的检测下限，即便表达水平较低的蛋白质，也能产生较强的信号。随着荧光探测、高敏感度化学发光方法的普遍应用，使探测技术既能保证较高的检测敏感度，又能实现安全操作。

在免疫印迹技术中，使用荧光染料结合的二抗也有一定的优势。相比化学发光法，使用荧光法探测较为明显的优势是，可以使用激发-发射光谱不重叠的多种荧光基团，实现对多种目标蛋白质的探测。在可见光范围内，由于荧光基团欠佳的性能，影响了其在免疫印迹技术中的应用。然而在红外光谱，荧光基团则具有与化学发光法一样的检测敏感性，且具有较化学发光法更宽的线性动力学范围的优势。

一抗或二抗上标记的酶，可通过催化底物而显色。当加入底物后，标记的酶（通常是辣根过氧化物酶）会催化底物生成有色沉淀物。清洗掉底物后，会终止显色反应。肉眼可观察到目标蛋白印迹上显色的条带，而无须特殊设备，此为其最大的优势。显色法操作简便，但为了检测到样本中低表达的抗原物质，可能需要优化实验条件，或者额外的染色步骤，以提升信噪比。5-溴-4-氯-3-吲哚基磷酸盐（BCIP）/四唑硝基蓝（NBT）是酶标 ALP 最常用的底物组合。在 ALP 催化下，BCIP 的产物进一步与 NBT 反应，产生深蓝色到紫色的沉淀物。

放射活性探测法需要放射性探针，且需要 X 线或在暗室中使用放射自显影胶片曝光。尽管曾非常流行，但如今已很少使用。因其对健康的危害、可被替代之故。

（二）直接探测法和间接探测法

直接免疫印迹仅使用一个抗体作为探测手段，而间接法使用两个抗体，一抗用于识别靶蛋白抗原，二抗作为标记抗体（如 HRP-标记的）与一抗结合。直接探测法中，一抗直接偶联到报告酶（如 ALP）或荧光染料上，经过一次孵育后，用于探测膜上的蛋白抗原。直接法虽操作用时短、非特异性信号少，但不如间接法用途广泛，因后者信号强度被放大得更为明显、用作标记的二抗更便宜、标记物质和探测方法可更容易实现多样化。具体如表 8-6 所示。

表 8-6 免疫印迹试验中直接探测法和间接探测法的优缺点

	直接探测法	间接探测法
优点	速度快，因仅使用一种抗体 由于不使用二抗产生非特异性信号的概率小	信号强 费用低 标志物种类多 探测方法多
缺点	标记一抗更费时、费用高 标记后的一抗与靶蛋白亲和力下降 信号放大效果有限 信号探测方法有限	耗时长，比直接法费时 非特异性信号多

（三）单克隆抗体与多克隆抗体

单克隆抗体仅与单个抗原表位结合，其问题也由此产生。任何靶抗原表位的变化均可能导致单克隆抗体与其结合受阻。因此，在特定实验条件下，因疾病、蛋白质本身变化所导致的蛋白质表位发生了改变，便会影响单克隆抗体与靶蛋白抗原的结合。且因其单结合表位的特点，单克隆抗体检测的敏感性也低于多克隆抗体。

因多克隆抗体可识别抗原上的多个表位，即便在靶蛋白上的抗原表位有任何变化时，仍适用于实验研究。该类抗体较单克隆抗体特异性也更高，因多克隆抗体含有针对某抗原物质的多种抗体，可与抗原的特定表位或多个表位结合。但多克隆抗体常导致本底和交叉反应增强。因此，为更严谨、得到更好的重现性，单克隆抗体更常用。

另一种被经常使用的抗体是基因工程抗体，重组抗体是一种类型的基因工程抗体。因其根据抗体的特异性蛋白序列制备而成，这些抗体相比来自动物的抗体更为可靠。使用此类抗体，实验的批间变化更小，重复性更佳。

（四）半定量检测

为确定某一特定蛋白质、信号机制或通路对药物治疗是如何反应的，或更好地阐述疾病的机制，通常使用免疫印迹的方法。当用管家蛋白（house-keeping protein）或加载的总蛋白（total protein-loaded）进行标准化时，可实现蛋白质的半定量检测，而非绝对定量。但要先建立起可测量信号与蛋白质含量间的线性关系，这种关系由印迹试验过程、一抗和二抗结合的动力学特征、化学发光反应、图像采集和处理等因素决定。在成像时，对非特异性背景信号的扣除也很重要，背景信号通常由膜自身的化学发光和二抗的使用所致。最常用的扣除方法是先确定一块靠近有信号的目标区域，但没有任何信号的斑点区域，并从目标信号强度中减去该强度。前提是目标区域与背景区域测量的面积必须相同。更先进软件有助于在提升背景扣除效果的同时实现半定量检测。

注意事项：在免疫检测的封闭、抗体孵育等步骤中，加入足量的液体、轻柔搅动和充分混匀等是非常必要的，这有助于确保蛋白质斑点均匀暴露于试剂组分，并避免膜在实验过程中出现任何干燥区域，这些关键步骤虽然十分必要，却也经常被忽视。

第三节 免疫印迹技术的一些常见问题和解决办法

一、免疫印迹实验中的常见问题

免疫印迹试验经常出现信号弱、非特性结合或蛋白质过饱和等问题，如表8-7所示。

表8-7 免疫印迹试验常见问题及可能的原因

问题	所涉及的步骤	可能的原因	解决办法
仅探测到微弱的信号或无信号，导致结果不准	样本制备	蛋白质的降解	制备过程中未能在低温条件下进行。样本制备过程中应确保样本的低温、避免反复冻融
		特定蛋白的丢失	使用新鲜而非冻存样本
		靶蛋白被随细胞残片丢弃了	优化样本制备过程，确保靶蛋白不会随着细胞残片的丢弃而丢失
		使用了错误的孵育或清洗缓冲液	检查与核对后重新制备孵育和清洗缓冲液
	抗体步骤	使用了未被验证或未准确验证的抗体	使用在本实验条件下被充分验证的抗体
	蛋白质装载	蛋白装载量过少，或样本蛋白的丢失、蛋白质的低表达、凝胶到膜转移不充分	蛋白质转移后要给膜染色，以判定转移效果。测定线性范围以确保靶蛋白含量与信号强度呈线性

续表

问题	所涉及的步骤	可能的原因	解决办法
仅探测到微弱的信号或无信号,导致结果不准	电转移 封闭过程 探测过程	从凝胶到膜的转移效率低下 封闭试剂浓度过高 化学发光试剂过期或被污染	进一步优化电转移条件 降低封闭试剂浓度,调整到5% 更换新的试剂
信号强度过饱和导致结果不准确	蛋白装载 抗体相关步骤	上样过多 所用抗体的浓度过高	优化线性范围,以保证靶蛋白的信号强度呈线性 使用斑点印迹或免疫印迹法确定最适抗体浓度
检测到非特异性条带	抗体相关步骤 封闭步骤	使用了未被验证或未准确验证的抗体 封闭液不足或封闭时间不够	正确地验证所用抗体 延长封闭时间至1h或以上,将牛血清白蛋白或脱脂奶粉的浓度提升至5%
靶蛋白定量不准确	蛋白装载	样本装载过量或不足	测定靶蛋白信号强度的线性范围。测定内标蛋白的线性范围

(一) 样本制备方面的问题

在处理冷冻组织和细胞时,应尽可能保持样本处于低温状态(如置于干冰上操作),以防靶蛋白被样本中的酶降解,并尽量减少样本被反复冻融的次数。使用新鲜样本时,通常某种或某些蛋白质表达量会比使用冷冻样本多,这是制备样品时要考虑的另一个因素。如使用冷冻样本时,靶蛋白丢失或被降解得较重,就应使用新鲜样本。样本可以用蛋白酶和磷酸酶抑制剂进行处理后,储存于−80℃环境中,以更好地保存蛋白质。

样本制备过程中,当样本被匀浆后离心时,会导致蛋白质的丢失(虽然离心分离有助于富集蛋白质)。一些蛋白质如肌球蛋白或肌钙蛋白在细胞残骸中含量较高,去除细胞残骸常导致此类蛋白含量更低。

故使用上述方法时,须评估目标蛋白质不丢失。

样本制备过程中,缓冲液的使用也很重要。有些缓冲液可能不是最适合目标蛋白质的,故需评估、检查、调整缓冲液的成分和含量。而有很多种缓冲液的配方,其效果并未被很好证实。故在配制缓冲液时,应严格遵循文献中被证实的缓冲液组分。

在分离细胞器或膜结合的蛋白质时,可以用一些策略来验证离心和分离的效果,如可通过检测细胞器中特有的酶(高尔基体上的半乳糖转移酶)或细胞膜标志物(Na/K ATP酶)的方法实现上述目的。通常用免疫荧光显微镜或电子显微镜法,验证所纯化细胞器的均质性。对于未知或亚细胞定位不明的蛋白质,常用印迹法或免疫荧光法来验证。如果细胞碎片中存在目标蛋白质,则必须优化分离方法,以解离蛋白质。对于线粒体、细胞核和膜结合的蛋白质,已有成熟的方法进行分离。

(二) 样本加载的问题

使用SDS-PAGE时,向样本胶中加入的样本量对于检测结果的半定量分析非常重要。样本加载过量会影响定量分析的准确性,但未引起重视。Murphy等证实,适当地降低加样量,可提升免疫印迹技术的定量分析性能。为得到准确的定量分析结果,需实验前确定加样量与条带显色强度的关系,使其处于线性范围。

(三) 与抗体有关的问题

抗体的使用在免疫印迹技术中是不可或缺的,但部分商用抗体,其敏感性、特异性等性能要比宣传得差,且所提供的技术信息不完整(如抗体结合的靶抗原表位)。原因之一为不同种属动物免疫系统产生抗体的异质性。另外,有的供应商从其他渠道购买抗体,贴标后再兜售,而不提供相关信息。商用抗体性能不可靠，会导致非特异性结合、结果不稳定、重现性差等。故应先对抗体的性能进行适当评估和确认。通常抗体性能不好会引起信号偏弱、无信号、探测到非特异性条带等。

也有一些线上数据库（如 antibodypedia.com、antibodies-online.com、antibodyregistry.org、uniprot.org、pabmabs.com/wordpress），提供了经确认的抗体信息供检索，也可增加被验证过抗体或表位的信息。如使用经确认后的抗体问题仍存在，可能是蛋白浓度过高所致。每个泳道加载的蛋白质在 10~40μg 时较为合适，可适当地减少上样量以获得更好的结果。

另外，务必同时使用阳性和阴性对照，以确保抗体与靶蛋白特异性结合。阳性对照可使用纯化的靶蛋白样本、含有靶蛋白的组织或细胞与抗体一起孵育。对于阴性对照，使用敲除或去除靶蛋白的样本最合适，以确保不含靶蛋白或低含量极低。另外，对于一个新批次的二抗而言，将膜与二抗一起孵育，而不与一抗孵育，可能是阴性对照的更好办法。

除进行抗体的性能确认外，选择重组抗体而非免疫动物抗体可能更合适。因重组抗体根据其氨基酸序列而生产，批间变异很小。虽然更准确、重现性更好，但重组抗体仍需性能确认。

（四）与内标蛋白有关的问题

内标蛋白（又称管家蛋白）并非先前认为的那样有效。其作为免疫印迹上样控制的方法，基于研究者认为在对样本的各种处理、各种实验条件下，内标蛋白的浓度可被稳定地表达。而证据显示，内标蛋白浓度在许多实验条件下都可能发生变化，从而使其作为一种上样控制方法而更加不可靠。研究者转而使用如总蛋白标准化（total protein normalization）的方法替代内标法。总蛋白标准化的工作原理是将某一泳道上所有条带的总强度进行总体考量，而不是某个内标蛋白，它解释了样本中的自然变化，使蛋白定量和分析更准确。免染免疫印迹凝胶和丽春红染色法是这类通过测量总蛋白作为上样控制的代表性方法。

二、免疫印迹技术中常见问题及对策

某些情况下，探测到的信号很弱，或无任何信号，很可能是抗体（特异性、选择性或重现性）、缓冲液或抗原的问题。膜上蛋白质表达量过少也会产生此情况。低表达的蛋白质需要增加上样量、延长电转移时间、使用高质量的抗体以提升结合能力。分子量较大的蛋白质从凝胶转移至膜上难度也较大。对于分子量大于 800kDa 的蛋白质而言，使用湿的转移系统效率更高；而要转移 300kDa 及更小的蛋白质，使用半干式印迹系统可以将蛋白质在 3min 内转移到硝酸纤维膜上。

如检测到了非特异性或多个条带，很可能是抗体的原因、封闭不充分或蛋白质浓度不够。所以实验前要进行抗体性能的确认。但蛋白过载也可能探测到多个条带。膜封闭过程中的错误，如封闭溶液不适合该抗体，或者膜在封闭液中时间不够长，均可出现多个条带。

如膜信号饱和，很可能是上样过载所致，可通过减少向凝胶孔中加入的样本量或降低一抗的使用量解决。总之，在免疫印迹实验中，很多原因可导致实验不确定。只有对常见问题及处理方法有更深入的认识，方能最大程度地减少这种不确定性。

第四节　免疫印迹技术的不足与进展

一、免疫印迹技术的不足

免疫印迹技术的各个试验环节均需手工操作，难以实现自动化，通常需要 1~2d 完成。蛋白质转移至膜上是限速步骤之一，需要数小时才能实现最大程度转移和膜结合。且对不同分子量的蛋白质，转移效果差异较大。有研究显示，蛋白质从凝胶上至某些疏水膜的转移效率在 60%~100%，因此难以绝对定量。尤其对于难以有效转移的大分子量蛋白质，这是一个特别棘手的问题。使用标记抗体进行探测也是限速步骤，常需孵育过夜。

此外，该技术通常需要大量的样品和抗体才能获得令人满意的结果，抗体量通常在 5~8μg 的范围内。在样品有限时，检测低丰度蛋白质会面临更大挑战。且抗体的大量消耗也使经费支出过高。通常该技术使用缓冲液的量也较大，一般在 300ml 左右。

再者，鉴于方法学的局限性，通常仅探测单个靶蛋白。如若探测多个靶标（多重检测），需在再次探测前去除已结合的抗体（称为剥离的过程）。这样会更耗时、实验过程更复杂。已结合抗体有效剥离的过程，会导致靶蛋白的显著损失和其他不利情况的发生，这限制了多重检测的应用。鉴于传统免疫印迹技术方法学的固有特点，其性能的任何改进，最终都会受到这些耗时限速步骤的制约。

二、免疫印迹技术的进展

（一）基于表面增强拉曼散射的免疫印迹技术（surface-enhanced Raman scattering-based Western blot，SERS-WB）

常规免疫印迹技术对于准确定量检测低丰度蛋白质面临诸多挑战，SERS-WB 有望解决这个问题。该技术使用 SERS 纳米标签作为蛋白质定量的标志物，该标签是以金-银为核壳的纳米颗粒，尼罗蓝 A（Nile blue A，NBA）分子被锚定在核壳上。SERS-WB 相当敏感，可检测低达 0.15pg 的甘油醛-3-磷酸脱氢酶（GAPDH），线性范围在 382fg 至 382ng。而且硝酸纤维膜上的靶蛋白可被直接检测到（因纳米颗粒的聚集效应而显色）。

（二）基于毛细管凝胶电泳法（CGE）分离蛋白质的免疫印迹技术

毛细管出口与印迹膜相连，被分离的蛋白质离开毛细管时被捕获到移动的 PVDF 膜上。CGE 法电压高，且无电转移步骤，可大大缩短分析时间（检测 155kDa 的蛋白质约需 40min）。结合快速免疫分析法，可在 1h 内、以 50pg 检测限（LOD）完成溶菌酶的全免疫印迹检测。检测敏感性高与样本注入量的体积小、CGE 所分离区带被限制在一个小点上密切相关。该系统在速度、通量和灵敏度上仍有改进空间。由于蛋白质被捕获在膜上，除免疫方法外，还可用其他方法检测，如毛细管电泳法和基质辅助激光解吸/电离质谱（matrix-assisted laser desorption/ ionization mass spectrometry，MALDI/MS）法联合，结合类似的膜捕获技术，可实现对阿托摩尔（10^{-18} 摩尔）数量级的肽和蛋白质混合物的分离及性能分析。这种免疫印迹技术的特点是速度更快、样品消耗更少、无须电转移、自动化程度高。

另外，还可用诸如 SDS 样缠绕的聚合物溶液作为筛分介质，替代凝胶介质。O'Neill 和他的同事，采用高分辨率毛细管等电聚焦（cIEF）技术，在 400nl 的毛细管中分离蛋白质，然后将被分离的蛋白以光激活的方式交联、固定在预处理的毛细管壁内表面上。再将一抗注入并通过毛细管，便可探测和捕获目标蛋白。这种高分辨率的 cIEF 对于分离蛋白质异构体和蛋白质的修饰（如磷酸化）特别有用。该方法与快速光化学捕获法相结合，样品消耗量低，具有实现自动化的潜力。但缺点是光激活捕获效率仅为 0.01%，限制了该方法的灵敏度。

（三）使用微流控芯片的免疫印迹技术

微流控技术是在几十微米大小的通道中控制液体流动的平台。其优势是分析时间短、成本相对低廉、需样本量少、多通道潜能、容易自动化。使用微流控芯片用于蛋白质的电泳分离，样本量少（25pl）、速度快（1min 内可完成超过 1.25cm 长的通道），分离效率高（10^7 塔板/米或 3750 塔板/秒）。

Herr 团队使用整合的微流控系统，实现了蛋白质的分离，并将其引至抗体捕获区域。该系统实现了免疫印迹的快速化、小型化。其基本原理为，在预先灌注有 PAGE 的 1mm×1.5mm 空间里，蛋白质被电泳力驱动，向具有不同捕获抗体的 PAGE 区域泳动，以实现免疫印迹的结合。通过在抗体分离区后面增加更多的抗体捕获区域,可实现对多种蛋白质的同时分析。该方法快速且敏感,但前提是需要抗体被共价结合到芯片上。

Herr 团队的另一种方法是,蛋白质按分子量大小被分离后,以光激活的方式将蛋白质共价键交联,永久固定到凝胶上,再让一抗和二抗分别通过分离区域,通过传统成像技术实现免疫分析。交联到凝胶上的捕获效率远高于交联到管壁上。Jin 等的方法为,在毛细管电泳后,使用膜装置捕获蛋白质,并使用微型玻璃芯片分离蛋白质。

相对于毛细管系统,微流控系统极大提升了分离速度、实现了进样自动化、提升了转膜界面的性能。微鞘流的使用使液流更稳定,当蛋白质由分离通道转移至膜时,减少了条带的扩散。该系统中不同的样品可沉积在膜的不同区域,故可同时评估多个样品或蛋白质。使用该系统检测了 INS-1 细胞裂解液中肌动蛋白、蛋清中的溶菌酶显示:溶菌酶的检测限为 0.7nmol/L,肌动蛋白为 2.4nmol/L。该技术可同时完成对单个样本 50 次以上的蛋白质分离,从而极大提升了潜在探针的数量。微流体的另一个用途是,可将抗体等试剂加载于膜上。一旦完成蛋白质的分离,并从凝胶转移到膜上,一个具有 5 个微通道、含有抗体的预制微流体网络被覆盖于条带上且密封于膜上。通过 5 个通道分别注入不同的探测抗体,可实现对多种蛋白质的同时探测。相比传统免疫印迹法,新方法显著减少了抗体的加入量,每个微通道中加入的抗体仅为 1ml。微流体技术的另一大优势是,将实现超微规模的分析成为可能,如单细胞分析。将单细胞置于微孔中后,原位裂解、分离、固定、抗体探测等步骤均可在显微镜载玻片上完成。上述方法有望实现对稀有细胞蛋白质的分析。

(四)免疫印迹技术在转录后修饰(PTM)方面的研究

转录后修饰有如下多种形式:磷酸化、泛素化、生物素化、糖基化、甲基化、乙酰化、类泛素化、硝化、氧化/还原、亚硝基化等。免疫印迹技术也可用于转录后修饰的研究,如蛋白质的可逆性磷酸化。蛋白质的磷酸化可改变其定位、构象、疏水性和活性等。随着磷酸化特异性抗体的开发,现已能够区分某一蛋白质上不同磷酸化的残基(如 Thr、Ser、Tyr)。某蛋白质可通过不同的信号过程,在多个氨基酸残基上发生磷酸化。

免疫印迹技术也可评估不同生理状态的 PTM,如泛素化、糖基化、甲基化等。除天然的 PTM 外,化学方法也可诱导多种蛋白质的 PTM。如在细胞培养或临床前研究的模型中,使用嘌呤霉素监测翻译过程。因嘌呤霉素是氨基酰基-tRNAs 的结构类似物,可结合到新合成的蛋白质中,随后使用抗嘌呤霉素抗体探测。即便在同一样品中,也可对信号级联反应(磷酸化)中蛋白质的降解(泛素化,使用抗泛素抗体)或合成(与嘌呤霉素结合)进行评估,对蛋白质的代谢进行研究。使用免疫印迹技术也可以研究蛋白质的糖基化:用内切糖苷酶(如肽 N-糖苷酶 F)处理样品以去除 N-连接的聚糖后,会检测到额外的低分子量带。免疫印迹技术也可用于确认某些蛋白质的折叠类型,研究蛋白质的构象改变、稳定性和溶解性等 PTM。

当然也可以使用二维凝胶电泳(2DE)来研究 PTM(糖基化、氧化、磷酸化、亚硝基化)。2DE 技术的优势是,当其与免疫印迹和质谱技术联合使用时,能够同时实现蛋白质的分离、鉴定、半定量。2DE 免疫印迹技术已被用于探测某个蛋白质的多重磷酸化亚型。

(谭延国)

【思考题】

1. 传统免疫印迹技术包含哪些关键的操作步骤?
2. 免疫印迹技术中,关于样本的前处理即样本制备,有何要点?
3. 简述免疫印迹试验常见问题、可能的原因、解决办法。

第九章 高效液相色谱技术及应用

【教学内容】 高效液相色谱以液体为流动相,采用高压输液系统,将待测样品泵入装有极小颗粒填料的色谱柱,在色谱柱内各组分被分离后,进入检测器进行检测,从而实现对样品的分析,既可单独使用,也可以与质谱联用。本章主要介绍高效液相色谱技术的发展历程、系统组成、基本概念和术语、技术原理、操作过程和特点,并介绍该技术在分离纯化中的基础应用,以及在治疗药物监测、激素、氨基酸、维生素、毒物检测和糖化血红蛋白检测中的应用。

第一节 概 述

一、高效液相色谱技术诞生和发展

1903 年,俄国植物学家 Tswett 在会议上报道了应用吸附原理分离植物色素的新方法(文献发表于 1906 年),Tswett 将这种方法命名为色谱(chromatography),管内填充物被称为固定相,冲洗剂被称为流动相。

1941 年,Martin 等采用水分饱和的硅胶为固定相,以含有乙醇的氯仿为流动相分离乙酰基氨基酸,Martin 和 Synge 一同提出著名的色谱塔板理论,两人获得了 1952 年的诺贝尔化学奖。色谱塔板理论提出:理论板与液体流速和颗粒直径的平方成正比,理论板越薄越好。因此,最薄的理论板应该通过使用非常小的颗粒和整个柱长度上的巨大压力差来获得。

液固色谱创立后的 50 多年时间里,液固色谱装置并无实质性改进,溶剂的流速依赖于重力,液相色谱系统效率低下。直到 20 世纪 60 年代,为了分离蛋白质、核酸等不易气化的大分子物质,人们把从气相色谱中获得的系统理论与实践经验应用于液相色谱研究。

1966 年,耶鲁大学的 Horvath 首次提出高效液相色谱(high performance liquid chromatography,HPLC)分离的概念,而后于 1967 年开发了世界上第一台高效液相色谱仪,开启了 HPLC 的时代。

1972~1974 年,6000psi 泵、10μm 粒径色谱柱和无隔垫进样器的引入,标志着 HPLC 从"高压"向"高效"转变。HPLC 采用细粒径高效填充色谱柱,大大提高了 HPLC 的分离能力;采用高压泵输送流动相替代重力作用,使柱效和 HPLC 的分析速度进一步提高;HPLC 与光学检测器相结合,也使 HPLC 不仅可以分离,还可以同时完成分析任务。HPLC 本身就是一套分离分析系统。

1973 年,第一届 HPLC 会议在瑞士因特拉肯举行,1982 年后每年举办一次。

20 世纪 70 年代末至 80 年代初,HPLC 开始用于分离肽和蛋白质,为今日蛋白质组学和生物制药分析奠定了基础。

1979 年至 20 世纪 80 年代初,人们开发了用 HPLC 分离对映体的方法,最初采用在流动相中加入修饰剂,后来开发了可分离对映体的固定相。

20 世纪 80 年代中后期,John Fenn 开发了电喷雾离子源,成功用于液相色谱-质谱法(liquid chromatography-mass spectrometry,LC-MS)技术。

2004 年前后,引入粒径小于 2μm 的新系统,推动耐压 15 000~20 000psi 的超高效液相色谱法(ultra-high performance liquid chromatography,UPLC)的出现。

二、高效液相色谱系统组成

高效液相色谱仪是实现 HPLC 分析的基本设备,主要由输液系统、进样器、色谱柱、检测器、系统控制与数据处理系统等单元组成（图9-1）。

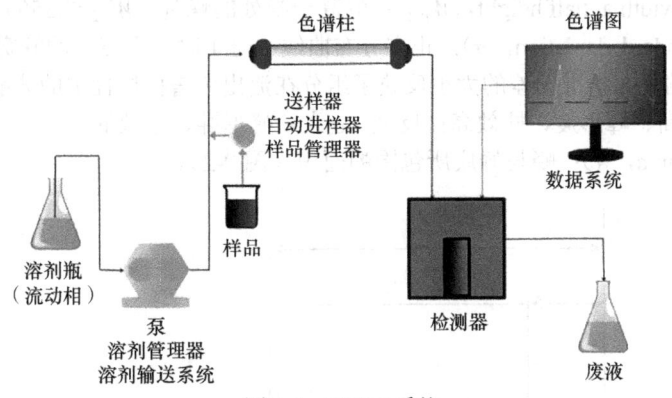

图9-1 HPLC系统

高压泵，即溶剂输液系统或称溶剂管理器，用来产生和计量流动相的流速（一般是 ml/min）。进样器可以将样品导入连续的流动相，并由流动相携带样品进入高效液相色谱柱。色谱柱装有具有分离效果的填料，这种填料称为固定相。检测器用来查看样品流出色谱柱时被分开的谱带。流动相流出检测器可被送至废液瓶，或按需被收集。高压管路和附件用来连接泵、进样器、色谱柱和检测器单元。

检测器连接计算机数据站。HPLC系统单元先记录电信号，再将电信号转换为色谱图，在显示屏上展现出来。由于样品中化合物性质差异很大，几种不同类型的检测器被开发出来（详见本章第二节）。例如，如果一个化合物能吸收紫外线，可使用紫外吸收检测器；如果这个化合物发荧光，可使用荧光检测器。如果该化合物没有上述性质之一，可使用更广泛的检测器，如蒸发光散射检测器。可顺序使用多个检测器，例如，紫外吸收检测器和（或）蒸发光检测器可以与质谱（MS）联用，分析色谱分离的组分。这样，一次进样可得到更多分析物信息。将MS与HPLC系统耦合称为液质联用。

三、基本概念和术语

（一）色谱图和峰参数

色谱图（chromatogram）：样品流经色谱柱和检测器，所得到的信号-时间曲线，又称色谱流出曲线（elution profile）。

基线（base line）：经流动相冲洗，柱与流动相达到平衡后，检测器测出一段时间的流出曲线。一般平行于时间轴。

噪声（noise）：基线信号的波动。通常由电源接触不良、瞬时过载、检测器不稳定、流动相含有气泡或色谱柱被污染所致。

漂移（drift）：基线随时间的缓缓变化。主要操作条件如电压、温度、流动相及流量的不稳定所引起，柱内有污染物或固定相不断被洗脱下来也会产生漂移。

色谱峰（peak）：组分流经检测器时响应的连续信号产生的曲线。流出曲线上的突起部分。正常色谱峰近似于对称性正态分布曲线[高斯（Gaussian）曲率]。不对称色谱峰有两种：前伸峰（leading peak）和拖尾峰（tailing peak），前者少见。

拖尾因子（tailing factor，T）：用以衡量色谱峰的对称性，也称对称因子（symmetry factor）或不对称因子（asymmetric factor）。《中国药典》规定，T应为0.95～1.05。$T<0.95$为前伸峰，$T>1.05$为拖尾峰。

峰高（peak height，H）：峰的最高点至峰底的距离。

峰宽（peak width，W）：峰两侧拐点处所做两条切线与基线的两个交点间的距离。$W=4\sigma$。

半峰宽（peak width at half height，$W_{h/2}$）：峰高一半处的峰宽。$W_{h/2}=2.355\sigma$。

标准偏差（standard deviation，σ）：正态分布曲线 $x=\pm 1$ 时（拐点）的峰宽之半。正常峰的拐点在峰高的 0.607 倍处。标准偏差的大小反映了组分在流出色谱柱过程中的分散程度。σ 小，分散程度小、极点浓度高、峰形瘦、柱效高；反之，σ 大，峰形胖、柱效低。

峰面积（peak area，A）：峰与峰底所包围的面积（图 9-2）。

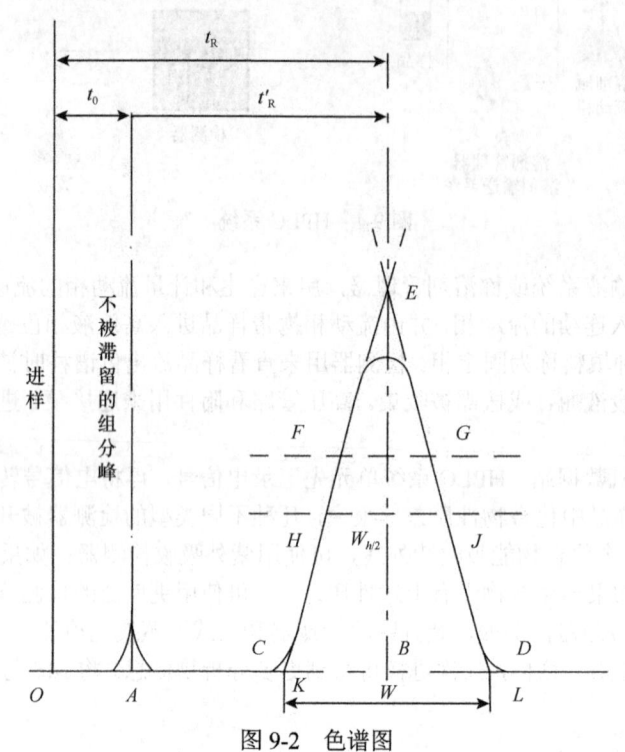

图 9-2 色谱图

注：BE. 峰高（peak height，H），峰的最高点至峰底的距离；FG. 峰宽（peak width，W），峰两侧拐点处所作两条切线与基线的两个交点间的距离；KL. $W=4\sigma$；HJ. 半峰宽（peak width at half height，$W_{h/2}$），峰高一半处的峰宽，$W_{h/2}=2.355\sigma$；$CHEJDC$. 峰面积（peak area，A）：峰与峰底所包围的面积

（二）定性参数

死时间（dead time，t_0）：不保留组分的保留时间，即流动相（溶剂）通过色谱柱的时间。在反相 HPLC 中可用苯磺酸钠来测定死时间。

死体积（dead volume，V_0）：由进样器进样口到检测器流动池未被固定相所占据的空间。它包括四部分：进样器至色谱柱管路体积、柱内固定相颗粒间隙（被流动相占据，V_m）、柱出口管路体积、检测器流动池体积。其中只有 V_m 参与色谱平衡过程，其他三部分只起峰扩展作用。为防止峰扩展，这三部分体积应尽量减小。$V_0=F\times t_0$（F 为流速）。

保留时间（retention time，t_R）：从进样开始到某个组分在柱后出现浓度极大值的时间。

保留体积（retention volume，V_R）：从进样开始到某组分在柱后出现浓度极大值时流出溶剂的体积，又称洗脱体积。$V_R=F\times t_R$。

调整保留时间（adjusted retention time，t'_R）：扣除死时间后的保留时间，也称折合保留时间（reduced retention time）。在实验条件（温度、固定相等）一定时，t'_R 只决定于组分的性质，因此，t'_R（或 t_R）可用于定性。$t'_R=t_R-t_0$。

调整保留体积（adjusted retention volume，V'_R）：扣除死体积后的保留体积。

（三）柱效参数

理论塔板数（theoretical plate number，N）：用于定量表示色谱柱的分离效率（简称柱效）。N 取决于固定相的种类、性质（粒度、粒径分布等）、填充状况、柱长、流动相的种类和流速及测定柱效所用物质的性质。如果峰形对称并符合正态分布，N 可近似表示为：$N=(t_R/\sigma)^2=16(t_R/W)^2=5.54(t_R/W_{h/2})^2$。

其中，W：表示峰宽，σ：表示曲线拐点处峰宽的一半，即峰高 0.607 倍处峰宽的一半。N 为常量时，W 随 t_R 呈正比例变化。在一张多组分色谱图上，如果各组分含量相当，后洗脱的色谱峰比前面的峰要逐渐加宽，峰高则逐渐降低。

用半峰宽计算理论塔板数比用峰宽计算更为方便和常用，因为半峰宽更易准确测定，尤其是对稍有拖尾的峰。

N 与柱长成正比，柱越长，N 越大。用 N 表示柱效时，应注明柱长，如果未注明，默认表示柱长为 1m 时的理论塔板数。一般 HPLC 柱的 N 在 1000 以上。

若用调整保留时间（t'_R）计算理论塔板数，所得值称为有效理论塔板数。

理论塔板高度（height equivalent to a theoretical plate，H）：每单位柱长的方差。实际应用时，常用柱长 L 和理论塔板数 N 计算：$H=L/N$。

（四）相平衡参数

分配系数（partition coefficient，K）：在一定温度下，化合物在两相间达到分配平衡时，在固定相与流动相中的浓度之比。

$$K=C_s/C_m$$

式中，C_s 为溶质在固定相中的浓度；C_m 为溶质在流动相中的浓度。

分配系数与组分、流动相和固定相的热力学性质有关，也与温度、压力有关。在不同的色谱分离机制中，K 有不同的概念：吸附色谱法为吸附系数，离子交换色谱法为选择性系数（或称交换系数），凝胶色谱法为渗透参数。但一般情况下可用分配系数来表示。

在条件（流动相、固定相、温度和压力等）一定，样品浓度很低时（C_s、C_m 很小）时，K 只取决于组分的性质，而与浓度无关。这只是理想状态下的色谱条件，在这种条件下，得到的色谱峰为正常峰。在许多情况下，随着浓度的增大，K 减小，这时色谱峰为拖尾峰；而有时随着溶质浓度增大，K 也增大，这时色谱峰为前伸峰。因此，只有尽可能减少进样量，使组分在柱内浓度降低，K 恒定时，才能获得正常峰。

混合物中各组分的分配系数不同是色谱分离的前提。在同一色谱条件下，样品中 K 值大的组分在固定相中滞留时间长，后流出色谱柱；K 值小的组分则滞留时间短，先流出色谱柱。混合物中各组分的分配系数相差越大，越容易分离。

在 HPLC 中，固定相确定后，K 主要受流动相的性质影响。实践中主要靠调整流动相的组成配比及 pH 值，以获得组分间的分配系数差异及适宜的保留时间，达到分离的目的。

容量因子（capacity factor，k）：化合物在两相间达到分配平衡时，在固定相与流动相中的量之比。因此容量因子也称质量分配系数。$k=(t_R-t_0)/t_0=t'_R/t_0$。

容量因子的物理意义：表示一个组分在固定相中停留的时间（t'_R）是不保留组分保留时间（t_0）的几倍。$k=0$ 时，化合物全部存在于流动相中，在固定相中不保留，$t'_R=0$。k 越大，说明固定相对此组分的容量越大，出柱慢，保留时间越长。

容量因子与分配系数的不同点：k 取决于组分、流动相、固定相的性质及温度，而与体积 V_s、V_m 无关；k 除与性质及温度有关外，还与 V_s、V_m 有关。由于 t'_R、t_0 较 V_s、V_m 易于测定，所以容量因子比分配系数应用更广泛。

选择性因子（selectivity factor，α）：相邻两组分的分配系数或容量因子之比。$\alpha=k_2/k_1=t'_{R1}/t'_{R2}$，

所以 α 又称为相对保留时间。

要使两组分得到分离，必须使 α≠1。α 与化合物在固定相和流动相中的分配性质、柱温有关，与柱尺寸、流速、填充情况无关。从本质上来说，α 的大小表示两组分在两相间的平衡分配热力学性质的差异，即分子间相互作用力的差异。

（五）分离参数

分离度（resolution，R）：相邻两峰的保留时间之差与平均峰宽的比值。也叫分辨率，表示相邻两峰的分离程度。

$$R = \frac{t_{R2} - t_{R1}}{\frac{1}{2}(W_1 + W_2)}$$

当 $R=1$ 时，称为 4σ 分离，两峰基本分离，裸露峰面积为 95.4%，内侧峰基重叠约 2%。$R=1.5$ 时，称为 6σ 分离，裸露峰面积为 99.7%。$R \geq 1.5$ 称为完全分离。《中国药典》规定 R 应大于 1.5。

基本分离方程：分离度与 3 个色谱基本参数有如下关系：

$$R = \frac{\sqrt{N}}{4}\left(\frac{\alpha-1}{\alpha}\right)\left(\frac{k}{k+1}\right)$$

式中，N 为塔板数，α 为选择因子，k 为容量因子。

从基本分离方程可看出，提高分离度有 3 种途径：①增加塔板数。方法之一是增加柱长，但这样会延长保留时间、增加柱压。更好的方法是降低塔板高度，提高柱效。②增加选择性。当 $\alpha=1$ 时，$R=0$，无论柱效有多高，组分也不可能分离。一般可以采取以下措施来改变选择性：改变流动相的组成及 pH 值；改变柱温；改变固定相。③改变容量因子。这常常是提高分离度的最容易方法，可以通过调节流动相的组成来实现。k 趋于 0 时，R 也趋于 0；k 增大，R 也增大。但 k 不能太大，否则不但分离时间延长，而且峰形变宽，会影响分离度和检测灵敏度。一般 k 在 1~10 范围内，最好为 2~5，窄径柱可更小些。

第二节　技　术　原　理

一、基　本　理　论

塔板理论和速率理论是色谱分析的两大基本理论，前者以热力学平衡为基础，后者以动力学为基础，两种理论相辅相成，较好地揭示了色谱分析中的有关问题和现象。

（一）塔板理论

塔板理论是 Martin 和 Synger 首先提出的色谱热力学平衡理论。把色谱柱看作分馏塔，组分在色谱柱内的分离过程看成在分馏塔中的分馏过程，即组分在塔板间隔内的分配平衡过程。这个理论假设色谱柱内存在许多塔板，组分在塔板间隔（即塔板高度）内可以很快达到分配平衡；流动相进入色谱柱，不是连续的而是脉动式的，即每次通过为一个塔板体积；样品加在每个塔板上，样品沿色谱柱轴方向的扩散可以忽略；在所有塔板上分配系数相等，与组分的量无关，即分配系数在各塔板上是常数。虽然以上假设与实际色谱过程不符，如色谱过程是一个动态过程，很难达到分配平衡，组分沿色谱柱轴方向的扩散是不可避免的。但是塔板理论导出了色谱流出曲线方程，成功地解释了流出曲线的形状、浓度极大点的位置，能够评价色谱柱的柱效。

这个理论还假设在色谱柱中，各段塔板高度间隔都是一样的，如果色谱柱的高度为 L，被测组分在两相间达到分配平衡时的塔板高度为 H，则一根色谱柱的塔板数目应为：$n=L/H$。式中的 n 被称为理论塔板数，塔板数的多少是分馏塔分离效率高低的标志，对于色谱柱而言，塔板数越多，柱效越高。

（二）速率理论

范第姆特方程（van Deemter equation）是对塔板理论的修正，用于解释色谱峰扩展和柱效降低的原因。范第姆特方程将峰形的改变归结为理论塔板高度的变化。理论塔板高度的变化源于若干原因，包括涡流扩散、纵向扩散和传质阻抗等。由于色谱柱内固定相填充的不均匀性，同一个组分会沿着不同的路径通过色谱柱，从而造成峰的扩张和柱效的降低。

范第姆特方程是综合考虑了分离过程中引起峰展宽的物理因素、动力学因素和热力学因素后得到的单位柱长的总峰展宽与流动相流速的关系式。其具体表达式如下：

$$HETP = A + \frac{B}{u} + Cu$$

A 项为涡流扩散项，描述了由于色谱柱中固定相颗粒的存在而引起的峰展宽。通俗的解释就是：色谱柱当中满充固定相填料，而这些填料的存在会阻碍溶质分子运行，填料粒径越大，溶质分子"绕行"距离就越远，或在填料孔径中停留的时间就越长。

B 项为纵向扩散项。当流速增加或温度降低时，扩散系数越小，扩散通量越小，纵向扩散效应越不明显；反之，当流速减小或温度增加时，扩散系数越大，扩散通量越大，纵向扩散效应越明显。

C 项为传质阻抗项。与分离过程中样品组分在固定相和流动相之间的传质有关。

由公式我们可以将 van Deemter 方程（即柱效方程）理解成是由 A、B/u、Cu 三部分复合而成的曲线方程。以流速为 x 轴，以塔板高度 HETP 为 y 轴作图，可得如下曲线图 9-3。

速率理论研究的是柱内峰展宽因素，实际在柱外还存在引起峰展宽的因素，即柱外效应（色谱峰在柱外死体积里的扩展效应）。由于 HPLC 的特殊条件，当柱子本身效率越高（N 越大），柱尺寸越小时，柱外效应越显得突出。

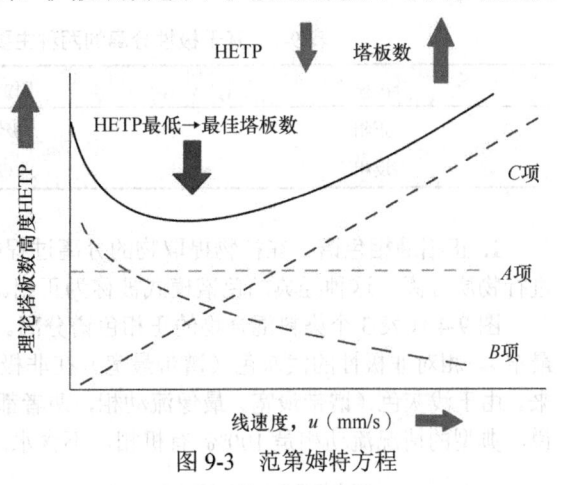

图 9-3 范第姆特方程

二、高效液相色谱分离原理

（一）基于极性的分离

一个分子的结构、活性和物化性质由组成它的原子和化学键决定。在一个分子内部，决定其特殊性质和可预测的化学反应的某些原子的特定排列，称为官能团。官能团经常决定这个分子是极性还是非极性。有机分子根据它含有的主要官能团来分类。使用基于极性的分离模式，不同分子的相对色谱保留时间大都由这些官能团的本性和位置决定。

分析物由官能团差异引起的色谱极性强弱顺序：盐类＞酸类＞醇类＞酮类＞烃类。水是带有强偶极矩的小分子，是极性化合物；苯是芳香族碳水化合物，是非极性化合物。具有相似色谱极性的分子相互吸引，极性不同的分子，其相互的吸引力会减弱，极端的情况是相互排斥。这是基于极性的色谱分离模式的基本原理。另外一种方式来思考是以此类推：油（非极性）和水（极性）不相容。不同于磁体是异性相吸，基于极性的色谱分离是根据相似物的相互吸引和不同物质的相互排斥。

色谱分离系统通过选择流动相和固定相制造样品中各种化合物的竞争。样品中与固定相极性相似的化合物将被延迟，因为它们更强地被颗粒吸引；而与流动相极性相似的化合物因优先被吸引而移动较快。这样，由于流动相和固定相对不同化合物的相对吸引力不同，分析物流出速度改变，各组分产生了分离。

流动相色谱极性强弱顺序：水＞醇类＞乙腈＞四氢呋喃＞正己烷。流动相分子与分析物有效竞争固定相，替换分析物，使得分析物在色谱柱中加速移动。水在流动相坐标的极性端，而正己烷、脂肪族烃类化合物在非极性端。在两者之间，单一溶剂以及溶剂混合物可以按洗脱强度顺序排列。最强流动相的位置与固定相表面性质有关。

固定相颗粒色谱极性强弱顺序：硅（Si）＞氰基（CN）＞正辛烷基（C8）＞十八烷基（C18）。硅胶具有活性、亲水性表面，含酸性硅烷醇官能团，因此它在固定相的极性端。硅胶表面的活性或极性可与弱极性官能团相结合的化学键选择性地修饰。为了降低极性，CN、C8、C18 与部分硅胶结合，后者是疏水性的，具有极强非极性。

考虑到流动相和固定相的极性，对于某一固定相，必须选择一个流动相，使得感兴趣的分析物可以结合在色谱柱上，但不能太强而洗脱不下来。在具有类似极性强度的溶剂中，考虑固定相和流动相的配合，可以区分分析物极性和溶解性的更微弱的差别，使色谱系统的选择性最大化。总而言之，选择最佳的、具有合适相反相极性的流动相和固定相的组合（表 9-1）。之后，当样品流过色谱柱时，同性相吸的原则将决定哪一种分析物流速放缓，哪一种流速更快。

表 9-1 基于极性分离的两种主要 HPLC 的固定相和流动相特性

分离模式	固定相	流动相
正相	极性	非极性
反相	非极性	极性

1. 正相液相色谱 在植物提取物的分离过程中，Tswett 成功运用极性固定相和弱极性流动相进行物质分离。这种经典的色谱模式被称为正相。

图 9-4 代表 3 个染料混合物的正相色谱分离。极性的固定相最强地保留了极性的深灰色（谱带最窄）。相对非极性的浅灰色（谱带最宽）在非极性溶剂的流动相保留竞争中胜出，很快被洗脱出来。由于浅灰色（谱带最宽）最像流动相，两者都是非极性，它流动得更快。对硅胶柱正相色谱来说，典型的情况流动相是 100% 有机相，不含水。

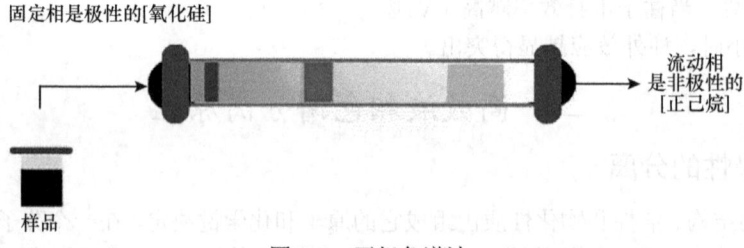

图 9-4 正相色谱法

如今正相分离的使用率不足 10%。此项技术可用于水不稳定化合物、几何异构体、顺反异构体、类型分离、手性化合物。在此模式中，色谱柱填料呈极性（如硅胶、氰丙基键合硅胶和氨基键合硅胶），流动相呈非极性（如正己烷、异辛烷、二氯甲烷和乙酸乙酯）。

2. 反相液相色谱 反相是指与正相恰好相反的色谱模式，即使用极性流动相和非极性固定相。图 9-5 描述了 3 种染料的黑色混合物被此方法分离的过程。

现在最强保留的化合物是非极性较强的浅灰色（谱带最宽），因为它与非极性的固定相吸附最强。极性的深灰色（谱带最窄），较弱保留，在极性水性流动相的竞争中胜出，流过填料床最快，最早被洗脱出来。

反相色谱是目前最常见的模式，被 90% 以上的色谱工作者所采用。它是一种通用技术，可用于分析非极性、极性、可电离及离子型分子。对于含有宽极性范围化合物的样品通常采用梯度洗脱：

首先以水为主的流动相，然后随时间变化成比例地添加有机溶剂。有机溶剂提高了溶剂强度，可以洗脱在反相填料上有很强保留的化合物。色谱柱填料为非极性（如十八烷基硅烷键合相 C18、辛基硅烷键合相 C8 和苯基），流动相为水（缓冲液）及可与水混溶的有机溶剂（如甲醇、乙腈）。

固定相是非极性的[十八烷基硅烷键合相C₁₈]

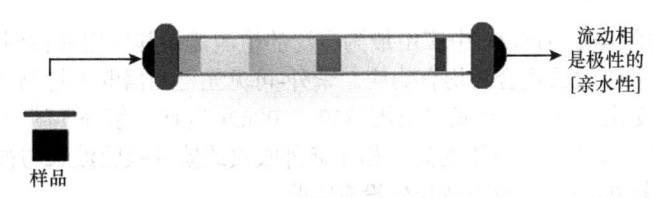

流动相是极性的[亲水性]

样品

图 9-5　反相色谱法

（二）基于电荷的分离：离子交换色谱

基于电荷的离子交换色谱和其他分离方式的规则是相反的，同性相斥，异性相吸。离子交换分离的固定相以表面酸碱性强弱和吸附保留的离子类型来划分。阳离子交换是用负电荷表面来保留和分离带正电荷的离子；反之亦然，阴离子交换是用正电荷表面来保留和分离带负电荷的离子。每一种离子交换类型，都至少有两种分离和洗脱方法。

强离子交换体系具有易离子化的官能团，即季胺类或磺酸类，它们主要用于保留和分离弱离子。这些弱离子可被更强吸附在固定相表面的流动相洗脱或代替；弱离子也可以被保留在柱上，之后通过改变流动相的 pH 值，使其失去吸附力而被洗脱。

弱离子交换体系如二胺类或羧酸类，可能在某个 pH 值以上或以下被中和而失去保留带电离子的能力。当携带电荷时，它们用来保留和分离强离子。如果这些离子不能被替代物洗脱，固定相交换点可能被中和而切断离子化吸附，使得带电分析物被洗脱下来。当弱离子交换体系被中和，它们可以通过疏水性或亲水性相互作用保留和分离化合物，在这样的情况下，洗脱强度由流动相的极性来决定。因此，弱离子交换体系可用于混合分离模式，同时基于极性和电荷分离。不要使用强阳离子交换体系保留强碱物质，因为两者都带电荷并强烈地相互吸引，使得碱性物质几乎无法洗脱出来，只能用更强保留的竞争型碱物质来冲洗这个强阳离子交换体系，赢回活性交换位点，替换目标化合物。这种做法在 HPLC 和固相萃取（SPE）方面几乎没有实用性，也不安全。

大约 20% 的 HPLC 工作者使用离子交换色谱。此项技术非常适用于分离水溶液中的无机和有机阴离子以及阳离子，离子型染料、氨基酸和蛋白质可以采用离子交换色谱分离，因为这类化合物在盐水中均表现出与盐类似的性质。在此模式中，色谱填料含有离子基团（如磺酸基、四烷基季铵基），流动相是水性缓冲液（如磷酸盐、甲酸盐）。

（三）基于尺寸大小的分离：体积排阻色谱

体积排阻色谱（size exclusion chromatography，SEC）又称凝胶色谱法，通常用于分子量大于 2000Da 的样品的分离。SEC 方法最广泛的用途是测定聚合物的分子量分布，对某些大分子样品如蛋白质、核酸等，也是一种很有效的分离纯化手段。

该技术通常是通过固定相来实现的。这些固定相为使感兴趣的分析物进入或不能进入孔内而被合成为一定孔径分布的填料。小分子在通过填料床时更多地进入到颗粒孔隙中。大分子只能进入某一尺寸以上的孔隙，所以在填料床停留的时间较短。最大的分子可能完全不能进入孔内而只在颗粒间通过，因此被小体积流动相很快洗脱出来。流动相选择有两个要求：第一，对被分析物来说是良好的溶剂；第二，可以防止分析物和固定相表面的相互作用。这样，大分子先洗脱出来，小分子流动慢，在溶液中按照分子大小由高至低的顺序依次洗脱出来。

SEC 具有两种模式：适合于分离水溶性样品的凝胶过滤色谱和适合于分离脂溶性样品凝胶渗

透色谱。在任何一种模式中，样品化合物与柱填料间均无相互作用，而是分子扩散进入多孔介质的孔隙中。分子的分离速度取决于其体积大小与孔隙尺寸之间的相对关系。

三、高效液相色谱检测原理

（一）紫外-可见光检测器

紫外-可见光检测器是 HPLC 中应用最为广泛的检测器，其使用率占到 70%左右，对占物质总数约 80%的有紫外吸收的化合物均有响应。紫外-可见光检测器既可检测 190～350nm 范围（紫外线区）的光吸收变化，也可向可见光范围 350～700nm 延伸。紫外-可见光检测器要求被检测样品组分有紫外-可见光吸收，而使用的流动相无紫外吸收或紫外吸收波长与被测组分紫外吸收波长不同，在被测组分紫外-可见光吸收波长处没有吸收。

紫外-可见光检测器是通过测定样品在检测池中吸收紫外-可见光的大小来确定样品含量的，其工作原理基于朗伯-比尔定律：

$$A=\log(I_0/I)=\varepsilon bc$$

式中，A 为吸光度；I_0 为入射光强；I 为透射光强；ε 为样品的摩尔吸收系数；b 为光程长；c 为样品的物质的量浓度。

紫外-可见光检测器属于浓度敏感型检测器，灵敏度高、线性范围宽、对流速和温度变化不敏感、可用于梯度洗脱分离、结构相对简单、使用维修成本低。其灵敏度可达到 0.001AU，噪声小于 1.0×10^{-5}AU，对紫外线吸收不强的、最低检测浓度为 1.0×10^{-10}g/ml 的样品也有一定检出能力。

（二）光电二极管阵列检测器

光电二极管阵列检测器作为紫外-可见光检测器的发展，在峰纯度检验和色谱峰定性方面有更广泛的应用。该检测器结构在光路安排上与紫外-可见光检测器有很大区别。光电二极管阵列检测器是由光源发出光线通过样品池，然后由一系列分光技术，使所有波长的光在检测器同时被检测，得到时间、光强度和波长的三维谱图。而紫外-可见光检测器是由光源发出光线经过滤光片、棱镜或光栅分光，使单色光进入样品池，再由光电倍增管检测。两检测器结构中样品池与分光元件位置相反。

光电二极管阵列检测器在实际应用中可以同时检测多个波长的色谱图，宽谱带检测并计算不同波长的相对吸光度，所以一次进样就能将所有样品组分信息检测出来，得到的三维立体谱图可直观、形象地显示组分的分离情况及各组分的紫外-可见吸收光谱。由于每个组分都有全波段的光谱吸收图，因此可以利用色谱保留规律及光谱特征吸收曲线综合进行定性定量分析。目前，光电二极管阵列检测器的波长范围为 190～950nm，基线噪声最低可达到 3.0×10^{-6}AU。

（三）荧光检测器

许多化合物，特别是芳香族化合物、生化物质，如有机胺、维生素、激素、酶等被入射的紫外线照射后，能吸收一定波长的光，使原子中的某些电子从基态中的最低振动能级跃迁到较高电子能态的某些振动能级。之后，由于电子在分子中的碰撞，消耗一定的能量而下降到第一电子激发态的最低振动能级，再跃迁回到基态中的某些不同振动能级，同时发射出比原来所吸收的光频率更低、波长更长的光，即荧光。被这些物质吸收的光称为激发光，产生的荧光称为发射光。荧光的强度与入射光强度、量子效率、样品浓度成正比。

光源发出的光经半透镜分成两束后，分别通过吸收池和参比池，再经滤光片照射到光电倍增管上，变成可测量的信号。参比池有助于消除外界的影响和流动相所发射的本底荧光。一般采用氙灯作光源，以便获得宽波长范围（250～600nm）的连续光谱。

荧光检测器的最大优点是极高的灵敏度和良好的选择性，其灵敏度比紫外-可见光检测器高约两个数量级，最小检测量可达 10^{-13}g，适用于痕量分析。该检测器线性范围较宽，为 $10^4 \sim 10^5$，可用于梯度洗脱，受外界条件的影响较小，而且它所需要的试样很小，因此在药物和生化分析中有着广泛的用途。但是它只能检测有荧光基团和衍生化之后有荧光基团的化合物，这就限制了其应用，而且对通常发生在荧光测量中的一些干扰非常敏感，如背景荧光和猝灭效应等。

（四）示差折光检测器

示差折光检测器是通过连续测定色谱柱流出物光折射率的变化而对样品浓度进行检测的检测器，其响应信号与溶质的浓度成正比。示差折光检测器可按物理原理分成 4 种不同的设计：干涉式、反射式、折射式、克里斯琴森效应式等。样品流通池与参比池之间的折射率之差作为检测器响应的信号。由于每种物质有各自的折射率，因此示差折光检测器对所有物质都有响应，具有广泛的适用范围。它对没有紫外吸收的物质，如糖类、脂肪烷烃、高分子化合物等都能够检测。在凝胶色谱中示差折光检测器是必不可少的，尤其是对聚合物分子量分布的测定。

示差折光检测器被认为是一种通用型检测器，其优点是通用性强，结构简单，操作便利。然而其缺点也显而易见，由于折射率对温度的变化非常敏感，大多数溶剂折射率的温度系数约为 5×10^{-4}，因此检测器必须恒温才能获得精确的结果。即使是室温的变化也会影响基线的稳定性，大的溶剂前伸峰可能会掩盖前期洗脱的色谱峰，只能等度洗脱，不能使用梯度洗脱。检测池不能带压工作，在与其他检测器串联使用时应放在最后。与紫外-可见光检测器相比，示差折光检测器的灵敏度较低，一般不适用于微量组分分析，检测限为 $10^{-6} \sim 10^{-7}$g/ml，线性范围小于 10^5g/ml。

（五）蒸发光散射检测器

蒸发光散射检测器是一种通用型检测器，尤其对一些较难分析的样品，如磷脂、皂苷、生物碱、甾族化合物等无紫外吸收或紫外末端吸收的化合物具有优势。其主要特点包括：①可以用来检测任何挥发性低于流动相的样品，包括氨基酸、脂肪酸、糖类、表面活性剂等；②对流动相的组成不敏感，可以用于梯度洗脱；③对各种物质具有几乎相同的响应，浓度测定更加简单易行；④检测灵敏度要高于低波长紫外检测器和示差折光检测器，检测限可低至 10^{-10}g。

蒸发光散射检测器由雾化器、加热漂移管和光散射池三部分组成。色谱流出液在雾化器的入口端被吹入的气体（通常为氮气）部分雾化，较大的液滴聚集下来流到下端的虹吸管中作为废液排出，而气溶胶进入到蒸发管中。气溶胶通过蒸发管时，其中的溶剂被蒸发掉，剩余的样品溶质被送入检测池。由于蒸发光散射检测器需将溶剂（即流动相）蒸发掉，才能对样品溶质进行检测，所以要求色谱流出液中的溶剂是可蒸发的有机溶剂或水，不允许含有无机酸、碱或盐。

（六）电导检测器

电导检测器是离子色谱中使用最广泛的检测器。其工作原理是用两个相对电极测量水溶液中离子型溶质的电导，由电导的变化来测定溶质的含量。电导检测器的构成由电导池、测量电导率所需的电子线路、电极等几部分组成，电导池是其核心。

电导检测器是一种通用型电化学检测器，具有结构简单、操作成本低及体积小等特点。电导检测器测量的是溶液的电导或电阻，因此，主要用于检测以水溶液为流动相的离子型溶质。当流动相的离子浓度恒定时，由于电导检测器对流速和压力的变化不敏感，可用于梯度洗脱的测量。温度对电导检测器的影响较大，每升高 1℃，电导率增加 2%～2.5%，借助热敏电阻监控器和电子补偿电路可以消除温度的影响，一般情况下电导检测器都放置于绝热恒温设备之中。

（七）质谱检测器

质谱检测器是一种通用型检测器，在灵敏度、选择性、通用性及化合物的分子量和结构信息的提供等方面都有突出的优点。从 HPLC 色谱柱中洗脱出的化合物，首先经过离子化，然后测定其质量或该化合物独有的分子碎片,或同时测定这两者。

第三节 操作过程和特点

一、操作过程

LC 操作过程基本类似,不同点在于 HPLC 和 UPLC 所使用的流速有差异,HPLC 使用的流速较高,UPLC 使用的流速较低,下面以 HPLC 为例。

(一)打开系统

1. 确保所有模块处于温度稳定且避免阳光直射的环境。
2. 打开所有模块,并继续按照下文所述进行准备。

(二)准备泵

1. 使用新鲜的或其他的流动相(根据需要)。
2. 使用 2.5~3ml/min 的流速冲洗每个通道 5min。根据泵的类型,打开手动冲洗阀或使用清洗命令。

(三)准备进样器

1. 使用针清洗和(或)针座反冲洗时:①始终使用新鲜的溶剂;②甲醇、乙腈、异丙醇、水及其混合物是很好的选择;③请勿使用不可混合或有沉淀的洗涤剂。
2. 使用样品冷却装置/样品恒温器:打开冷却装置/恒温器,然后等待温度达到目标温度并保持稳定。检测器灯预热时,可以完成该操作。
3. 确保样品瓶中有足够的样品溶液用于所有进样。

(四)准备检测器

1. 让灯至少预热 1h,以保证基线稳定性。
2. 仅限示差折光检测器:打开加热器,然后使用新鲜的溶剂冲洗参比和样品侧。

(五)平衡系统

检测器灯预热后,使用应用的组分平衡系统(包含色谱柱和检测器)至少 15min,直至压力和检测器基线信号稳定。

(六)关闭系统

1. 使用合适的溶剂冲洗色谱柱,然后根据色谱柱说明手册将其存放起来(确保冲洗溶剂与系统中存在的溶剂兼容,以避免出现沉淀)。
2. 用于生物分子分离(如体积排阻色谱法或离子交换色谱法)的色谱柱,应在 0.02% 叠氮化钠的环境中存放。
3. 在 50%甲醇或 50%异丙醇水溶液(不含添加剂)中冲洗和存放系统。
4. 取出自动进样器中的所有样品,然后保存。
5. 关闭所有模块。

二、注意事项

(一)每日任务

1. 根据水/缓冲液的情况,为流动相更换溶剂和溶剂瓶。

2. 为有机流动相更换溶剂和溶剂瓶，至少每两天一次。
3. 检查是否有密封垫清洗溶剂。
4. 操作前，请使用新鲜溶剂以 2.5～3ml/min 的流量冲洗每个通道 5min。
5. 使用后续方法的组分和流速来平衡系统。

（二）每周任务

1. 更换密封垫清洗溶剂（10%的异丙醇水溶液）和溶剂瓶。
2. 如果使用了含盐的应用，请用水冲洗所有通道并手动清除可能的盐沉积物。
3. 检查溶剂过滤器是否存在污垢或阻塞。如果在清除脱气机入口的污垢或阻塞后，溶剂管道仍无流量，请更换流路。

第四节　高效液相色谱的应用

一、基础应用

制备型 HPLC 是在传统的分析型 HPLC 的基础上发展起来的一种高效分离纯化技术，但制备色谱不是分析色谱的简单放大，它与分析色谱有许多不同之处。分析色谱需要全面反映样品组成的信息，对组分进行定量分析或定性分析，不需要收集特定的馏分，洗脱液通常废弃。而制备色谱目的是对产品的单体进行提取和纯化。与传统的纯化方法（如蒸馏、萃取）相比，制备液相是一种更有效的分离方法，因此被广泛应用在样品和产品的提取及纯化上。

实验室级别的制备液相色谱主要用于以下领域：

（一）天然药物化学、中药化学

为了从中草药中分离出更多的有效成分，满足化合物药效结构的高通量筛选及药理作用研究的需要，需借助于具有快速、高效的分离能力的技术。例如，糖类、黄酮类、生物碱类、生物萜类、生物甾体等多种化合物的纯化。高效制备液相色谱凭借其良好的分离度、灵敏度和较大的样品通量，成为现阶段天然产物、中草药研究中不可或缺的重要手段，是药物成分研究的重要仪器之一。

（二）蛋白纯化

蛋白质和肽类药物活性强，生物功能明确，特异性高，有利于临床应用，已成为医药产业中的一大类重要产品。但这些产品无论是来自生物体内还是由化学合成，往往都带有复杂的混合成分，而目的蛋白或肽类的丰度又低，给分离纯化带来困难，需要多种方法联合使用以获得纯度满意的产品。在此过程中，反相制备通常在分离的最后阶段被使用，成为获得高纯度产品的关键方法。

（三）药物杂质纯化

由于合成工艺往往伴有副产品，并不能做到100%的产率，依靠HPLC可以获得微量的杂质并确定其结构和含量。

二、临床应用

（一）治疗药物监测

治疗药物监测（therapeutic drug monitoring，TDM）是一门研究个体化药物治疗机制、技术、方法和临床标准，并将研究结果转化应用于临床治疗以达到最大化合理用药的药学临床学科。通过测定患者体内的药物暴露、药理标志物或药效指标，利用定量药理模型，以药物治疗窗为基准，制订适合患者的个体化给药方案。其核心是个体化药物治疗。患者存在个体差异、药物治疗窗窄、药物毒副作用难以判断、药物暴露受多种因素影响是开展 TDM 的主要临床指征。TDM 的临床意义在于能够优化药物治疗方案，提高药物疗效、降低毒副作用，同时通过合理用药最大化应该能节省药物治疗费用。

测定生物样品中药物浓度（血药浓度、尿药浓度、其他组织液或匀浆药物浓度）的分析技术主要有光谱分析、色谱分析、LC-MS 技术、免疫学检测技术等技术方法，从药物专属性上推荐采用 LC-MS 技术和 HPLC 技术。光谱法灵敏度较低，代谢物或结构相近的化合物对检测结果干扰较大；免疫法使用试剂盒，简单易行，但所测药物种类较少，成本相对较高；色谱法是临床上常用的治疗药物监测方法，具有定量准确、选择性好、灵敏度高、方法开发灵活等优点；LC-MS 使得 HPLC 灵敏度更高、准确性更好，在很大程度上拓宽了其应用范围。

HPLC 法可监测抗癫痫药物（奥卡西平、拉莫三嗪等）、抗肿瘤药物（甲氨蝶呤、异环磷酰胺、依托泊苷等）、抗感染药物（伊曲康唑、齐多夫定、奈韦拉平、利福平等）、免疫抑制剂（环孢素、吗替麦考酚酯）的药物浓度，对临床个体化给药治疗方案的实施具有重要意义。

甲氨蝶呤检测 LC 法检测条件举例如下（图 9-6）：
色谱柱：BEH C18 柱（2.1mm×50mm，1.7μm）
柱温：30℃
流动相：甲醇：0.05mol/L 磷酸氢二钾（磷酸调 pH 至 6.2）=17：83
流速：0.2ml/min
进样量：1.5μl

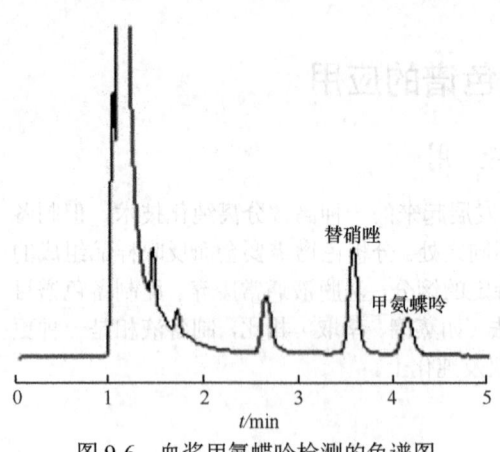

图 9-6　血浆甲氨蝶呤检测的色谱图

检测器：紫外检测器，波长：302nm

（二）激素

嗜铬细胞瘤和副神经节瘤（pheochromocytoma and paraganglioma，PPGL）是一种引起内分泌性高血压的少见神经内分泌肿瘤，目前国内尚无发病率或患病率的确切数据。国外报道嗜铬细胞瘤的发病率为 2~8 例/（百万人·年），10%~20%发生在儿童；患者生前未被诊断而在尸检时 PPGL 的检出率为 0.05%~0.1%。头痛（59%~71%）、心悸（50%~65%）、多汗（50%~65%）是 PPGL 患者高血压发作时最常见的三联征（40%~48%），对诊断具有重要意义。如患者同时有高血压、体位性低血压并伴头痛、心悸、多汗三联征，则诊断 PPGL 的特异度为 95%。

《嗜铬细胞瘤和副神经节瘤诊断治疗专家共识（2020 版）》中推荐：诊断 PPGL 首选血浆游离或尿液甲氧基肾上腺素类（metanephrine and normetanephrine，MN）浓度测定。建议：可同时检测血或尿去甲肾上腺素（norepinephrine，NE）、肾上腺素（epinephrine，E）、多巴胺（dopamine，DA）和其他代谢产物 3-甲氧基酪胺、高香草酸和香草扁桃酸浓度以帮助诊断。指南中还推荐：首选使用 LC-MS 测定 MN。建议：使用液相色谱电化学检测法（liquid chromatography-electrochemical detection，LC-ECD）测定 MN，HPLC 电化学检测法测定去甲肾上腺素、肾上腺素和多巴胺。

电化学检测器利用儿茶酚胺可氧化的特性，通过电流信号放大，可检测出其他检测器如荧光、紫外检测器无法检测到的物质，具有特异性较强、灵敏度较高、检测成本低等特点，因此，HPLC 电化学检测法被用于临床儿茶酚胺的检测。但是本方法有一定局限性，操作步骤极为烦琐，氧化铝需要定期活化，能减少但不能彻底消除药物干扰。近几年发展起来的 LC-MS 大大提高了灵敏度与特异性，能快速检测尿样与血样中的儿茶酚胺类物质，正逐渐代替 LC-ECD 方法。

儿茶酚胺检测 LC 法检测条件举例如下（图 9-7）：
色谱柱：Shim-Pack C18 柱（4.6mm×250mm，5μm）

柱温：30℃

流动相：每 500ml 中含有以下成分：无水醋酸钠 2.0g，0.5mmol IPR-B8，0.03μmol 正二丁胺，甲醇 17ml，柠檬酸 5.5g，EDTA-2Na 60mg，氯化钠 584.4mg，pH3

流速：1.0ml/min

进样量：60μl

检测器：电化学检测器，检测电压：750mV

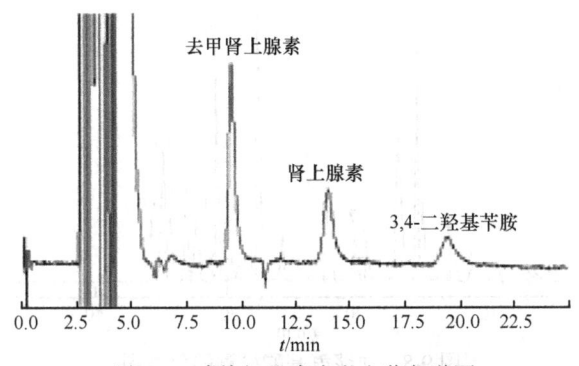

图 9-7　嗜铬细胞瘤患者血浆色谱图

（三）氨基酸

氨基酸的正常代谢是生命活动的一个重要基础。肝脏、肾脏和肌肉等都是氨基酸代谢的重要组织器官，对体内氨基酸代谢有重要影响。代谢相关蛋白或酶发生缺陷以及各种病理条件改变，氨基酸的代谢均会发生紊乱而引起血液中氨基酸浓度的变化。如某些先天性氨基酸代谢病、肝性脑病、慢性肾病和肿瘤等均会引起氨基酸代谢紊乱。因此，研究机体生理和病理条件下氨基酸的代谢规律，有助于各种疾病的病理机制认识、诊断和治疗。

常用的氨基酸分析方法有氨基酸分析仪法、HPLC 法、LC-MS 法、气相色谱法、毛细管电泳法。HPLC 法由于氨基酸的极性较大，在 C18 色谱柱的保留行为较差。为了使复杂的生物样品中的氨基酸能够达到有效分离与检测，常用的分析方法是离子交换色谱分析结合茚三酮柱后衍生化法。此法首先分离氨基酸，再进行衍生化处理并进行紫外检测。柱前衍生化法，采用不同的衍生化试剂，如丹磺酰氯、异硫氰酸苯酯、邻苯二甲醛、6-氨基喹啉基-N-羟基琥珀酰亚胺基氨基甲酸酯等。

氨基酸与衍生化试剂可产生荧光，同时在紫外区有较强的吸收。当采用紫外检测时衍生物的稳定性较好，衍生化反应时间不需要严格控制，可获得平稳的基线，灵敏度可达到 100pmol 水平。当采用荧光检测时，灵敏度可提高 3 个数量级，达到 fmol 水平，但对流动相组分的纯度要求高，梯度洗脱会引起基线严重漂移，影响检测。

氨基酸检测 LC 法检测条件举例如下（图 9-8）：

色谱柱：氨基酸专用 C18 色谱柱（3.9mm×150mm，3μm）

柱温：37℃

流动相：A 相为流动相稀释液，B 相为乙腈

梯度：0min，0% B；0.5min，1% B；28min，5%B；32min，9%B；43min，17%B

流速：1.0ml/min

进样量：8μl

检测器：荧光检测器，激发波长 250nm，发射波长 395nm

（四）维生素

维生素是人体生长发育、新陈代谢、生理功能调节过程中所必需的一类微量有机物质，大多数

维生素不能在体内自行合成，必须通过进食后胃肠道消化吸收获得。人体对维生素的需求量很少，原发性或继发性维生素长期缺乏，会导致人体生理功能障碍，诱发多种疾病；反之摄入量过多，易引起超负荷蓄积，甚至中毒。体内维生素含量是营养状况的有效指标，维生素的摄入量对老年人、孕妇、婴幼儿尤为重要。维生素监测作为评估合理用药的手段，提高维生素使用的安全性和有效性，实现维生素治疗的个体化，逐渐被临床所重视。

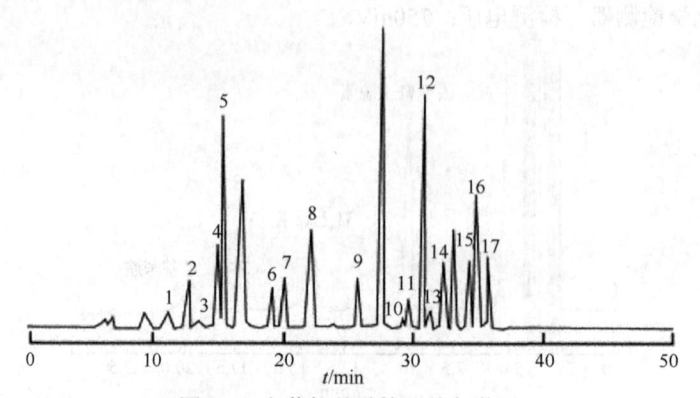

图9-8　血浆氨基酸检测的色谱图

1. 天冬氨酸；2. 丝氨酸；3. 谷氨酸；4. 甘氨酸；5. 组氨酸；6. 精氨酸；7. 苏氨酸；8. 丙氨酸；9. 脯氨酸；10. 胱氨酸；11. 酪氨酸；12. 缬氨酸；13. 甲硫氨酸；14. 赖氨酸；15. 异亮氨酸；16. 亮氨酸；17. 苯丙氨酸

有研究人员分别使用 HPLC 法与 LC-MS 法比较了人血清中维生素 A/维生素 E 浓度，评价了 HPLC 方法的可行性。HPLC 法的线性、精密度、准确度评价，均符合方法学要求，其结果与 LC-MS 的结果基本一致。总体而言，HPLC 设备价格便宜、维护简单和维护成本低、对使用人员技术要求低、设备运行环境要求低、方法前处理简单，因此对于浓度较高的维生素，也可采用 HPLC 检测。

维生素 A/维生素 E 检测 LC 法检测条件举例如下（图9-9）：

色谱柱：C18（4.6mm×100mm，5μm）

柱温：40℃

流动相：甲醇

流速：1.0ml/min

进样量：50μl

检测器：紫外检测器，波长：0~4min 325nm，4~8min 295nm

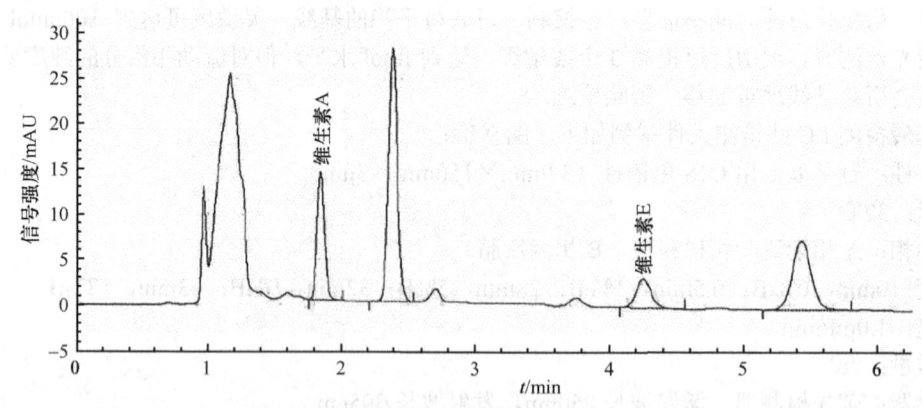

图9-9　血清维生素 A/维生素 E 检测的色谱图

（五）毒物检测

百草枯是一种灭生性除草剂，由于其具有优良的除草效果，在全球120多个国家被广泛使用。

然而，因误用或其他原因，百草枯致人中毒死亡的案例十分多见。百草枯中毒机制是可以竞争性抑制干扰呼吸链电子传递，影响生物氧化磷酸化，使人体能量合成减少至停止，引起细胞衰竭；其次是百草枯被人体吸收后，经微粒体还原型辅酶、细胞色素 c 还原酶等催化下产生有毒的 H_2O_2，以及 $O\cdot$、$\cdot OH$ 等自由基，造成多种组织损害，早期产生肺水肿，晚期为肺泡损伤和肺间质纤维化等病变，导致极为严重的难治性低氧血症。由于其血浆浓度水平与死亡率密切相关，血浆百草枯定量分析可判断病情的严重程度，为临床治疗提供试验依据。对于百草枯的检测方法有气相色谱法、气质联用法、HPLC 法、毛细管电泳质谱联用法和 LC-MS 法。

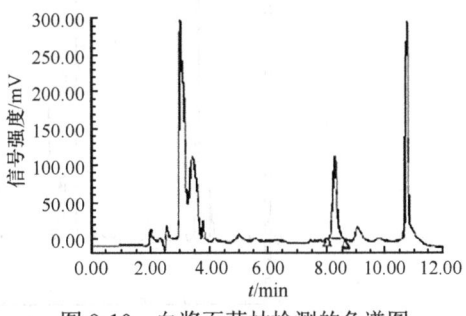

图 9-10　血浆百草枯检测的色谱图

百草枯 LC 法检测条件举例如下（图 9-10）：

色谱柱：Diamonsil C18 柱（4.6mm×250mm，5μm）

柱温：25℃

流动相：0.1mol/L 磷酸盐缓冲液（含 80mmol/L 庚烷磺酸钠，三乙胺调 pH=3）-乙腈（82∶18，v/v）

流速：0.9ml/min

进样量：20μl

检测器：紫外检测器，波长：258nm

（六）糖化血红蛋白

糖尿病是 21 世纪全球范围的流行病，糖化血红蛋白（haemoglobin A1c，HbA1c）达标既是糖尿病患者血糖控制目标，也是评价血糖管理治疗方案的有效指标。HbA1c 还是世界卫生组织和许多国家糖尿病学会推荐的糖尿病首选诊断指标。与传统的糖尿病诊断指标——血糖相比，HbA1c 具有生物学变异性小、不易受血糖波动的影响、无须空腹或特定时间取血、分析前的不稳定性小等特点，是 20 世纪 90 年代中期开始在国际上逐步推广应用的一个指标。

目前临床实验室普遍采用的 HbA1c 测定方法有多种，按原理可分为两大类：一类是基于糖化血红蛋白与非糖化血红蛋白所带电荷不同，如离子交换层析法、电泳法；另一类是基于糖化血红蛋白与非糖化血红蛋白的结构不同，如免疫法、亲和层析法及酶法等。不同方法采用的原理不同，所测组分不同，如离子交换色谱法测定 HbA1c，亲和层析法测定总糖化血红蛋白等。

国际公认测定 HbA1c 的参考方法为 IFCC 推荐的高效液相色谱电喷雾电离串联一级 MS 或高效液相色谱串联毛细管电泳，两种方法结果一致。美国 HbA1c 标准化计划使用离子交换高效液相色谱为"参考方法"，目前为 HbA1c 测定的指定比对方法，方法原理主要基于 HbA1c 与其他组分所带的电荷不同，分别洗脱检出。受技术条件的限制，该法不能特异测定 HbA1c，有其他组分被当作 HbA1c 同时检出的可能，因此该法测定结果高于 IFCC 结果。

糖化血红蛋白检测 LC 法检测条件举例如下（图 9-11）：

色谱柱：Zorbax Eclipse C18 柱（4.6mm×150mm，5μm）

柱温：25℃

流动相：A 相为 0.015mmol/L 磷酸二氢钠，B 相为乙腈

梯度：0min，5% B；5min，11.5% B；15min，12.5% B；20min，5% B

流速：1.0ml/min

进样量：20μl

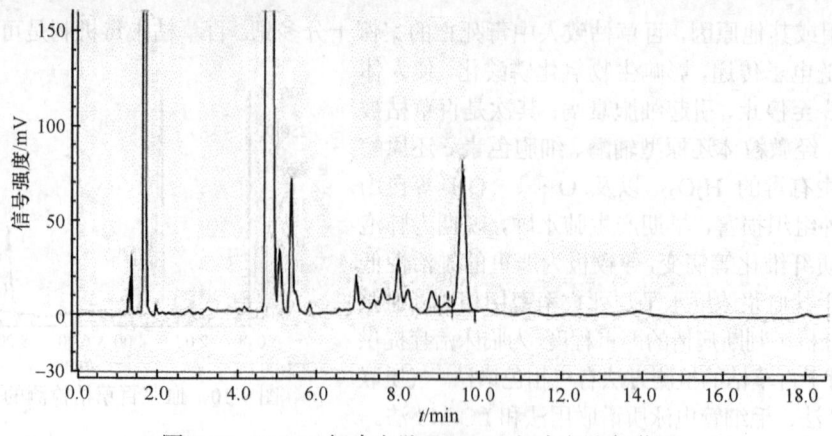

图 9-11　HbA1c 衍生六肽及 HbA0 衍生六肽色谱图

三、总结与展望

自 2004 年 UPLC 出现，分离科学发生了革命性的变化。UPLC 涵盖了亚 2μm（1.7~1.8μm）小颗粒色谱柱填料、极低系统体积以及耐受高压 1030 Bar（150 00psi）等全新技术。UPLC 与 HPLC 的理论和原理相同，UPLC 通过最小化色谱仪和色谱柱谱带展宽，显著提高分离度、灵敏度和分离速度。UPLC 既可以单独使用，又可以作为质谱法的完美前端，其出色的分离度和快速的分析时间使其成为临床分析首选液相色谱。

二维液相色谱（2 dimensional-liquid chromatography，2D-LC）是传统 HPLC 技术的重要补充。适当地使用多维分离能够显著提高传统一维 HPLC 的分离能力。2D-LC 通常由两根色谱柱串联组成，两根色谱柱的分析选择性不同，部分在第一根色谱柱未分离的组分，导入第二根色谱柱进行二次分离，从而大大提高系统分离能力。2D-LC 常见功能：①稀释，样品溶于强有机相时也可实现大体积进样；②捕集，通过加载更多样品提高灵敏度；③中心切割，通过结合正交键合相色谱柱提高分离度；④平行色谱柱再生，有效增加检测通量；⑤全二维分析，对一维所有组分进行进一步分离，提升峰容量。

目前，HPLC 是临床最广泛应用的色谱技术，具有分离度好、选择性好、检测灵敏度高，应用范围广的特性，与 LC-MS 法相比，仪器成本和日常维护费用更低。但与常规免疫方法相比，HPLC 自动化程度较低，分析时间更长，对技术人员要求更高。除此 HPLC 技术之外，还有很多其他类型的色谱技术，这里不再罗列。未来，HPLC 会向更高效、快速、有效分离发展，应用领域也会逐步拓宽到更多具有挑战性的领域。

（刘洁欣　郭　玮）

【思考题】

1. 简述液相色谱反相分离技术的原理。
2. 液相色谱技术在临床应用有哪些？它的优点有哪些？

附表 常用色谱柱选择指南

型号	特点		应用举例
BEH C18	·通用型反相 C18 柱 ·pH 范围：1～12 ·通用性极强，方法开发首选柱，允许筛选不同 pH 条件 ·获得最佳分离效果	药物分析	·药物杂质方法开发 ·抗生素（高盐/高温条件） ·使用中-高 pH 流动相，或样品需溶于碱性稀释剂中（如埃索美拉唑） ·流动相含三乙胺（如沙星类） ·肽分析、肽谱分析（肽专用柱）
		生物样品分析	·允许筛选高、低 pH 流动相条件，允许使用较高柱温（低 pH 条件下柱温上限 80 ℃） ·BEH300 C18 用于肽（如淀粉样肽、亮丙瑞林、奥曲肽、戈舍瑞林、艾塞那肽）
BEH Shield PR18	·通用型反相 C18 柱 ·pH 范围：2～11 ·C18 键合相内嵌极性官能团，可兼容 100% 水相	药物分析	·大环内酯（如阿奇霉素、红霉素） ·奈韦拉平 API 杂质分析
BEH C8	·通用型反相 C8 柱 ·pH 范围：1～12 ·对于高盐或高温条件，或是流动相含有三乙胺时，提供更长的柱寿命	药物分析	·使用 C8 柱的既有方法
BEH Phenyl	·苯基柱 ·pH 范围：1～12 ·对芳香族化合物有独特的选择性	药物分析	·苯环或杂环化合物异构体（如头孢噻吩钠） ·烷基磺酸酯基因毒性杂质定量检测
		临床分析	·血浆中维生素 D_2、维生素 D_3
BEH HILIC	·未键合的亚乙基桥杂化颗粒色谱柱，设计用于亲水作用色谱（HILIC）分离模式 ·pH 范围：1～9 ·保留与分离强极性分析物，特别适用于强极性碱性化合物（如季铵盐类）	药物分析	·强极性化合物或生物碱（如季铵盐） ·卵磷脂等药物成分或辅料制剂
		生物样品分析	·磷脂，脂质组学 ·胆碱和乙酰胆碱
BEH Amide	·亚乙基桥杂化颗粒三键键合酰胺基色谱柱，设计用于亲水作用色谱（HILIC）分离模式 ·pH 范围：2～11 ·保留与分离强极性分析物	药物分析	·糖、糖醇、寡糖、氨基酸 ·核苷酸、有机磷酸、水溶性维生素等 ·水溶性强极性中药组分（如水苏碱、甜菊苷等） ·人参皂苷（分离选择性优于 C18） ·二甲双胍 ·肽，糖肽
		生物样品分析	·有机酸（如乳酸） ·儿茶酚胺、甲氧基肾上腺素
HSS T3	·极具特色的硅胶基质 C18 柱 ·"平衡柱"，对非极性化合物保留减弱，适用于极性与非极性组分混合样品 ·pH 范围：2～8	药物分析	·复方丹参滴丸（ChP 方法）、奈韦拉平（EP 方法） ·核苷类药物（如阿扎胞苷） ·有机酸（包括碱性药物配对有机酸、药物 API 中有机酸残留） ·维生素：水溶性、脂溶性 ·中药（如儿茶酚胺、总酚酸、丹参素等水溶性极性组分）

续表

型号	特点		应用举例
		生物样品分析	·药物及药物代谢分析、代谢组学 ·去氨加压素
HSS C18	·硅胶基体C18柱，与常规C18柱选择性相近 ·与BEH C18相比保留能力更强 ·pH 范围：1~8	药物分析	·使用常规硅胶C18柱的既有方法
		生物样品分析	·黄嘌呤生物碱（中枢神经/气管扩张剂用药） ·四环类抗生素及其代谢物
HSS C18 SB	·硅胶基质C18柱，未封端 ·在中-低pH条件下对碱性分析物提供更强的保留和良好的峰形 ·pH 范围：2~8	药物分析	·提供不同选择性，对碱性药物保留更强
HSS PFP	·五氟苯基硅胶柱 ·对平面芳香类化合物、位置异构体、卤代化合物有较好的选择性 ·pH 范围：2~8	药物分析	·紫杉醇药物（USP方法） ·β-阻断剂类药物（洛尔类药物） ·药物芳香卤代位置异构体
		生物样品分析	·神经递质生物胺 ·氨基酸（非衍生）
HSS CN	·硅胶氰基柱 ·既可用于反相也可用于正相 ·pH 范围：2~8	药物分析	·类固醇激素类（反相、正相） ·三环抗抑郁类 ·止痛药（选择性不同于C18）
CSH C18	·通用型C18反相色谱柱 ·pH 范围：1~11 ·碱性分析物首选柱，峰形极佳，载量高	药物分析	·碱性药物杂质分析首选柱（如米氮平） ·碱性药物杂质鉴定（如齐拉西酮） ·肽类抗生素（如博来霉素） ·天然产物生物碱LC-MS分析（如黄连）
		生物样品分析	·碱性药物及其代谢物 ·肽、合成胰岛素等
CSH Phenyl	·苯基柱 ·pH 范围：1~11 ·选择性不同于C18，对芳香类化合物有独特选择性	药物分析	·碱性药物杂质分析（如喹硫平-EP公示方法、氯氮平等）
CSH 氟苯基	·氟苯基柱 ·pH 范围：1~8 ·对位置异构体、卤代化合物有选择性	药物分析	·帕罗西汀异构体 ·对乙酰氨基酚杂质分析

第十章 质谱技术及应用

【教学内容】 质谱分析是分离和检测带电物质的一类方法。质谱仪本质是将被测物质离子化后,按照离子的质荷比进行分离,进而测量各种离子峰的强度而实现分析的仪器。本章主要介绍质谱技术的分类、仪器组成、检测原理、方法开发、性能验证和其在医学检验领域中的临床应用。通过本章的学习,学生可以系统地学习并掌握质谱的组成、工作原理、方法开发和性能验证等基本步骤等,熟悉液相色谱-质谱的临床应用。

第一节 概 述

质谱的发展至今已经有 100 多年的历史,最早是研究带电粒子的运动轨迹在磁场和电场影响下发生偏转。1886 年,德国物理学家戈尔德施泰恩(E.Goldstein)首次在磁场和电场中观察到正离子流现象,随后,德国物理学家维恩(F.F.Wien)于 1898 年对该现象予以证实,并发现带电粒子在磁场中发生偏转。英国物理学家汤姆逊爵士(J.J.Thomson)在 1913 年前后使用简陋的抛物线装置研究"正电"射线,这一过程中他发现了氖同位素的存在,这被认为是质谱法的诞生。质谱技术一直是临床检验的金标准。以其对样本的需求量小,预处理简单,高灵敏度、高准确度、高特异性及高通量等优点,在临床检验中得到广泛应用,大大提高了临床检测和诊断的效率。近年来,我国部分三甲医院相继建立质谱分析平台,临床质谱技术应用最多的有以下 3 种。

液质色谱-串联质谱法(liquid chromatography-mass spectroscopy/mass spectroscopy, LC-MS/MS)可用于检测分析血液、尿液等样品中的小分子代谢产物、激素、维生素、药物浓度、多肽等,临床检测项目达 500 余项。在新生儿遗传代谢疾病、溶酶体贮积病、维生素 D 缺乏、内分泌失调等疾病的诊断和发病机制,肿瘤标志物筛查、预测以及治疗方案干预中具有巨大潜力。

电感耦合等离子体质谱法(inductively coupled plasma-mass spectrometry,ICP-MS)可用于微量元素的检测。对孕产妇、婴幼儿、职业性暴露人员及重金属中毒患者进行微量元素检查,对于提供精准的营养治疗指导、重金属中毒鉴别诊断十分重要。

基质辅助激光解吸电离飞行时间质谱法(matrix-assisted laser desorption ionizationtime-of-flight-mass spectrometry,MALDI-TOFMS)对样品纯度要求不高,可直接使用临床样本或单一菌落分析多种组分(如蛋白质、脂类、脂多糖等)谱图,与微生物数据库参考图谱比对,在细菌、真菌和厌氧菌鉴定中均可鉴定到种属水平,较其他常用微生物检验方法的准确率高、鉴定时间短。此外,还可通过检测抗生素化合物的质量变化,分析抗生素耐药性。

随着质谱技术的快速发展,代谢组学技术、蛋白质组学技术以及多组学整合分析的精准医学在疾病早期诊断、分型、发病机制和用药指导中崭露头角。然而,质谱技术在临床应用中也存在一些限制,限制了其在一些医疗机构或临床急诊情况下的使用,例如:①设备复杂、价格昂贵、维护成本高;②样本的制备和前处理包括样本的提取、纯化、富集等,过程复杂、耗时,部分检测项目需要的耗材成本偏高;③对操作及维护人员专业要求及操作规范性要求高;④组学技术生成的数据量大且复杂,需要经验丰富的专业人员进行解释和分析等。随着技术的不断进步和改进,这些限制也将得到一定程度上的克服。

总的来说,尽管存在一些限制,质谱技术仍然是一种非常有价值的临床工具,在临床检验中的应用范围广泛,可以提供准确、灵敏和特异的分析结果,辅助临床做出更准确的诊断和治疗决策。

第二节 液质色谱-质谱技术

液质色谱-串联质谱法（LC-MS/MS）是当代最重要的定性和定量技术之一，结合了液质色谱的高分离能力和质谱的高灵敏度及高特异性，相比其他传统技术，在特异性、灵敏度及多组分同时检测上具有明显优势，且其应用范围较气相色谱-质谱技术更为广泛，适用于各种亲水性强、挥发性低、热不稳定及生物大分子化合物的检测分析。临床色谱质谱实验室检测的主要对象是人体生物样品，如体液、组织、毛发等样品，其基质复杂，目标分析物浓度低、种类广泛，分析过程容易受到内源性物质的干扰。LC-MS/MS 则特别适用于复杂基质中多种化合物的分析测定，是目前公认的灵敏度和选择性最好的复杂样品分析的技术手段，在遗传性代谢缺陷检测、类固醇激素检测、治疗药物监测、毒物筛查、新型生物标志物检测等方面均发挥着不可替代的作用。

一、液质色谱-质谱的工作原理及系统组成

质谱仪是分离和检测带电物质的质量差异的一类仪器，质谱的检测原理早在 1912 年由英国物理学家 JJ Thomson 发明。由于受离子化技术所限，早期的质谱仪仅用于一些低分子量、热稳定物质的检测，在生物样本分析领域罕有应用。直到 20 世纪 90 年代，美国化学家 Jhon Fenn 发明了电喷雾离子化（electrospray ionization，ESI）技术以及日本科学家 Koichi Tanaka 发明了基质辅助激光解吸电离（matrix-assisted laser desorption ionization，MALDI）技术，这些新的离子化技术能用于高极性、热不稳定、高分子量的物质分析，生物质谱技术才得以蓬勃发展。

生物样品的组分比较复杂，比如临床常用的血清样本中含有蛋白质、多肽、脂类、糖类、激素、无机盐、氨基酸、微生物、有机酸、核酸衍生物等成分。因此首先需要进行必要的样本前处理以净化样本，去除样本中的干扰组分，然后对样本进行适当分离，把目标分析物和潜在的干扰组分分开。目前常用的分离技术包括液相色谱法（LC）、气相色谱法（GC）、毛细管电泳（CE）等，与质谱进行连接，形成液质色谱-质谱法（LC-MS）、气相色谱-质谱联用法（GC-MS）、毛细管电泳-质谱联用法（CE-MS）等。

LC-MS 是当代最重要的定性和定量技术之一，结合了液相色谱的高分离能力和质谱的高灵敏度及高特异性，相比其他传统技术，在特异性、灵敏度及多组分同时检测上具有明显优势，且其应用范围较气相色谱-质谱技术更为广泛，适用于各种亲水性强、挥发性低、热不稳定及生物大分子化合物的检测分析。临床色谱质谱实验室检测的主要对象是人体生物样品，如体液、组织、毛发等样品，其基质复杂，目标分析物浓度低、种类广泛，分析过程容易受到内源性物质的干扰。LC-MS 则特别适用于复杂基质中多种化合物的分析测定，是目前公认的灵敏度和选择性最好的复杂样品分析的技术手段，在遗传性代谢缺陷检测、类固醇激素检测、治疗药物监测、毒物筛查、新型生物标志物检测等方面均发挥着不可替代的作用。

1. 系统组成 液质色谱-质谱系统主要是以液相色谱作为分离系统、质谱作为检测系统。仪器系统的基本配置包含以下三部分：

（1）液相色谱：进样系统色谱柱、柱温箱。

（2）质谱：真空系统、离子源、质量分析器和检测器。

（3）数据处理系统：计算机硬件配置和软件系统。混合样品经过进样系统注入液相色谱仪，经色谱柱分离后，被分离组分依次进入质谱的离子源，液体被雾化、离子化成带电离子，离子在加速电场作用下进入质量分析器，然后经质量分析器按质荷比分开，经检测器得到质谱图。再由计算机数据处理系统处理分析，根据质谱峰的位置和强度可对样品的成分和结构进行分析。

2. 工作原理 质量分析器是质谱仪的核心，衡量质量分析器的主要参数是质量范围、线性范围、检测灵敏度、扫描速度和分辨率。目前质谱常用的质量分析器包括四级杆质量分析器、离子阱

质量分析器、飞行时间质量分析器、离子回旋共振质量分析器和磁质量分析器,这些质量分析器之间的性能和适用范围有很大差异,下面将着重介绍在 LC-MS 中应用最广泛的三重四极杆串联质谱仪。

三重四极杆串联质谱仪是最常见的一种串联质谱仪,三重四极杆是由两个串联的四极杆和位于两个四极杆中间的碰撞室组成。样品在离子源中被离子化,并在第一个四极杆质量分析器中进行质量分析,然后按照质荷比被选定的母离子离开第一个四极杆质量分析器,在碰撞室中与惰性气体碰撞裂解,产生一系列子离子,随后这些子离子进入第三个四极杆质量分析器中被检测。在这种方式下进行了两极质谱分析,比单极所获得的化学专属性更高,也显著降低了检测结果的噪声,提高了分析选择性和灵敏度。

三重四极杆串联质谱具有非常完备和丰富的扫描功能,可以实现所有的串联质谱法(MS/MS)扫描方式,主要包括子离子扫描模式、母离子扫描模式、中性丢失扫描和多反应监测扫描。自从三重四极杆问世以来,多反应监测扫描技术(multiple reaction monitoring, MRM)便成为低分子量化学物质定量分析的重要方法,MRM 具有特异性强、灵敏度高、准确度高、重现性好、线性动态范围宽、自动化高通量等优点,这些优点能很好地满足临床分析等领域的迫切需求,尤其是能够对含有复杂基质的临床样品中的痕量目标化合物进行高精确度和高灵敏度的实时监测定量分析。图 10-1 为质谱工作基本原理示意图。

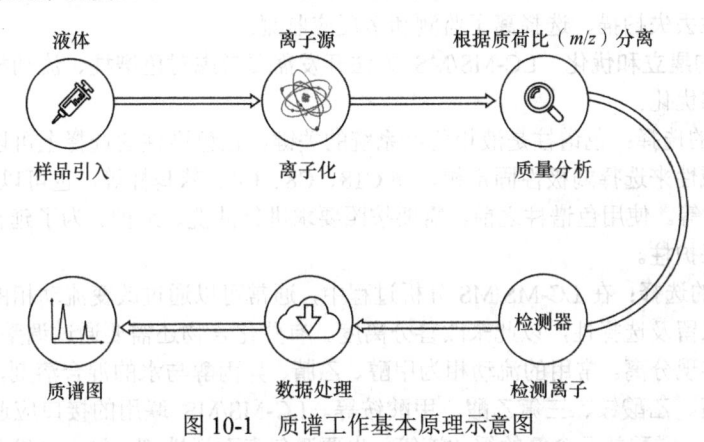

图 10-1 质谱工作基本原理示意图

二、液质色谱-质谱方法开发和性能验证

(一)液质色谱-质谱方法开发

1. 确定目标分析物 查阅文献,掌握目标分析物的特点,如理化性质、预期浓度、样本类型、目标分析物形式(游离型还是结合型)、是否存在代谢物和同分异构体等。对于不熟悉的目标分析物,需要检索大量目标分析物的质谱检测方法相关文献,将已有的方法作为方法开发的起始点,进行后续的验证和条件优化。

2. 质谱方法的建立和优化 临床使用 LC-MS/MS 方法大部分为靶向定量方法,质谱方法的建立主要包括离子源的选择、质量分析器的选择、离子扫描方式的选择等。首先,配置标准物质溶液直接导入质谱检测器进行质谱扫描,获取目标分析物的相关信息,根据目标分析物的极性选择合适的离子化方式;其次,选择合适的离子对分别作为定量离子对和定性离子对,即选择响应最高的作为定量离子对。最后,优化化合物的参数,包括离子源参数和质谱扫描参数。

(1)离子源的选择:由于目标分析物极性大小有差异,因此在不同的离子源中离子化效率也会不同。同时,为了使稳定性不同的样品分子在电离时都能得到分子离子信息,也要采用不同的电离方法,即选择不同的离子源。离子化的方式主要包括 ESI、大气压化学电离(atmospheric pressure chemical ionization, APCI)和大气压光致电离(atmospheric pressure photoionization, APPI),其中

ESI 和 APCI 的应用更加广泛。

1）ESI：通过蒸发的方式使样品分子电离，对热不稳定的极性化合物能够产生高丰度的分子离子峰，离子化效率高，灵敏度高。因为 ESI 可以产生一系列稳定的多电荷离子，因此 ESI 也适用于蛋白质、多肽类生物分子的分析。但是，ESI 在分析时易受基质效应的影响，特别是离子抑制作用。

2）APCI：是借助于电晕放电启动一系列气相反应以完成离子化的过程。

整个电离过程是在大气压的条件下完成的。ACPI 离子源更适合中等到弱极性的化合物分析，形成的是单电荷的准分子离子，不适合分析生物大分子。

3）APPI：是使用波长为 10～200nm，能量为 6.20～124eV 的真空紫外线产生的光子所携带的高能量使待测化合物电离。APPI 可直接将待测物电离，而且大气压光电离源可以将其他大气压离子化技术无法电离的化合物离子化。与 ESI 和 APCI 相比，APPI 更适合于非极性和弱极性化合物。

（2）质量分析器的选择：质量分析器是质谱仪的核心部分，其作用是将带电离子根据其质荷比大小加以分离，用于记录各种离子的质量数和丰度。目前质谱常用的质量分析器有四级杆质量分析器、离子阱质量分析器、飞行时间质量分析器、离子回旋共振质量分析器。对于 LC-MS/MS 来说，应用最广泛的就是三重四级杆质量分析器，其基本结构是由两个串联的四级杆，以及两个四级杆中间的碰撞室组成。

（3）离子扫描方式的选择：质谱有多种扫描模式，包括正负离子模式、全扫描、子离子扫描、母离子扫描、中性丢失扫描、选择离子监测和多反应监测。

3. 色谱方法的建立和优化　LC-MS/MS 方法开发需要考虑对色谱柱、流动相、洗脱方式等色谱条件进行选择和优化。

（1）色谱柱的选择：色谱柱是液相色谱系统的关键，在色谱柱的选择上可以根据目标化合物极性的大小和酸碱性来选择弱极性固定相，如 C18、C8、C4、苯基柱等，也可以选择极性固定相，如氨基柱、硅胶柱等。使用色谱柱之前，需要按照要求进行冲洗、维护。为了延长色谱柱寿命，常在色谱柱前增加保护柱。

（2）流动相的选择：在 LC-MS/MS 分析过程中，通常可以通过改变流动相的溶剂强度和类型来改善化合物的保留及选择性，以此来改善分离度。有些化合物还需要通过调整 pH、添加缓冲液或离子添加剂来实现分离。常用的流动相为甲醇、乙腈、异丙醇与水的混合溶剂，常用的易挥发添加剂有甲酸、乙酸、乙酸铵、三氟乙酸、甲酸铵等。LC-MS/MS 联用的接口应避免进入不挥发的缓冲液，如硫酸盐、磷酸盐及含氯的缓冲液等，也要避免表面活性剂，如十二烷基硫酸钠等，会抑制质谱信号。同时，流动相的流速的大小对 LC-MS/MS 的分析也十分重要，要根据选用的色谱柱内径、柱分离效果、流动相的组成等综合考虑，确定适合的流速。

（3）洗脱方式的选择：应按照增加色谱保留、提高分离度为目的进行优化，选择等度洗脱或梯度洗脱，注意起始溶剂比例、进样量、运行时间、柱温、样本溶剂等因素对分析结果的影响。此外，还要注意通过液质色谱对同分异构体的分离。

4. 样本前处理方法的建立和优化　临床样本主要包括血清、血浆、全血、尿液、干血斑等种类。这些样本基质复杂，需要根据目标物的性质选择合适的样本前处理方法。常用的前处理方法有蛋白质沉淀法（protein precipitation，PPT）、液-液萃取法（liquid-liquid extration，LLE）、固相萃取法（solid-phase extraction，SPE）等。

（二）液质色谱-质谱方法性能验证

LC-MS/MS 方法建立后，需要经过严格的性能验证过程，满足各项参数的验证要求后方法才能应用于临床。LC-MS/MS 方法性能验证指标包括干扰试验、基质效应、携带污染、检出限和定量下限、线性范围、精密度、正确度、稳定性、参考区间多项内容。

1. 干扰试验（特异性或选择性）　通常的做法是在患者样本中加入已知高浓度的潜在干扰物质，由于干扰的正负效应都存在，应对 2 个不同浓度的样本做干扰测试，以免因竞争效应而使正负干扰相互抵消。此外，在患者样本和空白样本中都加入可能存在的干扰物质，再将其余未加入干扰物质的样本分别进行进样分析，如果两者未见明显变化，则可认为加入的物质对检测不产生干扰。

2. 基质效应　可能会对分析产生一般性或样本特异性的影响，例如由离子抑制效应引起灵敏度或离子化效率的降低，或者由于干扰峰导致结果的假阳性，因此评估基质效应是 LC-MS/MS 方法性能验证的关键组成部分。离子抑制即分析信号减弱，是质谱检测中最常见的干扰现象，因此在基质效应的性能验证项目中必须引起重视并进行评估。这些基质包括溶血、高脂质和来自特殊人群、肝或肾功能受损的患者的基质，应分别评估每个通道（包括内标）的基质效应。一般建议比较两个浓度、至少各 5 份患者样本基质和纯溶剂（如流动相），萃取后加入相同的标准品，比较天然基质与纯溶剂的信号比值来评价基质效应。要求基质效应的总精密度应<15%。标准曲线和分析物的基质不同时，建议进行基质效应评估。若由于基质效应而引起的离子抑制或离子增强差异过大，建议首选同位素内标进行纠正。

3. 携带污染　LC-MS/MS 是由连续流路组成，这种一体化的检测系统会增加高浓度样本残留风险。目前，尚无临床指南设定 LC-MS/MS 的允许残留标准，但携带污染不应对检测准确性或精密度产生显著影响。携带污染评估应选取高浓度样本，按照不同的组合进样，高-低值转换样本均值与低-低值转换样本均值的差小于低-低值转换样本的 3SD。根据 FDA 指导建议，应当在分析高浓度的样本之后，立刻分析一份或多份空白样本，以评估残留情况。无论同一批次运行的其他样本中分析物的浓度如何，分析空白样本时的检测器信号都应该远低于定量下限。如果携带污染大于规定标准，建议减少进样量并降低最高标准曲线浓度。对未知样本在浓度高于最高标准曲线浓度样本之后进样的结果需要重新分析。

4. 检测限与定量下限　检测限为所建立的 LC-MS/MS 方法能够检测出的目标分析物的最低值，定量下限为 LC-MS/MS 方法在满足实验室对准确度和精密度要求的前提下检测出的目标分析物的最低值。采用 LC-MS/MS 方法进行检测，以平均信噪=3 时的浓度作为方法的检测限。定量下限可以选择 3 个浓度接近检测限的样本，每个浓度样本分为 5 份进行处理，每份样本重复测定 3 次，连续测定 3 个批次，分别评估每个浓度样本的变异系数（CV）及其浓度测定均值与理论浓度的偏差。可将 CV≤20%、准确性<15%的最低浓度样本的测定均值作为定量下限，这样可以保证得到真值接近定量下限。

5. 线性范围　用于临床的定量检测方法，标准曲线反映了方法可检测的范围，即定量范围。建议选择至少 5 个浓度的样本，每个样本重复 2~4 次，使用多元回归方程（如加权最小二乘法）评价线性，记录线性方程和相关系数。任何非线性的情况都需要评估是否具有临床意义。各浓度样本的实测值与理论值之间的偏差应在可接受范围之内（最低检测限浓度点的偏差应在±20%以内，其余浓度点的偏差应在±15%以内，CV 应<20%），才能用于临床样本的定量检测。

6. 精密度　验证精密度应至少评估 3 个分布在分析测量高、中、低范围内的样本，每个浓度样本既要评价批内精密度，也要评估总精密度。选取 3 个浓度分布在分析测量范围内的样本，建议选取的浓度为临界值的 1/2、临界值的 2 倍、线性范围上限值的 80%，每个批次每个浓度样本分 3 份进行处理，连续测定 6 个批次，总样本数为 54 份，分别评估每个浓度样本的批内精密度和总精密度。另外，当实验条件（如操作人员、色谱柱或试剂）发生变更时，也应对方法的精密度进行验证。

7. 正确度　可以通过分析具有互通性的有证参考物质或者可接受的替代品来评估方法的正确度，参考物质不易获得或无参考方法，可以采用加标回收的方法来评估正确度，如果加标回收率均在可接受范围（±15%）内，则证明建立的 LC-MS/MS 的正确度符合要求。

8. 稳定性　样本的稳定性受限于多种影响因素，应评估在各种基质效应、环境和储存、容器等条件下的样本稳定性。需要实验室对每个分析物进行稳定性研究。建议用≥三等份的低浓度和高浓度样本进行冻融稳定性实验，评估短期温度稳定性，−20℃或−80℃的长期稳定性，储备液稳定性和制备后稳定性（即自动进样器中的时间）。此外，还需要评估实验室的自配或商品化的标准品、质控品、内标品的储存条件和稳定性。存储不当或降解对于临床应用是不能接受的。

9. 参考区间 根据《临床实验室定量检验项目参考区间的制定》WS/T 402—2024规范，实验室可在本地建立参考区间，或者引用有完整溯源链的试剂厂家提供的参考区间进行小样本验证，每个参考区间至少选择20份样本，若在参考区间之外的数据不超过2个（10%），则通过验证。

三、液质色谱-质谱技术的临床应用

（一）液质色谱-质谱技术在维生素检测中的应用

维生素是人体必需的营养成分，按溶解性的不同分为脂溶性维生素和水溶性维生素，在人体的生理、病理上起着至关重要的作用。脂溶性维生素中，维生素D的临床应用最多，维生素D缺乏除会引起儿童佝偻病、成年人软骨病和骨折外，还与自身免疫性疾病、冠心病、2型糖尿病、癌症等众多疾病密切相关。维生素A与视力的发育及功能、性腺功能、造血功能、免疫功能、维持上皮细胞及黏膜结构的完整性和功能都有关系。维生素E作为抗氧化剂，具有维持细胞膜完整性和抗衰老的作用，维生素E缺乏也会导致神经系统异常、卵巢激素的缺乏，从而引起相关疾病。水溶性维生素包括维生素B族和维生素C。例如，叶酸是维生素B_9，叶酸缺乏可导致巨幼细胞贫血、氨基酸代谢障碍、心血管疾病、出生缺陷、高同型半胱氨酸血症、致癌和肌肉无力等，检测红细胞叶酸水平能更好地反映人体的叶酸储量。

临床实验室检测维生素的方法主要为分光光度法、色谱法、荧光法、电化学发光法和ELISA法，基于不同原理的检测方法之间结果存在较大差异。例如，LC-MS/MS技术可同时测定25-羟维生素D_2、25-羟维生素D_3，以及25-羟维生素D_3的差向异构体3-epi-25-羟维生素D_3，被视为检测维生素D的"金标准"。此外，临床叶酸检测多以化学发光法为主，常单独测试叶酸及同型半胱氨酸，但化学发光法无法对叶酸代谢中的多种衍生物同时进行检测。LC-MS/MS技术相较于传统免疫方法检测变异度更少，可对不同基质中多种维生素进行准确、可靠的检测。

（二）液质色谱-质谱技术在类固醇激素检测中的应用

类固醇是一类脂溶性小分子激素，是由胆固醇经一系列酶催化而来，其中包括雄激素、雌激素、孕激素和肾上腺皮质激素，是身体发育、性成熟及新陈代谢所必需的。类固醇激素的测定在临床疾病诊治中有着重要作用。人体类固醇激素的升高或者降低与一些临床疾病如先天性肾上腺皮质增生症、多囊卵巢综合征、肾上腺皮质功能不全等相关。然而，内源性类固醇激素在人体内的含量很低，受女性月经周期和昼夜节律的影响，并且随年龄、性别的不同而异，一般在nmol/L和pmol/L数量级，这对于体内类固醇激素的超微量、高灵敏度、精确定量检测提出了重大挑战。

目前，类固醇激素的测定主要采用各种不同免疫分析方法，如放射免疫分析法、荧光免疫分析法和时间分辨荧光免疫分析法等。由于人体血清中类固醇激素水平相对较低，对检测方法要求很高，上述方法虽然能够达到一定的准确度，但仍存在交叉反应、基质干扰、灵敏度和特异性不高等情况，使检测结果的假阳性率增加，且每种激素的测定需使用不同试剂盒。高敏感度和特异性使LC-MS/MS成为类固醇激素检测的首选方法，但离子化效率、基质效应和内源性干扰仍是待解决的难题。

（三）液质色谱-质谱技术在儿茶酚胺激素检测中的应用

儿茶酚胺类物质由肾上腺髓质、交感神经、副神经节的嗜铬细胞合成和分泌，他们既是激素又是神经递质。儿茶酚胺包括多巴胺、去甲肾上腺素和肾上腺素。这些神经递质参与多种调节系统和代谢过程，可作为多种神经内分泌和心血管疾病的筛查、诊断、治疗和预后的重要生物标志物。儿茶酚胺代谢物主要包括甲氧基肾上腺素、甲氧基去甲肾上腺素、3-甲氧基酪胺、高香草酸和香草扁桃酸。儿茶酚胺系统紊乱的疾病，包括帕金森病、抑郁症、心力衰竭、高血压和其他神经循环系统疾病。现今儿茶酚胺及其代谢物的检测主要用于产生儿茶酚胺的肿瘤的筛查及诊断。产生儿茶酚胺的肿瘤包括嗜铬细胞瘤、副神经瘤和神经母细胞瘤。

儿茶酚胺及其代谢物的检测经历了一系列的方法。从生物分析法、比色法和荧光法到放射酶法，还出现了气相或液质色谱法与紫外、电化学、荧光或质谱法检测相偶联的方法。生物分析法、比色法灵敏度较低，荧光法易受到内源性共洗脱化合物的干扰。放射酶法操作过程烦琐，不适用于临床诊断。化学发光法的检测灵敏度不能满足临床检验的需要。液质色谱与电化学联用法的灵敏度和选择性高，但它需要耗时的样品准备和长时间的色谱运行，而且会受到很多物质的干扰。与紫外、荧光及电化学检测器相比，质谱具有更高的灵敏度。目前，LC-MS/MS 因为其高选择性和灵敏度成为儿茶酚胺及其代谢物检测的主流方法。值得注意的是，儿茶酚胺及其代谢物化学性质不稳定、存在众多干扰物，浓度低，准确测定血浆及尿液中儿茶酚胺及其代谢物是当前临床检测领域的一项挑战，并且不同实验室 LC-MS/MS 检测结果差异大，远未达到一致化，因此儿茶酚胺及其代谢物检测的一致化是当前临床检验领域一项亟待解决的难题。

（四）液质色谱-质谱技术在胆汁酸检测中的应用

肝脏是人体重要的代谢器官，肝细胞以胆固醇为原料合成胆汁酸经胆管排入十二指肠，协助脂类物质完成消化吸收后，再通过门静脉回流被肝脏重吸收，形成胆汁酸的"肠肝循环"。胆汁酸的组成和结构较为复杂，按结构可分为两大类，一类是游离型胆汁酸，包括胆酸、脱氧胆酸、鹅脱氧胆酸、熊脱氧酸和石胆酸；另一类是结合型胆汁酸，为游离型胆汁酸与甘氨酸或牛磺酸的结合物。多种不同类型的胆汁酸共同构成了胆汁酸谱。一旦肝脏或胆囊发生病变，如肝炎、肝硬化、胆石症、妊娠期胆汁淤积等，胆汁酸的"肠肝循环"受阻，血液中的胆汁酸水平升高，这些疾病的总胆汁酸升高水平可能接近，但胆汁酸谱的成分不同，测定总胆汁酸水平对肝胆疾病的鉴别有局限性。因此，胆汁酸亚型检测对于肝胆疾病的诊断和治疗具有十分重要的意义。目前，胆汁酸的测定方法主要有高效液相色谱法、毛细管区带电泳、气相色谱、气质联用法和液质联用法。液质色谱和气相色谱测定胆汁酸一般需要衍生化，在检测灵敏度、测定速度、样品通量和样品处理上均无法和 LC-MS/MS 相比。LC-MS/MS 是近年来迅速发展的定量分析技术，具有高灵敏、高选择性、高自动化程度的特点，逐渐成为微量物质检测的首选方法，近年来已被用于胆汁酸谱的临床检测。

（五）液质色谱-质谱技术在治疗药物监测中的应用

治疗药物监测（TDM）就是通过检测药物在血液中的浓度判断个体药物在体内是否达到治疗浓度，以达到治疗效果的评价方法。TDM 对于药代动力学差异大的药物特别适用，因为通过药物以往的临床指标很难判断个体的治疗效果。这些药物通常治疗窗很窄，并且血药浓度和疗效之间有很好的对应关系。TDM 应用广泛，包括免疫抑制剂、心血管药物、抗生素、抗心律失常药、三环类抗抑郁药、镇静剂和抗癫痫药等药物的血药浓度监测。TDM 需要灵敏、准确和精密的分析方法来完成。免疫方法主要通过检测分析物的吸光度和荧光值，所以容易受到药物或者其他代谢物以及类似物的干扰。LC-MS/MS 是临床检测中的金标准，具有检测速度快、通量高、灵活度强等优势，目前也陆续有许多商品化试剂盒的出现。

（六）液质色谱-质谱技术在新生儿筛查检测中的应用

1. 遗传代谢病 是一组由于基因改变引起酶缺陷、细胞膜功能异常或受体缺陷，从而导致机体生化代谢紊乱，造成中间或旁路代谢产物蓄积，或终末代谢产物缺乏，引起一系列临床症状的疾病。遗传代谢病单一病种发病率低，但因其种类繁多，整体发病率较高，目前发现的遗传代谢病已超过 5000 余种。大多数遗传代谢病属于常染色体隐性遗传，少数为常染色体显性遗传、X 连锁伴性遗传。疾病可发生于任何年龄段，有些疾病在新生儿早期如出生后数小时或数周内发病，部分在幼儿期、儿童期、青少年期甚至成年期发病。当人患了代谢疾病，正常的代谢途径被阻断，反应的原始物质积累，生成那些在正常人体内部出现的不正常的代谢产物，因此，检测那些不正常的代谢终产物，被阻断的反应途径和疾病就能被诊断。

2. 新生儿遗传代谢病筛查 是指在新生儿期对严重危害儿童健康，且有有效治疗手段的先天性、遗传性疾病施行专项检查，提供早期诊断和治疗，从而预防不可逆的体格和智力发育障碍发生的一项母婴保健技术。作为出生缺陷预防与干预的第三道防线，新生儿疾病筛查是发现可治或可预防的先天性疾病最经济有效的途径。尽管从单一病种来讲，遗传代谢病并不多见，但由于种类繁多，其总体发病率高，并且可造成儿童的多器官损害，严重的可危及生命。多数情况下，遗传代谢病患儿在产前及刚出生时很少有明显的临床表现，往往难以及时发现，新生儿疾病筛查可实现症状前诊断。如果错过新生儿疾病筛查，不能早期发现患病宝宝，就不能及早治疗，许多新生儿遗传代谢病能够治疗，而且治疗越早，效果越好。如果等到宝宝发病后再诊断治疗，往往会造成很多不可逆损害，延误治疗可致死或致残。因此，在新生儿早期，临床症状未表现前进行筛查，通过及时诊断、治疗，减少出生缺陷的发生，对提高出生人口素质有重要意义。

新生儿疾病常规筛查病种包括苯丙酮尿症、先天性甲状腺功能减退症和先天性肾上腺皮质增生症等，对这类遗传代谢病开展新生儿筛查、基因诊断和产前诊断，使其可预测、治疗和预防，已成为精准医学在临床和预防领域的一个成功范例。随着科学技术的发展，串联质谱技术也被广泛用于多种遗传代谢病的同时筛查，结合气相色谱质谱技术和分子诊断方法，实现了对多种遗传代谢病的精准诊断。LC-MS/MS 技术通过检测滤纸干血片中的氨基酸和酰基肉碱水平进行代谢产物分析，可用于氨基酸代谢异常、有机酸代谢异常和脂肪酸氧化代谢障碍三大类疾病的检测。

3. 应用 LC-MS/MS 技术进行新生儿遗传代谢病筛查 串联质谱法筛查多种遗传代谢病的检测指标为血游离肉碱、多种氨基酸及酰基肉碱，检测原理为对所检测的样本分析物先进行离子化处理，再对特定的质荷比（m/z）进行检测，得到不同峰高、峰面积的质谱图，根据被检测物质对应的内标离子强度和已知浓度，实现对目标化合物的定性检测及定量检测。串联质谱法筛查病种的选择主要根据患病率、检测灵敏度、特异度和病种选择原则，以及国内串联质谱法筛查遗传代谢病现状来决定，筛查病种也可以根据各地区的医疗资源、需求、疾病发生率等实际情况适当增加。

MS/MS 技术用于新生儿遗传代谢病筛查主要由以下几部分组成：样本采集、样本前处理、MS/MS 分析和结果解读与报告。

（1）样本采集：新生儿疾病筛查最常用的样本是血液，滤纸干血片是目前最为成熟的血样采集方法。医护人员针刺出生 3 天并充分哺乳的新生儿足跟，取血滴于专用滤纸片上，室温自然干燥。形成的滤纸干血片标本应符合《新生儿遗传代谢病筛查组织管理及血片采集技术规范专家共识》，即至少 3 个血点，且每个血点直径大于 8mm，血滴自然渗透，滤纸正反面血点一致；血点无污染；血点无渗血环。

（2）样本前处理：串联质谱样本前处理方法分为衍生化法和非衍生化法。衍生化法主要是将难以分析的物质转化为与其化学结构相似但易于分析的物质，便于量化和分离，通过氨基酸、游离肉碱及酰基肉碱的羧基与盐酸正丁醇进行酯化反应实现。大多数氨基酸丁酯化后在串联质谱碰撞室生成质荷比为 102 的碎片离子，酰基肉碱丁酯化后在碰撞室生成质荷比为 85.1 的碎片离子。利用此特性，质谱仪采用中性粒子丢失、母离子扫描和多反应监测等模式对质量数为 85.1 和 102 的特征离子进行扫描，即可对多种肉碱和氨基酸进行定性分析，与同时处理的已知浓度同位素内标进行比较即可实现目标物的定量分析。质谱峰强度与其对应的化合物含量成正比，通过比较测定峰与相应内标峰的离子强度，可进行定量分析。

非衍生化方法处理的样品由于没有丁酯化，氨基酸、酰基肉碱经过碰撞室时不能共同丢失或产生相同的碎片离子，故所有氨基酸、游离肉碱及酰基肉碱均采用多反应监测扫描方式。非衍生化方法虽然会降低一定灵敏度，但其前处理操作时间短、环境污染低，已在筛查实验室广泛普及。

目前，很多实验室还是采用丁酰基衍生化方法分析氨基酸和酰基肉碱，但是为了简化分析操作步骤，减少化学品和试剂的使用量，已经有越来越多的实验室开始使用非衍生化的样品制备方法。

（3）MS/MS 分析：新生儿遗传代谢病串联质谱筛查商业化试剂盒的面世，使得新生儿串联质谱筛查的方法更加简单，但价格相对较贵。供应商提供仪器、试剂和数据处理软件并协助实验室建立方法，在开始样本检测前实验室需要建立参考范围和切值。无论是自建方法还是使用商业化试剂盒，新生儿疾病筛查实验室需要检测 1000~2000 例正常样本以确定正常范围、切值和分析物的比值。此外，新筛实验室在常规检测样本时还须进行阴性对照和阳性对照用于检验仪器和样品的制备性能。新筛实验室还应当参加外部控制程序，如 CDC、新生儿筛查质量保证计划（NSQAP）等提供的参考物质和外部质量评估计划。

串联质谱检测指标设置应参照试剂盒说明书进行设置，可增加指标的比值，以提高检测的灵敏度和特异度。检测指标浓度及比值的阳性切值根据各实验室及使用的试剂盒确定。针对不同时期新生儿所采集的标本，可设立不同分组，分别建立检测指标的阳性切值。

串联质谱检测过程中应进行仪器状态和运行过程监控。进样前对进样管道和离子源喷雾针进行冲洗；质谱数据采集过程中，要监测液泵的压力、温度、气体压力、质谱真空度、色谱图总离子流峰型、离子强度；数据采集结束后对进样管道和离子源喷雾针进行再次冲洗。

（4）结果解读与报告：串联质谱可检测 60 多种指标，每种指标对应一种或多种疾病。目前至少有超过 80 种疾病可以归入这种技术的筛查体系，但确切疾病数依赖于检测代谢物数据的解释和公共卫生政策。串联质谱检测数据的解释首先借助于质谱仪的数据处理软件，获得目标代谢物的浓度，根据氨基酸和酰基肉碱检测结果进行代谢分析，判断代谢正常或代谢异常，再按照疾病的代谢特征进行代谢病判断，得到筛查阴性或阳性的结果。在数据解释时，需根据不同人群、不同试验方法并结合临床进行综合判断。

1）结果解释应基于特定疾病关键生物标志物的检测值和已建立的切值。

2）对于原样本复测后结果仍异常者，判为筛查阳性，须追踪、确诊和治疗。

3）结果解释还应考虑到新生儿在采集样本时的日龄、营养状况、输血情况、出生体重或采样时的体重、胎龄及其他因素（如标本状况）。

4）串联质谱法可同时检测数十种分析物，发现多种遗传代谢病。但一些遗传代谢病受早期检测指标灵敏度和特异度、病理机制（如 X 连锁遗传疾病）与个体差异等因素影响，新生儿期的检测可能存在假阴性的风险。

5）结果报告无论是阴性还是阳性，都需要符合一般标准，除常规的姓名、出生日期、性别、送检单位、标本采集日期、标本验收日期、测试日期、报告发布日期、实验室名称、地址及联系方式、实验操作分析人员及审核人员等常规标识外，重点应包括检测指标定量检测值、筛查结论与建议。

4. 串联质谱法筛查溶酶体贮积症（LSD）的发展方向　　溶酶体贮积症是一类由基因突变导致溶酶体酶或转运蛋白缺乏进而致底物在溶酶体内贮积而引发的近 50 种遗传代谢疾病，大多为常染色体隐性遗传，部分为 X 染色体连锁遗传［如法布里（Fabry）病］。LSD 可累及全身多器官，尤其是中枢神经系统，患儿的临床症状呈进行性发展，如未及时治疗，可能导致患者终身残疾甚至死亡。近年来随着诊断和治疗技术的进步，很多 LSD 的治疗都取得了一定的疗效。目前，LSD 的治疗方法主要包括酶替代疗法（enzyme replacement therapy，ERT）、造血干细胞移植（hematopoietic stem cell transplantation，HSCT）、底物减少疗法和对症支持治疗等。LSD 的治疗效果依赖于诊断时间，误诊或延迟诊断可能导致灾难性的后果。近年来，应用串联质谱法基于多重分析可将新生儿疾病筛查扩展到 LSD 的筛查。目前已有用于同时筛查 6 种 LSD（戈谢病、尼曼-皮克病、克拉伯病、黏多糖贮积症 I 型（MPS-I）、法布里病和糖原贮积症 II 型）的串联质谱筛查试剂盒，很多国家都开展了新生儿 LSD 的筛查，美国已批准将糖原贮积症 II 型和 MPS-I 加入推荐的统一筛查名单中，中国台湾地区也开展了对糖原贮积症 II 型、法布里病和 MPS-I 的筛查。新生儿筛查实验室在开展 LSD 筛查前需用正常新生儿样品建立 LSD 的参考区间，同时需建立年龄相关的切值。

第三节 气相色谱-质谱技术

一、气相质谱的工作原理及系统组成

（一）工作原理

气相质谱是利用气相色谱对混合样本进行分离，用质谱对经过分离的样本进行定量的仪器。气相色谱利用混合物中的不同组分在固定相和气体流动相中的分配系数或吸附系数差异，使各组分在相对运动的固定相和气体流动相之间进行反复分配，实现分离的分析方法。质谱是一种对带电离子的质荷比（m/z）及其丰度进行测量的技术。质谱检测可以在定性的同时定量，具有高灵敏度、高通量等特点，已广泛应用于医学生物学、环境、食品、化工等领域。在气相质谱的检测过程中，样品经过气化和分离后，在离子源中受到轰击，失去一个价电子，成为带正电荷的分子离子，并进一步碎裂为碎片离子。在质量分析器和磁场的综合作用下，按照质荷比大小进行分离后被检测、记录，得到质谱图，实现样品定性定量分析。气相色谱与质谱的联用，结合了色谱高效的分离能力和质谱优秀的定性能力，有效扩展了该仪器的应用领域。

（二）系统组成

气相质谱主要由气相色谱部分、气质接口、质谱仪部分和数据处理系统组成。质谱仪部分又包括真空系统、离子源、质量分析器这三部分。

气相色谱由柱温箱、气化室和载气系统三部分组成。气相色谱部分的主要作用是分离。混合物样品在适当的条件下被分离，然后进入质谱仪进行鉴定。

气质接口是气相到质谱的连接部件。最常见的连接方式是直接连接法，毛细管色谱柱直接连入质谱仪，使用石墨垫圈密封接口。为防止经过分离的组分冷凝，接口温度设置一般为气相色谱程序升温最高值。

质谱仪一般由真空系统、进样系统、离子源、质量分析器和数据处理系统等部分组成。

质谱仪的离子源、质量分析器和检测器必须在高真空状态下工作，以减少本底的干扰，避免发生不必要的分子-离子反应。质谱仪的真空系统一般由机械泵和涡轮分子泵组成。机械泵作为前级泵，将真空抽到 $10^{-2}\sim10^{-1}$Pa，然后由分子涡轮泵将真空度降至质谱仪工作需要的真空度 $10^{-5}\sim10^{-4}$Pa。一般需要抽真空 $4\sim8h$，充分排除真空体系内的空气以保证仪器正常工作。

进样系统通常由进样口、进样衬管、进样针、进样塔等几部分组成。进样系统的主要作用是将样品注入到气相质谱仪中，并通过高温使待测组分气化。

离子源的作用是将被分析的样品分子电离成带电离子，然后进入质量分析器被分离。常见的离子源有 EI 源和 CI 源。

质量分析器是质谱仪的核心，它将离子源产生的离子按质荷比的不同进行分离，最后在检测器部分产生信号，并经过放大、记录得到质谱图。常见的质量分析器有单四级杆质谱仪，三重四级杆质谱仪、飞行时间质谱仪等。

计算机控制与数据处理系统的功能是快速准确地采集和处理数据；监控质谱及色谱各单元的工作状态；对化合物进行自动的定性定量分析；按用户要求自动生成分析报告。图 10-2 为气质联用仪工作原理及系统组成示意图。

二、气相质谱的操作过程及特点

（一）气相质谱方法的建立

1. 色谱柱的选择 在气相色谱柱的选择过程中，通常有固定相极性、柱长、内径、膜厚等几

个指标需要考虑。在选择固定相时，需注意相似相溶原则。固定相极性应与样品性质接近，以达到较好的分离效果。分离非极性组分，要选择非极性固定相色谱柱，分离过程中按照组分的沸点出峰，低沸点的先出峰。分离极性组分时，选择极性固定相色谱柱，分离过程中按照组分的极性出峰，低极性的先出峰。非极性固定相具有较好的抗氧化性，更高的极限操作温度，在尽可能满足分离要求的情况下，应选择极性较弱的固定相色谱柱。此外，要根据分析对象的复杂程度，合理选择柱长、膜厚和内径。柱长越长，膜厚越大，内径越小，则分离能力越强。色谱柱还要有较好的稳定性，不与被分离组分发生不可逆的化学反应。

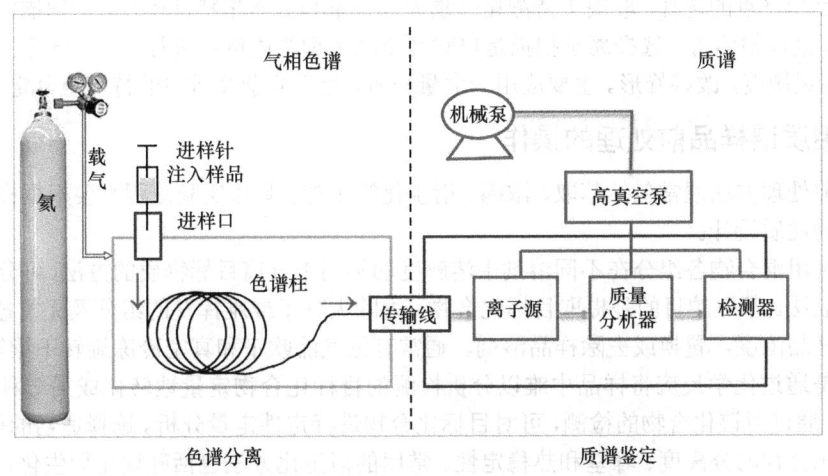

图 10-2 气质联用仪工作原理及系统组成示意图

2. 柱温的选择 柱温是影响样品分离效果重要的因素之一。降低柱温，可改善样品的分离度，但会延长整体的分离时间。如果升高柱温，被测组分在流动相中的浓度增加，使分离度下降，低沸点组分易重叠。当要检测组分复杂、沸程宽的样品，可使用程序升温，在分离度不好的位置设置温度平台，以改善分离度。柱温应控制在固定相的最高使用温度之下，如果超过该温度，会出现柱流失，损伤色谱柱。

3. 进样方式的选择 进样通常有无分流进样和分流进样两种方式。可根据样品浓度选择进样方式，无分流进样是将所有样品全部注入色谱柱进行分离和分析，该方法适用于低浓度样品分析。分流进样是将部分样品注入色谱柱进行分离分析，常用的分流比有10∶1、20∶1等。该方法适用于高浓度样品分析，避免人为稀释带来的误差。进样衬管通常分为直流衬管和分流衬管两种，直流衬管用于无分流进样，分流衬管用于分流进样。

4. 载气的选择 载气作为气相质谱中的流动相，纯度通常应达到 99.999%，如果纯度过低，可能会导致柱失效，基线噪声增大等。载气应是化学惰性的，不与样品中的组分反应，且不应干扰总离子流的检测，不干扰样品组分的质谱图。常用的载气有氮气、氦气、氢气等。

（二）质谱方法的建立

1. 离子源电离方式的选择 在气相质谱中，常见的离子源通常有电子轰击离子源（EI 源）和化学电离源（CI 源）。电子轰击离子源又称电子电离，是应用最普遍、发展最成熟的一种电离方法。在 EI 源中，灯丝受热发射电子，经过离子室飞向对面阳极，形成电子束流。被气化的样品分子流进入离子源后，在电子束的撞击下，形成分子离子或碎片离子正离子。正离子在排斥电位作用下被推出离子源，并被加速送入质量分析器检测。EI 源的轰击电压是 70eV。有机分子的键能一般是 7~15eV，因此该种电离可提供丰富的结构信息。在进行未知物鉴定时，可将待测物质的质谱图与标准谱库比对。最常用的谱库是美国国家标准技术研究院建立的 NIST 质谱库，该谱库就是利用 EI 源在 70eV 的碰撞能轰击下产生的。EI 源的特点是碎片离子多，结构信息丰富，有标准的 NIST

质谱库。但 EI 源只检测正离子，不检测负离子。有些物质得不到分子离子。

化学电离源电离过程不是电子轰击电离，而是离子间碰撞反应电离，在测试过程中，需要在离子化室预先充入 CH_4、NH_3 等反应气辅助电离。以 CH_4 为例，电子首先将 CH_4 等离解，生成的气体离子再与待测样品分子反应，形成样品离子。CI 源的特点是碎片离子峰少，图谱简单，易于解析，有正、负离子模式，灵敏度较高，尤其是负离子模式。但谱图重现性差，无 CI 源标准谱图。

2. 扫描方式的选择 质谱主要有两种扫描方式，分为全扫描（full scan）和选择离子扫描（SIM）。全扫描范围覆盖被测化合物的分子离子和碎片离子的全部质量范围，得到的是化合物的离子全谱。扫描质量起点和终点的选择，取决于待测化合物的分子量和低质量特征碎片。全扫描可用来定性定量分析，进行谱库检索等。选择离子扫描是仅对几个感兴趣的质量数进行扫描。该方式可以降低背景干扰，提高灵敏度，改善峰形。主要应用于痕量分析，处于复杂基质中的待测组分定性定量分析。

（三）气相质谱样品前处理的操作

样品的前处理方法通常包括萃取、浓缩、衍生化等步骤。具体实验流程需要根据样品的来源和待测化合物的性质设计。

萃取是利用混合物各组分在不同溶剂中溶解度的不同来分离目标物质的方法，可分为液相萃取法和固相萃取法。萃取的目的是提取目标化合物，去除大分子或难挥发的组分及无机盐等。浓缩的目的是提高样品浓度，置换或去除样品溶剂。通常有氮气流吹干和真空冷冻旋转干燥等方法。

衍生化是通过化学反应将样品中难以分析检测的目标化合物定量地转化成另一种易于分析检测的化合物。通过对该化合物的检测，可对目标化合物进行定性定量分析。选择适当的衍生化方法，可改善目标化合物的分离度、峰型和热稳定性。常用的衍生化方法包括硅烷化衍生化、酰化衍生化和烷基化衍生化。衍生化过程中需注意反应要进行完全，否则会影响灵敏度。另外，还应选择合适的衍生化试剂，否则会使待测分子量增加过多，可能会超过一些质谱检测器的质量范围。

下面以检测新生儿尿有机酸试验为例，说明气相质谱的操作过程。

1. 去除尿素和肟化 尿样在 3000r/min，4℃ 离心 10min 以除去杂质。将 20μl 脲酶（1unit/μl）加入尿样中，涡旋混合后置于 37℃ 恒温箱中孵育 30min。向尿样加入内标溶液和水，涡旋混合。加入 500μl 5% 盐酸羟胺和 400μl 2.5mol/L 氢氧化钠溶液，涡旋混匀，室温下静置 60min。加入 350μl 6mol/L 盐酸溶液，涡旋混匀。

2. 萃取和浓缩 加入 6ml 乙酸乙酯，涡旋混匀，3000r/min，4℃ 高速离心 5min。吸取乙酸乙酯层（上层）直至离尿液层 5mm 高，至 50ml 离心管中。重复上述步骤，共萃取 2 次，合并乙酸乙酯于 50ml 离心管。加入 5g 无水硫酸钠于 50ml 离心管中，吸收溶液中水分，充分振摇后，3000r/min 高速离心 5min。转移萃取液至 10ml 刻度试管中，使用氮吹仪（60℃）浓缩至 1ml。转移浓缩液至 1.5ml 进样瓶，继续氮吹浓缩进样瓶中浓缩液至干。

3. 衍生化 加入 100μl of BSTFA（10% TMCS）衍生化试剂，放于 80℃ 恒温箱 30min 进行衍生化。衍生化反应完毕后，将反应液转移至 200μl 内插管中，上机检测。

4. 气相质谱条件设置 色谱柱选用 DB-5 柱（30mm×0.25mm×1.00μm），柱温程序设置为 100℃（4min），每分钟上升 4℃，至 280℃，保持 11min。进样口温度为 280℃，离子源温度为 200℃。进样方式选择分流进样（10:1），流量控制方式为恒线速度（43.0cm/s）。接口温度为 280℃，溶剂切割时间为 4min，质量范围为 50~500amu。

三、气相质谱的临床应用

（一）气相质谱在尿液有机酸检测过程中的应用

有机酸是氨基酸、糖类、脂肪中间代谢过程中所产生的羧基酸，由于某种酶的缺陷，导致相关羧基酸及其代谢产物蓄积，引发代谢性酸中毒。患者大脑、肝脏、肾、心脏、骨髓等多器官损伤，进而引发有机酸血症。有机酸血症患者的临床表现个体差异较大，可以自胎儿期到成年的各个时期发病。一些患者以低血糖、昏迷、呕吐、代谢性酸中毒等形式急性发病，部分患者表现为进行性神经系统损伤，如不能得到及时的诊断和治疗，死亡率较高且存活者往往有严重的神经系统损伤。

1966 年，Tanaka 首次运用气相质谱鉴定有机酸血症。自此，世界各地逐渐开展使用气相质谱法检测尿液中有机酸。目前已鉴定出来的有机酸血症有 30 余种，虽然每种有机酸血症发病率在 1：100 000～1：10 000，但因病种较多，总体发病率较高。常见的有机酸血症有甲基丙二酸血症、戊二酸血症、枫糖尿病、甲基巴豆酰辅酶 A 羧化酶缺乏症、短链酰基辅酶 A 脱氢酶缺乏症等。

有机酸血症多源于患者编码代谢酶的基因发生突变。即使是同一种有机酸血症，携带不同突变位点的患者发病时期和严重程度均可有较大差异，尿液中异常的有机酸种类和含量也有所不同。气相质谱可在一次检测中，对尿液中的 130 余种有机酸进行定量检测，可有效辅助临床医生对疾病进行鉴别诊断，制订个体化诊疗方案。

（二）气相质谱在极长链脂肪酸检测过程中的应用

极长链脂肪酸是过氧化酶体功能异常的重要指标。过氧化酶体在细胞代谢中起着重要的作用，其功能缺陷与多种遗传性疾病有关，如 X-连锁肾上腺脑白质营养不良（X-linked adrenoleukodystrophy，X-ALD）、Zellweger 综合征（ZS）和酰基辅酶 A 氧化酶缺乏症（Acyl-CoA oxidase deficiency）等。X-ALD 由 *ABCD1* 基因突变引起，该基因突变使过氧化物酶体功能障碍，极长链脂肪酸降解能力下降。极长链脂肪酸在脑白质、肾上腺皮质、血液等器官异常积累，引起中枢神经系统脱髓鞘和肾上腺皮质功能低下。血浆中极长链脂肪酸的浓度是诊断 X-ALD 及过氧化酶体缺陷病的重要指标。极性较小的长链脂肪酸很适合采用气相质谱进行检测。气相质谱可对 3 种极长链脂肪酸二十二烷酸（C22：0）、二十四烷酸（C24：0）和二十六烷酸（C26：0）进行定量，帮助临床诊断 X-ALD。

目前，通过气相质谱技术检测尿液中的有机酸，根据特征性的有机酸谱诊断有机酸血症已成为临床上的常用手段。相信随着技术的不断发展，将会在医学领域中发挥更重要的作用。

第四节　电感耦合等离子体质谱

电感耦合等离子体质谱（inductively coupled plasma-mass spectrometry，ICP-MS）是以独特的接口技术将 ICP 离子源与质谱仪进行结合所形成的一种通用的元素和同位素分析技术，至今已有 40 余年的发展历史。ICP-MS 具有样品制备和进样技术简单、质量扫描速度快、运行周期短、所提供的离子信息受干扰程度小等优点，对于大多数元素有着极低的检出限，被认为是最理想的无机元素分析方法。目前 ICP-MS 已经被广泛应用于环境监测、生物医药、毒物检测等领域。

ICP-MS 可根据其所使用的质量分析器或检测器的不同进行分类。目前常见的 ICP-MS 包括电感耦合等离子体四极杆质谱（ICP-Quadrupole-MS）、电感耦合等离子体串联四极杆质谱（ICP-MS/MS）、电感耦合等离子体飞行时间质谱（ICP-TOF-MS）、高分辨-电感耦合等离子体质谱（HR-ICP-MS）、多接收杯-电感耦合等离子体质谱（MC-ICP-MS）等多类质谱仪。相比之下，ICP-Quadrupole-MS 是使用最为广泛的 ICP-MS 类型，因此，现下经常提及的"ICP-MS"通常就是指以四极杆为质量分析器的 ICP-Quadrupole-MS。下文主要以 ICP-Quadrupole-MS（以下简称 ICP-MS）为例进行介绍。

一、ICP-MS 的工作原理及系统组成

（一）ICP-MS 的工作原理

在四极杆 ICP-MS 中，被分析样品通常以水溶液的气溶胶形式引入氩气流中，然后进入由射频

能量激发的处于大气压下的氩等离子体中心区,等离子体的高温使样品去溶剂化、汽化解离和电离。部分等离子体经过不同的压力区进入真空系统,在真空系统内,正离子被拉出并按照其质荷比分离。检测器将离子转换成电子脉冲,然后由积分测量线路计数。电子脉冲的大小与所分析样品中离子的浓度相关,通过与已知的标准或参考物质比较,实现未知样品的痕量元素定量分析。

(二)ICP-MS 的系统组成

典型的四极杆 ICP-MS 仪器系统由以下几部分组成:进样系统、离子源、接口区域、离子聚焦系统、碰撞/反应池、四极杆质量分析器、离子检测器、仪器控制和数据处理的计算机系统,另外辅助装置为真空系统和循环冷却水系统。

1. 进样系统 ICP-MS 要求所有样品以气体、蒸汽和细雾滴的气溶胶或固体小颗粒的形式引入中心通道气流中。样品导入的目的是在质谱仪入口处形成离子,将载流中分散得很细的固体颗粒蒸发、原子化和电离。由于稳定性与成本方面的考虑,目前最常用最基本的还是溶液气动雾化进样系统。

2. 离子源 作为离子源的电感耦合等离子体(ICP)是一种以射频发生器耦合作用维持的大气压下气体无极放电现象。形成稳定 ICP 的 3 个必要条件是交变的电磁场、等离子体支持气体和维持等离子体气体稳定放电的炬管。

(1)交变的电磁场由射频发生器和负载线圈产生,射频发生器提供的射频电流流经负载线圈,产生交变的磁场。

(2)等离子体支持气体一般为氩气,因氩的第一电离能(15.8eV)大于绝大部分元素的第一电离能,同时又小于大部分元素的第二电离能,因此氩等离子体可以使绝大部分元素电离成为正一价的离子。

(3)维持等离子体气体稳定放电的炬管由内外三层的同心石英管组成,等离子体在炬管的开口端产生,炬管的最外层气体为等离子体气(也称冷却气),流速在 15L/min 左右,是等离子体的主要支持气体,同时对炬管壁起到冷却的保护作用,炬管次外层的气体为辅助气,流速在 1L/min 左右,其作用是调节等离子体形状,保证高温等离子体与最内层管口分离,最内层的气体为载气,流速在 1L/min 左右,其作用是将含有样品微粒的气溶胶载入等离子体中。

3. 接口区 接口通常由一个冷却的采样锥和截取锥组成。当含有离子的气体通过采样锥进入由机械泵支持的第一级真空室时,会以超声速度膨胀,形成超声喷射流。通过计算并调整采样锥和截取锥之间的距离,可使喷射流中心部分保持"原始"状态的离子通过截取锥孔,从而将高温、常压下的等离子体中的离子有效传输到高真空、常温下的质谱仪中,并保证样品离子在性质和相对比例上无变化。

4. 离子聚焦系统 位于截取锥和质谱分离装置之间,由一组金属透镜片或金属圆筒组件构成。它的作用是聚集并引导待分析离子从接口区域到达质谱分离系统,并阻止中性粒子和光子通过。目前较常用的是 90°离轴离子透镜。该技术采用的反射离子透镜系统可有效地将来自截取锥的离子束以 90°反射并聚集到四极杆分析器,而光子和中性粒子则被真空系统抽走。这种设计可在运行当中自动改变偏压,每个同位素自动选择各自最佳的离子透镜偏压参数,并与四极杆扫描电压同步变化。

5. 碰撞/反应池 一般放置在离子聚焦系统之后,是去除多原子、离子干扰的重要部件。

6. 四极杆质量分析器 质量分析器位于离子光学系统和检测器之间,其作用是将离子按照其质荷比分离,随后再进入检测系统,得到定性与定量的信息。四极杆的相对两极连接在一起,幅度为 U 和 V 的直流及射频电压分别施加在每根极棒上。一对极棒为正,另一对极棒为负。施加在每对极棒上的电压都具有同样的幅度,但符号相反。当加速的离子进入滤质器后,按照 m/e 值和 u/v 值产生复杂形式的振动,在正极棒平面中,较轻的离子有被过分偏转并与极棒相撞的倾向,而感兴趣的离子和较重的离子则有稳定的路径。在此平面中,四极杆的作用相当于一个高质量过滤器。在负极棒平面中,较重的离子有优先被丢失的倾向,而感兴趣的离子和较轻的离子则有较稳定的路径。

因此，四极杆在正极杆平面的作用又相当于一个低质量过滤器。当然，正、负平面在物理上是叠合的。因此，在同一离子束上，这两个过滤作用同时发生。这种高低质量过滤作用的交叉重叠并列产生了只允许具有某特定 m/z 的感兴趣的离子被传输的结构。

7. 离子检测器　在质量分析器中按质荷比分离后的离子进入检测器，检测器将离子转换成电子脉冲，由积分测量线路计数。电子脉冲的大小与样品中分析离子的浓度有关。通过与已知浓度的标准品比较，实现未知样品的痕量元素的定量分析。现在的 ICP-MS 系统多采用双模式不连续打拿极电子倍增器，它是由多个独立的打拿极阵列组成，以脉冲和模拟信号方式同时测定同一样品中低浓度和高浓度的元素含量。线性范围达 8~9 个数量级。采用全数字电子倍增器，自动切换灵敏度范围，甚至可达到 12 个数量级。图 10-3 为电感耦合等离子体质谱工作原理及系统组成示意图。

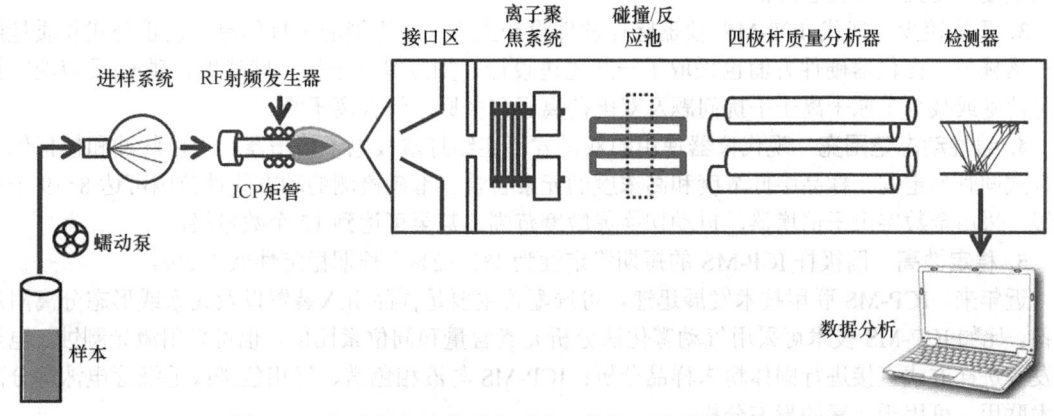

图 10-3　电感耦合等离子体质谱工作原理及系统组成示意图

二、ICP-MS 的操作过程及特点

（一）以血液/尿液样本为例的 ICP-MS 操作过程

1. 样本、标准品、内标品准备

（1）样本准备：取 150μl 的样本加入到 2.85ml 的样本稀释液中进行稀释，将稀释后的样本置于离心管中，在 2500r/min 的条件下混匀 5min。

（2）标准品准备：分别取 300μl 的校准品 J0-J6、质控品、质控校正品于离心管中，并分别用 2.7ml 的样本稀释液进行稀释，在 2500r/min 的条件下混匀 5min。

（3）内标品准备：准确移取 1ml 内标品，并使用纯化水按 99∶1 的比例进行稀释，混匀后室温下待用。

2. 仪器准备

（1）在检测前需先将仪器开机，并对仪器进行抽真空处理。

（2）点火分析准备：检查氩气储量，打开氩气用气阀，调节减压阀压力大于 0.75MPa，确认氦气碰撞气瓶减压阀压力为 0.2MPa；打开冷却循环水机；打开等离子体；确认蠕动泵排废管排废液正常（一段空气一段液体）。

3. 样品分析　确定调谐参数；将样品管和内标管分别放入纯水和内标液中，稳定 3min；创建分析序列，设置样品序列，质控样后每 20 个样品后插入一个质控校正样；设置样品类型和样品位置信息；进行自动样品测定流程。

4. 数据分析与判断　所有元素线性均达到 $R>0.990$；质控品均在给定靶值证书范围内；若出现样品超出临床区间范围值，则需要对该样品进行复测，复测后仍超出临床区间范围，则按照实验实际数据报告。

5. 熄火　样品测定完成后，将样品管和内标管先放入冲洗液中冲洗系统 5min，再放入纯化水冲洗系统 5min；排空泵管中液体；关闭等离子体；关闭循环水、氩气，保持排风。

（二）ICP-MS 特点

与其他传统的无机分析技术相比，ICP-MS 技术具有非常明显的优势，主要体现在以下几个方面。

1. 多元素快速分析能力 ICP-MS 可在几十秒内定性及定量分析质量数从 6 到 260 的几乎所有金属元素及部分非金属元素。

2. 灵敏度高，检出限低 ICP-MS 被公认为目前检出限最低的多元素分析技术，测定质量数在 100 以上的元素时，检出限低于 0.01ng/ml，特别是在检测稀土元素方面具有独特的优势。此外，现代仪器由于在等离子体工作模式、离子透镜聚焦系统以及电子倍增器方面的改进，不仅大大提高了灵敏度，而且背景显著降低。

3. 干扰较少 现代 ICP-MS 仪器除在软件设计上增加了详细的干扰信息、校正公式和质量监控等措施外，在仪器硬件方面也采取了一些先进设计，如冷等离子体、屏蔽炬、碰撞/反应池等技术可消除或减少多原子离子干扰问题及双电荷离子和多原子组合离子峰。

4. 线性动态范围宽 现代仪器使用的双模式不连续打拿极电子倍增器，可以脉冲和模拟信号的方式同时测定同一样品中低浓度和高浓度的元素含量。准确检测的动态线性范围可达 8~9 个数量级。采用全数字电子倍增器，自动切换灵敏度范围，甚至可达到 12 个数量级。

5. 稳定性高 四极杆 ICP-MS 的短期稳定性为 1%~2%，长期稳定性低于 5%。

近年来，ICP-MS 联用技术发展迅速，可选配置主要是样品引入装置以及元素或形态分离附加设备。比如 ICP-MS 技术可采用气动雾化法分析元素含量和同位素比值，也可采用激光剥蚀、电热蒸发等进样方式直接进行固体粉末样品分析；ICP-MS 与液相色谱、气相色谱或毛细管电泳等分离技术联用，可用于元素的形态分析。

三、ICP-MS 技术的临床应用

（一）在孕产妇、婴幼儿健康中的应用

微量元素是维持人体正常新陈代谢和生命活动的重要物质，以酶和辅基激活剂的形式参与蛋白质、酶、激素和维生素的合成、分解与转化。迄今为止，已发现人体内的 1000 余种酶中，有 50%~70%需要微量元素参与激活。目前公认的人体必需的微量元素有 14 种，分别为铁、铜、锌、锰、铬、钼、钴、钒、镍、锡、氟、碘、硒、硅。目前，全球有超过 20 亿的妇女儿童存在微量营养素的严重缺乏。利用 ICP-MS 技术对孕产妇、婴幼儿微量元素的检查，提供个体化的医学营养治疗指导十分重要。

1. 在孕产妇微量元素缺乏相关疾病中的应用 妊娠期糖尿病（GDM）是指妊娠首次发生和发现的糖尿病或糖耐量异常，GDM 在我国发生率约为 13%。研究表明，妊娠早期高铁状态可能参与了 GDM 的发展。此外，GDM 患者血清中铜浓度高于糖耐量正常的孕妇，血清中铜水平的升高与 GDM 发病风险的增加有关；碘是甲状腺激素合成的主要原料之一，妊娠女性对碘的需求高于非妊娠女性。妊娠期母体严重缺碘可导致母体 T_4 生成减少而引起孕妇自身甲状腺肿，还会由于母体 T_4 胎盘转移不足造成胎儿缺碘，增加流产、死胎、先天畸形等不良妊娠结局。但碘摄入显著过量也同样会增加孕妇甲状腺功能减退的风险，同时可能会导致胎儿甲状腺功能减退和甲状腺肿；此外，铁缺乏而引起的缺铁性贫血是妊娠期贫血中最为常见的一类。妊娠期孕妇铁缺乏可影响胎儿的神经发育并引起幼儿期认知发育受损。

2. 在婴幼儿微量元素缺乏相关疾病中的应用 钙、铁、锌、铜、镁等微量元素作为促进婴幼儿生长发育的重要基础金属元素，与婴幼儿免疫功能、智力行为发育、体格生长密切相关。例如，钙元素是婴幼儿机体内蛋白质、骨骼、牙齿的主要成分，婴幼儿机体钙元素缺乏时，会使免疫功能降低、发育迟缓。过多的补钙可使铁盐沉淀，抑制铁的吸收。因此，临床中应对婴幼儿的钙含量进

行检查评估，再行补钙；铁元素参与红细胞的物质和能量代谢，在机体内氧转运中发挥重要作用，且有助于维持神经系统的能量平衡。铁缺乏会导致婴幼儿营养不良，记忆力减退，生长和智力发育缓慢等。锌元素主要参与蛋白质和核酸的代谢，能够增加神经元蛋白含量，对免疫系统的调节和维持具有重要作用。锌元素缺乏时可使味觉减退、唾液酸酶减少，使婴幼儿食欲下降，消化能力减弱，影响婴幼儿正常营养摄取；铜元素是人体新陈代谢重要的催化剂。铜元素参与组成的铜蓝蛋白具有铁氧化酶的性质，参与铁的吸收、转运、血红蛋白的合成及其他多种物质的代谢，对机体防御、内分泌等功能具有重要作用。镁元素是人体内多种酶的激活剂，对骨骼的生长、胃肠道功能、激素调节等生理活动均发挥重要作用。

（二）职业卫生检查

随着人们健康意识的逐渐提升，职业卫生已经得到了广泛重视。工作场所内产生或存在职业性有害因素的工作，其工作人员的健康检查和监督已经被重点执行，其中微量元素的检查必不可少。例如，电焊作业中产生的锰元素，可引起慢性锰中毒，早期中毒者会出现头晕、头痛、心悸及神经衰弱综合征等，随着病情发展，会进一步出现自主神经功能障碍，甚至神经系统损伤；蓄电池行业的工作者，在工作中长期接触铅元素，铅可通过呼吸道、消化道吸收，作用于全身各个系统和组织器官，累及神经系统、造血系统、血管以及肾脏等；在工业氟暴露中，由于氟可影响其他微量元素的吸收，而导致机体内微量元素的失衡，对机体产生危害。此外，氟对全血谷胱甘肽酶有明显的抑制作用。

除生理损伤外，人体微量元素的缺乏或过多还会导致失眠、精神不集中等问题，进而影响人的心理健康。例如，长时间倒班人员由于生活规律紊乱，血清锌、铜和锰的摄入量均低于白班工作人员，使得倒班作业人员心理上更容易出现躯体化、强迫症化、人际敏感、焦虑、抑郁等心理亚健康状态。

（三）重金属中毒检测

重金属是指比重在 5 以上的金属，重金属中毒对人体危害重大且临床表现缺乏特异性，因此，早期诊断十分重要。例如，使用美白化妆品及外用药剂为汞元素中毒的最主要的引发病因，可引起双下肢麻痛、运动障碍、失眠多梦等现象。由于环境污染而造成的儿童铅中毒也时常发生，对儿童的生长发育和器官造成不可逆的损伤，同时对神经系统及行为产生不良影响。由于重金属中毒的临床症状复杂、多样，诊断困难，例如 20 世纪出现的铊中毒事件历经 5 个月才明确病因，因此，快速、准确的 ICP-MS 重金属检查是重金属中毒诊断的必要检测手段。

第五节　基质辅助激光解吸电离飞行时间质谱

一、MALDI-TOF MS 技术原理及系统组成

（一）基本原理

基质辅助激光解吸电离飞行时间质谱（MALDI-TOF MS）技术是近年发展起来的一种新型软电离（气相离子）质谱技术，基本原理是微生物样本裂解后，其蛋白与小分子基质溶液混合溶剂挥发后形成共结晶体，用激光照射共结晶体，基质吸收激光能量并传递给微生物所含生物分子（主要是蛋白质），同时将 H^+（质子）转移到生物分子而发生电离。带电荷离子在电场作用下离开微生物-基质表面进入一定长的真空管。在真空管飞行过程中没有外力作用，电离后的生物分子到达真空管顶端的离子检测器时间与其质量有关，也就是质量越大、飞行速度越慢，达到检测器的时间越长，从而鉴别不同质量蛋白并获得微生物蛋白质量指纹图。基于 MALDI-TOF MS 技术，利用已知菌种建立的蛋白峰谱数据库，通过检测获得未知微生物的蛋白质图谱，将所得的图谱与数据库中的

微生物参考图谱比对后得到鉴定结果，实现对细菌的属、种甚至亚种水平的鉴定。

（二）仪器基本构造

MALDI-TOF MS 主要包含 MALDI 离子化和飞行时间质量分析器两部分。首先，在离子源中，使分子离子化；其次，带电分子的离子及其碎片必须根据其质荷比来得到分离，这往往在质量分析器中进行；最后，分离的带电荷的碎片必须通过检测器检测。

（三）离子源特点

MALDI-TOF MS 以最柔软的电离方式保证完整分子量信息。离子源使用的是脉冲式激光；它产生单电荷离子及部分双单电荷离子，并且质谱图中的谱峰与样品中各组分的质量数相对应；它的离子化效率高，灵敏度高。

（四）常用试剂

基质有助于蛋白质的电离，而不会在激光照射时导致蛋白质断裂。MALDI-TOF MS 常用基质有芥子酸（3,5-二甲氧基-4-羟基肉桂酸）（SA）、龙胆酸（2,5-二羟基苯甲酸）（DHB）、α-氰基-4-羟基肉桂酸（CHCA）。对于难裂解的微生物，如某些革兰氏阳性菌、分枝杆菌和真菌通常需要进行预处理，常见的预处理液有吡啶甲酸（PA）、3-羟基吡啶甲酸（3-HPA）。图 10-4 为 MALDI-TOF MS 工作原理及系统组成示意图。

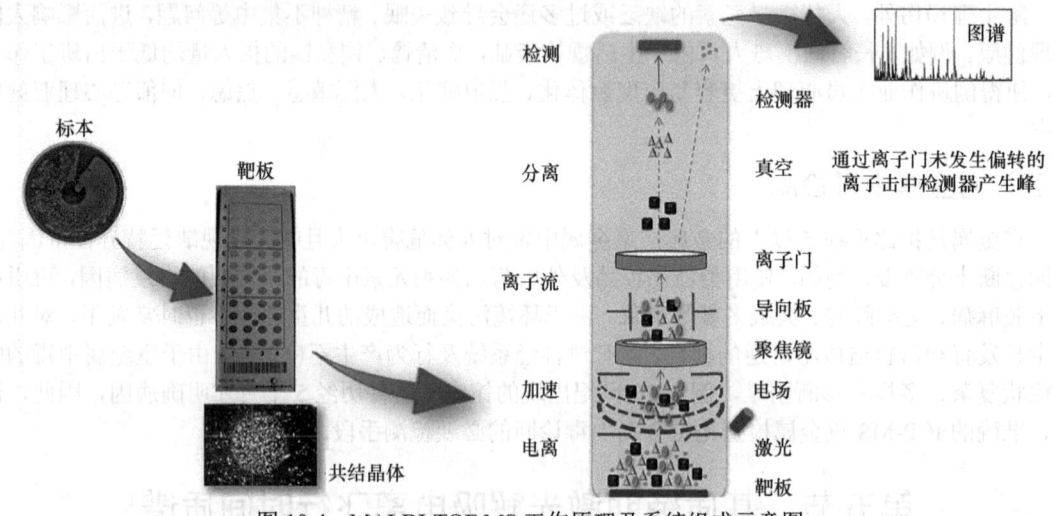

图 10-4 MALDI-TOF MS 工作原理及系统组成示意图

二、MALDI-TOF MS 操作过程及特点

（一）标本要求

在进行 MALDI-TOF MS 之前需要进行标本制备，制备后将纯菌落涂于靶板点位上，菌种标本必须是纯菌或单个菌落，培养基为微生物实验室常用的培养基，如哥伦比亚琼脂+5%羊血培养基、麦康凯琼脂培养基、巧克力复合营养琼脂培养基等；培养时间根据微生物特点进行孵育，真菌和分枝杆菌的培养时间可长达 20 余天。

（二）基本操作

操作时应严格遵守实验室生物安全要求；涂菌时戴无粉乳胶手套；涂菌后立即加入基质液，便于基质液穿透细菌涂层；涂得过多或过少都会影响鉴定结果，细菌涂层均匀、厚度适中；确保挑取菌落时不要带有任何琼脂。

（三）仪器维护

1. 更换干燥剂 每周检查干燥剂颜色变化，使用仪器频率高、湿度大的环境等会影响干燥剂效果。如果干燥剂颜色由鲜橙色变为浅黄色或者仪器抽真空时间明显延长（超过 10min），则需要更换干燥剂或进行再生处理。更换干燥剂时应避免皮肤暴露，应穿上合适的防护服并戴上面罩。再生处理时，将干燥剂倒在容器里，放在实验室烘箱110℃过夜。干燥剂冷却后取出重新装入瓶内。再生处理后，干燥剂会恢复橙黄色。

2. 清洁样本板架 装载靶板过程，可能会将指纹留在板架上。用软布蘸乙醇擦拭即可。

3. 清洁仪器密封圈 检查仪器舱门和放置板架处密封圈，如有污染物用软布或棉纸擦除。污染严重时，用合适的溶剂（如乙醇等）清洁。

（四）质控菌株

各个实验室常用的质控菌株通常是来自美国生物标准品典藏中心（American Type Culture Collection，ATCC）的菌株。常见质控菌株包括细菌质控菌产气克雷伯菌（*Klebsiella aerogenes*）原产气肠杆菌（*Enterobacter aerogenes*）ATCC13048、酵母菌的质控菌光滑念珠菌（*Candida glabrata*）ATCC MYA-2950、分枝杆菌的质控菌耻垢分枝杆菌（*Mycobacterium smegmatis*）ATCC19420、诺卡菌的质控菌皮疽诺卡菌（*Nocardia farcinica*）ATCC3308、丝状真菌的质控菌巴西霉菌（*Aspergillus brasiliensis*）ATCC16404、布氏杆菌质控菌马尔他布氏杆菌（*Brucella melitensis*）ATCC23456、支原体质控菌人型支原体（*Mycoplasma hominis*）ATCC23114 等。各实验室制定标准化操作文件时可参考以上梅里埃公司推荐的质控菌株也可根据实际情况选择验证过稳定性的菌株。

（五）MALDI-TOF MS 特点

MALDI-TOF MS 技术在鉴定微生物方面有明显优势：操作简单无须进行革兰氏染色；微生物标本是纯菌落或单个菌落即可鉴定，标本制备比较灵活；样品板有可追溯条形码，能同时满足临床和科研的需要，确保结果的准确性；MALDI-TOF MS 技术检测快速，几分钟即可出结果，在速度上明显优于传统的生化方法，显著减少了鉴定时间，通过尽早向医生提供明确的微生物鉴定结果而在临床过程中进行早期抗菌治疗，对患者治疗产生积极影响，为治疗节省时间；另外 MALDI-TOF MS 技术能同时检测上百个标本，具有高通量、低成本的特点。

MALDI-TOF MS 技术并非没有局限性，尽管 MALDI-TOF MS 技术在准确性方面通常优于常规方法，但并非对所有的标本都如此。该方法无法区分核糖体蛋白高度相关的微生物，如大肠埃希菌和志贺菌，此时实验室必须使用常规方法对大肠埃希菌和志贺氏菌进行额外鉴定，以确认菌种。在文献中，菌种的错误识别、未能产生有效识别或无法区分密切相关微生物的主要原因，通常是由于参考数据库中没有给定的生物或该生物的光谱数目不足。随着参考数据库的进一步增强，上述问题会得到改善。由于数据库软件的动态性，制造商或实验室用户都可以对数据库进行更新，现已有实验室进行自建数据库的工作以提高鉴定水平。

三、MALDI-TOF MS 的临床应用

（一）微生物种、属水平的鉴定

1. 需氧菌的鉴定 对于常见的细菌和真菌，MALDI-TOF MS 的性能与全自动生化鉴定仪一样好，随着数据库的不断更新，不同厂家对革兰氏阳性菌和革兰氏阴性菌在种水平上鉴定率达到98%以上，可信度达到96%以上。MALDI-TOF MS 技术对鉴定葡萄球菌和 β 溶血性链球菌的结果准确可靠，对鉴定 α 溶血性链球菌比如缓症链球菌和口腔链球菌较难区分。鉴定准确可靠的革兰氏阳性菌还包括溶血隐秘杆菌、乳酸菌、李斯特菌、诺卡菌属、棒状杆菌及乏氧菌属等。对于革兰氏阴性

菌，MALDI-TOF MS 技术可准确鉴定鲍曼不动杆菌、假单胞菌属、弯曲菌属、气单胞菌属、耶尔森菌、螺杆菌属、嗜血杆菌属和奈瑟菌属等。但对于大肠埃希菌与志贺氏菌也不能严格区分。MALDI-TOF MS 技术对于阴沟肠杆菌还不能区别该复合群的菌种。为保证鉴定结果的准确性，对于不能区分的菌种需进行附加实验确认。

免疫功能低下的患者发生侵袭性真菌感染的风险增加,抗真菌治疗的延迟已被证明与较高的死亡率相关。传统方法对真菌的鉴定时间较长，丝状真菌尤其明显，主要方法是依赖于分离菌株形态特征的显微镜检查，这一过程会相当漫长，拖延了鉴定时间。与细菌相比，由于真菌细胞壁的特殊结构，鉴定真菌时需要预先裂解和提取步骤。MALDI-TOF MS 技术大大缩短了真菌鉴定时间，能及时识别出病原菌使临床做出合适的治疗方案。目前随着制造商和实验室对数据库的不断更新和完善，真菌数据库在物种的覆盖深度和广度都有了明显提高。

2. 分枝杆菌的鉴定　分枝杆菌的鉴定一直是临床微生物实验室面临的挑战。现有生化方法、DNA 探针、高效液相或气液相色谱和基因测序来完成鉴定。MALDI-TOF MS 技术需要采取特殊步骤灭活待检测标本进行检测，这种技术被证明是鉴定分枝杆菌的有效方法，在适当的数据库结构下能够鉴定大多数的分枝杆菌，但同时也有一定的局限性，如在鉴定结核分枝杆菌方面，只能鉴定到复合群水平，但不能鉴定到菌种水平。对于大部分分枝杆菌，MALDI-TOF MS 技术都能准确鉴定。随着时间的推移，MALDI-TOF MS 技术在临床分枝杆菌实验中的应用将继续增长。

3. 厌氧菌的鉴定　MALDI-TOF MS 技术已经优于大多数实验室目前可用的生化方法、DNA 探针、高效液相或气液相色谱和基因测序等。通过蛋白质谱可鉴定拟杆菌属、普雷奥菌属、梭杆菌属、卟啉单胞菌属、梭状芽孢杆菌属和消化链球菌属等。有研究表明分别有 93%和 91%的厌氧菌被正确鉴定为属和种的水平，拟杆菌属正确率达 96%，其他属的准确率达 95%～97%。

（二）临床微生物的拓展应用研究

1. 血培养中微生物的鉴定　直接从生物标本中检测微生物是 MALDI-TOF MS 技术的一个挑战，尽早确定治疗方案将提高患者的存活率并降低临床患者的管理成本。分子方法如基于探针的测试（PNA-FISH）和基于核酸扩增的测试（PCR）已经用于直接从血培养中鉴定病原体，但这些仅限于检测特定目标且成本高昂。近几年通过 MALDI-TOF MS 技术直接从阳性血培养瓶中鉴定微生物已经获得了很多关注。这种方法与分子方法相比，在识别病原体方面的周转时间显著减少，并且成本低。由于菌血症和脓毒血症期间体内病原体浓度远低于 MALDI-TOF MS 技术的检测极限，所以要先在血培养基中生长。在进行检测之前，必须首先处理检测样品以除去存在的血培养成分干扰（如血清蛋白、非细菌性细胞和血培养肉汤营养成分等）。现有研究已经对多种方法（包括皂苷洗涤剂裂解等）进行了评估，对于直接从阳性单微生物血液培养中鉴定细菌具有很高的阳性预测值。样品制备和鉴定大概需要 1h，与传统方法相比周转时间可以减少 24h 以上。但是这种方法有它的局限性，当血培养中出现多种微生物时无法准确鉴定。

2. 尿液和脑脊液中微生物的直接鉴定　现已有研究使用 MALDI-TOF MS 技术直接从尿标本中鉴定细菌，在分析前需要对标本进行差速离心，以去除尿液标本中存在的细胞和其他非细菌成分。当对细菌浓度大于 10CFU/ml 的尿液标本进行检测时，准确率达到 91.8%。目前，此技术对引起细菌性脑膜炎的微生物直接鉴定的研究数量有限。这些结果表明，尿液或脑脊液标本中病原体超过一定数量时，直接鉴定是有可能的。尽管 MALDI-TOF MS 技术目前不太可能在大多数临床微生物实验室用于直接从尿液和脑脊液标本中鉴定微生物，但研究结果表明通过适当的优化，这种方法在未来具有很大的潜力。

3. 抗生素耐药性的检测　抗生素耐药是发病率和死亡率的重要原因。快速准确地检测出抗生素的耐药性对于感染预防、患者管理和治疗都非常重要。目前，MALDI-TOF MS 技术在抗生素耐药性检测方面已经在进行。有研究数据表明 MALDI-TOF MS 技术能够区分出甲氧西林敏感和耐药的金黄色葡萄球菌、万古霉素敏感和耐药的屎肠球菌。它还有区分大肠杆菌、肺炎克雷伯菌和铜绿假单胞菌产生超广谱 β-内酰胺酶和金属 β-内酰胺酶的能力，产生 β-内酰胺酶的分离株的光谱往往不同于不能产生 β-内酰胺酶的分离株。该方法的原理是检测由产 β-内酰胺酶的细菌水解 β-内酰胺环后的水解产物，抗生素化合物的质量发生了变化，此时可以通过 MALDI-TOF MS 质谱仪检测到。对于碳青霉烯酶，发现 MALDI-TOF MS 可以区分携带 *cfiA* 基因的脆弱芽孢杆菌和不携带 *cfiA* 基因的菌株，还可以检测 NDM-1、KPC、VIM-1、OXA-162 酶等。

4. 菌株分型 细菌和真菌的分型对于流行病学分析至关重要，现有的分析方法大多数基于限制性内切酶或基于 PCR 的技术，应用耗时且费用昂贵。蛋白质谱之间的差异可以通过 MALDI-TOF MS 技术对单个菌株进行分型，现已有研究表明对沙门氏菌、土拉热弗朗西丝菌、脆弱拟杆菌、无乳链球菌、鲍曼不动杆菌、小肠结肠耶尔森菌、葡萄球菌和隐球菌的分型。这种方法具有操作简单、鉴定速度快、成本低等优点，在微生物分型中显示出巨大潜力。

目前的研究已表明 MALDI-TOF MS 技术具有优秀的潜力，未来将会向更简洁、更快速、更智能、更精准的方向推进，给微生物实验室带来新的革命，给临床提供有力的支持。

第六节　高分辨质谱技术

高分辨质谱（high resolution-mass spectrum，HR-MS）通常指分辨率在 10000（FWHM）以上的质谱。根据质量分析器的不同，HR-MS 主要分为飞行时间质谱、轨道阱质谱和傅里叶变换离子回旋共振质谱等。HR-MS 与气相色谱（GC）或高效液相色谱（LC）联用，能够在一次运行中测定几百种甚至上千种未知物质的精确分子量，并能借助同位素离子的丰度比来推断化合物的元素组成（分子式），然后通过一级、二级谱库的匹配对复杂基质中的痕量组分进行确证和筛选，具有高灵敏度、高质量精确度和宽动态检测范围等特点。近年来，以 HR-MS 技术为核心的代谢组学和蛋白组学研究策略已经广泛用于疾病早期诊断和分型以及发病机制研究等。

一、高分辨质谱的工作原理及系统组成

1. 飞行时间质谱（time of flight mass spectrum，TOF-MS）　主要由离子源、飞行时间质量分析器和检测器组成（图 10-5）。样品中的待测物通常在 ESI 或者 MALDI 等离子源中电离产生离子，在电场或磁场的作用下加速进入飞行时间池，并以恒定速度飞行。目前，TOF-MS 大都通过加装静电场反射镜使得离子经过由多电极组成的反射器后沿 V 型或 W 型路线飞行，从而增加飞行总长以提高分辨率。不同质量的离子飞行速度不同从而发生分离，微通道板（MCP）离子检测器根据离子到达时间进行检测并将信号转换为质谱信号。

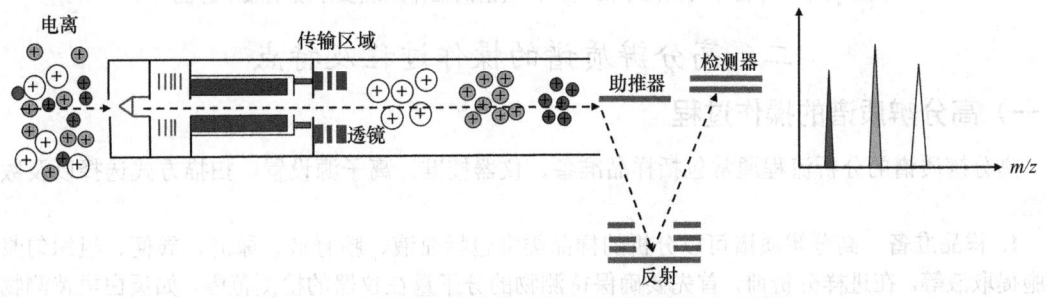

图 10-5　飞行时间质谱的工作原理及系统组成示意图

2. 轨道阱质谱（orbitrap-MS）　轨道阱质谱主要是由离子源、静电场轨道阱和检测器组成（图 10-6）。orbitrap-MS 的质量分析器是由中心内电极和左右两个外纺锤半电极组成，形状如同纺锤体。仪器运行时，中心电极中逐渐加上直流高压，同时在两个外纺锤半电极的作用下，orbitrap-MS 中产生特殊几何结构的静电场。离子进入后，在中心电场的引力下围绕中心电极做圆周轨道运动，

同时在外纺锤半电极作用下做水平和垂直方向的振荡,离子运动产生的镜像电流经微分放大后由检测器测定振荡频率,并通过傅里叶变换后形成频谱,经过处理最后形成质谱。

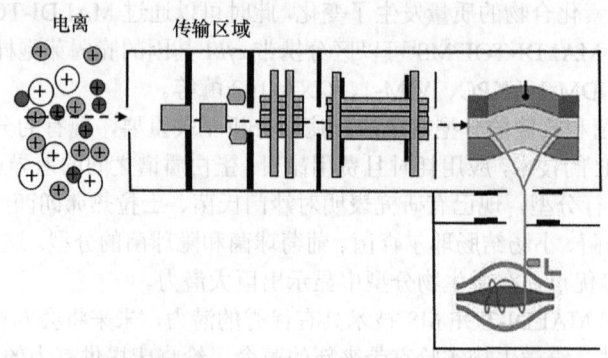

图 10-6　轨道阱质谱的工作原理及系统组成示意图

3. 傅里叶变换离子回旋共振质谱（Fourier transform ion cyclotron resonance-mass spectrometry,FTICR-MS）　主要是由离子源、电子轨道和检测器组成（图 10-7）。样品中的分子在离子源中产生带电粒子,这些离子被加速并注入电子轨道,在磁场和交变电场的作用下在轨道内发生回旋运动。通过改变磁场从而改变离子回旋频率,检测器将离子的感应电流检测为时间的函数,并记录为正弦波的合成,即"自由感应衰减"（free induction decay,FID）。然后 FID 被傅里叶变换为频域信号,进而获得离子的质荷比信息。

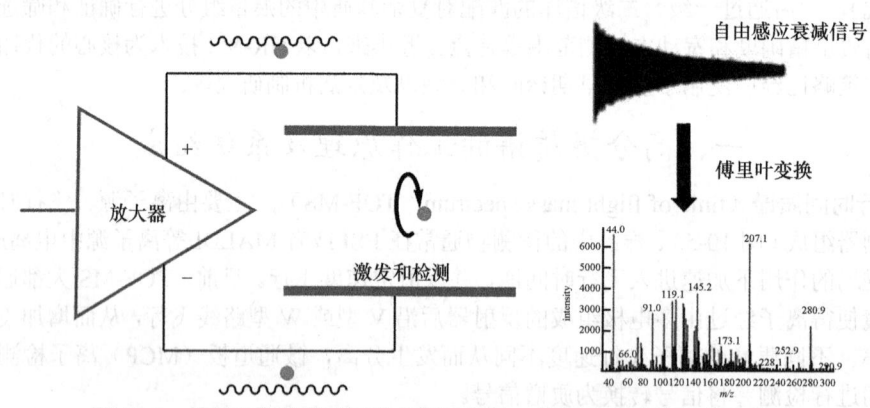

图 10-7　傅里叶变换离子回旋共振质谱的工作原理及系统组成示意图

二、高分辨质谱的操作过程及特点

（一）高分辨质谱的操作过程

高分辨质谱的分析流程通常包括样品准备、仪器校准、离子源设置、扫描方式选择以及数据处理。

1. 样品准备　高分辨质谱可以分析的样品类型包括血液、脑脊液、尿液、粪便、组织匀浆和细胞提取液等。在进样分析前,首先要确保待测物的分子量在仪器的检测范围,如蛋白类待测物通常先水解成多肽再进行分析。然后选择合适的样品溶剂,对待测样品进行适当的溶解和稀释,使待测物的浓度适合分析,并且选择适当浓度的内标物用于考察平行分析时仪器的稳定性。另外,待测样品需要经过除杂或富集等处理提高待测物的纯度,同时避免污染仪器。对于响应较弱的待测物可以通过衍生化方式使其定量地转化成易于检测的化合物。

2. 仪器校准　在使用高分辨质谱仪进行实际分析前,需要用一系列的已知确切分子量的化合物进行质谱分析,并根据其特征质谱图进行调谐,从而确保待测物分析的准确度。

3. 离子源设置　由于 HR-MS 分析是为了获得更多的离子碎片并得到更精确的分子量,因此,通常采用软电离的方式。常见的离子源技术包括 ESI、大气压化学电离(atmospheric pressure chemical ionization,APCI)、大气压光致电离(atmospheric pressure photoionization,APPI)和 MALDI 等。根据化合物极性和实验目的选择合适的离子源,将待测分子转化为带电离子后进行质谱分析。

4. 扫描方式选择　HR-MS 的扫描方式通常为全扫描(full scan)、数据非依赖模式扫描(data independent acquisition,DIA)和数据依赖性扫描(data dependent scan,DDA)。全扫描是对扫描范围内所有的 MS^1 和 MS^2 分别进行扫描,分析时间较长;DIA 是将采集到的 MS^1 的全部 MS^2 进行连续、无偏倚扫描;DDA 是首先进行全扫描,然后对从全扫描质谱中选择的多个母离子(强度依赖)进行 MS^2 扫描。

5. 数据处理　解析未知待测物的质谱图,首先在高质荷比区假定分子离子峰,并根据其与相邻碎片离子的关系是否合理以及是否符合氮规则,识别分子离子峰;然后根据 HR-MS 测得的精确分子量或由同位素峰簇的相对强度计算分子式,同时,根据 MS^2 中特征碎片离子或中性丢失碎片推导化合物结构组成。HR-MS 也可以用于定量分析,通过建立校准曲线,并根据待测物质谱峰面积计算其在样品中的浓度。

(二)高分辨质谱的特点

1. 分辨率高　HR-MS 具有极高的分辨率[大于 10 000(FWHM)],可以分辨质量非常接近的离子,同时可以提供精确的同位素丰度信息,有利于结构鉴定和同分异构体区分。

2. 灵敏度高　HR-MS 能够检测到极微量成分,可以达到 ppm 或 ppb 级别。

扫描速度快:HR-MS 每秒可捕获 2~100 张高分辨全扫描谱图,在同时进行 MS^1 和 MS^2 全扫描时,保证数据质量。

3. 检测范围宽　动态范围≥5 个数量级、线性范围≥4 个数量级。HR-MS 可以广泛用于有机化合物、药物、多肽、蛋白质、糖类、络合物及合成聚合物的元素组成、分子量和结构等性质的测定和分析研究。

三、HR-MS 的临床应用

(一)疾病早期诊断和分型

很多疾病由于早期症状较为隐匿,且缺乏灵敏度高、特异性强的诊断方法或生物标志物,给后续的诊断和治疗带来很多困难。基于 HR-MS 的组学研究可以"全景式"比较机体受扰动前后代谢物组或蛋白组的改变,动态地了解疾病的发生和发展,并且 HR-MS 所具备的高分辨率可以准确鉴定差异代谢物,对于疾病的临床早期诊断和分型十分具有价值。目前,生物标志物的筛选已经逐步形成了"基于非靶标组学技术发现潜在生物标志物"和"基于靶标组学技术验证生物标志物"的两步研究思路,并且广泛地应用于肝脏疾病、糖尿病、免疫性疾病和神经性疾病等多种疾病研究。

2 型糖尿病(T2DM)的患病率逐年增加,仅使用空腹血糖(FBG)以及糖化血红蛋白 A1c(HbA1c)水平作为诊断标准对于高危人群中 T2DM 的早期诊断仍然具有挑战性。基于超高效液相色谱-四极杆-静电场轨道阱高分辨质谱(UHPLC/Q-orbitrap HRMS)的代谢组学策略对 51 名 T2DM 患者、50 名空腹血糖异常者和 48 名正常糖耐量受试者的血清代谢轮廓进行非靶向定量分析和多元统计分析,发现了一组由 2-乙酰乳酸酯、2-羟基-2,4-戊二烯酸、阿拉伯糖和 L-谷氨酰胺组成的生物标志物组,该组标志物在 T2DM 患者和空腹血糖异常者中的曲线下面积(AUC)分别为 0.874 和 0.994,为高危人群中 T2DM 的早期诊断提供了有效方法。

脑脊液(CSF)中的蛋白类成分与大脑中发生的生物化学变化密切相关,随着蛋白质组学技术的发展,蛋白类标志物的医学价值越来越受到重视。在中国阿尔茨海默病(AD)患病率近年来呈显著上升的趋势，早期干预是目前延缓该病进程的唯一可靠手段。大队列人群（$n=797$）CSF 的非靶向蛋白质组分析结果表明，与健康对照组或非阿尔茨海默病痴呆组相比，淀粉样蛋白异常患者和阿尔茨海默病患者的 CSF 中有 288 个蛋白质表达量异常，其中淀粉样蛋白异常患者中表达失调的蛋白质主要与蛋白质分解代谢、能量代谢和氧化应激有关，而阿尔茨海默病患者中特异性失调的蛋白质与细胞重塑、血管功能和免疫系统有关。尿液作为一种非侵入性、大量、快速获得的生物样本，可以更灵敏地反映机体的病理状态，也是疾病生物标志物发现的重要来源。研究者们应用 nano-LC-MS/MS 对 10 例经活检证实的局灶节段性肾小球硬化（FSGS）患者（6 例类固醇敏感，4 例类固醇耐药）的尿液蛋白质组进行分析，共检测到 368 种蛋白质，结合机器学习，发现类固醇敏感组与类固醇耐药患者尿液蛋白质组有 21 种蛋白质存在差异，这些差异蛋白主要参与急性炎症反应和防御机制，它们对于早期预测患者对类固醇药物的敏感性具有重要意义。

（二）发病机制研究

蛋白质和代谢物是连接基因型和表型的重要中间分子，蛋白质功能紊乱是疾病发生的重要机制，最终引起下游内源性代谢物发生改变。因此，基于 HR-MS 进行代谢组学和蛋白质组学的联合分析是探索疾病发病机制及治疗靶点的有效工具。一方面，通过"通路富集"将代谢组学和蛋白质组学数据联合分析，可视化分析生物体内代谢网络的变化，快速锁定同一生物进程中（KEGG Pathway）关键蛋白质和关键代谢物。例如，研究者们基于 QTOF-MS 和 QQQ-MS 在血管性抑郁症（VD）小鼠模型 vs. 对照组小鼠海马体中检测到 44 种差异代谢物和 304 种差异蛋白。通过对这些差异代谢物和差异蛋白进行关联及整合分析，构建了 VD 蛋白-代谢网络，并分别基于 LC-MS 和 Western blot 技术针对关键代谢物及关键蛋白质进行靶向定量分析，进一步验证了神经递质转运、氨基酸、脂质和能量代谢紊乱可能是 VD 的发病机制。另一方面，基于"表达层面"对差异表达蛋白和代谢物的表达量联合分析，对具有同步变化规律的差异蛋白和代谢物进行生物信息学个性化分析。比如在基于小肠蛋白质组学和血清代谢组学研究中国仓鼠糖尿病动物模型的分子特征时，通过 LC-orbitrap/MS 和 GC-TOF/MS 分别鉴定出 213 种差异蛋白和 14 种差异代谢物，生物信息学分析的注释显示这些差异蛋白和代谢物主要与胰岛素抵抗相关，从分子角度初步了解了该模型的糖尿病特征，也为探索其发病机制提供了新视角。

精准医学是医学科学的发展趋势，临床质谱是实现精准医学的重要工具。随着 HR-MS 检测技术的不断迭代，近年来其在临床医学领域中的应用不断实现纵深，应用方向涵盖了从小分子定量检测到微生物鉴定和生物大分子分析，以 HR-MS 技术为核心的蛋白质组学和代谢组学作为临床质谱的热点技术，已经广泛用于生物标志物的筛选和病理机制的探索。然而目前绝大部分的质谱检测方法为实验室自建方法，虽然已有部分国内外指南和共识，但临床质谱检测仍存在样品前处理方法不统一、仪器多元化、缺乏量值溯源系统等问题，使得基础科研和临床转化之间存在壁垒。因此，规范质谱检测项目，建立全国性的临床质谱实验室间质量评价体系，才能有效地做好质量控制与质量保证工作，更好地促进临床质谱从科研向临床大规模应用转化。

（翟燕红　曹　正）

【思考题】

1. 传统免疫方法和液质色谱-串联质谱法相比较，各自的优点和缺点有哪些？
2. 液质色谱-串联质谱法的性能验证主要有哪些指标？评判标准是什么？
3. 液质色谱-串联质谱法的临床应用主要有哪些方面？
4. 在气相质谱检测过程中，影响待测物质的分离的因素有哪些？如何根据待测物质的性质设计检测方法？

第十一章 免疫组化技术及应用

【教学内容】 免疫组化技术是指用标记的特异性抗体在组织细胞原位通过抗原抗体反应和相应的呈色反应,对相应抗原进行定性、定位、定量测定的一项免疫检测方法。本章节主要介绍不同的免疫组化技术的原理、基本流程及技术要点,并介绍该技术在肿瘤、自身免疫病及病毒性疾病等中的临床及科研应用。

随着对疾病机制的深入研究、抗体和标记技术的快速发展,免疫组化技术已成为临床科研应用中的重要组成部分。1942 年 Coons 等人首次使用荧光素标记抗体,并用其检测组织和细胞中的抗原,从此开启了免疫组化技术革命。传统的手工染色方法工作效率低,且易受到温度、湿度、时间和实验人员的操作水平等因素的影响,如何保证结果的可控性、稳定性和一致性是该技术工作的重点和难点。近年来,随着数字化、信息化和人工智能化的飞速发展,免疫组化的自动化、标准化和信息化备受关注。其中,精确、稳定、高效的全自动免疫组化染色系统可建立标准化的检测流程,实现对组织切片和试剂的全程跟踪,保证结果的可重复性和溯源性,减少人工操作引起的误差,为精准诊断提供更加可靠、稳定的检测条件,也是未来免疫组化技术发展的必然趋势。

第一节 概 述

免疫组织化学(immunohistochemistry,IHC)技术又被称为免疫细胞化学(immunocytochemistry,ICC)技术,简称免疫组化技术,是指根据组织形态学和细胞形态学的理论,利用可视化的生物报告标签(酶、荧光基团、生物素、亲和素和胶体金等)标记特异性抗体,在组织细胞原位与特定的蛋白或配体发生特异性结合反应,通过观察报告标签所在的特定亚细胞区域的显色反应,从而评估有关组织细胞中靶抗原相关信息的一种免疫诊断技术。免疫组化技术具有高敏感性、高特异性、定位准确和结果易于观察等特点,可以反映组织细胞的形态结构、机能代谢等方面的变化及规律,已广泛应用于肿瘤细胞的鉴定、受体活性或通路激活的检测、治疗靶点的检测、疾病诊断、疗效监控及预后评估等生物学和临床医学研究的众多领域。

免疫组化技术根据标记在抗体上生物报告标签的不同可分为酶免疫组化技术、荧光免疫组化技术、亲和组织化学技术及免疫标记电镜技术等;根据标记抗体的类型,又可分为直接法和间接法。免疫组化检测步骤包括了抗体的制备与纯化、组织或细胞标本的制作和预处理、靶抗原-抗体免疫复合物的形成和显色反应、结果判定与分析等过程。在实验进行的全过程中,任何一个步骤的误差都可能对实验结果的解释产生重大影响。因此,在日常的实验操作中,为了确保获得可信赖的实验数据,必须根据具体的实验目标来不断修正和优化实验方法。

第二节 酶免疫组化技术

酶免疫组化技术是将酶标记在抗体(或抗原)上形成酶标抗体(或抗原),再与组织中的靶抗原(或抗体)发生特异性免疫结合反应,借助酶对底物的催化作用产生显色反应,通过显微镜观察亚细胞区域的显色情况从而对靶抗原进行定性和定位分析。酶免疫组化技术根据有无采用酶直接标记特异性抗体,将其分为酶标记抗体免疫组化技术和非标记抗体酶免疫组化技术。

一、酶标记抗体免疫组化技术

按照酶标记抗体的不同可分为直接法和间接法。

（一）直接法

将酶标记在特异性抗体（一抗）上制备成特异性酶标抗体，该酶标抗体与待测标本中的靶抗原发生特异性结合，形成靶抗原-酶标抗体复合物，酶催化底物产生有色不溶性沉淀。该法的优点在于操作简便、省时、专一性强，非特异性染色较轻。缺点是敏感性稍差，一种酶标抗体只能检测一种靶抗原。

（二）间接法

与直接法的区别在于将酶标记在二抗上。首先向待测标本中加入特异性抗体（一抗），进而加入能特异性结合一抗的酶标二抗，形成靶抗原-一抗-酶标二抗复合物，最后加入底物显色。该法较直接法敏感性高，且一种酶标二抗可用于多种相应动物制备的一抗，检测多种抗原，但比较费时且特异性不如直接法。

二、非标记抗体酶免疫组化技术

非标记抗体酶免疫组织化学染色的技术要点是用酶免疫动物获得效价高、特异性强的抗酶抗体，通过桥联抗体将抗酶抗体连接在靶抗原上，催化底物显色，实现对靶抗原的定性和定位检测。

（一）酶桥法

使用酶免疫动物产生的抗酶抗体作为三抗，并向体系中引入一个桥联抗体（二抗），通过桥联抗体连接三抗和特异性识别靶抗原的一抗，形成靶抗原-一抗-桥联抗体-抗酶抗体-酶复合物，加底物显色。酶桥法中的抗体均未被标记，避免共价连接对抗体和酶的损伤，可提高检测的敏感性并节省一抗的用量。缺点是如果抗酶抗体中存在低亲和力抗体，在漂洗时易解离，会降低其敏感性。

（二）过氧化物酶抗过氧化物酶法

过氧化物酶抗过氧化物酶（peroxidase antiperoxidase，PAP）法是将三个过氧化物酶和两个抗酶抗体组成一个稳定的五角形复合物，该复合物相当于替代酶桥法中的抗酶抗体，在桥联抗体的作用下，将来源于同一动物种属的一抗和抗酶抗体连接起来形成免疫复合物，催化底物显色。相较于酶桥法，PAP复合物的结构更稳定，非特异性染色更弱，敏感性更高。但PAP复合物的分子量较大，组织穿透力较弱。

（三）双桥PAP法

该法是在PAP法基础上的进一步改良，通过使用两个桥联抗体连接更多的PAP复合物以增强其敏感性，重复使用的桥联抗体可与PAP复合物中抗酶抗体和一抗的Fc段未饱和位点结合，从而实现对靶抗原的放大效应。双桥PAP法适用于标本中微量抗原的检测，但PAP复合物制备复杂，染色步骤多，耗时长。

（四）碱性磷酸酶-抗碱性磷酸酶法

在酶免疫组织化学中，某些组织和细胞中的内源性过氧化物酶也可与底物发生反应而显色，干扰实验结果的判断。虽然使用过氧化氢甲醇可以去除内源性酶的干扰，但也会在一定程度上损伤抗原。在这种情况下可选用碱性磷酸酶（alkaline phosphatase，ALP）代替辣根过氧化物酶（horseradish peroxidase，HRP）作为酶促标签建立碱性磷酸酶-抗碱性磷酸酶法，其基本原理与PAP法一致。

三、常用的酶促标签及显色底物

目前，最常用于酶免疫组化技术的酶促标签是HRP和ALP。

HRP在二氨基联苯胺（3,3-diaminobenzidine，DAB）的作用下与过氧化氢反应生成水和氧气的同时氧化 DAB，氧化的 DAB 在反应部位生成棕色/黑色的不溶性沉淀。除此之外，HRP 还可与 3-氨基-9-乙基咔唑反应形成红色沉淀，与四甲基联苯胺反应生成深蓝色沉淀。

ALP 是有机酯中萘酚磷酸基的水解酶，可以与萘酚 AS-MX 磷酸盐发生偶氮偶联反应生成红色/蓝色沉淀，还可与溴氯羟吲哚磷酸盐发生靛蓝四唑反应形成紫蓝色沉淀。由于组织或细胞中的内源性 ALP 很容易被破坏和降解，因此很少产生非特异性染色，但是 ALP 的显色较为弥散，不如 HRP 显色清晰。

除了常用的 HRP 和 ALP 外，葡萄糖氧化酶（glucose oxidase，GOD）也可以作为酶促标签。向 GOD 标记抗体的反应体系中加入 β-D-葡萄糖，与 GOD 发生化学反应生成过氧化氢，过氧化氢又可与 HRP 反应生成水和氧气，氧化 DAB 显色。

在选择合适的酶促标签进行标记时，应考虑待测标本内源性酶对检测结果的影响，如红细胞中含有丰富的内源性过氧化物酶，可与 HRP 的底物发生反应从而产生假阳性信号，此时应选用 ALP 作为报告标签。同样，在大肠组织中含有丰富的内源性 ALP，此时应选择 HRP 作为报告标签。

第三节　荧光免疫组化技术

随着荧光技术的不断发展和荧光显微镜的广泛应用，荧光免疫组化技术在细胞水平、分子水平的特异性和敏感性大幅度提高，已成为临床科研常用的研究方法。

一、荧光免疫组化技术的原理

荧光免疫组化技术是利用免疫荧光技术检测组织或细胞中特定亚细胞区域的抗原或半抗原的方法。首先将荧光基团通过共价键连接在抗体（或抗原）上制成荧光标志物，荧光标志物再与组织或细胞中的靶抗原发生特异性结合反应形成免疫复合物，免疫复合物上的荧光基团受到激发光照射后发射出不同波长的荧光，使用荧光显微镜观察标本的染色情况即可实现对组织或细胞中靶抗原（或抗体）的定位、定性和定量研究。

二、用于标记抗体的荧光基团需具备的条件

荧光免疫组化技术具有敏感性高、特异性强、通量高等优势，但易受荧光基团猝灭等影响，因此用于标记抗体的荧光基团需具备如下条件：

（1）含有能与蛋白质分子形成共价键的化学基团，且与蛋白质结合牢固，不易解离，而未结合的荧光基团易降解或排除。

（2）与蛋白质结合不影响荧光基团的效率。

（3）标记抗体后对抗体的活性无明显影响。

（4）结合方法简便、快速，且比较稳定。

标记荧光基团的荧光颜色应能与组织自发荧光颜色形成鲜明对比，能清晰判断结果。

三、常用的荧光标签

目前常用的荧光标签有异硫氰酸荧光素（fluorescein isothiocyanate，FITC）、藻红蛋白（phycoerythrin，PE）等，其通过共价键与抗体连接制成荧光标记抗体。

FITC 的性质比较稳定，常用于检测组织或细胞内的蛋白质，其激发波长和吸收波长分别为 490～495nm 和 520～530nm，发绿色荧光，可用于免疫组化染色单染或多重染色。缺点是在光照下易发生猝灭，易受自发光影响。PE 的最大激发波长和最大吸收波长分别为 488nm 和 575nm，发橙色荧光。荧光标签的选择主要取决于荧光显微镜的滤光片和荧光复染剂，应避免荧光标签和荧光复染剂的激发光谱和吸收光谱重合干扰实验结果。

四、多重荧光免疫组织化学实验

多重荧光免疫组织化学实验可以实现在同一标本中同时检测多种靶抗原，按照标记方法的不同可分为直接法和间接法。

（一）直接法

将两种及以上不同的荧光基团分别标记在不同的特异性抗体（一抗）上，将不同荧光标记抗体以适当比例混合后滴加在标本上，荧光标记抗体则分别与相应靶抗原结合，然后洗去未结合的荧光基团，在荧光显微镜下选择相应的滤光片进行观察，即可对多种抗原进行分析。

（二）间接法

首先使用两种及以上未标记的特异性抗体（一抗）与标本中的靶抗原特异性结合，后加入不同荧光基团标记的二抗与一抗发生结合反应，使用不同的滤光片观察染色结果。需要注意的是，间接法中的一抗必须来源于不同物种，且荧光基团标记的二抗必须和一抗来源于同一种属。

第四节　亲和组织化学技术

亲和组织化学技术不同于一般的免疫组化技术，它是利用两种物质之间具有的高度亲和力而建立的一种新型生物反应放大系统。目前亲和组织化学技术中常见的亲和物质包括生物素-亲和素、植物凝集素-糖蛋白、葡萄球菌蛋白 A-免疫球蛋白 G 等。这些物质一般都具有双价或多价结合能力，能偶联抗体的同时也能连接生物报告标签，通过显微镜可观察靶抗原在细胞和亚细胞水平的分布。该方法操作简便、省时，可大幅提高免疫组化技术的敏感性，更适用于微量抗原的检测。

一、生物素-亲和素免疫组化技术

亲和素是由 4 个相同的亚单位组成，亚单位与生物素的亲和力极高，二者结合后不会影响彼此的生物学活性，且亲和素和生物素还具有与其他示踪剂相结合的能力。目前常用的技术类型有以下六种：

（一）亲和素-生物素-过氧化物酶复合物技术

亲和素-生物素-过氧化物酶复合物（avidin-biotin-peroxidase complex，ABC）技术的基本原理是把亲和素作为桥联剂，连接生物素化抗体和生物素结合的 HRP，实现对靶抗原的检测。ABC 复合物具有放大作用，且分子量较小，易于渗透进组织，可大幅度提高检测的敏感性，适用于微量抗原的检测。此外，ABC 法还具有特异性高、背景染色浅、操作简单、可进行多重标记等优点。但 ABC 法也存在一些不足，如某些组织中存在内源性生物素，在使用 ABC 法染色时需预先使用亲和素封闭内源性生物素。

（二）链霉亲和素-生物素-过氧化物酶复合物技术

链霉亲和素与亲和素有着相似的生物学特性，同样含有 4 个能与生物素特异性结合的亚基，两者之间具有极强的亲和力。链霉亲和素-生物素-过氧化物酶复合物技术（streptavidin-biotin-peroxidase complex technique，SABC）的原理与 ABC 法一致，但与 ABC 法相比，链霉亲和素的分子量更小，对组织的渗透能力更强，反应更快速、敏感，且链霉亲和素不含任何糖基，不与待测标本中的含糖基的物质起反应，非特异性反应少。

（三）桥联亲和素-生物素技术

桥联亲和素-生物素技术（bridged avidin-biotin technique，BRAB）与 ABC 法不同，根据原理

不同可分为直接法和间接法。直接 BRAB 法是先加入生物素化抗体与靶抗原结合，再先后加入亲和素与酶标生物素，以游离的亲和素作为"桥"连接生物素化抗体与酶标生物素，最终形成抗原-生物素化抗体-亲和素-酶标生物素复合物，从而起到多层放大效果。间接 BRAB 法是在抗原与特异性抗体结合后，再用生物素化的二抗与抗原-抗体复合物结合，使反应增加一个层次，进一步提高灵敏度。

（四）标记亲和素-生物素技术

在标记亲和素-生物素技术（labelled avidin-biotin technique，LAB）中，先加入生物素化抗体与待测标本中的靶抗原发生免疫结合反应，再加入生物报告标签标记的亲和素与抗体上的生物素结合，通过级联放大作用实现对靶抗原的检测。虽然 LAB 法应用不如 ABC 法广泛，但由于其省略了加标记生物素的步骤，操作较简便，同时也具有较高的敏感性。

（五）链霉亲和素-过氧化物酶技术

链霉亲和素-过氧化物酶（streptavidin peroxidase，SP）技术的本质是 LAB 技术的间接法。它先加入特异性抗体（一抗）与靶抗原结合，再加入生物素化的二抗与一抗结合，使用 HRP 标记链霉亲和素形成 SP 复合物，SP 复合物中的链霉亲和素与二抗上的生物素结合形成二抗-生物素-亲和素-HRP 复合物，通过放大系统实现对靶抗原的检测。该法中的 SP 复合物比 ABC 法和 SABC 法的复合物都要小，因此反应更为迅速且非特异性反应少，但不适用于内源性生物素含量丰富组织的检测。

（六）催化信号放大系统

催化信号放大系统（catalyzed signal amplification system，CSA）也称酪胺信号放大系统，它是通过酪胺的过氧化物酶反应，形成共价键结合位点，产生大量的酶促产物。该产物能与周围的蛋白残基结合，在抗原-抗体结合部位有大量的生物素沉积，与随后加入的酶标链霉亲和素结合，经过几次的循环放大，网罗大量的酶分子，使其敏感性得到几何级的放大。CSA 法是目前最为敏感的免疫组化染色方法，适合于实验病理学和一抗昂贵、抗原性较弱的免疫组化检测以及抗原破坏严重、抗原量较少的组织细胞抗原的检测。但 CSA 法操作步骤多，孵育时间长，存在严重的内源性干扰。

二、葡萄球菌 A 蛋白法

葡萄球菌 A 蛋白（staphylococcal protein A，SPA）是从金黄色葡萄球菌细胞壁中分离出来的一种蛋白质，具有双价结合力。一个 SPA 分子可以同时结合两个 IgG 的 Fc 段或分别结合一个 IgG Fc 段和一个生物报告标签，通过检测相关信号即可实现对靶抗原的检测。SPA 与酶标抗体相比分子量小，易于穿透组织，敏感性较高。

三、凝集素法

凝集素是一种从动物、植物中提纯出来的糖蛋白或能够结合糖的蛋白。它最大的特点是能专一识别特定的糖蛋白，且具有多价结合能力，除了能结合糖蛋白外还可以与生物报告标签结合组成信号报告系统。由于在细胞膜中存在一定量的含糖物质，因此可以将报告标签标记的凝集素作为一种探针来检测细胞膜上特定的糖基结构。

四、多聚螯合物酶法

多聚螯合物酶法（EnVision 法）是利用一个多聚化合物（葡聚糖）作为载体，将多个二抗和 HRP 结合在高分子葡聚糖上形成一个酶标多聚体，在特异性抗体（一抗）与靶抗原结合后，酶标多聚体上的二抗与一抗结合从而定位靶抗原的位置。EnVision 复合物上结合了多个二抗和 HRP，具有极强的信号放大作用,且在人体内不存在该多聚化合物,可避免非特异性信号的产生。但EnVision复合物分子量大,难以穿透核膜,因此EnVision法常用于细胞膜和细胞质抗原的检测,不能用于细胞核内抗原的研究。

第五节 免疫标记电镜技术

尽管免疫组化技术在临床科研中应用广泛,但在超微结构水平上观察和研究免疫反应仍然存在局限性。1959年Singer等人首先提出使用高电子密度颗粒物铁蛋白标记抗体,从而为研究细胞超微结构水平上的免疫反应提供了可能。在此基础上,又相继发展出了免疫胶体金电镜及酶免疫电镜等技术。

一、免疫标记电镜技术的原理

该技术的原理是用高电子密度的颗粒性标志物作为报告标签标记抗体(或抗原),在超微结构水平上与相应抗原(或抗体)发生免疫结合反应,通过电子显微镜定位免疫复合物所在的位置。与光学显微镜下的定位相比,免疫标记电镜技术定位更为精确,可定位至细胞膜、细胞器,在探究病因、发病机制及组织发生等方面具有独特的优势。缺点是操作相对烦琐,需要专门的电子显微镜,且对标本制作的技术要求较高。

二、常用的免疫标记电镜技术

(一)免疫胶体金电镜技术

免疫胶体金电镜技术是以胶体金作为生物报告标签标记抗体(或抗原)用于检测标本中靶抗原(或抗体)的新型免疫标记检测技术。胶体金是由氯金酸在柠檬酸三钠、鞣酸-柠檬酸钠等还原作用下,聚合成特定大小的金颗粒,并通过静电作用所形成的一种疏水胶溶液。金颗粒的大小与柠檬酸三钠的用量有关,且金颗粒的大小决定着胶体金溶液的颜色,使用不同大小的胶体金颗粒标记不同的特异性抗体,即可实现在同一切片上检测多种靶抗原。

(二)免疫胶体铁电镜技术

铁蛋白的含铁量约为23%,直径10~12μm,含有致密的铁离子核心,在直径55~60nm的铁胶粒中约含有2000~3000个铁原子,主要分布在四个圆形的致密区内,具有很高的电子密度,适合用于免疫电镜技术的标记。胶体铁可以在低分子量双功能试剂的作用下连接在抗体上形成一种双分子复合物,在切片中标记的抗体与靶抗原发生结合反应后通过普鲁士蓝反应显色,使其可在电镜下观察靶抗原在细胞超微结构中的分布。胶体铁标记技术适用于细胞膜表面抗原的研究,但因其分子量较大,不易透过细胞膜,定位细胞内的抗原较为困难。

(三)酶免疫电镜技术

酶免疫电镜技术是利用酶标记抗体(或抗原)与标本中的靶抗原(或抗体)发生结合反应,经酶对底物的催化产生高电子密度的产物。酶免疫电镜技术中常用的酶是HRP,HRP标记的抗体与靶抗原结合后,催化底物二氨基联苯胺生成不溶性的棕色吩嗪衍生物,再经四氧化锇处理后生成黑色高电子密度的锇黑,适合在电镜下观察。相较于铁蛋白,HRP的分子量较小,使用HRP标记的抗体可轻易穿透经适当处理后的细胞膜,与细胞内抗原发生反应,适用于细胞内抗原的研究。但酶催化底物的产物较为弥散,分辨率不如铁蛋白和胶体金。

(四)非标记抗体免疫电镜技术

非标记抗体免疫电镜技术是通过一系列非标记抗体的免疫学反应,对组织中的抗原进行定位检测的技术。非标记抗体免疫电镜技术又可分为用标志物显示和不用标志物显示两种方法。前者利用基因工程方法制备双特异性抗体的 F（ab′）$_2$，一个 Fab 段与标本中的抗原结合，另一个 Fab 段则是抗体蛋白的结合片段。在抗体与标本作用后，再加入铁蛋白与抗体结合，从而对组织内抗原进行定位。后者则用磷酸钨负染后，直接电镜观察。非标记抗体免疫电镜技术大大提高了检测方法的敏感性。

第六节　影响免疫组化技术的主要因素

在免疫组化实验中，主要技术流程包括了抗体的选择与优化、标本的制备与处理、结果观察与分析和质量控制等。在整个实验过程中，任何一个步骤出现偏差都会影响实验结果。因此，在日常实验操作过程中，为了取得可靠的实验结果，要根据不同的实验目的而调整和优化实验方法。

一、抗体的选择与优化

目前常用于免疫组化技术的抗体有单克隆抗体、多克隆抗体和混合型单克隆抗体等。单克隆抗体简称单抗，多源于鼠和兔，只针对单一抗原表位，具有极高的特异性。在免疫组化中使用单抗，具有非特异性背景信号低的优点，但敏感性较差，免疫组化染色信号强度较低。多克隆抗体简称多抗，多源于兔和山羊，能识别多个抗原表位，免疫组化染色信号强度高，假阴性概率低，但特异性较单抗低，容易产生非特异性信号。混合型单克隆抗体是指能识别同一抗原表位的不同单克隆抗体的混合物，其结合了单抗和多抗的优点，在提高特异性的同时也提高染色信号强度。在实验过程中，应该根据不同抗体的特点和适用范围选择最佳的抗体。

在选择最佳抗体后，还需要对反应体系进行一系列的优化。如抗体浓度，在抗原抗体反应中，过高或过低的抗体浓度均可能导致实验结果不理想。因此，在正式实验之前需进行预实验，通过梯度稀释纯化抗体来确定最佳抗体稀释比例，以便达到最弱背景信号下的最佳特异性染色结果。

二、标本的制备与处理

在进行免疫组化实验过程中，造成染色结果不理想乃至实验失败的主要原因是组织细胞标本没有得到良好的处理。因此，在整个制备过程中，既要保证组织细胞的形态不发生改变，也要保证组织细胞的抗原不被破坏。选择合适的制片方式和处理方法对免疫组化技术至关重要，标本的处理是保证免疫组化技术质量的关键。

（一）标本类型

1. 石蜡组织切片　是进行形态学研究的首选方法。新鲜组织从大体标本中取出后，应立即固定处理以保持其形态结构和抗原性的完整，后置于石蜡中制成石蜡组织块，并使用切片机制成约 4μm 的切片。石蜡组织切片的组织形态保存良好且能做连续切片，有利于各种染色对照观察，还可以长期存档，以供回顾性研究，但是对于抗原的保存不如冰冻切片。

2. 冰冻切片　对于不能使用石蜡加工处理的标本，可以使用冰冻切片。由于没有经过石蜡加工的高温和化学处理，标本的抗原得到了最大程度的保存，但冰冻切片的组织形态和图像分辨率不如石蜡组织切片。

3. 细胞制片　对贴壁生长的细胞，可使用细胞爬片生长的方式进行制片，将制好的细胞爬片固定处理后即可进行下游实验；对悬浮生长的细胞，经离心沉淀后制成传统的细胞学涂片即可。细胞制片同样可使抗原得到最大程度的保存，但需要注意的是，天然抗原的表达在活体组织的细胞和体外培养的细胞中可能存在较大差异。

（二）标本固定

标本若没能得到及时的固定处理，随着时间的推迟，缺氧、pH 值的改变和细菌生长等均会对组织细胞标本的抗原造成不可逆的损害。因此，对所有的组织细胞标本使用标准的固定液进行适度适时的固定是必要的。

（三）标本保存

1. 石蜡组织切片 组织细胞标本经石蜡包埋后形成的石蜡包埋组织块可在常温环境下长期保存。当石蜡包埋组织块制成石蜡切片后应尽快染色进行下一步实验；如果需要保存，建议在石蜡切片上再覆盖一层石蜡形成厌氧屏障后置于 4℃保存。

2. 冰冻切片 冰冻组织切片建议储存在 -80℃，除非需要进行免疫组化染色，否则在任何阶段都不应解冻。

3. 细胞制片 在进行细胞制片时建议使用含商品化细胞固定剂的载玻片，这种细胞固定剂可以在细胞表面形成一层保护层，防止细胞形态和抗原损伤。处理好的细胞片置于 4℃保存。

（四）抗原修复

在免疫组化技术中，目前使用最广泛的甲醛固定剂会使相邻蛋白质分子间形成亚甲基桥联从而遮蔽某些抗原表位，致使特异性抗体无法与之结合。因此，需通过一些方法打开亚甲基桥联从而重新暴露出抗原，这个过程称为抗原修复。常用的修复方法有酶消化法、微波修复法、高压锅抗原修复法、抗原煮沸修复法及水浴修复法等。抗原修复的影响因素很多，实际操作中，不同的方法适用于不同类别抗原的修复，需通过预实验探索适用的抗原修复方法及实验条件，如修复液 pH、温度、酶种类及浓度、修复时间等。但抗原修复效果是有限的，在可能的情况下最好采用冰冻切片。

（五）封闭

封闭是在免疫组化检测中处理非特异性干扰的常用方法，指利用各种前处理手段灭活或消除可能出现的非特异性着色而导致假阳性结果。目前封闭主要是针对非特异性结合引起的背景着色和内源性物质的干扰，处理方法如下：

1. 封闭非特异性着色 造成非特异性背景染色的主要原因是一抗的疏水性和静电作用与组织切片上的一定成分非免疫性地结合。这种背景染色一般是均匀的，可通过滴加与二抗种属同源的被稀释后的非免疫性血清（即封闭血清），达到降低背景着色干扰的目的。实验室也可通过稀释酪蛋白、抗体稀释液中添加血清或酪蛋白、缓冲液中添加温和的洗涤剂等措施，减少背景非特异性染色。

2. 封闭内源性酶活性 在进行酶促免疫组织化学染色时，通常使用 HRP 和 ALP 作为酶促报告标签，但是在肝、肾、肌肉、肠组织中存在大量内源性酶，可与 HRP 或 ALP 的底物发生反应导致假阳性结果。为降低或避免内源性酶对免疫组化结果的影响，一般使用 0.3%~3% 的过氧化氢甲醇溶液处理 5~20min 以抑制内源性酶的活性。但在使用过氧化氢甲醇抑制内源性酶的同时也会对抗原造成损伤，因此要严格把握过氧化氢甲醇溶液的使用浓度和使用时间。

3. 封闭内源性生物素 生物素存在于各种组织中，尤其在肠、脑、肾、脾、肝和脂肪组织中含量较高。在亲和组织化学技术中，标记的亲和素会与内源性生物素结合，产生背景染色和假阳性结果。石蜡包埋可减弱内源性生物素的活性，但抗原修复又可恢复和暴露一些内源性生物素，可在染色前预先使用未标记的亲和素结合内源性生物素进行处理。

（六）免疫组化的复染

在进行免疫组化实验时，除了使用报告标签标记抗体对靶抗原进行染色外，还可根据实验体系的不同选择苏木素或 4′, 6-二脒基-2-苯基吲哚等进行复染。复染主要是针对细胞核进行染色，以便后续结果的分析。但有关研究表明，复染会影响免疫组化实验结果的定量分析，甚至会与实际结果相反。因此，在进行复染时，要注意染色强度，如果染色较深，有可能会掩盖靶抗原的着色。

三、免疫组化的结果判断

免疫组化结果的观察及判读均需一定的背景知识和专业经验。实验人员必须遵循基本判读原则、设置合适的对照组、掌握常见项目阳性部位及阳性表达等，以利于免疫组化质控工作的进行。

（一）对照组设立

在日常的免疫组化实验中，应对每种一抗设立阳性和阴性对照，根据对照组的结果来判断当次实验试剂的有效性、实验结果的真实性和诊断结果的准确性。

1. 阳性对照　可分为内对照和外对照。这两种对照的原理基本一致，都是使用已经证实过含有靶抗原的标本与待测标本同时进行相同的免疫组化实验，根据对照组的实验结果判断是否存在待测标本假阴性的可能。区别在于内对照是使用同一待检患者已经确证含有目的抗原的组织或细胞作为阳性对照，被认为是最佳的对照类型，可最大程度地保证对照组和实验组检测条件的一致。外对照是使用与待检患者无关的含有靶抗原的组织或细胞作为阳性对照，最大的优点是可以提供包括最低检测限在内的较为全面的信息。

2. 阴性对照　阴性对照的设立主要是为了排除标本中可能存在的内源性酶、内源性生物素造成的非特异性染色，使用确定不含有靶抗原的组织或细胞作为对照。

（二）阳性结果的观察与判断

理想的免疫组化实验结果应该是特异性染色强而非特异性染色弱或无。特异性的阳性染色结果应分布于特定的位置，如胞核、胞膜和胞质。但分布于切片边缘、刀痕或褶皱部位的无规律、无界线、定位不准确的均匀性染色常是非特异性染色，镜下常为浅棕色的均匀细颗粒状。因此，每次免疫组化实验都需要设置阳性和阴性对照，根据阳性染色细胞的百分比和染色强度综合判断实验结果。

1. 定性报告　在免疫组化鉴别诊断过程中，多数染色结果的判读为定性，即阳性（+）或阴性（-）。

2. 半定量报告　一般根据染色强度与阳性细胞比例相结合的形式进行判读，多用于与肿瘤治疗相关的一些蛋白指标的判读，如激素受体、人表皮生长因子受体2（human epidermal growth factor receptor 2，HER2）等。根据染色强度报告：阴性（-）、弱阳性（+）、中等阳性（++）、强阳性（+++）。根据阳性细胞比例：阳性细胞占待评估细胞群的百分比，一般计数500~1000个细胞，如ER表达结果，60%（+++），20%（++），10%（+）。

3. 异常表达报告　少数情况下（如一些特殊类型的肿瘤），蛋白虽有表达，但表达部位出现异常，此时不仅要判读为阳性（+），还应在结果中明确指出阳性信号所处的部位。如乳腺小叶癌时，p120不表达在通常所见的细胞膜，而是表达在细胞质甚至细胞核中，此时结果应报告为"细胞质及细胞核阳性（+）"。

四、质量控制和规范化

随着免疫组化技术临床科研应用日益广泛，免疫组化的质量控制问题也日益凸显，诸多因素可影响实验结果的准确性，包括实验人员的技术操作水平、试剂质量、抗体效价、标本状况等。因此，为获得满意的免疫组化染色效果，需对整个实验过程进行质量控制。

（一）标本制备的质量控制

标本的取材与制片对实验结果的影响很大，常见的问题有选取的病变组织不适宜、切片厚薄不均、标本固定时间不足或过长等。因此，在处理标本时应严格按照标准化实验操作流程（standard operating procedure，SOP）规定进行操作，以排除由于标本制作所产生的实验误差。

（二）试剂的质量控制

免疫组化实验中每一种试剂的质量都直接影响实验诊断结果的可靠性，尤其是抗体。在进行正式实验之前，应该通过预实验摸索最佳的抗体种类和抗体浓度。如采用商品化试剂，应在到货时对抗体进行包含抗体效价、阳性组织、阴性组织和染色定位是否准确等指标在内的详细的性能验证。除抗体外，固定液、抗原修复液、缓冲液等在开封一段时间后容易挥发，要根据实验室日常用量情况进行分装，以防反复冻融或过期影响试剂质量。

（三）实验操作的质量控制

在常规应用前，应由实验室根据公认的、权威教科书、制造商或方法开发者、经同行评议的书刊、杂志中明确的方法及程序，制定 SOP，其内容包含但不限于：实验原理、性能特征、标本类型、所需仪器和试剂、操作过程及注意事项等。实验室应定期对实验操作人员进行培训和考核，并评估、记录进行免疫组化染色的能力，关注日间和操作人员间的变异情况。

（四）仪器设备的质量控制

对免疫组化实验过程中使用的仪器设施需定期维护、校准。如水浴箱、高压锅、染色机和移液器等，尽可能地减少设备误差对实验结果的影响。目前不少实验室已开始应用全自动/半自动免疫组化仪进行抗体染色，虽然在一定程度上可减少人为因素的干扰，但实验室也应将该设备纳入质控范畴。其质控内容包括：试剂更换、温度、缓冲液、修复液 pH 值、双氧水、PBS 的配制方法和 pH 值及更换时间等。此外，还应关注自动化免疫组化染色设备的清洗、维护、校准、维修等，并记录相关内容。

（五）室间质量评价

定期参加实验室间质量评价是保证实验室检测结果准确性的必要手段之一。目前国内外相关的室间质量评价包括：美国的 CAP、北欧的 Nordi QC、英国的 UKNEQAS，国内的 PQCC、CCP 以及各地病理质控中心组织的相关室间质量评价等。实验室也可根据本单位实际情况定期参加不同的室间质量评价。

第七节　免疫组化技术的临床及科研应用

随着抗体技术和标记技术的不断发展，免疫组化技术的特异性和敏感性也不断提高，在临床及科研中的应用也越来越广泛。目前，免疫组化技术已经成为肿瘤、自身免疫病和各种传染病等的常用诊断方法。

一、在肿瘤诊治中的应用

（一）在肿瘤鉴别诊断中的应用

在实际临床操作中，仅仅依靠石蜡组织切片 HE 染色有时会造成误诊，而免疫组化技术可利用抗体对肿瘤特异性抗原进行准确的定性、定位分析，显著提高诊断的准确性。

1. 肺癌的免疫组化诊断　肺癌常用的免疫组化诊断标志物包括 TTF-1、Napsin A、SP-A、P40、CK5/6、CK7 和 DSG3 等，这些标志物的检测有助于肺癌与其他癌症的鉴别诊断。例如，TTF-1 在 75%～85% 的肺腺癌中表达，而在肺鳞状细胞癌中不表达，因此可用于鉴别诊断肺腺癌和肺鳞状细胞癌；SP-A 在 50%～90% 的肺腺癌中是阳性，而鳞癌和小细胞癌不表达，可用于鉴别肺腺癌与转移性腺癌、肺腺癌与肺鳞癌。

2. 肝癌的免疫组化诊断 免疫组化标记不仅可提高肝癌的早期诊断率,且可确定肿瘤的起源、排除其他肿瘤的转移,甚至还可辨别肿瘤的良恶性。近年来,大量的标志物用于肝癌的研究,其中 HepPar1、pCEA 和 GPC3 等是目前最敏感且最具有特异性的阳性标志物,MOC31、ber-ep4 和 EMA 等是阴性标志物,有助于鉴别肝脏的良恶性病变。

3. 乳腺癌的免疫组化诊断 某些乳腺的良恶性病变通过传统的检查手段往往难以鉴别,例如腺病与癌的区别、不典型增生与原位癌的区别、原位癌与浸润癌的区别等。一般来说,几乎所有的乳腺良性增生性疾病(除微腺性腺病外)都存在肌上皮细胞,而大多数的乳腺恶性上皮病变通常查不到肌上皮细胞,通过免疫组化技术检测肌上皮细胞的标志物(如 S100 蛋白、CD10、P63 等)即可鉴别诊断乳腺的良恶性病变。

4. 结直肠癌的免疫组化诊断 传统的影像学手段对于结直肠癌的诊断仍然存在一些不足,免疫组化标志物的出现一定程度上弥补了这些不足。DNA 错配修复系统(MMR)是一个能够修复 DNA 错配碱基的安全保障体系,MMR 基因可编码 MMR 蛋白来识别 DNA 在复制过程中形成的错配碱基并将其修复,目前用于结直肠癌诊断的 MMR 蛋白包括 MLH1、MSH2、MLH6 和 PMS2。

5. 其他肿瘤的免疫组化诊断 胃间质瘤在临床上的表现缺乏特异性,使用 CD117 抗体进行免疫组化实验即可实现神经鞘瘤、平滑肌瘤和胃间质瘤的鉴别诊断。免疫组化技术也可应用于恶性肿瘤的分型,如 Bcl-2 蛋白对应滤泡性淋巴瘤,cyclinD1 阳性对应套细胞淋巴瘤,CD30 和 CD15 阳性对应霍奇金病等。

(二)判断来源不明的转移性肿瘤的原发灶

来源不明转移性肿瘤(metastasis of unknown primary,MUP)指的是经过详细的临床、组织学检查和影像学检查都未能发现原发部位的一组转移性实体肿瘤。MUP 占恶性肿瘤的 5%~15%,这部分肿瘤仅凭借 HE 染色很难鉴别其组织来源,免疫组化技术的发展为判断 MUP 的组织来源提供了新方向。如 TTF-1 阳性提示肺癌或甲状腺癌转移可能,CA125 阳性提示卵巢癌转移可能,GCDFP-15 阳性提示乳腺癌转移可能,PSA 阳性则提示前列腺癌转移可能。

(三)在肿瘤分期中的应用

使用免疫组化技术有助于判断肿瘤的分期情况,这对临床制定治疗方案和评估患者预后具有重要的指导意义。如使用 SABC 法检测膀胱组织中的 P16 蛋白表达情况可以对膀胱癌进行分期。

(四)指导肿瘤的靶向治疗

随着进入精准医疗的时代,肿瘤的靶向治疗越来越受到临床的重视,目前可通过免疫组化技术检测相应蛋白的表达来指导靶向药物的使用。如使用酶免疫组化技术检测乳腺癌患者的 HER2 的表达情况,HER2 高表达的患者可以使用靶向药物曲妥珠单抗进行治疗。

二、在自身免疫性疾病中的应用

自身免疫性疾病是指机体对自身抗原发生免疫反应而导致自身组织损害所引起的疾病,目前临床常用的自身抗体检测方法有酶联免疫吸附试验和免疫荧光法等。随着免疫组化技术的日益发展,其已成为辅助诊断自身免疫性疾病的新工具。免疫组化技术在检测系统性红斑狼疮、大疱性类天疱疮和天疱疮的皮损组织的 C3d、C4d 方面具有重要的诊断价值,且在某些情况下可替代免疫荧光作为新的诊断工具。除此之外,免疫组化技术还可辅助诊断自身免疫性甲状腺疾病和自身免疫性肝病,如使用 Envision 法检测原发性胆汁性肝硬化和自身免疫性肝炎的浆细胞内 IgG 和 IgM 的表达来辅助鉴别二者。

三、在病毒性疾病中的应用

病毒性疾病的病原学诊断通常依靠血清学实验或培养技术,当条件受限或无法培养时,可通过观察组织病理学切片中的细胞病变实现对病毒的诊断，为病毒诊断提供了一种可靠的选择。目前，免疫组化技术已应用于乙型肝炎病毒、丙型肝炎病毒、巨细胞病毒、疱疹病毒、腺病毒、汉坦病毒的 NP 及 G2 蛋白、新型冠状病毒 S1 蛋白、呼吸道合胞病毒和狂犬病毒等多种病毒的诊断。如巨细胞病毒的组织病理学诊断一般依靠特征性病毒包涵体的检出，但有时出现的不典型细胞病理学改变易与退行性改变相混淆，可以使用 EnVision 法检测巨细胞病毒的 CCH2 抗原/DDG9 抗原，即可在亚细胞水平实现对巨细胞病毒的定性、定位分析。

四、在细菌鉴定中的应用

致病性大肠杆菌、霍乱、痢疾杆菌、结核分枝杆菌等细菌采用直接涂片法或直接从切片中检测是有困难的，而高特异性和高灵敏的免疫组化技术可以直接检出细菌。如检查结核分枝杆菌常采用抗酸染色法，但是抗酸染色法的检出率低，使用 ABC 法并联合结核菌素多克隆抗体对结核分枝杆菌进行染色可提高检出率。

五、在寄生虫检测中的应用

免疫组化技术主要是通过检测虫体抗原而对虫体进行定性和定位研究，常用于检测阿米巴原虫、疟原虫、纤毛虫、绦虫等。在寄生虫中使用免疫组化技术可将寄生虫的形态、代谢和机制研究有机地结合起来，更好了解寄生虫与宿主之间的免疫应答，为寄生虫的诊断和治疗提供新的方向。

六、在消化道疾病中的应用

胆道感染和溃疡性结肠炎是目前临床上较为常见的两种消化道疾病，使用免疫组化技术可实现对这两种疾病的辅助诊断。胆道感染是形成胆红素结石的主要原因，细菌在胆道中释放出 β-葡萄糖醛酸酶，使用免疫胶体金电镜技术可检测胆红素结石患者和健康对照人群中肝细胞溶酶体内的 β-葡萄糖醛酸酶的水平，有助于揭示内源性 β-葡萄糖醛酸酶与胆红素结石形成之间的联系。Ki-67 抗体是一个细胞增殖标志物，其在炎症过程中细胞增殖可能增加。在溃疡性结肠炎的组织标本中，Ki-67 抗体的表达水平可能增高，提示炎症活动。CD68 抗体是巨噬细胞的标志物，其在炎症组织中表达增加。通过检测 CD68 抗体的表达，可以评估炎症细胞浸润的程度。

七、免疫组化技术的拓展应用

（一）荧光激活细胞分选仪

荧光激活细胞分选仪（fluorescence-activated cell sorter，FACS）是一种以荧光素标记抗体结合相应细胞，用激光束激发单行流动的细胞，根据细胞所携带的荧光对细胞进行自动分析或分选的仪器。将游离细胞做荧光抗体特异染色后，在 FACS 中，细胞悬液及鞘液在一定的压力下形成分层鞘流，使处于鞘液包裹之中的细胞排列有序地经喷嘴逐个喷出，与激光束相交时产生的光散射或者发出的荧光信号由细胞分析仪检测计检测，并自动处理各种数据。FACS 虽然存在一些不足之处，如成本昂贵、技术复杂和细胞损伤等，但它仍然是许多细胞分析和研究领域中不可或缺的工具，尤其是在需要高通量、高精度和多参数分析的情况下，目前已广泛应用于细胞和分子水平的研究。

（二）共聚焦显微镜技术

共聚焦显微镜技术是近十年迅速发展起来的一项高新研究技术，是现代生物学微观研究的重要工具。激光扫描共聚焦显微镜（laser scanning confocal microscope，LSCM）这一技术可以获取细胞内某个薄层面上的荧光信息，而该层以外的信号被消除掉，成像清晰程度大大提高；结合计算机自动控制，可对荧光信号的分布、强度和动态变化进行全方位的分析。LSCM 主要用于细胞间通信的研究、荧光的定量定位测量、细胞物理化学测定、黏细胞的分选，细胞内离子测定和细胞膜流动性的测定。LSCM虽然存在一些不足之处，如成本昂贵、复杂性和低透射成像能力等，但仍然是许多研究领域中不可或缺的工具，特别是在需要高分辨率、三维成像和荧光标记的应用中。随着技术的不断发展，一些问题可能会逐渐得到解决或缓解。

（三）免疫组织化学-显微切割技术

显微切割技术是在显微状态下通过显微操作系统对欲选取的材料（组织、细胞群、细胞、细胞内组分或染色体区带等）进行切割分离并收集用于后续研究的技术。在研究某疾病发病的分子机制时，常要研究某种特定细胞的基因变化或基因间的相互方式在发病中的作用。但人体组织是由多种不同类型或不同病变阶段的细胞组成的，其中往往还混杂相当数量的炎症细胞，以整块组织为起始材料研究基因表达变化，所得结果并不能真实反映疾病分子水平的改变。因此，选取的研究材料需要在某一方面具有相同的特性，即具有一定程度的同质性。随着研究的不断深入，需要在组织细胞中分离的研究材料日趋微小（例如要收集分离组织内的单个细胞或细胞内的特殊组分如核仁或包涵体或染色体的某一区带等），常规手段往往不易做到，而显微切割可轻松解决这些问题。显微切割技术具有细微、原位、同质、结合等特点，在分子病理学研究中的应用十分广泛。显微切割技术虽然存在一些不足之处，如样本处理耗时、组织变性和切片艰难等，但仍然是许多生物学、医学和病理学研究中的基础技术。随着技术的不断发展，新的方法也可能被引入以提高切割技术的效率和准确性。

（四）活细胞成像技术

以往生物学研究的样品往往是经过处理的固定样品，仅能提供固定瞬间细胞的静态信息，无法反映细胞在正常生理、生化条件下的状态。与固定细胞的成像研究中提供的"快照"相比，活细胞观察对处于正常生理状况下的细胞进行全程扫描和记录，获得其连续、全面、动态过程，相当于拍摄了一段"视频"。由于其显示了正常细胞动态的活动过程，使得人们对细胞生命活动的认知更加深入，容易发现和确定细胞间相互作用和信号转导的过程，以及在活细胞水平上生物分子间的相互作用，可为未来的研究提供新思路。活细胞成像技术应用广泛，包括细胞结构组分的检测、动态过程的研究以及分子的细胞定位等。活细胞成像技术虽然存在一些不足之处，如细胞损伤、光毒性和标记物质的有限选择性等，但仍然是生物学研究中不可或缺的工具。

（五）小动物活体成像技术

传统的动物实验方法需要在不同的时间点处死实验动物以获得数据，得到多个时间点的实验结果，但无法动态监测整个活体内生物学事件的发生、发展过程。而小动物活体成像技术可以动态监测被标记分子或细胞在活体动物体内的发展进程，跟踪同一观察目标（标记细胞及基因）的移动及变化，所得的结果更加真实可信。小动物活体成像技术包括可见光成像、核素成像、计算机断层摄影成像、磁共振成像和超声成像等多种成像技术。该技术利用自身优势，可在不处死动物的前提下观察活体动物体内相关分子或细胞的变化，将体外分子生物学的研究扩展到活体小动物体内，已被大量的科研人员应用到基础医学甚至是临床医学的研究中。小动物活体成像技术虽然存在一些不足之处，如有限的深度、有机染料的光毒性和技术成本等，但仍然是生物医学研究中的重要工具，为科研人员提供了对生理和病理过程进行实时、动态监测的能力。

（江仁权　欧启水）

【思考题】

1. 简述免疫组化技术的基本过程。根据标志物的不同，免疫组化技术可以分为哪几种？
2. 简述免疫组化技术在肿瘤诊疗中的应用价值。
3. 简述如何做好免疫组化技术的质量控制。

第十二章 免疫荧光技术及应用

【教学内容】 免疫荧光技术是以荧光物质标记抗原或抗体，通过与相应的抗体或抗原发生特异性结合，从而对待测物进行定位、定性和定量分析的一项检测技术。本章主要介绍免疫荧光技术的主要原理、常用方法及步骤，并介绍该技术在实验室诊断及基础科研中的应用。

第一节 概 述

免疫荧光技术（immunofluorescence assay，IFA）又称荧光素标记技术，是标记免疫技术中发展最早的一种。它是基于免疫学、生物化学和显微镜技术建立起来的一项技术。由 Coons 等人在 1941 年建立，根据抗原抗体反应的原理，先将已知的抗原或抗体进行荧光素标记制成荧光标志物，再利用这种荧光标记的抗体（或抗原）作为探针检测细胞或组织中相应的抗原（或抗体），在细胞或组织中形成的抗原-抗体复合物上含有荧光素，荧光素受激发光的照射而发出明亮的黄绿色或橘红色的荧光，利用荧光显微镜可以看见荧光所在的细胞或组织来确定抗原或抗体的性质、定位，以及使用定量技术测定其含量。

用荧光抗体示踪或检查相应抗原的方法称荧光抗体法；用已知的荧光抗原标志物示踪或检查相应抗体的方法称荧光抗原法。这两种方法总称免疫荧光技术，荧光色素不但能与抗体球蛋白结合，用于检测或定位各种抗原，也可以与其他蛋白质结合，用于检测或定位抗体，在实际工作中以荧光抗体方法较为常用。具有专一性强、灵敏度高、实用性好等优点，主要缺点为存在非特异性染色的问题，结果判定的客观性不足，技术程序比较复杂。我国在 1958 年开始应用这项技术，主要是对多种病原微生物开展诊断，还构建了国产异硫氰酸荧光素。在 20 世纪 60 年代之后，荧光抗体纯化获得了发展，凝胶过滤等的推广，极大增强了荧光抗体敏感度，逐渐利用该技术开展细胞生物学、微生物学、寄生虫学、免疫学等科学研究和诊断工作。近年来，随着新仪器新方法的出现，此技术在检验医学及科研工作中被广泛应用。

第二节 基础回顾

荧 光 物 质

（一）荧光现象

当某种常温物质经某种波长的入射光（通常是紫外线或 X 射线）照射，吸收光能后进入激发态，激发态通常是不稳定的，逐渐回到基态时，部分能量会以光的形式释放，发出波长较长的出射光（通常波长在可见光波段，范围约为 390~780nm），很多荧光物质一旦停止入射光，发光现象也随之立即消失，具有这种性质的入射光就被称为"荧光"。其中，最大荧光发射波长与最大吸收波长之差被称为斯托克斯（Stokes）位移。

（二）常用的荧光素

1. 异硫氰酸荧光素（fluorescein isothiocyanate，FITC） 通常以异构体的混合物形式提供，即 5-异硫氰酸荧光素（5-FITC）和 6-异硫氰酸荧光素（6-FITC）的混合物形式。FITC 对亲核试剂（包括蛋白质上的胺基和巯基）具有反应性，通常来说，在碱性条件下，FITC 的异硫氰酸基在水溶液中与免疫球蛋白的自由氨基经碳酰胺化而形成硫碳氨基键，成为标记荧光免疫球蛋白，即荧光抗体。

FITC 呈黄色或橙黄色结晶粉末，易溶于水或乙醇等溶剂，其分子量为 389.4kDa，最大吸收光波长为 490～495nm，最大发射光波长 520～530nm，呈现明亮的黄绿色荧光，在冷暗干燥环境下储存多年，室温下也可保存至少 2 年，是目前应用最广泛的荧光素。FITC 的主要优点是人眼对黄绿色较为敏感，通常切片标本中的绿色荧光少于红色，并且一个免疫球蛋白分子上最多能标记 15～20 个 FITC 分子。

2. 四乙基罗丹明（rhodamine，RB200） RB200 在五氯化磷作用下转变成磺酰氯，在碱性条件下易与蛋白质的赖氨酸 ε-氨基反应结合而标记在蛋白分子上。呈橘红色粉末，不溶于水，易溶于乙醇和丙酮，分子量为 580kDa，性质稳定，可长期保存。最大吸收光波长为 570nm，最大发射光波长为 595～600nm，呈明亮橘红色荧光。由于荧光效率低，一般不单独使用，多用于与 FITC 的双标记衬比染色。

3. 四甲基异硫氰酸罗丹明（tetramethylrhodamine-isothiocyanate，TRITC） 呈紫红色粉末，分子量为 443kDa，最大吸收光波长为 550nm，最大发射光波长为 620nm，呈橙红色荧光，与 FITC 的黄绿色荧光对比清晰。与蛋白质结合方式同 FITC（通过异硫氰酸活性基团与蛋白质结合）。它可用于双标记示踪研究。

4. 藻红蛋白（phycoerythrin，PE） 呈褐红色粉末，分子量为 240kDa，不溶于水，易溶于乙醇和丙酮。该蛋白从红藻中分离纯化，是目前普遍使用的新型荧光标记试剂。在特定波长激发下，藻胆蛋白能发射强烈的荧光，其荧光强度是荧光素的 30～100 倍。具有很好的吸光性能和很高的量子产率，在可见光谱区有很宽的激发及发射范围。其主吸收峰位于 565nm，次吸收峰位于 496nm 和 545nm，呈红色荧光，因与 FITC 的绿色荧光呈现鲜明对比，常常用于两种不同荧光抗体的双重标记。

作为标记的荧光素应符合以下要求：①应具有能与蛋白质分子形成共价键的化学基团，与蛋白质结合后不易解离，而未结合的色素及其降解产物易于清除；②荧光效率高，与蛋白质结合后，仍能保持较高的荧光效率；③荧光色泽与背景组织的色泽对比鲜明；④与蛋白质结合后不影响蛋白质原有的生化与免疫性质；⑤标记方法简单、安全无毒；⑥与蛋白质的结合物稳定，易于保存。其他临床实验中运用广泛的荧光素见表 12-1。

表 12-1 常用荧光染色表

染料名称	激发光（nm）	激发强度（%）	发射光谱（nm）	接收波宽（nm）	接收效率（%）
DAPI	355/405	99.5/7.1	380～600	430～470	36.9
AMCA	355/405	92.8/1.5	380～550	440～465	53.8
Hoechst 染料	355/405	99.0/3.5	370～640	440～465	38.1
艳紫 421，BV421	405	98.6	410～505	400～480	64.6
增强型绿色荧光蛋白（EGFP）	488	99.8	470～630	500～520	41.8
钙离子荧光探针 Fura-2	355	60.4	400～650	500～520	19.3
FITC	488	88.0	480～630	515～545	47.4
钙离子荧光探针 Fluo-4	488	83.3	480～630	515～545	46.6
增强型黄色荧光蛋白（EYFP）	514	99.0	490～700	520～560	37.3
橙色荧光蛋白（mOrange）	543	92.5	530～700	565～590	37.2
高氯酸盐染料（DiI）	543	83.5	530～700	560～590	42.4
藻红蛋白（PE）	488/543	61.6/83.4	540～680	565～605	70.4
DsRED	488/543	39.5/82.6	540～690	575～615	53.7
艳紫 605（BV605）	405	99.1	570～750	590～630	26.5
Rhodamin	543	42.4	550～700	585～600	45.1

续表

染料名称	激发光（nm）	激发强度（%）	发射光谱（nm）	接收波宽（nm）	接收效率（%）
樱桃红色蛋白（mCherry）	594	86.7	560～800	600～620	28.0
德克萨斯红（Texas-Red）	543/594	39.4/99.6	560～750	600～620	43.7
碘化丙啶（PI）	355	72.5	550～800	620～640	30.0
APC	594/633	45.5/71.9	600～750	650～670	40.2
PE-Cy5	488/514/543/633	54.8/51.4/81.9/28.6	550～750	660～700	66.2
PE-Cy5.5	488/543	76.9/28.6	520～800	670～700	37.9
叶绿素蛋白（PerCP）	488	87.4	650～750	675～705	63.4
PE-Cy7	488/543	61.8/84.4	520～850	750～810	60.5
APC-Cy7	633	57.1	650～850	750～810	77.6
艳紫711（BV711）	405	100	650～850	680～730	56.6

源自：杨敏，田志华，马博，等，2018. 多重间接免疫荧光技术的建立及其在肝癌样本多种抗原检测中的应用.细胞与分子免疫学杂志，34（2）：97-104.

（三）荧光抗体制备方法及鉴定

1. 荧光抗体的制备 用于标记的抗体，应具有高特异性和高亲和力的特征。所用抗血清中不应含有针对标本中正常组织的抗体。一般需经纯化提取 IgG 后再作标记。常用的标记蛋白质的方法有搅拌法和透析法两种。现以 FITC 标记为例进行简单介绍。

（1）搅拌法：先将待标记的蛋白质溶液用 0.5ml/L pH 9.0 的碳酸盐缓冲液平衡，随后在磁力搅拌下逐滴加入 FITC 溶液，在室温持续搅拌 4～6h 后，离心，上清液即为标志物。此法适用于标记体积较大，蛋白含量较高的抗体溶液，优点是标记时间短，荧光素用量少。但本法的影响因素多，若操作不当常常引起较强的非特异性荧光染色。

（2）透析法：适用于标记样品量少，蛋白含量低的抗体溶液。此法标记比较均匀，非特异染色也较低。具体方法如下：先将待标记的蛋白质溶液装入透析袋中，置于含 FITC 的 0.01mol/L pH 9.4 碳酸盐缓冲液中反应过夜，再用 PBS 透析法去除游离色素。低速离心，取上清液。标记完成后，还应对标记抗体进一步纯化以去除未结合的游离荧光素和过多结合荧光素的抗体。其中，纯化方法可采用透析法或层析分离法。

2. 标记抗体的纯化 标记抗体常常出现以下情况：①抗体分子上标记的荧光素分子太多，这种过量标记的抗体分子带过多的阴离子，可吸附于正常组织上而呈现非特异性染色。②游离荧光素残留在二抗中，一部分荧光素未与蛋白质结合，形成了聚合物和衍化物，而不能被透析除去。因此，标记抗体常常需要进行纯化。

（1）动物脏器粉末吸收法：常用肝粉（猪、大白鼠或小白鼠），其次是骨髓粉、鼠脑粉和鸡胚粉等。每毫升荧光抗体中加入肝粉 50～100mg，在离心管中充分混匀，在室温中充分振荡 2h，4℃过夜，再搅拌 10min，3000～15 000r/min 高速离心 30min，1～2 次，取上清液。使用动物脏器粉末吸收一般应在临用前进行，吸收后荧光抗体保存冰箱中勿超过 2 周。吸收时可先用缓冲盐水将组织干粉浸湿，3000～15 000r/min 离心 30min，除去上清液，再加入荧光抗体进行吸收，以免消耗过多的抗体。肝粉或新鲜细胞吸收是一种非特异性的消除方法，对荧光抗体的荧光色素和蛋白都有吸附作用。

（2）透析法：荧光素如 FITC 分子可以通过半透膜，而蛋白质大分子不能透过，可将未与蛋白结合的荧光素透析除去。具体方法如下：将标记完毕的荧光蛋白液装入透析袋中，液面稍留空隙，紧扎。浸入 0.02mol pH7.1～7.4 的 PBS 中（悬于大于标志物体积约 50～100 倍的 PBS 内），在 4℃中透析，每日更换 3～4 次 PBS，约 5～7 天，在荧光光源照射下，透析液中无荧光即可。

1）葡聚糖凝胶 G-50 柱层析法：除去游离荧光素可用 2cm×46cm 柱层析法。具体方法如下：加入荧光抗体 15～18ml（按总体积的 5%～10%加样），使其缓慢渗入柱内，等即将全部入柱时，加入少量 PBS，关闭出口，停留 30～40min，使游离荧光充分进入筛孔中，然后再接通洗脱瓶开始滴入洗脱液。加入洗脱液一定量后，荧光抗体即向下移行，逐渐与存留于上端的游离荧光素之间拉开明显的界线，随着大量洗脱液的加入，二者分离距离越来越大，荧光抗体最先流出，分前、中、后三部分收集，测 F/P 值，纯化合格者进行收集浓缩。洗脱液用 20%磺基水杨酸测定蛋白（发生沉淀反应），继续洗脱，游离荧光素则相继被洗脱下来，至洗脱液中无蛋白和荧光素后可。若用以除去荧光抗体中的游离荧光素和硫酸铵等盐类，可先在过柱前透析一夜，否则 NH_4^+ 太浓，在蛋白未完全洗脱时即出现 NH_4^+，因而影响提纯与回收蛋白，一般待洗脱液出现蛋白时，即进行收集，之后出现 SO_4^{2-}（用 1% $BaCl_2$ 检查发生白色沉淀）。最后是 NH_4^+（用纳氏试剂检查呈黄棕色沉淀），待洗脱液无 SO_4^{2-} 及 NH_4^+ 后可再用。如仅用少量荧光抗体，可用 1cm×20cm 的柱层析柱，取 2g Sephadex G-50 装柱，即可过滤 2～3.5ml 荧光抗体。

2）DEAE 纤维素柱层析法：标记过多或过少荧光素的抗体分子可用 DEAE-纤维素柱层析法除去。具体方法如下：DEAE-纤维素柱的装柱、洗脱、再生方法等与提纯 IgG 方法相同。装柱所需 DEAE-纤维素量以干重每克交换 20～50mg 标记蛋白量为宜。常用梯度洗脱法如下：层析柱用 0.01mol/L pH 7.2 平衡，标志物上柱后，先用 0.01mol/L pH 7.2 洗脱，洗出无色或淡绿色液体，洗脱液量根据总体积大小每梯度乘以 3，然后依下列各种离子强度洗脱液，分别洗脱和收集：

0.01mol/L pH 7.2 PBS（0.05mol/L NaCl）……洗脱部分 1
0.01mol/L pH 7.2 PBS（0.01mol/L NaCl）……洗脱部分 2
0.01mol/L pH 7.2 PBS（0.02mol/L NaCl）……洗脱部分 3

将此 3 部分收集液（每管 5ml）于 280nm 处测定 OD 值，并计算出 F/P 值，将测定值合格者合并，浓缩保存备用。因这部分非特异性染色荧光最少，是比较好的荧光抗体。其他两部分可以废弃。

3. 荧光抗体的鉴定

（1）荧光抗体效价的测定：荧光抗体在使用前应加以鉴定。鉴定方法包括效价及荧光素与蛋白质的结合比率。其中，以倍比稀释法稀释荧光抗体溶液进行效价判定，如 1∶2、1∶4、1∶8……，与相应抗原标本做一系列染色，荧光强度在"+++"的最大稀释度为其染色滴度（效价）或单位。实际染色应用时，可取低 1 个或 2 个稀释度（即 2～4 个单位），如染色效价为 1∶64，实际应用时可取 1∶32 或 1∶16。间接染色效价可按间接免疫荧光组化染色步骤，先用特异性一抗与组织中抗原结合，再用不同稀释度的荧光抗体染色，结果以荧光强度"+"至"+++"为标准，染色用效价和直接法相同。

（2）F/P 克分子比值的测定：F（荧光素）和 P（抗体蛋白）的克分子比值反映荧光抗体的特异性染色质量，一般要求 F/P 的克分子比值为 1～2。过高时，非特异性染色增强；过低时，荧光很弱，降低敏感性。具体方法如下：首先，测定荧光抗体的蛋白质量（mg/ml）。然后制作荧光素定量标准曲线，即准确称取 FITC 1mg，溶于 10ml 0.5mol/L pH 9.0 碳酸盐缓冲液中，再用 0.01mol/L pH 7.2 PBS 稀释到 100ml，此时荧光素含量为 10μg/ml，以此为原液，再倍比稀释 9 个不同浓度的溶液，用分光光度计在 490nm 波长测定光密度值（OD），以光密度为纵坐标，荧光素含量为横坐标，作标准函数图。待荧光素与蛋白质结合后，其吸收光谱峰值向长波方向位移约 5nm，FITC 和蛋白质结合后由 490nm 变为 493～495nm。

荧光素与蛋白质结合比率（F/P）的测定和计算的基本方法如下：

$$\text{F/P 克分子比值} = \frac{\text{FITC}(\mu g/mL)}{\text{蛋白质}(mg/mL)} \times \frac{160\,000 \times 10^3}{390 \times 10^6} = 0.41 \times \frac{\text{FITC}(\mu g/mL)}{\text{蛋白质}(mg/mL)}$$

式中，160 000 为抗体蛋白质的分子量，390 为 FITC 的分子量。蛋白质从克换算为毫克需再乘以 10^3，而荧光素从克换算为微克需要再乘以 10^6。F/P 值越高，说明抗体分子上结合的荧光素越多，反之则越少。一般用于固定标本的荧光抗体以 F/P=1.5 为宜，用于活细胞染色的以 F/P=2.4 为宜。抗体工作浓度的确定方法类似 ELISA 间接法中酶标抗体的滴定。将荧光抗体自（1∶4）～（1∶256）倍比稀释，对切片标本做荧光抗体染色，以能清晰显示特异荧光且非特异染色弱的最高稀释度为荧光抗体工作浓度。荧光抗体的保存应注意防止抗体失活和防止荧光猝灭。最好小量分装，-20℃冻存，可放置 3～4 年；在 4℃中一般可存放 1～2 年。

第三节　免疫荧光技术原理、常用方法及步骤

一、免疫荧光技术基本原理

免疫学的基本反应是抗原抗体反应。根据抗原抗体反应的原理，先将已知的抗原或抗体标记上荧光基团，再用这种荧光抗体（或抗原）作为探针检查细胞或组织内的相应抗原（或抗体）。利用荧光显微镜可以看见荧光所在的细胞或组织，从而确定抗原或抗体的性质和定位，以及利用定量技术（比如流式细胞仪）测定含量。由于抗原抗体反应具有高度的特异性，所以当抗原抗体发生反应时，只要知道其中的一个因素，就可以查出另一个因素。免疫荧光技术就是将不影响抗原抗体活性的荧光色素标记在抗体（或抗原）上，与其相应的抗原（或抗体）结合后，在荧光显微镜下呈现特异性荧光反应（图 12-1）。

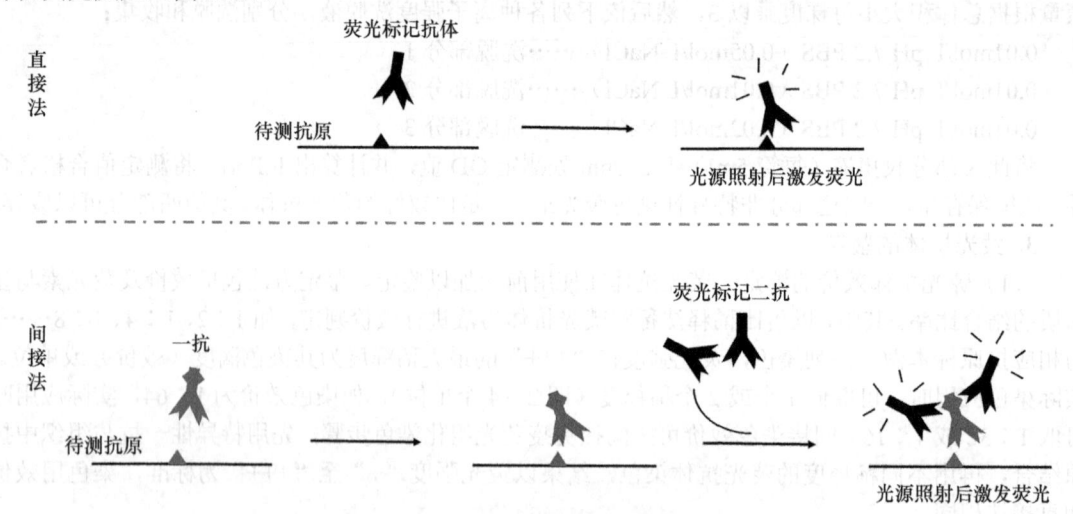

图 12-1　免疫荧光原理示意图

二、免疫荧光技术常用方法

（一）直接法

将标记的特异性荧光抗体，直接加在抗原标本上，经一定的温度和时间的染色，用流水洗去未参加反应的多余荧光抗体，室温下干燥后封片、镜检，在荧光显微镜下便可见到被检抗原与荧光抗体形成的特异性结合物而发出的荧光。此法常用于细菌、病毒等微生物的快速检查和肾炎活检、皮肤活检的免疫病理检查。其优点是操作简便、特异性高，非特异性荧光染色少。而缺点是敏感性偏低，而且每检查一种抗原就需要制备一种荧光抗体，若检测多种抗原需制备多种相应的荧光标记抗体。直接法应设阴、阳性标本对照，抑制试验对照。

（二）间接法

如检查未知抗原，先用已知未标记的特异抗体（一抗）与抗原标本进行反应，用流水洗去未反应的抗体，再用标记的抗抗体（二抗）与抗原标本反应，使之形成抗体-抗原-抗体复合物，再用流

水洗去未反应的标记抗体,干燥、封片后镜检。如果检查未知抗体,则表明抗原标本是已知的,待检血清为一抗,其他步骤的抗原检测相同。间接染色法中,第一步使用的未用荧光素标记的抗体起着双重作用,对抗原来说起抗体的作用,对第二步的抗抗体又起抗原作用。标记的抗抗体是抗球蛋白抗体,由于免疫球蛋白有种属特异性,如免疫抗鸡血清球蛋白只对鸡的球蛋白发生反应,因此标记的抗球蛋白抗体必须用一抗同种的动物血清球蛋白免疫其他动物来制备。其优点是敏感性较高,比直接法高 10 倍左右,制备一种荧光标记抗体可应用于多种一抗;缺点是参加反应的因子较多,受干扰的可能性也较大,产生非特异性染色的机会增多,判定结果有时较难,操作烦琐,对照较多,时间长。间接法应设阴、阳性标本对照,还应设有中间层对照。

(三) 抗补体染色法

抗补体染色法简称补体法,是间接染色法的一种改良法,首先由 Goldwasser 等建立。本法利用补体结合反应的原理,用荧光素标记抗补体抗体,鉴定未知抗原或未知抗体(待检血清)。染色程序分二步:第一步抗原抗体发生反应,形成复合物,则补体被抗原-抗体复合物结合,第二步加入的荧光素标记的抗补体抗体便与补体发生特异性反应,使之形成抗原-抗体-补体-抗补体抗体复合物,发出荧光。抗补体染色法具有和间接法相同的优点,此外,还有其独特的优点,即只需要一种标记抗补体抗体,即能检测各种抗原-抗体系统。由于补体的作用没有特异性,它可以与任何哺乳动物的抗原-抗体系统发生反应,敏感性亦较间接法高,效价低的免疫血清亦可应用,节省免疫血清,尤其在检查形态小的抗原物质如立克次体、病毒颗粒等,或浓度较低的抗原物质时,是理想的检测方法。缺点是参与反应的成分多,染色程序较烦琐。

(四) 双标记染色法

双标记染色法用于检测同一细胞内两种不同抗原分子。该方法应用两种不同荧光染料标记的抗体分别检测不同抗原。由于在同一个样本使用两种染料,为此就要求每一种检测试剂仅能识别一种抗原。首先应注意的是所用的一抗必须是来源于不同种属动物的两种特异性抗体(例如:A 抗体为多克隆抗体,来自家兔;B 抗体为单克隆抗体,来自大鼠)。其次,两种二抗所带荧光素的发射光不应重叠,且尽量远离,通常选用 FITC 和 TRITC、Alex488 和 TRITC、FITC 和 Cy5、Cy3 和 Cy5 等进行组合搭配。通常情况下,染色时两种一抗可以同时孵育,然后可以同时孵育两种二抗;但当染色结果中一种颜色非常弱,而另一种颜色比较强时,应考虑先孵育颜色较弱的二抗。其他步骤同荧光单标记。只要这两种单抗本身适合进行荧光标记,一般会得到满意的结果。

三、免疫荧光技术一般实验步骤

免疫荧光技术是研究细胞和组织的蛋白质定位及表达的常用方法。其中,细胞免疫荧光主要用于蛋白定位研究、相互作用研究和细胞信号转导研究。细胞免疫荧光是将免疫学方法与荧光标记技术相结合,研究特异性抗原在细胞内的分布。组织免疫荧光技术用于检测组织中特定蛋白质的表达和定位,基于抗体与特定抗原的高度特异性结合,通过荧光染色来观察组织中特定蛋白质的分布情况(图 12-2)。一般操作步骤如下:

(一) 固定样本

目的是长久保持细胞的状态。通过化学试剂处理样本,从而固定细胞结构和蛋白分布。固定剂大体可分为两大类:交联剂和有机溶剂。交联剂大多采用的是甲醛、多聚甲醛等醛类物质,这一类固定剂通过醛基与蛋白质发生交联反应,形成网格状,保持蛋白质的位置和结构,是最常用的固定剂。在少数情况下,可能会用到有机溶剂类固定剂,如甲醇、丙酮等。它们是通过变性蛋白质的方式对组织进行固定。为了在固定过程中最大限度地减少固定剂对抗原和细胞结构的破坏,针对不同的细胞器建议采用不同的固定剂。其中细胞核膜、细胞核仁、中心体、溶酶体、核糖体、自噬体等建议首选有机溶剂来固定；细胞核、高尔基体、内质网、纤毛、纺锤体、线粒体等建议首选交联剂固定。然而固定剂的选择没有通用规则，倘若没有达到预期效果，可以更换其他固定剂。

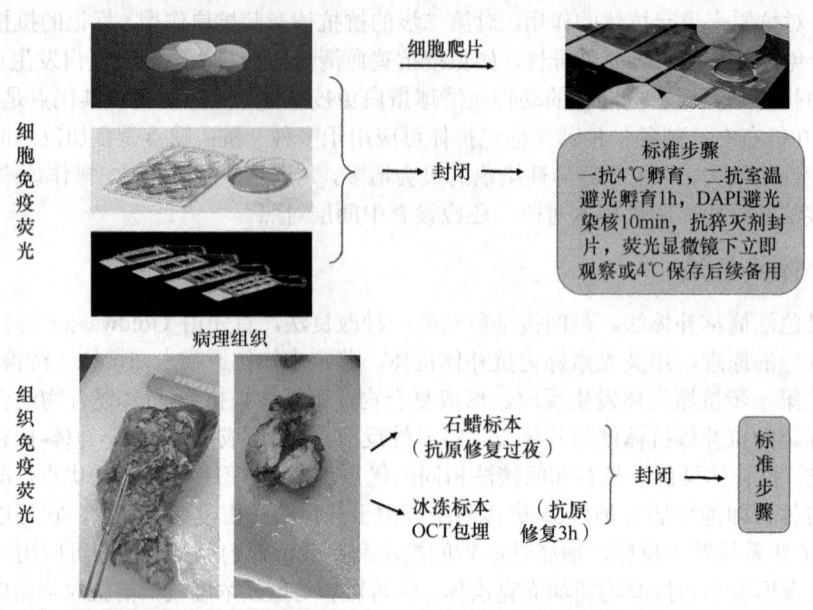

图 12-2　免疫荧光技术用于细胞和组织的一般操作

（二）通透细胞膜

通透，即在细胞膜上打孔，使封闭液和抗体能够进入细胞。一般情况下，采用醛类固定剂固定的样本需通透细胞膜，而有机溶剂类固定剂本身就可以通透细胞膜，固定后的细胞不需要再增加通透步骤。通透一般采用表面活性剂 Triton-XTM 100。

（三）封闭抗体非特异性结合位点

免疫荧光里，需要封闭掉抗体非特异性结合位点，封闭液一般采用与二抗相同物种来源的血清。

（四）孵育一抗/二抗

用于免疫荧光的一抗，有些偶联了荧光基团，可直接检测荧光信号，更多的一抗没有偶联荧光基团，需要偶联荧光基团的二抗与一抗结合。一抗的特异性和灵敏度是免疫荧光成功与否的关键。

（五）细胞核复染

复染的染料有多种，复染可以在二抗孵育后单独进行，也可以采用含有 DAPI 的封片剂直接封片。

（六）封片

为防止荧光猝灭，还需要使用封片剂，对荧光猝灭具有很好的抑制效果。使用封片剂时，盖好盖玻片后将载玻片放在暗处固化 24h，可达到最佳的防猝灭效果。

第四节　其他与免疫荧光检测相关的免疫试验

荧光免疫试验除了利用荧光显微镜观察检测结果以外，还可以利用荧光检测仪器测定抗原抗体复合物中的特异性荧光物质及其荧光强度，对样本中微量甚至是超微量的物质进行定量检测。其他常用的免疫荧光试验还包括时间分辨荧光免疫试验、荧光偏振免疫试验、流式荧光免疫试验等。

一、时间分辨荧光免疫试验

以同位素标记为主要手段的放射免疫分析（radioimmunoassay，RIA）方法具有灵敏度高，特异性强等优点，在分析检测体内超微量活性物质中获得了巨大发展。随着技术进步，非同位素标记分析技术孕育而生。时间分辨荧光免疫分析（time-resolved fluoroimmunoassay，TRFIA）技术是非同位素标记分析技术中非常有前途的一种。TRFIA 采用镧系元素及其螯合剂作为示踪物代替同位素。标记抗原、抗体、多肽、生物活性细胞或核酸探针，待反应体系中的抗原抗体形成免疫复合物，或发生生物亲和素反应、核酸探针杂交反应后，利用时间分辨荧光测定仪测定该体系的荧光强度，从而确定待分析物的含量。

目前应用最广泛的是固相双位点夹心法和竞争法，竞争法又有两种：① 标记抗原与未标记抗原竞争抗体；② 固体抗原和游离抗原竞争标记抗体。夹心法一般用于测定蛋白质类大分子化合物，竞争法多用于检测小分子半抗原。无论何种反应类型，最终都要形成结合有镧系离子 Eu^{3+} 的抗体-抗原免疫复合物。因为稀土离子很难直接与抗原或抗体结合，这就需要在标记待测物质时采用双功能基团结构螯合剂，此螯合剂必须一端与镧系稀土离子结合，另一端则与抗体上的自由氨基连接，形成免疫复合物。由于水的猝灭效应，该免疫复合物在弱碱性缓冲液中经紫外光激发产生的荧光信号相当弱，可以通过加入增强液解决此问题。该增强液能使镧系元素从免疫复合物中解离，并和增强液中非离子型的表面活性剂形成大分子微囊，这种微囊可以最大限度地传递能量，阻断水的猝灭效应。此时，再用紫外光激发就会产生很强的荧光，增强效果可达上百万倍。TRFIA 技术优点突出，随着研究的深入，应用日益广泛。TRFIA 技术已在国际超微量分析技术领域展示了巨大的应用前景。我国由于起步较晚，还面临着一些亟待解决的问题：大部分检测试剂如螯合剂、增强液等需要进口，过分依赖国外产品；国产分析仪器尚有软件操作烦琐、界面复杂等缺点。这些因素都极大地限制了 TRFIA 技术的推广。

二、荧光偏振免疫试验

在荧光偏振免疫分析（fluorescence polarization immunoassay，FPIA）中，抗原抗体竞争结合特异性反应后用单一平面偏振的光源照射，荧光素被激发产生偏振荧光。偏振荧光的强度与分子转动的速度成反比，即在缺乏未标记分析物（通常是待测样本）时荧光信号最强。标记抗原与抗体的复合物分子量大，旋转慢，偏振荧光强；游离标记抗原的分子量小，偏振荧光弱。常用 FITC 标记小分子抗原。例如，将荧光素标记的小分子药物、含未标记的待测小分子药物的人体液及该小分子药物的抗体混合，若体液中未标记的待测小分子药物浓度低，则标记的药物分子与抗体结合的就多。由于抗体分子大，所形成的荧光素标记的药物分子与抗体的结合物体积亦大，旋转减慢，荧光偏振光强度就高。反之，荧光偏振光强度就低。利用这一原理，用标记药物的浓度与对应的荧光偏振值作工作曲线，便可进行定量分析。FPIA 方法不仅能检测抗原，也能对抗体进行检测。其中，荧光偏振免疫测定样品用量少，荧光素标记结合物稳定，使用寿命长，方法重复性好，快速，易自动化，仪器不需要每日校准；缺点是仪器设备昂贵，药品试剂盒专属性强且需进口，适于检测小分子和中等分子物质，不适宜测定大分子物质；灵敏度较非均相荧光免疫测定法低。主要用于测定各种激素、蛋白质、酶、药物、病原抗原。

三、流式荧光免疫试验

流式荧光免疫分析（flow cytometry and fluorescence immunoassay），是近 20 多年逐渐发展起来的多指标联合诊断技术。该技术以荧光编码人工微球为核心，集流式原理、激光分析、高速数字信号处理等多种技术于一体，多指标并行分析，最多一管可同时准确定量检测 2~500 种不同的生物分子，具有高通量、高灵敏度、并行检测等特点，可用于免疫分析、核酸研究、酶学分析、受体、配体识别分析等多方面、多领域的研究。该法主要是采用人工微球（乳胶颗粒）和流式细胞术对可溶性物质进行高通量分析，基本原理如下：取一定量的细胞悬液，先加入特异的第一抗体，待反应完全后洗去未结合抗体，再加入荧光标记的第二抗体，生成抗原-抗体复合物，以流式细胞仪检测其上标记的荧光素被激发后发出的荧光。该试验主要包括悬浮阵列（multi-analyte suspension array）又称为多功能多指标并行分析技术（flexible multi-analyte profiling，xMAP），和流式微球阵列（cytometric beads array，CBA）两大类。

（一）悬浮阵列（多功能多指标并行分析技术）

该试验是将直径为 5.6μm 的聚苯乙烯微球用不同比例的橙色和红色荧光染料染色，根据二者荧光的比例不同可染成不同荧光强度的微球颗粒，还可添加第 3 种荧光染料，增加荧光编码微球的数量。不同荧光编码微球上共价偶联相应的探针，混合在同一体系，再加入待测样本。在液相悬浮溶液中，待测物质被荧光编码微球上的探针识别并结合，结合了待测物质的荧光编码微球——排成单列被鞘液传送系统传送，依次被红色和绿色激光激发。红色激光用来激发荧光编码微球本身的荧光，来识别微球的种类；绿色激光则用来激发报告分子携带的荧光，通过荧光强度实现待测物的定量分析。其中，液相悬浮阵列芯片技术作为一种新兴生物芯片技术，基于多指标联合和批量标本检测优势已广泛应用于临床诊断领域，尤其在蛋白质和核酸检测如细胞因子、激素、肿瘤标志物等方面发挥了重要临床价值。

（二）流式微球阵列

流式微球阵列是基于流式检测平台的液相、高通量、多重蛋白定量技术，是一项快速多重细胞因子定量检测技术。其技术原理是利用悬液中的微球表面固化样本中溶解的蛋白质，用各种带有差异固有荧光的微球分别包被特异性蛋白捕获抗体，使用时混合多种特异性捕获微球，制成微球悬液，形成液态捕获微球阵列，通过与待测样本液体中的待测蛋白形成特异性抗原-抗体复合物，再与荧光检测抗体形成"三明治"夹心复合物。反应后的悬液样本经过流式细胞仪检测，识别不同捕获微球的固有荧光信号差异，在流式散点图上形成有序的微球阵列，每种编码荧光微球对应一种目的蛋白，同时检测每种微球上结合的检测抗体荧光强度，由于检测抗体的荧光强度与待测蛋白的浓度呈正相关，使用待测目的蛋白的标准品，经过倍比稀释制备浓度已知的系列标准样品，检测一组标准样品测得的荧光强度绘制标准曲线，将待测样品中测得的不同目的蛋白捕获微球的检测荧光强度带入各自的标准曲线方程，可计算出反应样本中各种蛋白的浓度。

流式微球捕获蛋白定量检测具有与 ELISA 检测类似的特点，每个微球表面相当于 ELISA 检测中的 1 个微孔，具有固定的反应面积，结合有限量的反应物，因此检测样本浓度有一定的上限，针对浓度较高的样本通常需要稀释后检测；微球本身荧光本底与非特异性反应造成的本底在特异性荧光信号的识别中存在识别下限，检测下限通常为 5~10pg/ml，通常认为其检测灵敏度与 ELISA 相当，高灵敏度的捕获微球则更为灵敏。由于流式检测微球数量巨大，远远超出 ELISA 检测中的 1 个微孔，其数据是来自成百上千微球捕获蛋白的平均值，因此数据更稳定，具有结构稳定，可重复性强的特点，生物安全风险小，尤其适用于分析临床微量样本中多种蛋白的含量，正在逐步成为基础研究与临床广泛应用的多重蛋白定量技术。

第五节 免疫荧光技术操作注意事项及结果分析

一、免疫荧光技术操作注意事项

（一）抗体保存

免疫荧光技术中选择合适的抗体是关键。抗体应具有高度的特异性和亲和力，能够与目标分子结合并产生明显的荧光信号。使用抗体之前，需要对其进行验证，确保其能够正确地识别目标分子，并且严格按照说明书避光保存,以防止荧光抗体失活、污染以及荧光染料的脱落和淬灭。可在抗体保存过程中,适量分装,避免反复冻融。

(二)抗体孵育

抗体孵育目的是使抗体充分与目标蛋白抗原结合,其结合程度直接影响着免疫荧光染色的效果。抗体浓度一般按照说明书推荐进行适当调整。通常37℃孵育1~2h,可根据蛋白表达量的多少适当调整时间,或者一抗4℃过夜。一般情况下,环境温度的升高对免疫荧光染色有明显的影响,随着温度升高,荧光猝灭的可能性增大,因此适当的低温环境对于免疫荧光染色和观察效果更好。如果涉及双标染色,要将两种蛋白的抗体来源种属区分开,二抗的荧光素也要区分开。

(三)洗涤

在对细胞进行固定处理前,需要用37℃ PBS洗涤3遍,以减少细胞的应激并去除附着的杂质。在洗涤过程中,第一要注意动作轻柔,固定后的细胞比较脆弱,如果太过剧烈,很容易把细胞吹洗掉,第二要把握洗涤时间,第三注意不要干片,以防止背景过高。

(四)封片

封片时添加少许防猝灭剂可防止样品猝灭。但并不是每种防猝灭剂都适合免疫荧光染色。常用甘油和PBS等量混合,因每种荧光染料适应于不同的pH,建议封闭液使用前调整pH直至荧光染料的最适pH。部分自发荧光,会影响一些染料的光谱特性。

(五)pH

荧光素在溶液状态下基本处于离子化状态,维持荧光素与溶剂之间的电离平衡至关重要。溶液的pH对免疫荧光强度影响极大,不同的荧光素标志物都有自己适合的pH,pH改变能够影响荧光素的荧光强度,在进行免疫荧光染色时要注意荧光素标志物适宜的pH。

(六)荧光的猝灭

荧光的猝灭是指荧光物质的荧光辐射在收到激发光较长时间照射后会发生减弱的现象。所以样本在经过染色后应当立即观察,并且防止紫外线照射后导致的荧光减弱及褪色。

二、对照实验的设置

在实验操作时,尤其是科研工作中,应该根据情况设置相应的对照,以保障实验结果的可靠性。

(一)内源性组织背景对照

某些细胞和组织可能有固有的生物学性质,会产生背景荧光,对结果产生影响,例如色素脂褐质。因此在孵育一抗前,应对样品进行观察,确保抗原本身没有信号。

(二)荧光抗体对照

被检样本中只加入抗球蛋白荧光抗体,不加一抗,结果应为阴性。可用于间接免疫荧光试验。

(三)阳性对照

用确认含有待测抗原的组织或细胞,与待测标本进行统一处理,结果应为阳性,可证明待测抗原有一定活性并且实验过程中用的试剂及方法均可靠。若不出现阳性,则认为实验失败。

(四)阴性对照

与阳性对照相反,用明确不含有待测抗原的细胞或组织切片染色,结果若为阴性,可排除染色过程中由于非特异性染色造成的假阳性结果。若出现阳性结果，则认为实验失败。

三、结果分析

（一）免疫荧光技术的结果分析

1. 标志物的定位和分布 是细胞免疫荧光试验的重要结果之一。通过观察标志物在细胞中的分布，可以了解靶细胞或分子在不同细胞状态下的变化及其与其他分子的相互作用等。

2. 标志物的荧光强度和数量 可以反映其在细胞中的含量和活性。通过测量标志物的荧光强度和数量，可以了解靶细胞或分子在不同条件下的表达和活性变化。

3. 标志物的共定位和相互作用 标志物的共定位和相互作用可以揭示不同分子之间的相互作用关系。通过观察标志物的共定位和相互作用，可了解不同分子之间的相互作用方式及其在细胞免疫过程中的作用。

（二）荧光亮度的判断标准

一般分为四级，即"−"表示无或可见微弱荧光。"+"表示仅能见明确可见的荧光。"++"表示可见有明亮的荧光。"+++"表示可见耀眼的荧光。目前多用待测样本被稀释的程度作为判断标准。如某血清抗体的检测，当稀释到1∶1000时，能观察到明确可见的荧光，而稀释度更大时，则观察不到，那么该抗体的检测结果即为阳性，滴度为1∶1000。

（三）结果分析时的其他注意事项

荧光显微镜所看到的荧光图像，一是具有形态学特征，二是具有荧光的颜色和亮度，在判断结果时，必须将二者结合起来综合判断。荧光显微镜摄影技术对于记录荧光图像十分必要，由于荧光容易褪色减弱，要及时摄影记录结果。在观察和分析荧光信号时，需要注意以下几点：①选择合适的显微镜和滤光片以确保荧光信号的清晰度和准确性。②调整显微镜的焦距和曝光时间以获得最佳的荧光信号强度和图像质量。③设置对比组以比较和分析实验结果，提高实验结果的可靠性和准确性。

在定量分析荧光数据时，应选择合适的方法和软件进行数据处理和统计分析。并且对数据进行标准化处理，以避免不同实验条件和不同样本之间的误导性结论。

第六节 免疫荧光技术在临床及科研中的应用

免疫荧光技术应用范围极其广泛，可以测定内分泌激素、蛋白质、多肽、核酸、神经递质、受体、细胞因子、细胞表面抗原、肿瘤标志物、血药浓度等各种生物活性物质，是实验室诊断技术中一项有效的手段。

一、疾病诊断和相关研究应用

（一）自身免疫性疾病实验诊断的应用

免疫荧光技术是检测自身抗体的首选方法及常用方法。它最大的优点是能够用简单的操作方法同时检查抗不同组织成分的多种抗体，并且能够在同一组织中同时完成检测。在自身免疫疾病的实验诊断中被广泛应用。其中间接免疫荧光试验作为抗核抗体（antinuclear antibody，ANA）筛查的金标准，因为大多数的自身抗体的靶抗原为自身细胞核或者细胞膜、细胞质内物质，而以细胞组织成分作为抗原基质进行免疫荧光检测是最客观的自身抗体检测手段。在系统性自身免疫性疾病检测时，常选用核质丰富的人工培养细胞片，如Hep-2细胞、HeLa细胞及人子宫颈癌细胞及肝、肾组织等作为检测基质。间接免疫荧光试验也被广泛应用于其他自身抗体的检出中，如抗线粒体抗体、抗平滑肌抗体、抗着丝点抗体、抗中性粒细胞胞质抗体及抗角蛋白抗体等。

1. 抗核抗体　主要存在于血清中，是一种重要的自身抗体，它是一组对细胞核内的 DNA、RNA、蛋白质或这些物质的分子复合物产生的自身抗体。抗核抗体在广义上是一组具有不同临床意义的自身抗体，更确切的名称应为抗核抗体谱，在自身免疫性疾病中具有较高的阳性率，常作为辅助诊断之一。常见的抗核抗体荧光图形包括核均质型、核颗粒型、核膜型及核仁型。

2. 抗平滑肌抗体　是平滑肌组织的特异性抗体，不具有器官和种属特异性。40%左右的自身免疫性肝炎患者可出现该抗体阳性，且以 IgG 型为主。以大鼠胃、肾或肝组织作为基质片，以平滑肌微丝中的肌动蛋白为靶抗原，采用免疫荧光法可检出抗平滑肌抗体。

3. 抗线粒体抗体　在原发性胆汁性肝硬化患者中的灵敏度及特异度均可达 90%～95%，其 M2 亚型也是原发性胆汁性肝硬化的标志性抗体，常采用免疫荧光法检测抗线粒体抗体，而其 M2 亚型抗体的靶抗原主要是为丙酮酸脱氢酶复合体 E_2 亚基，常采用 ELISA 或免疫斑点试验检测。

4. 其他自身抗体　如抗肾小球基底膜抗体诊断肾小球肾炎；抗横纹肌抗体可诊断重症肌无力；抗角蛋白抗体用于辅助诊断类风湿关节炎等。

（二）性传播疾病实验诊断的应用

免疫荧光技术也可用于检测和识别病原微生物，是性传播疾病实验诊断的主要方法。能在短时间内检出导致妇科、泌尿及性疾病的多种病原体。如梅毒、淋球菌、衣原体、支原体、疱疹病毒及念珠菌等。该技术能够帮助临床医生对各种性传播疾病做出早期和准确的诊断，从而及时采取有效的治疗措施以控制病情的进一步发展。

1. 淋病奈瑟球菌（N.gonorrhoeae）感染　淋病奈瑟球菌是引起淋病的病原菌，免疫荧光技术可用于检测宫颈或尿道分泌物中的淋病奈瑟球菌。在感染部位找到淋病奈瑟球菌可确定诊断。

2. 衣原体（chlamydia）感染　是常见的性传播疾病之一，可引起尿道炎、宫颈炎和输卵管炎等。免疫荧光技术可用于检测衣原体抗原，帮助诊断衣原体感染。

3. 支原体（mycoplasma）感染　常常是引起非淋菌性尿道炎的病原菌之一。免疫荧光技术可用于检测解脲支原体，对于诊断支原体感染有一定的帮助。

4. 人乳头瘤病毒（human papilloma virus，HPV）感染　HPV 是引起生殖器疣和宫颈癌的病毒。免疫荧光技术可用于检测 HPV 抗原，帮助确定是否存在 HPV 感染。

（三）淋巴细胞的鉴定及分型的应用

在淋巴细胞的鉴定及分型中，免疫荧光技术可利用白细胞分化抗原（CD 分子）相应的单克隆抗体对血液中的淋巴细胞进行标记，从而达到辅助疾病诊断的目的。

（四）肿瘤诊断标志物的应用

免疫荧光技术是肿瘤标志物检测的常用检测手段之一。通过荧光标记的抗体与肿瘤标志物结合，可以在显微镜下直接观察到标志物的荧光信号，从而实现肿瘤的早期诊断和治疗。

（五）内分泌疾病的应用

免疫荧光技术可实现激素和酶的组织定位，其中时间分辨免疫荧光试验目前已实现了自动化检测。该技术应用广泛，可对具有生物活性的物质进行检测。包括常用内分泌激素的检测，如血清胰岛素、甲状腺激素、前列腺素及各类性激素的测定。

二、病原学检测应用

（一）细菌学检验中主要用于鉴定细菌和对抗原结构的研究

在对脑膜炎奈瑟菌、痢疾志贺菌、布氏杆菌、霍乱弧菌及炭疽杆菌的鉴定中，免疫荧光技术较其他血清学检测方法更加快速简便，也具有较高的灵敏度。但在细菌学实验诊断中，一般只能作为补充手段，而不能替代常规检查方法。另外，免疫荧光试验也广泛应用于皮肤各类真菌的检出。

（二）病毒感染性疾病的诊断及研究应用

免疫荧光技术主要用于病毒抗原在细胞内的定位，如利用间接免疫荧光试验检测梅毒螺旋体抗体是梅毒特异性诊断的常用手段之一。通过免疫荧光试验可在荧光显微镜下检测病毒及其繁殖情况，如早期应用间接免疫荧光试验检测乙肝表面抗原（HBsAg）。近年来时间分辨荧光免疫技术采用三价稀土离子作为示踪物，以单克隆抗体包被支持物与样品中抗原反应，再加入用铕（EU）标记的抗体，进行反应检测，可降低一般同位素和荧光标记受环境的干扰，提高了检测的灵敏度，为定量检测乙肝五项辅助临床诊断乙型肝炎提供了新手段，有助于临床客观分析HBV感染情况、进行疗效及病情转归观察。目前，免疫荧光技术普遍用于临床的呼吸道病原体检测，包括腺病毒，呼吸道合胞病毒，副流感病毒1、2、3型，甲型及乙型流感病毒，肺炎衣原体及支原体等，均可快速检出，灵敏度较好。并且商品试剂可进行组合筛查，充分体现了免疫荧光技术在快速诊断中的应用。

（三）在各类寄生虫病中的应用

免疫荧光技术在疟原虫、阿米巴、利什曼、纤毛虫、滴虫、钩虫、绦虫、包虫、血吸虫等中均有不少的研究。这些研究通常将寄生虫的成虫或其一部分作为抗原，与特异性抗体结合，形成抗原-抗体复合物，然后使用荧光染料标记二抗，最终通过荧光显微镜观察荧光信号从而用于各类寄生虫病的诊断和流行病学调查，也可用于寄生虫感染及免疫学和发病机制等方面的研究。利用间接免疫荧光试验检测疟疾抗体是疟疾诊断的主要依据，对肠外阿米巴尤其是阿米巴肝脓肿也具有较高的诊断价值。因此通过免疫荧光技术可判断感染病原体的类型、毒力和预后等情况，有助于及时采取有效的治疗措施控制病情发展。

三、免疫病理的应用

早在20世纪60年代，免疫荧光技术在组织病理学中的应用，就让我们认识到一组以肾小球IgA沉积为其免疫病理特点的肾小球疾病。这类免疫复合物疾病，如肾小球肾炎、类风湿关节炎、系统性红斑狼疮等均可利用补体荧光试验检测复合物沉积的部位，从而了解病变受累位置及病变基础。

四、药物筛选的应用

免疫荧光技术可以用来研究药物的作用机制和药物的筛选。例如，癌症治疗中常用的激动剂分为两类，一类是抗癌细胞毒性增强剂，另一类是增加患者免疫力的治疗药物。通过免疫荧光染色实验可以筛选含有抗癌细胞毒性增强剂或增加患者免疫力的治疗药物的化合物，也可以通过这种方法更准确地研究药物对特定蛋白质的作用机制。荧光偏振免疫荧光试验适用于血清或体液中多种药物、微生物、激素、毒品等小分子物质的检测，也是临床药物浓度测定的首要方法。

五、科研应用

（一）细胞分子结构研究

生物细胞中包含了多种分子结构，如受体、酶、细胞骨架等，其位置表达量的改变对研究某些生物过程非常重要。例如，蛋白磷酸酶是一种重要的细胞信号转导酶，磷酸酶抑制剂能够抑制细胞生长。通过免疫荧光染色实验，可以检测细胞膜表面的特定受体结构，并研究其表达量。

（二）细胞和组织样本的标记与成像

免疫荧光技术可用于标记成像细胞和组织样本中的特定蛋白质、核酸或其他生物分子。通过使用针对特定抗原的荧光抗体进行标记，可在荧光显微镜下观察到细胞或组织中抗原的位置及分布情况，达到基因表达及定位的作用。如可以用于研究基因表达调控及转录因子的结合位点。通过荧光抗体标记特定基因相关的蛋白或者核酸，以检测该基因是否在特定组织或发育阶段表达。此外，免疫荧光技术还可以用于检测基因突变和表观遗传学修饰等基因不稳定现象。例如，可以应用于研究DNA甲基化、组蛋白修饰和其他表观遗传学标记在基因表达调控中的作用和机制。

（三）蛋白质分子相互作用研究

免疫荧光技术可用于研究蛋白质分子间的相互作用。如使用两种不同的荧光抗体分别对细胞中的两种蛋白质进行标记，通过使用荧光显微镜，获得高分辨率的图像，从而观察两种蛋白质是否能相互作用来判断它们是否在细胞中相互结合。

（四）在肿瘤微环境中的研究

肿瘤治疗已经进入精准医疗的时代，肿瘤免疫微环境也成为研究热点，有效的生物标志物检测是准确选择获益人群的关键环节。多重免疫荧光染色技术可利用抗原、抗体特异性结合的原理，能够在一个组织切片上获得多种生物标志物，同时获得关于细胞组成和空间排列的多通道信息。该技术主要用于肿瘤细胞中多种蛋白进行可视化定量、定性及共定位，为多细胞群及各细胞亚群中蛋白之间的相关性进行准确评估提供可能，能够自动区分肿瘤和非肿瘤组织，客观地分析多个生物标志物以及细胞组成、功能状态和细胞-细胞相互作用，具有高重复性、高效率和高成本效益的优点，这为肿瘤细胞研究提供了必要的手段。尤其在组织学标本稀少的情况下，该技术可以作为新的检测方法选择，有望成为临床上有力的工具。另外，在免疫学研究中，多重免疫荧光技术也广泛应用于各种领域，如T/B淋巴细胞表型分析、细胞凋亡研究、细胞因子产生观察、细胞功能研究、免疫细胞迁移探索、免疫应答和适应性免疫应答细胞的共定位观察以及间接免疫荧光与外周血T细胞分化分析等。

总之，免疫荧光技术在临床及科研中具有广泛的应用及研究价值。可用于检验医学、细胞生物学、分子生物学、生物化学及药理学等多个领域的研究。此外自动化的免疫分析技术也成为更高效、高通量、灵敏度高、特异性好的检测方法。通过使用该技术，研究人员可以深入了解细胞生物学过程、疾病机制和药物作用靶点等方面的信息，从而推动科学研究的进展。

知识拓展
三级淋巴结构的多重免疫荧光分析应用

1. 用于T/B淋巴细胞表型分析 多重免疫荧光（multiplex immunofluorescence，MIF）分析通过标记不同抗原的荧光抗体，能够对T/B淋巴细胞的表型进行精细的分析。荧光抗体的多样性使得我们可以同时针对多个抗原进行标记，从而在单个细胞水平上揭示复杂的淋巴细胞亚群。通过MIF技术，我们可以研究T/B细胞的发育、功能以及在各种生理和病理条件下的变化。

2. 进行细胞凋亡的研究 MIF分析可以用于检测细胞凋亡的早期事件，如线粒体膜电位的改变以及细胞通透性的增加。通过标记特定的凋亡相关蛋白，MIF能够提供有关细胞凋亡途径和凋亡程度的信息，帮助我们理解细胞凋亡在疾病发展中的作用，并为开发新的治疗策略提供线索。

3. 观察细胞因子的产生 MIF分析可用于检测细胞因子的产生，如干扰素-γ、白细胞介素-4等。通过标记这些细胞因子对应的抗体，可以在细胞水平上观察到哪些细胞产生这些细胞因子，从而深入研究细胞因子在免疫应答和疾病发展中的作用。

4. 利用MIF技术研究细胞功能 MIF分析可以用于研究细胞的功能，如T细胞的活化、B细胞的抗体分泌等。通过标记特定的功能相关蛋白，如活化T细胞核因子、B细胞活化因子等，可以在单个细胞水平上评估细胞的活化状态和功能，从而深入了解细胞功能的变化及其在疾病发生发展中的作用。

5. 研究免疫细胞的迁移 MIF 分析可以用于研究免疫细胞的迁移。通过标记特定的迁移相关蛋白，如趋化因子受体和整合素等，可以在细胞水平上观察到免疫细胞的迁移行为，从而深入了解免疫细胞在炎症和肿瘤发生发展中的作用及机制。

6. 研究免疫应答和适应性免疫应答细胞的共定位 MIF 分析可以用于研究免疫应答和适应性免疫应答细胞的共定位。通过标记不同类型的免疫细胞以及共刺激分子和共抑制分子等，可以在组织水平上观察到免疫应答和适应性免疫应答细胞的相互作用，从而深入了解免疫应答的调节机制以及免疫应答在疾病发生发展中的作用。

7. 观察间接免疫荧光和外周血 T 细胞分化的分析 MIF 分析可以用于观察间接免疫荧光和外周血 T 细胞分化的分析。通过标记不同的 T 细胞亚群特异性抗体，如 $CD4^+$ 辅助性 T 细胞（Th）、$CD8^+$ 细胞毒性 T 淋巴细胞等，可以在单个细胞水平上评估外周血 T 细胞亚群的分布和比例，从而深入了解不同 T 细胞亚群在外周血中的动态变化以及与疾病发生发展的关系。

（霍怡杉　马秀敏）

【思考题】

1. 免疫荧光技术有哪些常用方法？
2. 免疫荧光技术在临床检验诊断及科研中的应用有哪些方面？
3. 免疫荧光试验的影响因素有哪些？

第十三章 免疫标记技术及应用

【教学内容】 免疫标记技术是在抗原抗体间特异性反应的基础上，采用各种标志物对物质进行定位、定性或定量检测的一种技术。本章主要介绍免疫标记技术的分类、酶免疫分析技术、发光免疫分析技术、固相膜免疫分析技术、荧光免疫分析技术等内容。重点介绍了每类免疫分析技术原理、操作过程、特点以及免疫标记技术在基础医学、医学检验实验室诊断等研究领域中的应用。

第一节 概 述

一、免疫标记技术的定义和原理

免疫标记技术是指用荧光素、放射性核素、酶、化学（生物）发光剂、胶体金、铁蛋白等作为示踪物（标志物），对抗体或抗原标记后进行的抗原抗体反应。其原理是先把标志物标记在已知抗体或者抗原上，通过检测标志物，反映有无抗原抗体反应，从而间接对抗原或抗体进行定位、定性和定量测定。根据标志物不同，检测标志物的手段主要有荧光显微镜、射线测量仪、酶标检测仪、化学（生物）发光分析仪等。免疫标记技术检测具有抗原抗体反应的高度特异性和标志物的高度敏感性等特点，应用范围十分广泛。

二、免疫标记技术的发展历程

现代免疫学检验技术的发展得益于标记免疫学检测技术的发展，经典的免疫测定技术所不能解决的临床测定问题在现代免疫测定技术前均能迎刃而解。主要包括荧光免疫分析技术、放射免疫分析技术、酶免疫分析技术、化学发光免疫分析技术及固相膜免疫分析技术等。

1. 荧光免疫分析技术 荧光免疫分析技术中最早使用的标志物是荧光素，1942年，Coons等首次报道用异氰酸荧光素标记抗体，检查小鼠组织切片中的可溶性肺炎球菌多糖抗原。当时由于此种荧光素标志物的性能较差，未能推广使用。1958年Riggs等合成性能较为优良的异硫氰酸荧光素（fluorescein isothiocyanate，FITC），同年，Marshall等对荧光抗体的标记方法又进行了改进，从而使免疫荧光技术逐渐推广应用，免疫荧光技术为定位组织和细胞中的抗原物质提供了一种直接而有效的手段。1970年后发展建立了荧光免疫分析技术（fluorescence immunoassay，FIA）。荧光标记免疫法灵敏度高，但荧光素常会产生生物学毒性导致抗体或抗原的灵敏度和选择性下降。传统荧光标记免疫分析（FIA）曾一度起着非常重要的作用，其优越性也比较明显，但由于易受散射光、来源于样品的背景荧光和荧光猝灭等因素的干扰使其分析灵敏度较低。近年来，新的荧光标记免疫技术层出不穷，如：时间分辨荧光免疫分析、荧光偏振免疫分析法、酶促放大镧系荧光免疫分析等，已大大提升了灵敏度，缩短了检测时间，荧光标记免疫分析技术应用越来越广泛。

2. 放射免疫分析技术 在放射免疫分析出现之前的免疫测定技术基本上都是定性或半定量测定方法，1960年，Yalow和Berson利用抗胰岛素抗体作为结合剂，^{131}I标记胰岛素作为示踪剂定量测定血浆中微量的胰岛素获得成功，创建了经典的放射免疫分析（radioimmunoassay，RIA）。RIA是将放射性核素示踪的高灵敏性与抗原抗体反应的高特异性相结合用于超微量物质测定的技术模式，为20世纪临床免疫学检验的超微量物质分析开辟了一个崭新的领域，从而使免疫分析从定性分析和半定量分析走向定量分析，医学检测技术也从常量分析走向微量与超微量分析。20世纪60年代后期建立了固相吸附分离方法和非竞争结合分析原理的免疫放射分析（immunoradiometric assay，IRMA）。IRMA在测定灵敏度、特异性、可测范围等方面均显示出较经典液相竞争放射免疫分析技术更优越。RIA 的优点是样本用量少、本底低、灵敏度高、不受环境及样本内干扰等；但其缺点也显而易见，如需要特殊设备、试剂效期短、检测时间长、难以自动化等制约了它的发展，目前该技术已逐渐被淘汰，更多用于科学研究。

3. 酶免疫分析技术 20 世纪 60 年代末，在酶免疫组织化学的基础上，瑞典学者 Engvall 和 Perlmann，荷兰学者 Van Weerman 和 Schuurs 分别提出并发展了一种酶标固相免疫测定技术，即酶联免疫吸附试验（enzyme linked immunosorbent assay，ELISA）。其后，1972 年，Rubenstein 等又建立了一种无须分离洗涤步骤的均相酶免疫测定技术-酶放大免疫试验技术（enzyme multiplied immunoassay technique，EMIT），这种测定技术主要限于小分子物质（如药物等）的测定应用。酶免疫分析（enzyme immunoassay，EIA）是用酶催化底物反应的生物放大作用提高特异性抗原-抗体免疫学反应检测敏感性的一种标记免疫技术，是 ELISA 创立后发展起来的。由于 EIA 可用于几乎所有的可溶性抗原抗体的检测、无放射性污染、试剂效期更长、酶催化底物显色有很强的放大作用且不需要昂贵的测试仪器，因此得到了广泛应用。这种简单方便的免疫测定技术出现后，不但成为了一种非常简便的研究工具，而且迅速地应用于各种生物活性物质及标志物的临床检测，并在临床应用中逐步取代了放射免疫分析技术。

4. 化学发光免疫分析技术 化学发光免疫分析（chemiluminescence immunoassay，CLIA）是采用化学发光剂作为标志物（或使用化学发光物质作为酶的底物）以测定光信号为特征，融合抗原-抗体结合的特异性和光信号产生与检测为一体的免疫分析技术。1977 年 Arakawe 等首先报道用发光信号进行酶标记免疫分析，成为后来众多采用酶为标志物的同时采用酶的发光底物进行检测的化学发光酶免疫试验的先驱；1983 年，Weeks 等合成了吖啶酯并用于免疫发光试验，奠定了直接化学发光免疫分析的基础；1990 年，Leland 等将化学发光中使用的三丙胺与发光结合物三联吡啶钌[Ru（bpy）$_3$]$^{2+}$结合，建立了电化学发光反应系统，成为后来采用三联吡啶钌标记的电化学发光免疫分析基础。1994 年，Ullman 等报道了发光氧通道免疫试验（luminescent oxygen channeling immunoassay），是一种以纳米微粒为基础的无须固相分离的均相化学发光免疫技术。20 世纪 90 年代，各种自动化免疫分析仪不断应用于临床检验，其测定原理种类多样，如 CLIA、电化学发光免疫分析（ECLIA）。该法不仅具有发光分析的高灵敏度和抗原抗体反应的高度特异性，而且还具有分离简便、可以实现自动化分析的特点，因此广泛应用于临床检测。根据其标志物的不同可分为直接化学发光、电化学发光、酶促化学发光和光激化学发光。化学发光免疫诊断是免疫诊断领域的主流技术，也是国际发展的趋势。近年来，化学发光免疫诊断技术凭借其自动化程度高、检测精密度高及检测速度快等优势迅速抢占全球高端免疫诊断市场份额，成为免疫诊断的主流。

5. 固相膜免疫分析（solid phase membrane-based immunoassay）**技术** 是以胶体金作为示踪标志物或显色剂，应用于抗原抗体反应的一种新型分析技术。其发展可以追溯到 20 世纪 60 年代，当时科学家们首次尝试在固相载体上（通常为纸或过滤纸）固定抗体，以捕获特定抗原。这一探索为后续的研究和发展奠定了基础。在 1971 年，Faulk 等科学家合成了胶体金标记的抗体，用于检测细菌表面抗原的分布，从此胶体金作为一种新型的有色标志物被应用于免疫学领域。随后，胶体金技术在免疫化学领域得到广泛应用。1983 年，Hogahe 等研究人员引入了免疫金银染法，大大提高了检测的灵敏度。在 1989 年，Spielbeig 等科学家通过开发斑点免疫金渗滤试验，首次建立了这一技术，用于检测 HIV 等疾病。1990 年，Beggs 在免疫渗滤技术的基础上发展了一种更简单快速的免疫学检测技术，即胶体金免疫层析法。目前常用的固相膜免疫分析方法还包括免疫印迹试验，在 1979 年由 George Stark 发明，是分子生物学、生物化学和免疫遗传学中常用的一种实验方法。此外，生物素-亲和素系统（biotin-avidin system，BAS）建立于 20 世纪 70 年代后期，具有多级放大作用，极大地提高了标记免疫测定技术的分析性能，现已广泛应用于标记免疫分析、分子生物学和组织化学等生物医学实验研究的各个领域。既可用于微量抗原、抗体及受体的定量、定性检测和定位观察研究，又可用于以上各类反应体系中反应物的分离和纯化，在分子识别、相互作用、纯化、检测、固定、标记、病毒载体及非放射性药物靶向系统等科学研究中发挥着重要作用。

第二节 荧光免疫分析技术

一、技术原理

荧光免疫分析技术（fluoroimmunoassay，FIA）是三大经典标记免疫技术中起步最早的技术。1942 年，Coons 等首次采用异硫氰酸荧光素标记抗体，成功检测小鼠组织切片中的可溶性肺炎球菌荚膜多糖抗原。多位学者对荧光素标记技术进行了改良，1960 年 Glodstein 应用现代免疫学技术纯化荧光素标记抗体，很大程度上解决了非特异性染色的问题，FIA 逐渐推广应用。

FIA 的原理与放射免疫分析技术相似，区别点在于标志物由同位素改为荧光素。FIA 是以荧光标记抗体或抗原，通过与相应抗原或抗体发生特异性结合反应，利用荧光检测仪检测抗原-抗体复合物中特异性荧光强度，以此对待测物进行定位、定性和定量分析的标记免疫技术，具有高度灵敏度、特异性和直观性。常用的荧光免疫分析测定方法有时间分辨荧光免疫分析（time-resolved fluoroimmunoassay，TRFIA）、荧光偏振免疫测定（fluorescence polarization immunoassay，FPIA）、荧光酶免疫测定（fluorescence enzyme immunoassay，FEIA）。

二、技术类型

（一）时间分辨荧光免疫分析

TRFIA 是 20 世纪 80 年代初期发展建立起来的一种新型免疫分析技术。其原理和方法与一般免疫荧光法不同，所用标志物为荧光素而且是具有特殊荧光特性的镧系元素（如 Eu^{3+}、Sm^{3+}、Tb^{3+} 等），并与时间分辨测定技术相结合，根据产物的荧光强度的变化定量分析反应体系中的待测物浓度。

时间分辨技术，即各种组织、蛋白或其他化合物在激发光的照射下都能发出一定波长的荧光，如血清蛋白可发射出短波长的荧光（激发光波长 280nm，发射光波长 320～350nm），胆红素发出波长较长的荧光（激发光波长 330～360nm，发射光波长 430～470nm），这些荧光为非特异性荧光，干扰了荧光免疫测定的灵敏度和特异性，但它们的荧光寿命一般在 1～10ns，最长不超过 20ns。而镧系元素的荧光寿命较长（10～100μs），因此待血清、溶剂和其他成分的短寿命背景荧光完全衰变后，再测量镧系元素的特异性荧光，有效地排除了非特异荧光的干扰，极大地提高了分析灵敏度。

1. 操作过程

（1）双抗体夹心法：将待检抗原加入固相抗体（定量）的样品池中，形成抗原-抗体复合物；再添加足量的镧系元素 Eu^{3+} 螯合物抗原与之结合，形成固相抗体-待测抗原-Eu^{3+} 标记抗体复合物；然后加入酸性解离液使复合物上的 Eu^{3+} 从复合物中解离出来，形成新的免疫复合物；利用光谱技术，在 340nm 激发光照射下，游离出的 Eu^{3+} 螯合物可以发射 613nm 的荧光（图 13-1）。最终经时间辨荧光分析仪计算出待检抗原的量（固相抗体的量减去游离 Eu^{3+} 的量）。

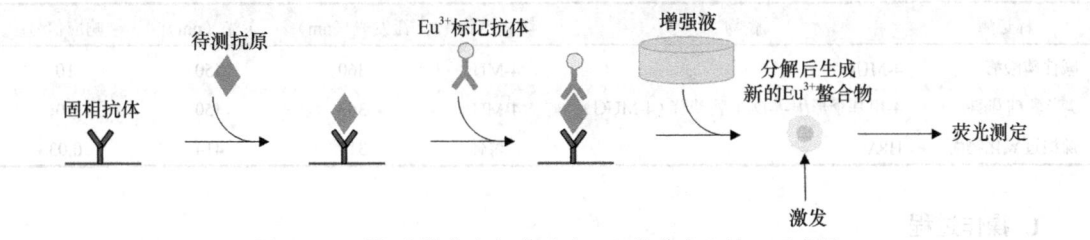

图 13-1 时间分辨荧光免疫试验（双抗体夹心法）示意图

（2）固相抗体竞争法：将待测抗原和 Eu^{3+} 标记的抗原与固相抗体竞争结合，温育洗涤后在固相中加入荧光增强液，经时间分辨荧光分析仪测定荧光强度。所测的荧光强度与待测抗原的含量成反比。

(3) 固相抗原竞争法：将待测抗原和固相抗原竞争结合定量的 Eu^{3+} 标记抗体，温育洗涤后在固相中加入荧光增强液，经时光分辨荧光分析仪测定荧光强度。所测的荧光强度与待测抗原的含量成反比。

2. 特点

（1）灵敏度高：最小检出量可达 1×10^{-18}mol/L（普通的荧光免疫技术仅为 1×10^{-8}mol/L）。
（2）分析范围宽：可达 4~5 个数量级。
（3）标记结合物稳定，有效使用期长。
（4）分析速度快，易于自动化。
（5）无放射性污染。
（6）不足在于易受环境、试剂盒和容器中镧系元素离子的污染，使检测本底增高。

（二）荧光偏振免疫测定

FPIA 是通过测定荧光素标记抗原与荧光素标记抗原-抗体复合物之间荧光偏振结果之间的差异，从而测定待测抗原的含量的一种定量免疫分析技术。该技术用到的偏振光是让光线通过一个偏振滤光片，就会形成只有一个方向的平面光，即为偏振光。在反应过程中，小分子抗原一般用 FITC 标记。

1. 操作过程　在测定过程中，通常荧光素标记的小分子抗原在溶液中的转动速度快，在波长 485nm 的偏振光（蓝光）激发后，荧光素标记抗原吸收光能并发射出偏振荧光（绿光，525~550nm），荧光偏振光强；在反应体系中加入待测抗原、荧光素标记抗原和抗体后，形成的荧光素抗原-抗体复合物转动速度慢，荧光偏振光便会减弱。该方法利用待测抗原和荧光素标记抗原竞争性结合抗体的反应原理测定待测抗原的含量，因此荧光偏振光的强度与待测抗原的含量呈负相关。

2. 特点　荧光偏振免疫法的优势在于样本用量少，并且方法重复性好，简单快速；荧光素标记抗原稳定；适用于检测小分子和中等分子物质，不适用于检测大分子物质。但一些抗原和抗体结合后，荧光偏振变化量较小，导致该方法相较于其他方法灵敏度较低。

（三）荧光酶免疫测定

FEIA 利用酶标抗原（或抗体）与待测抗体（或抗原）反应，以酶反应催化荧光底物，经过酶促反应生成稳定且高效的荧光物质，通过荧光计数仪能够记录所产生的荧光强度，计算出待检抗原或抗体的含量。

用于 FEIA 的酶及荧光底物见表 13-1，其中最常用的酶是碱性磷酸酶（ALP），能够催化荧光底物 4-甲基伞形酮磷酸盐（4-MUP）分解形成 4-甲基伞形酮（4-MU），4-MU 经 360nm 激发光照射，发出 450nm 的荧光。

表 13-1　FEIA 的酶及荧光底物

标记酶	底物	荧光产物	激发光（nm）	荧光（nm）	响应信号
碱性磷酸酶	4-MUP	4-MU	360	450	10
β-半乳糖苷酶	4-甲基伞形酮-β-D-半乳糖苷（4-MUG）	4-MU	360	450	10
辣根过氧化物酶	HPA	二聚体	317	414	0.03

1. 操作过程

（1）双抗体夹心法：固相抗体和酶标抗体与待测抗原反应，形成固相抗体-抗原-酶标抗体免疫复合物，洗涤除去未结合的抗原和酶标抗体，加入荧光底物，再经过激发光照射，通过荧光计数仪能够记录所产生的荧光强度，计算出待检抗原的含量。荧光强度与待测抗原含量成正比。

（2）双抗原夹心法：固相抗原和酶标抗原与待测抗体反应，形成固相抗原-抗体-酶标抗免疫复合物，洗涤除去未结合的抗原和酶标抗原，加入荧光底物，再经过激发光照射，通过荧光计数仪能够记录所产生的荧光强度，计算出待检抗体的含量。荧光强度与待测抗体含量成正比。

（3）固相抗原竞争法：待测抗原与固相抗原竞争结合定量的酶标抗体，洗涤除去未结合部分，固相抗原-酶标抗体复合物对加入的荧光底物进行酶促发光反应，荧光强度与待测抗原含量成反比。

2. 特点 FEIA 将酶促反应的高效性、抗原抗体反应的特异性以及荧光效应的可检测性相结合，利用酶和荧光底物的化学反应作为方法系统，具有高度的特异性、灵敏性和直观性，被广泛应用于病毒抗体、激素、肿瘤标志物、过敏原、心肌损伤标志物和凝血因子等的测定。但需要注意血清和其他生物样本的背景荧光会干扰测定，因此用固相荧光酶免疫测定法效果更好。

三、荧光标记技术的应用

荧光标记技术将抗原-抗体结合的特异性与荧光方法的灵敏性相结合，可以对抗原和抗体进行定性或定量检测，是最早出现并使用的免疫标记技术。目前，TRFIA、FPIA 等方法均配有全自动化分析仪进行检测，这些仪器可以自动进行加样、温育、洗涤等步骤，具有良好的灵敏性和准确度，目前在各个领域有广泛的应用。

（一）在基础医学及研究中的应用

1. 标记表面活性分子的自由基 如羟自由基（·OH）、4-羟基-2, 2, 6, 6-四甲基哌啶氮氧自由基（HO-TEMPO·）、4-萘甲酸酯-2, 2, 6, 6-四甲基哌啶氮氧自由基（NA TEMPO·）等。

2. 活体成像 将单个量子点包于磷脂中，能够用于体内及体外成像。

3. 生物芯片 包入量子点的高分子聚合微球，可标记寡核苷酸探针或抗体，用于基因芯片或蛋白质芯片的搜索。

4. 溶液矩阵 将不同的量子点或量子点微粒荧光标记在每一种生物分子上并置于溶液中形成所谓溶液矩阵。生物分子在溶液状态下易于保持其正常的三维构象。

（二）在医学检验中的应用

1. 在检测小分子抗原中的应用 人体的血液、尿液等组成复杂，在检测其中小分子抗原物质时干扰因素多。已有研究表明，荧光标记免疫技术的高特异性在检测小分子抗原物质、治疗药物等方面具有重要作用。在临床上，药物在血液中的浓度与其发挥的药效和副作用密切相关，荧光标记技术可以对血浆或其他体液中的药物浓度、代谢产物的含量进行测定，可以针对性地对差异性个体制定给药方案，避免因为给药较少造成疗效不显著或给药过多导致毒副作用的出现。目前，临床上采用 FPIA 对血清中的环孢霉素和地高辛等药物进行浓度检测，结果准确，对用药方案的制定有重要意义。

2. 在酶活性和含量测定中的应用 荧光标记技术除可以检测小分子物质外，也可对蛋白质的含量进行测定。使用 FPIA 方法检测酶活性和含量的原理是荧光标志物与酶结合后，荧光偏振光强度增加，当加入蛋白酶等将酶降解后，荧光偏振光强度便会下降，通过偏振光强度的变化便可以对酶的活性和含量进行测定。

3. 在内分泌和肿瘤学中的应用 荧光标记免疫反应中的 TRFIA 的应用十分广泛，特别在内分泌激素、肿瘤标志物分析中的应用愈发普遍。内分泌激素是具有活性的小分子，具有免疫反应性可以与抗体反应，但不具有免疫原性，属于半抗原。对于此类半抗原，大多采用竞争性 TRFIA 对其含量进行测定，如孕酮、雌二醇等。对于一些完全抗原，他们既具有免疫反应性又具有免疫原性，如促甲状腺激素、癌胚抗原等采用非竞争性 TRFIA 测定。

4. 在微生物学中的应用 TRFIA 的高灵敏性和特异性使其在微生物检测中的应用越来越广泛。目前，TRFIA 可以对乙型肝炎病毒、风疹病毒、人类免疫缺陷病毒和流感病毒、丙型肝炎病毒抗体等进行检测，其中对丙型肝炎病毒抗体的检测结果优于酶联免疫法。

第三节 酶免疫分析技术

一、技术原理

酶免疫分析技术是一种基于抗原和抗体特异性结合的免疫检测方法。该技术主要使用酶标记的抗原或抗体作为主要试剂，结合酶催化反应的高效性和特异性，以及抗原抗体反应的特异性，来展示抗原和抗体之间的免疫学反应。在酶免疫分析技术中，酶标记的抗原或抗体既保持了酶对底物的催化特性，又保留了抗原或抗体的免疫学活性。当酶标记的抗原（抗体）与待测抗体（抗原）发生特异性反应后，加入相应的底物，底物在酶的催化下发生显色反应。通过测定有色产物的浓度，可以定性或定量地检测待测抗体或抗原。选择合适的酶和制备高质量的酶标志物是酶免疫分析技术的基础。

酶的高效性表现在一个酶分子每分钟可以催化 $10^3 \sim 10^4$ 个底物发生显色反应。酶免疫分析技术利用酶标记抗原或抗体作为主要试剂，可以将抗原-抗体免疫反应结果放大，提高分析方法的灵敏度。因此，标记酶应满足以下要求：

（1）活性强，催化效率高，纯度高，专一性强。

（2）酶的活性不受样品中其他物质的影响且样品中不存在与标记酶相同的内源性酶或其抑制物质，在均相酶免疫测定中，要求抗体与酶标记抗原结合后，酶的活性可以出现增强或抑制。

（3）标记酶容易与抗原或抗体结合，在标记抗原或抗体后自身活性保持不变，并且不会影响所标记的抗原或抗体的免疫学活性。

（4）酶催化底物的反应简单易操作，灵敏度和重复性良好，生成的有色物质应容易判断和测量。

（5）标记酶及其底物容易获取、价格低廉和对人体没有危害。

（6）酶和底物在室温下稳定且易于保存。

（一）辣根过氧化物酶及底物

1. 辣根过氧化物酶

（1）辣根过氧化物酶概况：辣根过氧化物酶（horseradish peroxidase，HRP）是从植物辣根中提取的一种过氧化物酶，分子量40kDa，等电点pH 5.5~9.0；由多个同工酶组成。HRP是一种复合酶，由糖蛋白（主酶）和铁卟啉环（辅基）组成。前者无色，与酶活性无关，在275nm波长处有最高吸收峰；后者为深棕色，是酶的活性基团，在403nm波长处有最高吸收峰。HRP的质量用两个指标来衡量：纯度和活力。常用的底物有邻苯二胺、四甲基联苯胺、二氨基联苯胺等。

（2）HRP酶活力与酶纯度：酶活力与酶纯度是酶质量评价的主要指标。①酶活力：活力单位用U表示，用焦性食子酸法测定时，在20℃、pH 6.0、20s内催化底物焦培酚，产生1μg红培酚，作为HRP的一个活性单位，用于标记的HRP其比活性应大于250U/mg。②酶纯度：即酶蛋白中活性部分与非活性部分最大吸光度的比值，以二者的吸光度比值（A_{403nm}/A_{275nm}）来衡量，用RZ（Reinheit Zhal）表示，RZ值越大，酶的纯度越高，用于标记的HRP的RZ值应大于3.0。

（3）HRP特点：①底物易得、便宜：种类多，可供不同的实验选择；价格低廉。②溶解性好：100ml缓冲盐溶液中可溶解5g HRP；并可溶解于62%饱和度以下的硫酸铵溶液中，故常用硫酸铵分级沉淀法分离、纯化HRP。③易标记、易入细胞：标记方法简单；分子量较小，标志物易透入细胞内。④稳定易于保存：在pH 3.5~12范围内稳定；对热及有机溶剂的作用亦较稳定，能耐受63℃加热15min；用甲苯与石蜡包埋切片处理，或用纯乙醇及10%甲醛水溶液固定做冰冻切片，均不影响其活性。⑤其他：因氰化物、硫化物、氟化物及叠氮化物等对HRP的活性有抑制作用。为防止酶失活，各种缓冲液及标本中应避免使用叠氮钠等作为防腐剂。

2. HRP 底物 HRP 的催化反应需要过氧化氢（H_2O_2）和供氢体（DH_2）作为底物，真正的底物是 H_2O_2。供氢体多为无色的还原型染料，反应后可生成有色的氧化型染料。常用的供氢体主要有：

（1）邻苯二胺（orthophenylenediamine，OPD）：是 HRP 最敏感的色原底物之一，也是 ELISA 中最早应用的供氢体。在 HRP 的作用下，OPD 氧化后生成二氨基联苯胺（diaminobenzidine，DAB），呈橙黄色，强酸（盐酸或硫酸）终止反应后显色变为棕黄色，其最大吸收波长的峰值在 492nm。OPD 的优点是灵敏度高，便于检测；缺点是性质不稳定，配制后溶液稳定性较差，需要在使用前临时配制，在 1h 内使用。用强酸终止反应后，显色也不稳定，显色随着时间的延长而加深，是由于反应后剩余的 H_2O_2 继续与 OPD 反应，因此反应结束后要及时进行比色，以保证检测的准确性。OPD 的另一缺点是有致癌作用。

（2）四甲基联苯胺（3, 3', 5, 5'-tetramethyl-benzidine，TMB）：在 HRP 催化下发生氧化，由无色变蓝色，加入强酸终止反应后变为黄色，在 450nm 波长有最大吸收峰。TMB 的优点是性质稳定，检测敏感性高，无致癌性，可在比色仪中定性或定量检测，是目前最常用的底物；缺点是溶解度较低，见光易分解，应置于黑色瓶中避光保存。如今多采用 TMB 盐形式（四甲基联胺硫酸盐，TMBS），溶于水，易于配制。

（3）二氨基联苯胺（diaminobenzidine，DAB）：其反应产物为不溶性的棕色吩嗪衍生物，易沉积于组织细胞间隙，可通过光学显微镜观察。此种多聚物能被还原为螯合四氧化锇，形成具有电子密度的产物，便于电镜观察。因此，DAB 是免疫组织化学技术的常用底物。同时，以膜为载体的酶免疫印迹技术也采用这种供氢体底物。

（4）其他：主要有 2, 2'-联氮双（3-乙基苯并噻唑啉-6-磺酸）二铵盐、5-氨基水杨酸等。

（二）碱性磷酸酶及其底物

1. 碱性磷酸酶

（1）碱性磷酸酶概况：碱性磷酸酶（alkaline phosphatase，ALP）是一种磷酸酯的水解酶，从牛的肠黏膜或大肠埃希菌中提取。从大肠埃希菌提取的 ALP 分子量为 80kDa，酶作用的最适 pH 为 8.0；从小牛肠黏膜提取的 ALP 分子量为 100kDa，最适 pH 为 9.6，肠黏膜来源 ALP 的活性高于菌源性的 ALP。常用的酶底物为对硝基苯磷酸盐（p-nitrophenyl phosphate，p-NPP）、β-甘油磷酸钠、磷酸萘酯等。

（2）ALP 酶活力与纯度：①酶活力：ALP 酶活力测定以 p-NPP 为底物，用两种方式表示：二乙醇胺和甘氨酸单位，即分别以 1.0mmol/L 二乙醇胺溶液和 0.1mmol/L 甘氨酸溶液作为缓冲系统测定的活性单位。二者换算关系为 1 个二乙醇胺单位等于 2 个甘氨酸单位。用于标记的 ALP 活力单位应大于 1000U/mg。②酶纯度：ALP 较难获得高纯度制品。

（3）ALP 特点：①分子量较大：其标志物常为高度聚合的大分子，不易渗入细胞内，穿透细胞膜的性能较差，较少用于免疫酶组织化学定位研究。②获得困难，纯度低：ALP 是从小牛肠黏膜中或大肠埃希菌中提取的，不易获得，较难得到高纯度制剂，且价格比较贵。③活力高：在酶免疫测定中应用 ALP 系统，其敏感性一般高于应用 HRP 系统，空白值比较低。④稳定性低：稳定性比 HRP 低，制备酶结合物时，收获率比 HRP 低，国内 ELISA 测定中一般多采用 HRP。⑤其他：甘氨酸、枸橼酸盐、EDTA、巯基化合物等可使 ALP 失活。无机磷酸盐对 ALP 是强的抑制剂，因此 ALP 用于酶免疫测定时应注意，不能使用磷酸盐缓冲液（PBS）作为洗涤液。ALP 主要用作双标记染色，研究递质共存及酶免疫测定。

2. ALP 底物

（1）对硝基苯磷酸盐：p-NPP 是 ALP 最常用的显色底物。p-NPP 在 ALP 的催化下生成对硝基酚，呈黄色，在 405nm 处有最大吸收峰。在碱性条件下 p-NPP 的光吸收增强，并可使 ALP 失活，因而，可使用氢氧化钠作为终止剂。

（2）5-溴-4-氯-3-吲哚基-磷酸盐（5-bromo-4-chloro-3-indolyl phosphate，BCIP）：也是 ALP 的底物，常和四唑硝基蓝（nitro blue tetrazolium，NBT）配成混合液，在 ALP 的催化下，BCIP 被水解，水解产物与 NBT 发生反应，形成不溶性的深蓝色至蓝紫色的 NBT 甲䐶。常用于免疫组化和免疫印迹等实验。

（三）β-D-半乳糖苷酶及底物

1. β-D-半乳糖苷酶（β-galactosidase，β-D-Gal） 存在于微生物、动物和植物中，常用于酶免疫分析技术的 β-D-半乳糖苷酶来源于大肠埃希菌，由四聚体构成，分子量为 464kDa，其最适 pH 为 6.0~8.0，热稳定性较差。由于人类血液标本中缺乏此酶，以其制备的酶标志物在测定时不易受到内源性酶的干扰，特异性较强，故常用于均相酶免疫测定。

2. β-D-半乳糖苷酶底物 常用 4-甲基伞基-β-半乳糖苷，经酶水解后产生荧光物质 4-甲基伞酮，可用荧光计检测，利用荧光的放大作用大大提高了方法的敏感度，其灵敏度高于 HRP 系统 30~50 倍，测量时需要荧光检测仪。

（四）其他

酶免疫标记技术还有葡萄糖氧化酶（glucse oxidase，GOX）等，分子中含有黄素腺嘌呤二核苷酸，能作为受氢体催化底物葡萄糖生成葡萄糖酸，并产生 H_2O_2，与供氢体发生显色反应，GOX 底物是葡萄糖，GOX 常用于酶免疫组织化学技术。

（五）酶标志物

1. 酶标志物的制备 通过化学反应，将酶与抗体或抗原形成的结合物称为酶标志物或酶结合物。酶标记物的质量直接影响酶免疫技术的应用效果。理想的酶与抗体（或抗原）联结方法要求酶与抗体或抗原完全（100%）反应，酶和抗体（或抗原）均保持生物学和免疫学活性，结合物稳定，方法简便，价格便宜。需针对不同的酶和分析要求选用适宜的标记方法。选择标记方法的一般原则是：①技术方法简单、标记效率高、重复性好。②不影响酶和抗体的生物活性。③标记后的酶标志物稳定。

酶标记抗体的制备方法很多，目前应用最广泛的有戊二醛交联法和改良过碘酸钠法。酶标记抗原可根据抗原化学结构不同，用不同的方法与酶结合，如为蛋白质抗原，也可使用酶标记抗体的方法。

（1）过碘酸钠氧化法

1）标记原理：本法是应用 HRP 标记抗体或抗原最常用的方法。HRP 为一种糖蛋白，糖含量为 18%，过碘酸钠可将与酶活性无关的多糖羟基氧化为醛基。该醛基很活泼，能与抗体分子的游离氨基结合，形成 HRP-CHz-NH-IgG，其产率比戊二醛交联法高 3~4 倍。为防止酶蛋白氨基与醛基反应发生自身偶联，常在标记前用二硝基氟苯封闭酶蛋白上的 α 和 ε 氨基。酶与抗体的结合反应后，再加入硼氢化钠还原，即生成稳定的酶标志物。

2）技术要点：①抗体处理：选择高质量抗体装入透析袋[截留分子量（MWCO）：12~14kDa]内，置于 0.3mol/L，pH 9.5 碳酸盐缓冲液中，4℃透析过夜。取出抗体溶液，用紫外分光光度计测定抗体蛋白总量。②酶蛋白处理：根据用量称取 HRP，加入 10mmol/L，pH 4.5 乙酸钠溶液，磁力搅拌使之充分溶解；加入 0.2mol/L 高碘酸钠溶液，避光、搅拌，室温反应 15min；加入乙二醇溶液，终止氧化反应。将醛化好的酶样品上样于已准备好的 Sephadex G-25 凝胶柱，用 0.3mol/L 碳酸盐缓冲液（pH 9.5）洗脱，收集颜色最深部分，测定酶蛋白浓度并计算总量。③标记反应：按照一定比例将醛化好的酶加入透析好的抗体溶液中（同时装入透析袋），室温避光，温和搅拌，结合 1~2h；加入 5mg $NaHB_4$ 终止反应。然后将透析袋置于 0.1mol/L pH 7.4 磷酸盐缓冲液中，4℃透析过夜。④纯化制备：SephadexG-200 凝胶柱，用磷酸盐缓冲液平衡层析柱；将透析后酶结合物溶液上样，用磷酸盐缓冲液洗脱，收集第一个峰即为酶结合物；关于洗脱液蛋白监测可采用紫外检测法，同样可应用底物直接监测酶的活性。酶结合物经鉴定后，加入 BSA 至蛋白浓度为 10mg/ml，小量分装，低温保存备用。

3）评价：此法只适合 HRP，有局限性，但酶标志物产率较高，为常用的 HRP 标记抗体的方法。

（2）戊二醛交联法：戊二醛是一种双功能基团交联剂，有两个相同活性的醛基，可以分别偶联酶与抗体（或抗原）的氨基形成结合物。戊二醛交联法根据试剂加入方法的不同，可分为一步法和二步法。

1）一步法：是将标记酶、抗体（抗原）及戊二醛同时混合，然后用透析法或凝胶过滤除去未结合的戊二醛就可得到酶结合物。一步法的优点是操作简便、快速有效，而且重复性好，广泛用于 HRP、ALP 与抗原（抗体）的交联。缺点是酶标志物容易发生聚合，酶与抗体也易发生自身交联，故酶标志物的产率低，交联后酶与抗体（抗原）容易失活，从而影响酶标志物的质量。其结合物分子量较大，穿透力弱。

2）二步法：是先用过量的戊二醛与酶作用，使戊二醛上的一个活性醛基先与酶蛋白上的一个氨基结合，避免酶与酶的结合，用葡聚糖凝胶 G-25 过柱法或透析法除去过量戊二醛，再加入抗体（抗原），形成酶-戊二醛-抗体（抗原）结合物。此法的效率较一步法高，酶标志物均一，无自身聚合，抗体和酶的活性损失较少，所得酶结合物活性比一步法高。结合物分子量小，穿透力强。

戊二醛交联法是最温和的标记方法之一，适合各种酶的标记。由于不同的酶所含氨基的数量不同，其交联产物不均一，除形成酶-抗体结合物外，酶与酶、抗体与抗体之间也可发生交联，故标记产率较低。

2. 酶标志物的纯化 标记完成的酶结合物中常可能混有未结合的游离酶和抗体（抗原）、酶-酶及抗体（抗原）聚合物。游离酶和酶-酶聚合物会增加非特异显色，游离的抗体（抗原）则会起竞争作用而影响特异性显色的强度。因此，制备完成后的酶标记结合物应予以纯化。纯化的方法较多，分离大分子混合物的方法均可应用，如葡聚糖凝胶 G-200/G-150 或 Utrogel AcA-44 过柱层析法、50%饱和硫酸铵沉淀提纯法、SPA 柱亲和层析法等。葡聚糖凝胶 G-200 或 Ultrogel AcA-44 过柱层析法可去除游离的 IgG；使用 SPA 柱亲和层析法可去除 IgG 酶结合物中的游离酶。

3. 酶标志物的鉴定 制备的每批酶标志物都要进行质量鉴定，包括酶标记率、酶结合率、酶活性和抗体（抗原）的免疫活性测定。其中酶与抗体（抗原）的活性检测常用琼脂扩散或免疫电泳法，出现沉淀线表示酶标志物中的抗体（抗原）具有免疫活性，经 PBS 反复漂洗，再加酶的底物，如果出现应有的颜色反应，再用生理盐水浸泡，颜色若不褪，表示结合物中酶的活性稳定。酶与抗体的活性也可以用系列稀释的酶标抗体直接以 ELISA 方法进行方阵滴定，此方法不仅可以测定标记效果，还可以确定酶标抗体的使用浓度。

4. 酶标志物的保存 纯化的酶标志物需要适宜的贮存条件以保持结合物中抗体（或抗原）和酶稳定的生物活性。冷冻干燥后的高浓度结合物可长期保存，但需注意冻干过程可降低其生物活性，应避免反复冻融。也可在 33%甘油中−70～0℃保存较长时间，或 0.1%～0.5%的牛血清清蛋白中，4～8℃保存 6 个月。此外，贮存时在结合物溶液中加入蛋白保护剂、抗生素及防腐剂等也有助于保持结合物的生物活性。

二、技术类型

1. 酶联免疫吸附试验 是一种固相酶免疫分析技术，基本原理是将抗原（抗体）结合到固相载体表面，将抗原（抗体）与酶通过标记法连接成酶标志物，在测试时，将待检测样品（含待测抗体或抗原）和酶标志物按一定顺序与结合在固相载体上的抗原（抗体）反应，形成一种固相抗原抗体-酶结合物。将其他杂成分洗涤去除，在纯净的结合物中加入底物，底物便会与固相结合物中的酶发生反应生成有色物质，通过对有色物质进行定性或定量检测，即可得到待测样品中待测物质的含量。下文将具体介绍检测抗体或抗原的方法。

(1) 间接法测抗体：间接法是检测抗体最常使用的一种方法。其具体操作步骤为：将抗原固定到固相载体上，在固相抗原溶液中加入待检测样品，使待测样品中的抗体与固相抗原在一定温度下温浴，结合形成固相抗原-待测抗体复合物。洗涤后加入酶标记抗抗体（通常为酶标记羊抗人IgG），再温育一定时间后，形成固相抗原-待测抗体-酶标记抗抗体复合物。洗涤后加入底物，通过显色反应确定待测样品中抗体的含量（图13-2）。

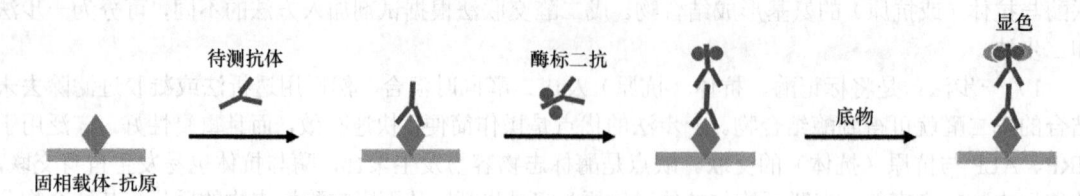

图13-2　间接法测抗体示意图

间接法测抗体时使用的酶标记抗抗体只针对免疫球蛋白，且通常使用的是抗人IgG，所以，检测的抗体一般为IgG。该方法具有良好的通用性，只需要更换固相载体上的抗原便可用一种酶标记抗抗体检测待测样本中多种针对不同抗原的抗体。然而，血清中存在高浓度的非特异性IgG，会对实验结果产生影响，因此，在进行测定前，一般会对待测样本进行稀释。

(2) 夹心法

1) 双抗体夹心法：是检测抗原的常用方法，用于检测至少含有两个抗原表位的抗原。该方法的具体检测步骤为：将特异性抗体结合到固相载体上，在溶液中加入待测样本，在一定温度下温育一段时间，使样本中的待测抗原与固相抗体结合，形成固相抗体-待测抗原复合物。洗涤后加入酶标记抗体，继续温育，形成固相抗体-待测抗原-酶标记抗体复合物。洗涤后加入底物，根据复合物中的酶与底物反应后生成的有色物质定性或定量检测待测样本中的抗原（图13-3）。

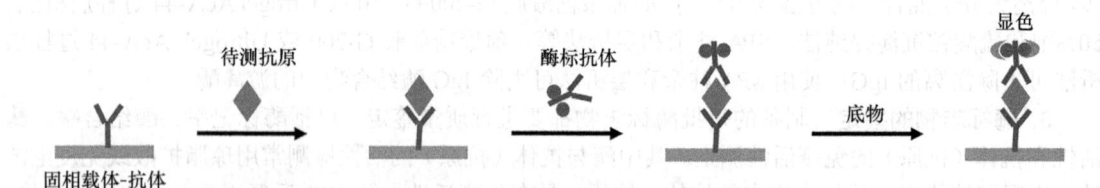

图13-3　双抗体夹心法测抗体示意图

双抗体夹心法一般采用两步法，即先形成固相抗体-待测抗原复合物，再加入酶标记抗体形成固相抗体-待测抗原-酶标记抗体复合物。值得注意的是，类风湿因子（rheumatoid factor，RF）可以与一些动物中变性IgG的Fc段结合，在样本检测时可以与固相抗体和酶标记抗体结合，使检测结果出现假阳性。双抗体夹心法不适用于小分子半抗原的测定，只适用于较大分子抗原（二价及以上）的测定。

2) 双抗原夹心法

双抗原夹心法常用于检测某种特定抗体。其操作方式与上述双抗体夹心法基本相同，可以通过一步法或二步法形成固相抗原-待测抗体-酶标记抗原复合物，后加入底物发生显色反应。该方法不会受到非特异性IgG的干扰，因此，相较于间接法检测抗体具有更高的特异性和灵敏度。因为机体中产生的抗体较少，一般不会出现钩状效应（由于抗原抗体比例不合适而导致假阴性结果的现象），所以可以使用一步法测定待测抗体。

(3) 竞争法

1) 竞争法测抗原：竞争法测定的一般为小分子抗原或半抗原。具体操作步骤为：将特异性抗体结合到固相载体上，同时在固相抗体中加入待测样本和酶标记抗原，样本中的待测抗原会和酶标记抗原竞争性地结合固相抗体，在一定温度下温育一段时间后洗涤，加入底物与酶发生显色反应，测定有色溶液的吸光度值，确定待测抗原的含量。

该方法的特点主要体现在 3 个方面，分别是：酶标记抗原需要与样本或标准品中的待测抗原具有相同的与固相抗体结合的能力；在反应体系中，固相抗体和酶标记抗原的量是固定的，并且酶标记抗原和待测抗原的分子数量和大于固相抗体的结合位点数；反应体系中，待测抗原的浓度越高，结合到固相抗体上的酶标记抗原数量越少。

2）竞争法测抗体：抗体的检测一般不适用竞争法，但当样本中存在不易去除的杂质或难以获得纯度较高的抗原时，则会使用竞争法测定抗体的含量。目前，该方法常常用于乙型肝炎病毒 e 抗体（HBeAb）和乙型肝炎病毒核心抗体（HBcAb）的检测。这两种抗体的检测有不同的检测方式。

竞争法检测 HBeAb：将 HBeAb 与固相载体结合，同时加入待测样本和中和抗原乙型肝炎病毒 e 抗原（HBeAg），固相 HBeAb 和待测样本中的 HBeAb 会竞争性地结合中和抗原 HBeAg，温育后洗涤，加入酶标记 HBeAb，使酶标记 HBeAb 与固相抗体-中和抗原结合形成复合物，温育后洗涤，在溶液中加入底物使其发生显色反应。待测样本中 HBeAb 含量越高，与固相 HBeAb 结合的中和抗原 HBeAg 越少，显色反应的颜色就越浅，即显色反应的颜色深浅与待测样本中的 HBeAb 浓度成反比（图 13-4）。使用该方法检测 HBeAb 是因为 HBeAg 直接包被固相载体时，容易转变为乙型肝炎病毒核心抗原（HBcAg），从而导致测定结果出现误差。

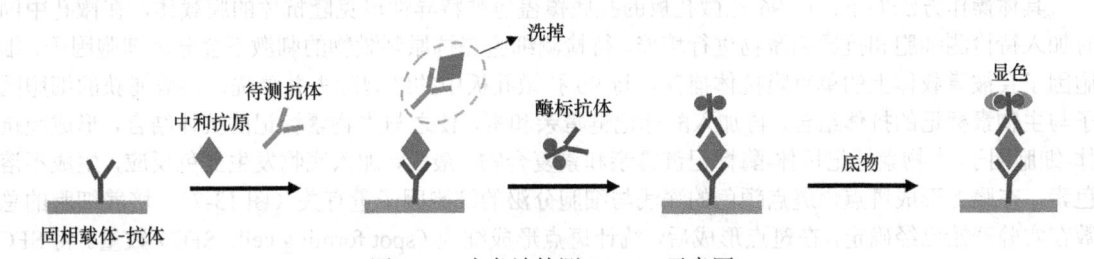

图 13-4 竞争法检测 HBeAb 示意图

竞争法检测 HBcAb：首先将 HBcAg 包被到固相载体上形成固相 HBcAg，同时加入待测样本和酶标记 HBcAb，使待测样本中的 HBcAb 与酶标记 HBcAb 竞争性地结合到固相 HBcAg，温育洗涤，加入底物发生显色反应。显色反应的颜色与待测样本中 HBcAb 含量呈负相关（图 13-5）。

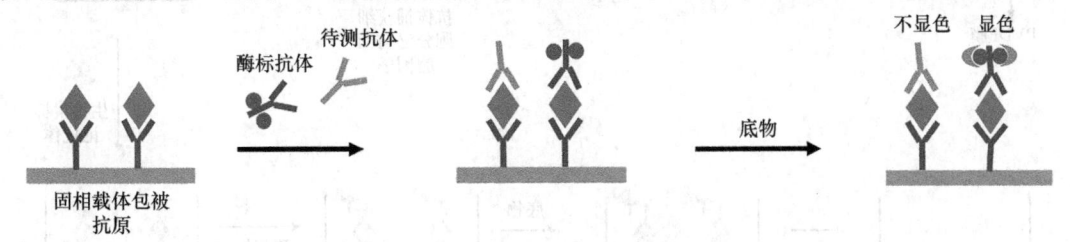

图 13-5 竞争法检测 HBcAb 示意图

竞争法测定抗体含量时，若待测样本中的抗体与竞争抗体的特异性和亲和力越相近，则检测结果越准确。但在实际测定中，竞争抗体通常是从相应抗原免疫动物中获取的，其特异性与人体产生的抗体总会存在一些差异。

（4）捕获法：常用于病原体急性感染诊断中 IgM 型抗体的检测。具体检测步骤为：将抗 IgM 抗体包被到固相载体上，加入待测样本，样本中的特异性和非特异性 IgM 均可被固相抗体捕获，洗涤去除其他成分，再加入 IgM 特异性抗原，与固相抗体结合的 IgM 结合。加入酶标记抗特异性抗原的抗体，形成固相抗 IgM 抗体-待测 IgM-特异性抗原-酶标记抗体复合物。加入底物发生显色反应，显色反应的颜色与待测样本中待测抗体的含量呈正相关（图13-6）。

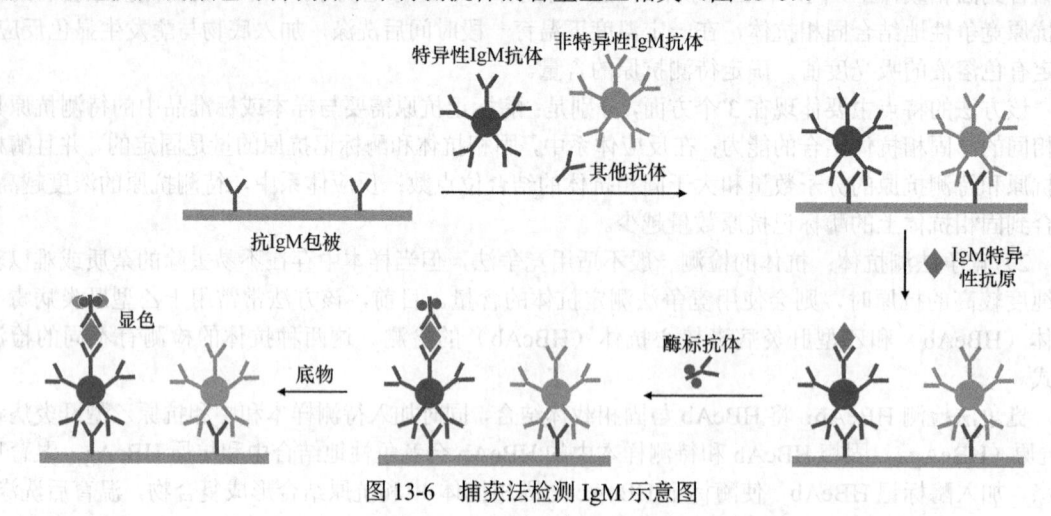

图13-6 捕获法检测IgM示意图

2. 酶联免疫斑点试验操作过程及特点 酶联免疫斑点试验（enzyme-linked immunospot assay，ELISPOT）是指用抗体捕获细胞分泌的细胞因子，并使用酶联免疫斑点显色方式将细胞因子显现出来的检测方法。

具体操作方法如下：在96孔微孔板的孔底覆盖包被特异性单克隆抗体的膜载体，在微孔中同时加入待检测细胞和抗原刺激物进行培养。待检测细胞在抗原刺激物的刺激下会分泌细胞因子，细胞因子会被膜载体上的单克隆抗体捕获。将96孔微孔板中的细胞除去并清洗，将被捕获的细胞因子与生物素标记的抗体结合，再加入酶标记链霉亲和素，使之与生物素标记的抗体结合，形成膜抗体-细胞因子-生物素标记抗体-酶标记链霉亲和素复合物。最后，加入底物发生显色反应，生成不溶色素，在膜上形成斑点，斑点颜色的深浅与细胞分泌的细胞因子量有关（图13-7）。培养细胞的总数在实验开始已经确定，在斑点形成后，统计斑点形成细胞（spot forming cell，SFC）数量。将SFC数目除以实验开始时细胞总数，便可计算出阳性细胞频率。

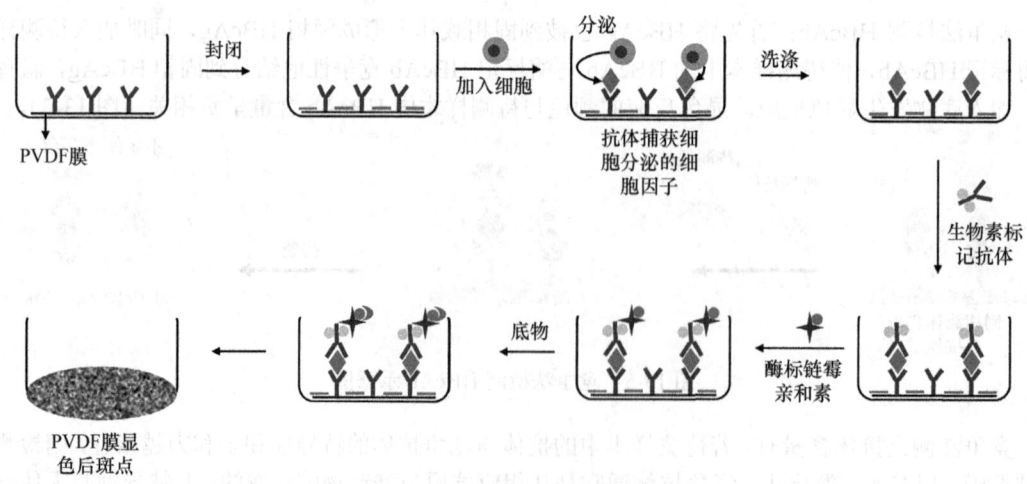

图13-7 酶联免疫斑点试验

ELISPOT是从单细胞水平检测分泌细胞因子细胞量的检测技术，突破了传统ELISA检测细胞因子的方法，反映活细胞功能，实验操作简单，灵敏度比ELISA更高。

三、酶标记技术的应用

酶标记技术将抗原抗体反应的特异性与酶高效催化反应的敏感性、专一性相结合,具有特异性强和敏感性高的特点,现已广泛应用于基础医学和医学检验的临床实验诊断及研究领域,主要如下:

(一)在基础医学及研究中应用

酶免疫技术可实现对待检测抗原/抗体定位、定性或定量分析,在基础医学研究中被广为应用。

1. 生物医药研发 抑制剂筛选、结合能力检测、生物活性定性与定量分析、药代动力学分析和免疫原性测定等。

2. 免疫酶可标记各种细胞内成分的定位 如内质网、高尔基体、核糖体、蛋白质、线粒体等的定位。

3. 研究抗酶抗体的合成 如新型冠状病毒核衣壳蛋白单克隆抗体、猪γ干扰素单克隆抗体、埃可病毒11型抗体、森林脑炎病毒单克隆抗体、人降钙素原单克隆抗体、抗肾综合征出血热病毒大鼠单克隆抗体等。

4. 显现微量的免疫沉淀反应 如胰岛素和C肽的分析、HLA-A分子限制性HBV抗原表位肽的预测与鉴定。

5. 定量检测白蛋白抗原或抗体 可以定量测定研究样本中的抗原或抗体成分。

(二)在医学检验中的应用

酶免疫技术可实现对待检测抗原/抗体定性或定量分析,主要应用有:

1. 感染免疫血清标志物检测 基本上覆盖感染免疫血清学标志物,如病毒性肝炎(甲肝抗体、乙肝抗体、丙肝抗体、丁肝抗体、戊肝抗体)血清学标志物检测、TORCH(弓形虫、风疹病毒、巨细胞病毒、单纯疱疹病毒)感染检测、梅毒螺旋体抗体检测、HIV感染筛查、牛大片吸虫病抗体检测、布鲁氏菌病抗体检测等。

2. 药物浓度分析 定量检测可用于地高辛、西妥昔、呋喃唑酮等药物浓度检测。

3. 细胞因子能力测定 B细胞分泌抗体能力和结核特异性抗原T细胞激活试验等。

4. 肿瘤标志物测定 可以定量检测血清中肿瘤标志物的浓度。

第四节 发光免疫分析技术

一、技术原理

化学发光是由于化学物质的氧化反应产生电子能级处于激发态的物质,后者通过跃迁返回基态释放能量产生位于可见光波段的电磁波,从而导致的发光现象。

化学发光免疫分析结合了化学发光反应和免疫学的特点,通过将发光物质或酶标记在抗原或抗体上,抗原或抗体与待测物质发生特异性结合,随后加入氧化剂、化学发光底物或是电压的激发,通过氧化剂氧化发光物质,酶催化发光底物或是发光物质在电压的激发下形成高能的激发态,由于激发态不稳定,再回到基态过程中会以光的形式释放出能量,同时由于待测物浓度与发光强度在一定条件下呈线性定量关系,因此借助仪器检测发光的强度就可以确定待测物的含量。

化学发光按化学反应类型可分为酶促化学发光和非酶促化学发光两类。酶促化学发光包括HRP系统、ALP系统、黄嘌呤氧化酶系统等。而非酶促化学发光包括吖啶酯系统、ABEI系统、草酸酯系统、三价铁-鲁米诺系统。广义的化学发光也包括电化学发光。一个化学反应要产生化学发光现象,必须满足以下三个条件:第一,反应中可提供足够的激发能,并由某一步骤单独提供;第二,有利的反应过程,使化学反应的能量至少能被一种物质所接受并生成激发态;第三,激发态分子具有一定的化学发光量子效率释放出光子,或者能够转移它的能量给另一个分子使之进入激发态并释放出光子。

如果按照发光持续时间分类，可分为闪光和辉光。其中闪光型发光时间为数秒如吖啶酯系统、ABEI系统、电化学发光系统。其检测方式为时间积分法，在检测系统加装进样器，并保证加入发光剂和检测同步进行，同时对发光信号峰进行积分计算发光强度。而辉光型发光时间在数分钟至数十分钟，如HRP系统、ALP系统等。其信号检测一般以速率法测量，即在发光信号相对稳定的区域（坪区）固定点测量单位时间的发光强度。化学发光测定无需激发光，因此与免疫荧光标记技术相比，不存在由激发光所导致的一系列干扰，如光源波动、激发光散射、荧光猝灭及荧光漂白等。

发光信号放大系统等提高检测灵敏度的技术的出现，推动了发光免疫标记技术的发展。生物素-亲和素系统（biotin-avidin system，BAS）是以生物素和亲和素之间独特的相互识别和结合特性为基础而建立的一种具有灵敏度高、特异性强及稳定性好等优点的信号放大标记技术，目前广泛应用于化学发光等免疫分析技术。生物素和亲和素均既可偶联抗原、抗体等生物大分子，又可偶联酶、荧光素和发光剂等示踪物质，待测物与生物素化蛋白分子反应形成复合物，生物素和亲和素之间具有高度亲和力，两者结合后能产生放大作用等特点。

二、技术类型

1. 直接化学发光法

（1）吖啶酯标记的化学发光免疫分析：发光原理是吖啶酯在碱性环境下被过氧化物直接氧化产生光信号。吖啶酯是目前直接化学发光免疫分析系统中使用最多的底物，其直接用于抗原抗体的标记，而在检测信号时只需加入碱性溶液和过氧化物。吖啶酯在碱性条件下被H_2O_2氧化时，发出波长为470nm的光，具有很高的发光效率，其激发态产物N-甲基吖啶酮是该发光反应体系的发光体。在发光系统中，吖啶酯为限速组分，其控制了发光强度和时间内闪光，可通过时间积分法测定其光信号。小分子吖啶酯作为标志物用于免疫分析的优点有化学反应简单、快速、无需催化剂，非特异性结合少，本底低，空间位阻小，信噪比高。其缺点为吖啶酯不稳定，易水解。

（2）异鲁米诺衍生物（N-[4-Aminobutyl]-N-ethylisoluminol，ABEI）标记的化学发光免疫分析：鲁米诺的化学发光效率很低，吸电子的取代基、氨基的烷基化等使化学发光能力减弱，而由萘环或苯并芘环代替苯环的鲁米诺衍生物的发光产率升高。其结构类似物异鲁米诺衍生物的发光效率大大提升，使其可以实现高灵敏度、高自动化程度的检测。其发光原理是异鲁米诺与氢氧化物反应时生成了一个双负离子，它可被过氧化氢分解出的氧气氧化，产物为一个有机过氧化物。该过氧化物很不稳定，立即分解出氮气，生成激发态的3-氨基邻苯二甲酸。激发态至基态转化中，释放的能量以光子的形式存在，波长位于可见光的蓝光部分。

异鲁米诺衍生物作为标志物用于免疫分析的优点有：①分子量小，不会产生空间位阻，标记效应好；②酸碱环境中稳定，易于长期保存；③同时检测本底低，检测灵敏度好，其结果更稳定可靠；④由于ABEI的性状稳定，可由厂家通过10点作成标准主曲线，终端客户只需要通过两点定标校准曲线即可，大大节省试剂。

2. 化学发光酶免疫分析

（1）HRP标记的化学发光免疫分析：鲁米诺或其衍生物在碱性环境下被过氧化物酶如HRP等催化过氧化物产生的自由基氧化生成激发态物质，并由此释放出光子。该发光系统很久以来一直被广泛应用于分析化学领域。但由于其发光效率较低，导致其灵敏度不足。增敏剂可以提升发光效率并降低本底噪声，使得HRP发光系统可以广泛应用于商品化免疫分析产品中，因此该技术平台也常被称为增敏化学发光免疫分析系统。常用的发光底物为鲁米诺、异鲁米诺及其衍生物。

（2）ALP标记的化学发光免疫分析：ALP所用底物为环1,2-二氧乙烷衍生物，其分子结构中起稳定作用的基团为金刚烷基，发光基团为芳香基团和酶作用的基团，在酶及起动发光试剂作用下引起化学发光。螺旋金刚烷环氧化物苯磷酸酯（AMPPD）在ALP作用下脱去磷酸基，导致分子内部的稳定结构被打破，从而启动自身氧化反应并产生光子。因此，在该反应体系中，AMPPD既是发光剂又是氧化剂。AMPPD 作为发光剂，发光可持续几十分钟，是化学发光法中发光时间最长的方法之一，其稳定的光信号保证了检测结果的准确性。然而，ALP 标记的化学发光免疫分析技术也存在诸多现实问题：①酶的影响因素多，试剂稳定性差；②酶的分子量大，产生大的空间位阻，影响标记效应；③ALP 价格比较高；④标记酶稳定性较差并不适合做 2 点定标，部分项目实验需要通过 6~12 点重新绘制标准曲线，试剂浪费较大。

3. 电化学发光免疫分析（electrochemi-luminescence immunoassay，ECLIA） 于 1990 年由 Leland 首创，其特点是以三联吡啶钌作为示踪物质标记抗原或抗体，并采用纳米微球为固相载体的分离方式，以三丙胺作为电子供体，通过电场作用诱导结合标志物发光，通过测定发光强度实现对超微量物质的定量分析。电化学发光免疫分析过程包括电化学发光和免疫分析两个重要环节，是目前分析性能最好的标记免疫分析技术之一。

（1）分析原理：电化学发光免疫分析属于非均相免疫分析，具体分析模式包括双抗体夹心模式、双抗原夹心模式和固相抗原竞争模式等。与化学发光免疫分析不同，电化学发光免疫分析中的捕获抗体不直接偶联纳米磁性微球，而是用其标记生物素分子制备成生物素标记抗体。将链霉亲和素包被纳米磁性微球，通过结合生物素捕获"标记抗体-待测抗原-生物素标记抗体"复合物从而达到分离的目的。整个分析过程主要包括免疫反应和分离与测量过程，现以"双抗体夹心"测定抗原为例，说明电化学发光免疫分析的测定原理。

（2）免疫反应过程：三联吡啶钌标记抗体和生物素标记抗体组成某待测抗原专用试剂溶液，一并加入含有待测标本的反应杯中进行温育，待检抗原分别与两种抗体于液相中迅速结合形成双抗体夹心复合物。为防止两种抗体同时竞争相同抗原表位，之前两种抗体须进行匹配实验，分别选择针对不同抗原表位的两种抗体，且之间不会产生空间位阻效应。然后再加入链霉亲和素包被的纳米磁性微球，因链霉亲和素（SA）与生物素（B）具有较高亲和力，迅速于微球表面形成"微球-SA-B-Ab-Ag-Ab-Ru"复合物，过剩的三联吡啶钌标记抗体（Ab-Ru）仍存在于液相中。

（3）分离与测量过程：电化学发光免疫分析的分离过程和检测过程于测量室内依次进行。分离过程是通过蠕动泵将反应后溶液全部吸入流动的测量室内。当磁性微球流经电极表面时，被安装在电极下面的电磁铁吸引住，而未结合的三联吡啶钌标记抗体和无关蛋白组分被流动的缓冲液冲走，从而完成游离标志物的分离过程。蠕动泵引入 TPA 缓冲液，与此同时电极加压，启动电化学发光反应，使三联吡啶钌和 TPA 在电极表面进行电子转移，产生电化学发光，光信号强度与三联吡啶钌标记抗体-待检抗原-生物素标记抗体复合物的量呈正比例线性关系。由光电倍增管检测光强度，经标准曲线或数学函数可计算出待测抗原的含量。测定后，终止电压，移开磁珠，加入清洗液冲洗流动测量室，准备下一个样品测定。

（4）技术要求：建立电化学发光免疫分析方法涉及三联吡啶钌标志物的制备、生物素标记抗体（抗原）的制备、链霉亲和素与纳米磁性微球的偶联、体系中关键组分最适工作浓度的确定、检测条件优化等。此处主要介绍生物素标记抗体和链霉亲和素与纳米磁性微球的偶联两个重要问题：①生物素标记抗体的制备：将待偶联的抗体以适当浓度溶解于碳酸氢钠溶液中；用二甲基甲酰胺（DMF）溶解生物素 N-羟基丁二酰亚胺酯（BNHS）按一定摩尔浓度比将生物素与待记抗体混合，在室温下搅拌反应使其充分偶联，之后透析除去游离生物素。②链霉亲和素与纳米磁性微球的偶联：链霉亲和素为弱酸性蛋白，可以被吸附在纳米磁性微球表面上，形成链霉亲和素包被固相载体，即链霉亲和素致敏微球。同时，一些纳米磁性微球表面带有某些功能基团，如醛基（—CHO）、氨基（—NH$_2$）或羧基（—COOH）等，可通过化学键与链霉亲和素分子连接。

（5）技术评价：电化学发光免疫分析主要优势包括：①三联吡啶钌衍生物含有一个 N-羟基琥珀酰亚胺（NSH）基团，可与多肽类抗原或免疫球蛋白的氨基形成化学键连接，标志物性质稳定、抗干扰能力强、有效期较长。②阳电极表面的电化学反应是由电场控制的，三丙胺溶液可重复使用，氧化还原反应周而复始，光信号较强、持续时间长，信号容易测量且效率很高。③针对双抗体夹心法而言，三联吡啶钌标记抗体和生物素标记抗体完全置于液相中，不仅可维持生物分子的天然构象

（固相表面抗体存在空间位阻效应），更重要的是，于液相中与待测抗原相遇的概率远高于固相化的抗体（纯液相属于三维立体空间，固相-液相属于平面空间）。此种模式下抗体利用率最高，抗体与待检抗原迅速达到平衡，可缩短检测时间。④引入生物素-亲素系统，不仅赋予更高分析敏感度，链霉亲和素预包被的受体微球具有通用性，可适用不同检测指标，作为通用检测试剂，利于工业化生产。⑤电化学发光免疫分析的分离洗涤过程于测量室内进行，洗涤过程中测量室的液体处于流动状态，只有磁性微球-双抗体夹心复合物被吸附在电极表面，游离标志物随流动液体被冲走，此种方式不同于化学发光免疫分析，动态洗涤可获得高效分离效果。但是，电化学发光免疫分析仪所有标本按顺序依次通过蠕动泵吸入测量室，完成分离-测量过程，而测量室有一定使用寿命，需定期更换。同时，因洗涤不彻底，含量较高的标本会影响随后邻近标本的测定结果。

4. 光激化学发光免疫分析 光激化学发光（light initiated chemiluminescent，LiCA）技术的核心原理是高能量态单线态氧的产生和传递。以填充了感光和发光染料的两种高分子纳米微球为载体分别共价交联抗原抗体，由免疫反应拉近感光和发光微球的距离至 200nm 以内，当带有链霉亲和素的感光球在红色激光的激发下，会产生高能态的单线态氧。单线态氧的生存时间较短，仅为 4μs，确定单线态氧的传播直径很小，仅为 200nm，如果发光微球在 200nm 范围内，就可以接受单线态氧，并发出 610nm 高能级发射光，反之则无光信号产生。抗原-抗体结合反应后，其感光微粒与发光微粒间距会小于 200nm，并产生光信号，然后由光信号的强度推算待测物的浓度。此法是一种均相、免清洗检测，发光效率高，检测的灵敏度和特异性好。然而由于光激化学发光反应体系无须清洗和分离未结合的样本和试剂，如有非特异性的结合，易影响检测结果。

三、发光标记技术的应用

现代临床医学对医学检验结果的要求越来越高，不仅要有较高的特异性和较高的敏感性，同时，对测定结果的精密度和检查时间也有更高的要求。并且，检测标本的项目组合需具有个性化特点，能够达到急诊标本随机测定的要求。发光免疫分析技术能够满足上述要求，既具备化学发光反应的高灵敏性，又具有免疫体系的高特异性，可实现个性化项目组合，以及急诊标本随时测的要求，同时方法简便、快速标记、结合物稳定、无放射性同位素伤害和污染等优点，自 20 世纪 80 年代以来，其应用得到飞速发展。现已从实验室研究进入常规临床检诊应用。目前除电化学发光技术以外，碱性磷酸酶与吖啶酯发光技术的应用较多。

（一）在基础医学及研究中的应用

1. 抗体的制备与筛选 包括多功能抗体的制备以及核酸适配体与抗体的结合应用。

2. 定量检测抗原或抗体 可以定量测定研究样本中微量抗原或抗体成分。

3. 与芯片技术结合 迅速高通量、高灵敏地检测微量蛋白分子的含量，检测限可低至 10ng/ml。

（二）在医学检验中的应用

1. 与免疫层析技术结合 如床旁检测（POCT）。

2. 肿瘤标志物检测 发光标记技术几乎覆盖所有肿瘤标志物项目。常见的项目有甲胎蛋白（AFP）、癌胚抗原（CEA）、糖类抗原（如 CA50、CA125、CA15-3、CA19-9、CA72-4、HE4）、前列腺特异性抗原（PSA）、前列腺酸性磷酸酶（PAP）、神经元特异性烯醇化酶（NSE）等。

3. 激素水平测定 放射免疫分析存在放射性污染问题，国内体内激素水平测定基本被化学发光免疫分析替代。包括：甲状腺相关激素，如促甲状腺素（TSH）、三碘甲腺原氨酸（T_3）、甲状腺素（T_4）、游离三碘甲腺原氨酸（FT_3）、游离甲状腺素（FT_4）；性腺相关激素如催乳素（PRL）、卵泡刺激素（FSH）、黄体生成素（LH）、雌二醇（E_2）、孕酮（Prog）、人绒毛膜促性腺激素（HCG）、抗米勒管激素（AMH）等；肾上腺相关激素，如促肾上腺皮质激素、醛固酮等。

4. 感染病原体标志物检测 基本上覆盖感染免疫血清学标志物，如病毒性肝炎（甲肝抗体、乙肝抗体、丙肝抗体、丁肝抗体、戊肝抗体）血清学标志物检测、TORCH（弓形虫、风疹病毒、巨细胞病毒、单纯疱疹病毒）感染检测、梅毒螺旋体抗体检测、HIV 感染筛查。

5. 药物浓度检测 药物属于小分子，采用竞争性免疫分析模式。常规检测项目包括丙戊酸钠、苯巴比妥、卡马西平、苯妥英钠、洋地黄、茶碱、地高辛、环孢霉素、环磷酰胺、氨甲蝶呤等。

6. 其他 过敏原、心血管系统标志物（CK-MB、BNP、cTnI、cTnT、Mb）、糖尿病相关指标（胰岛素、PTH、C 肽、糖化血红蛋白）、贫血类指标（铁蛋白、转铁蛋白、维生素 B_{12}、叶酸）等。

最近几年，随着一些新技术、新材料的发展成熟，化学发光免疫分析与各种新型材料（纳米材料、量子点、磁性材料等）及新技术（免疫层析、微流控芯片等）的融合促进了化学发光免疫分析突破性的发展。目前对于化学发光免疫分析研究的焦点：一方面增强发光效率，提高检测的灵敏度；另一方面与各种分析技术相结合，探索新的化学发光免疫分析检测方法。伴随着医学检验专业与化学发光行业的高速发展，可以预见未来化学发光技术发展的几个重要趋势：

一是仪器单台检测速度越来越快，仪器更加自动化、信息化、智能化、模块化、流水线化。需要把生化、发光免疫等平台组成全实验室流水线的终端客户已经从超大型实验室向大型、中大型实验室延伸，在中小型医疗机构专门的化学发光流水线的产品形式也将大量出现。未来需要满足高通量、多项目的需求，同时能够满足实验室生化免疫一体化的智能化流水线解决方案。在流水线背后考量的是厂家系统的稳定性，以及满足不同医院需求的灵活组合方案。

二是仪器小型化结合单人份试剂，为了满足基层医疗机构、临床实验室或特殊项目的快速、现场或床旁检测需求，化学发光 POCT 产品比传统的干式荧光 POCT 产品有更好的重复性和灵敏度，小型化的化学发光仪器结合单人份的检测试剂也会有广阔的应用前景。

三是通过量值溯源让全自动化学发光检测的结果更加准确可靠；化学发光免疫检测目前存在的主要问题是不同厂家系统间的结果经常存在差异、影响了患者检测结果的通用性，有时会造成医生及患者的困惑；而量值溯源是检验医学标准化的必经之路，可为体外诊断检测结果的准确性或一致性提供有效保证。

第五节 固相膜免疫分析技术

一、技术原理

固相膜免疫分析（solid phase membrane-based immunoassay）是在酶联免疫吸附试验、胶乳凝集试验、单克隆抗体技术和新材料基础上发展起来的一项免疫实验技术。

其特点是以微孔膜作为固相载体，以酶或各种有色微粒子（如彩色胶乳、胶体金、胶体硒等）标记抗原或抗体作为标志物，经微孔膜的渗滤作用或毛细管虹吸作用使标本中的抗体或抗原与膜上包被的抗原或抗体结合，再通过胶体金标志物或酶标志物与之反应形成肉眼可见的显色效果。该方法利用样本中的待测抗原或抗体通过虹吸作用在纤维膜上泳动，从而使液相反应试剂与固相紧密接触；同时固液相的相对运动可以使液相试剂在整个动态层析过程中以较大的浓度与固定在膜上的固相试剂反应，从而实现了对抗原或抗体的快速检验。

固相膜具有多孔性、非共价键高度吸附抗体或抗原和易于漂洗的特点，液体可以穿过固相膜流出，也可以通过毛细血管作用在膜上向前移动。基于此性能建立了两种常见的快速膜免疫分析技术：一种是侧向横流形式，称为免疫层析试验；另一种为穿流形式，称为免疫渗滤试验。

常用的固相膜为硝酸纤维素（nitrocellulose，NC）膜、尼龙（nylon）膜、膜状的玻璃纤维素（fiberglass）膜。作为固相膜免疫分析技术的主要原材料，固相膜的性质和质量能够影响整个试验的质量，因此，在选择膜时应注意膜的孔径、流速、蛋白质结合力和均一性等。

（1）孔径：即能通过粒子的大小，以微米（μm）表示。用于穿流法的膜一般选择孔径 0.4μm 左右，用于横流法的膜可选择孔径 5~10μm。

(2) 流速：以 ml/（cm^2·min）表示。孔径的大小和分布会影响流速，孔径越大，流速越快。在横流法中选择合适的膜时，流速较孔径更有参考价值。

(3) 蛋白质结合力：吸附力很强，以 $\mu g/cm^2$ 表示。

(4) 均一性：固相膜良好的均一性能够保证试剂批内均一性。

二、技术类型

（一）胶体金免疫技术

胶体金免疫技术（immune colloidal gold technique，ICGT）是以胶体金为示踪剂应用于抗原抗体的一种新型免疫检测技术。胶体金是由氯金酸（$HAuCl_4$）在还原剂（如枸橼酸钠、鞣酸、维生素 C、硼氢化钠等）作用下，聚合成为特定大小的金颗粒，并由于静电作用成为一种稳定的胶体状态，称为胶体金。胶体金在弱碱环境下带负电荷，可与蛋白质分子的正电荷基团形成牢固的结合，由于这种结合是静电结合，所以不影响蛋白质的生物特性。

ICGT 具有操作简单、检测快速、灵敏度高、特异性强等应用优势，适用于临床疾病的基层筛查，其检测方式主要为胶体金免疫渗滤法（gold immunofiltration assay，GIFA）和胶体金免疫层析法（gold immunochromatography assay，GICA）两种。

1. 免疫渗滤试验（immunofiltration assay，IFA） 始创于 1985 年，最初以酶作为标志物。1989 年 Du Pont 公司推出了用于检测抗 HIV 抗体的胶体金免疫渗滤试验。20 世纪 90 年代即推出了多款 GIFA 试剂应用于各种传染病的抗体和肿瘤标志物等的检测。

GIFA 将抗原或抗体点加在固相载体 NC 膜上，支撑抗原或抗体包被的微孔滤膜并将膜贴于吸水材料上，依次在膜上滴加标本、免疫胶体金及洗涤液等试剂与 NC 膜上的相应抗原或抗体发生免疫反应，过量试剂很快渗入吸水材料中，通过渗滤逐步反应。抗原抗体反应后，形成大分子胶体金复合物，从而得到阳性结果，即在膜上呈现红色斑点。液体通过微孔滤膜时，渗滤液中的抗原或抗体与膜上相应的抗体或抗原相接触，起到亲和层析的浓缩作用，从而达到快速检测的目的；同时洗涤液的渗入在短时间内可达到彻底洗涤的目的，简化了操作步骤。

(1) 试剂盒组成：GIFA 试剂盒有 4 个主要成分：渗滤装置、胶体金标志物、洗涤液、抗原参照品或抗体阳性对照品。其中，渗滤装置是 GIFA 的主要成分之一。该装置由塑料小盒、吸水垫料和添加了抗原或抗体的 NC 膜组成（图 13-8）。

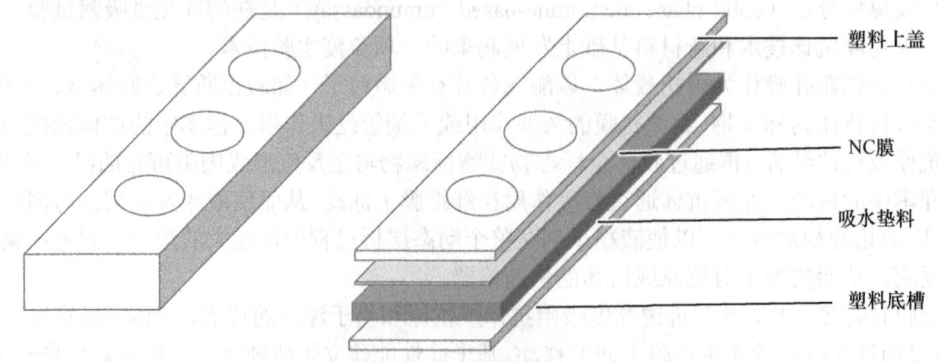

图 13-8 GIFA 试剂盒结构示意图

该装置为一充满吸水垫料的塑料小盒，在盒盖中央的小孔下面放置了一片硝酸纤维素膜，膜上预包被抗原或抗体斑点。试验时将标本滴加在膜上，通过渗滤使抗原抗体在膜上发生免疫结合反应；再滴加金标结合物，使其与对应抗体抗原结合并显色。阳性结果在膜上出现着色斑点。

(2) 操作过程：①加样：将渗滤装置平放于实验台上，于小孔中加入待测样品 1~2 滴，待完全渗入，与膜上的抗体充分反应而结合于膜上；于小孔中滴加胶体金标志物试剂 1~2 滴，待完全渗入，使胶体金标记抗体与结合在膜上的抗原反应；于小孔中滴加洗涤液 2~3 滴，待完全渗入，洗去未结合的胶体金标记抗体。②结果判定：在膜中央有清晰的淡红色或红色斑点者判为阳性反应，反之为阴性反应。斑点呈色的深浅相应提示着阳性程度。

（3）特点：GIFA 是床旁检测（point-of-care testing，POCT）的主要方法之一，具有以下优点。①试剂和样本用量少，样本量可低至 1~2μl；②不需 γ 计数器、光显微镜、酶标检测仪等特殊仪器设备，更适于现场应用；③没有有害物质的污染，如放射性核素、邻苯二胺等；④实验结果可以长期保存；⑤时间大大缩短，提高了检测速度；⑥试剂稳定，符合"床旁检测"的要求。

2. 免疫层析试验（immunochromatography assay，ICA） 原理与 IFA 相同，不同点在于液体的移动不是直向的穿流，而是基于层析作用的横流。该方法最先应用的标志物为胶体硒，其后一般均采用简便的胶体金，即为胶体金免疫层析试验。

GICA 是以胶体金标记技术和蛋白质层析技术结合的以微孔滤膜为载体的快速固相膜免疫分析技术。样品溶液借助毛细作用在层析条上泳动，同时样品中的待测物与层析材料上的待测物的受体（抗原或抗体）发生高特异性、高亲和性的免疫反应，层析过程中免疫复合物被富集或截留在层析材料中的检测带上，通过标记免疫技术显色；而游离标志物则越过检测带，与结合标志物自动分离。

（1）GICA 多用于检测抗原，但亦可用于检测抗体。常用的检测类型有以下几种：

1）双抗体夹心法检测大分子抗原：如图 13-9 所示，G 处为金标抗体，T 处为包被抗体，C 处为包被抗金标抗体，B 处为吸水纸。检测时由 A 端滴加待测样本，样本通过层析作用向 B 端移动，流经 G 处时将金标抗体复溶，若待测样本中含有待测抗原，即形成金标抗体-抗原复合物，移植 T 区时则形成金标抗体-抗原-抗体复合物，金标抗体被固定下来，在 T 区显示红色线条，呈阳性反应，多余的金标抗体移至 C 区被抗金标抗体捕获，呈现红色质控线条。

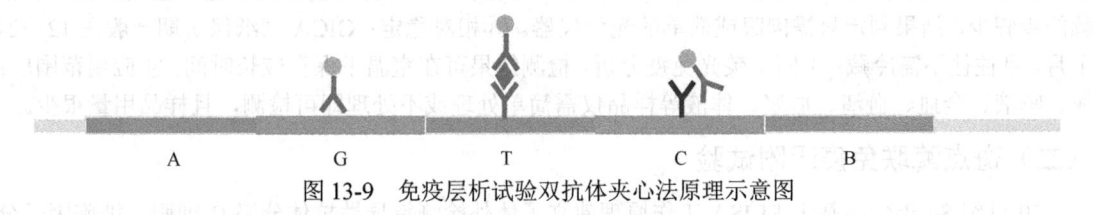

图 13-9　免疫层析试验双抗体夹心法原理示意图

2）竞争法检测小分子抗原：如图 13-10 所示，G 处为金标抗体，T 处为包被标准抗原，C 处为包被抗金标抗体，B 处为吸水纸。检测时由 A 端滴加待测样本，若待测样本中含有待测抗原，流经 G 处时结合金标抗体，当混合物移至 T 处时，因无足够游离的金标抗体与膜上标准抗原结合，T 处无红色线条出现，试验结果为阳性，游离金标抗体或金标抗体复合物流经 C 处，与该处抗金标抗体结合出现红色质控带。若样本中不含待测抗原，金标抗体则与 T 处的标准抗原结合，在 T 处出现红色线条，结果为阴性。

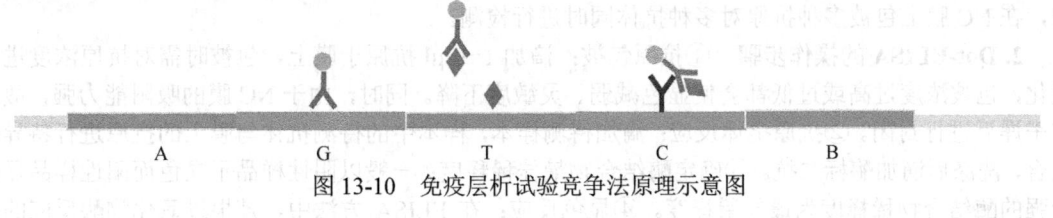

图 13-10　免疫层析试验竞争法原理示意图

3）间接法测抗体：如图 13-11 所示，间接法主要用于血清中抗体检测，纯化或者重组的抗原固定于 NC 膜上，标记大多为蛋白 A。间接法要求金标蛋白过量，一般来说样品在加入之前需要稀释。G 处为金标抗原（一般为蛋白 A），T 处为包被抗原，C 处为抗金标抗体。检测时由 A 端滴加待测样本，若待测样本中含有待测抗体，流经 G 处时会与蛋白 A 结合，当混合物移至 T 处时，待测抗体会被膜上抗原捕获，胶体金聚集并显色；过量的蛋白 A 会被 C 处的抗蛋白 A 抗体捕获出现红色质控条。

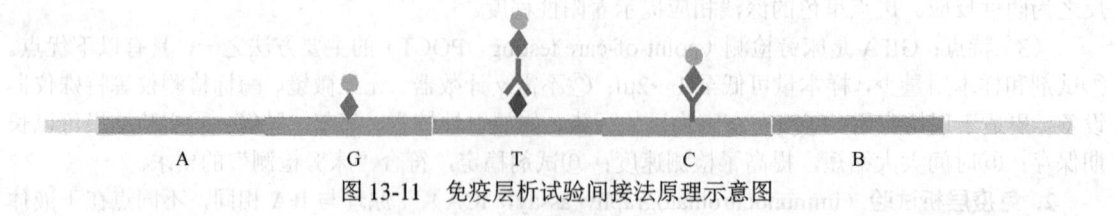

图 13-11　免疫层析试验间接法原理示意图

（2）试剂盒组成：试剂盒的主要成分为胶体金层析条（多为多孔聚乙烯、硝酸纤维素、玻璃纤维素材料）、吸水垫、塑料盒。层析条的 A、B 端为吸水性强的材料；G 处为干燥的胶体金结合物，T 处为被包被的已知抗原或抗体，C 处固定有质控品（抗金标抗体），T、C 处的物质往往以直线的形式包被在膜上。

（3）操作过程：①加样：在标本加样处滴加一定量待测样本或将试剂条标记线一端浸入待测样本 2~5s，平放在水平桌面上。在 5~15min 观察结果。②结果判定：夹心法、间接法仅在质控处出现一条棕红色条带为检测阴性，检测处、质控处各出现一条棕红色条带为检测阳性，质控处无棕红色条带为试剂失效；竞争法检测处、质控处各出现一条棕红色条带为检测阴性，仅在质控处出现一条棕红色条带为检测阳性，质控处无棕红色条带为试剂失效。

（4）特点：与 GICA 法类似，此法具有操作简便、快捷及操作人员无需技术培训、无需特殊仪器设备、试剂稳定、便于保存的特点。①开发成本低：试纸结构简单，耗材、生产设备等成本不高；相对易于制造，易于大批量生产。②使用较简便、快速：不同于 ELISA 法需要多次加样洗涤，GICA 法一步完成检测，一般在 5~15min 即可得到结果，可在样品收集现场进行检测；操作者依赖的步骤少，结果判定只需肉眼或简单的光学仪器。③相对稳定：GICA 试纸保质期一般在 12~24 个月，且往往不需冷藏；不同于荧光免疫分析，检测结果可在室温下保存较长时间。④应用范围广：尿、唾液、全血、血清、血浆、体液等样品仅需简单处理或不处理即可检测，且样品用量很少。

（二）斑点酶联免疫吸附试验

20 世纪 80 年代，基于 ELISA 工作原理建立了体外检测特异性抗体分泌 B 细胞、细胞因子分泌 B 细胞和细胞因子分泌 T 细胞的斑点酶联免疫吸附试验（dot enzyme-linked immunosorbent assay, Dot-ELISA）。

1. Dot-ELISA 的原理　与常规的 ELISA 相似，区别在于 Dot-ELISA 所用载体为对蛋白质具有极强吸附力（100%）的 NC 膜。如图 13-12 所示，样品中的抗体或抗原与预先包被在 NC 膜上的抗原或抗体发生免疫反应，然后再与加入的酶标二抗进行反应，反应结束后，通过酶催化底物形成有色沉淀物，使 NC 染色。阳性则可以在膜上肉眼观测到染色条带或斑点。临床应用中可根据检测目的，在 NC 膜上包被多种抗原对多种抗体同时进行检测。

2. Dot-ELISA 的操作步骤　①抗原包被：滴加 1~2μl 抗原于膜上，包被时需对抗原浓度进行优化，包被浓度过高或过低都会使显色减弱、灵敏度下降。同时，由于 NC 膜的吸附能力强，故须在干燥后进行封闭。②抗原抗体反应：滴加待测样本，样本中的待测抗体与膜上的抗原进行特异性结合，洗涤后滴加酶标二抗。③确定酶结合物最佳稀释度：一般以阴性样品不显色而阳性样品显色最强的酶结合物稀释度为最佳稀释度。④显色反应：在 ELISA 方法中，辣根过氧化物酶反应的最佳 pH 值在 5.6 左右，而在 Dot-ELISA 方法中，如以盐酸联苯胺和过氧化氢为底物时，无论以何种缓冲液配制，加底物后，溶液 pH 值应在 5.8~6.0，此时反应最灵敏，强阳性出现蓝黑色斑点，弱阳性出现淡绿色斑点。当 pH 值＞6.5 时斑点显色为棕黄色，灵敏度稍低。当 pH 值过高时，因过氧化氢自动氧化而显色减弱。当 pH 值过低时，底物生成可溶性沉淀，斑点退色。

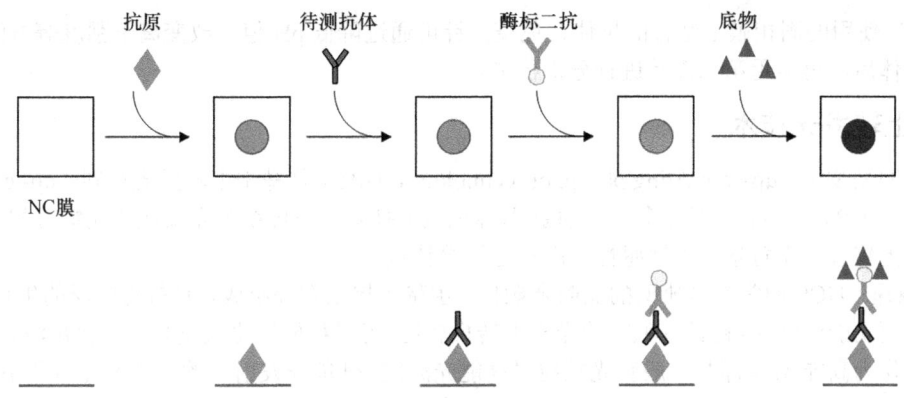

图 13-12　Dot-ELISA 分析原理示意图

3. 特点　NC 膜是很好的固相载体，除了有传统 ELISA 的优点外，还具有吸附力强、同时检测多种抗体等特点：①蛋白吸附力强。在中性缓冲液条件下，一般蛋白质包括某些不易被酶标板吸附的大分子及核酸都能被膜吸附；微量抗原吸附完全，故检出灵敏度较普通 ELISA 高 6~8 倍，试剂用量较 ELISA 节约大约 1/10。②同时可测几种抗体。把几种抗原包被在一条薄膜上，便可同时测定一份样品中的几种抗体；若检测多个样品中的同一抗原，则不如 ELISA 简便。③实验和结果判断不需要特殊设备条件，结果可长期保存，最适合做试剂盒。酶标板体积大，包被后，需 4℃ 保存，运送不便，不适于做试剂盒。而包被好的膜如同 pH 值试纸，体积微小，携带方便，常温干燥可保存 1 个月，操作简便，目测判定结果比 ELISA 方便。故最适于做各种试剂盒。④快速，一般在 4h 内可获得测定结果。

（三）免疫印迹试验

免疫印迹试验（immunoblotting test，IBT）是一种将高分辨率凝胶电泳和免疫反应相结合的检验技术，因与 Southern 早先建立的检测核酸的印迹方法相类似，又称为 Western blot。其基本原理是将混合抗原样品通过 SDS 聚丙烯酰胺凝胶电泳（SDS-PAGE）进行单向或双向电泳分离，然后取固定化基质膜与凝胶相贴，在印迹膜的自然吸附力、电场力或其他外力作用下，使蛋白质从凝胶转移至固相载体（如 NC 膜、尼龙膜等）上。以固相载体上的蛋白质或多肽作为抗原，与对应的抗体进行免疫反应，再与酶、荧光素、发光剂或放射性核素等标记的二抗进行反应，经过底物显色、荧光或发光检测或放射自显影对靶抗原蛋白质进行检测，通过分析特异性反应的位置和强度获得特定蛋白质在所分析的细胞和（或）组织中表达情况的信息。

1. 操作步骤　①SDS-PAGE：抗原等蛋白样品经 SDS 处理后带负电荷，在聚丙烯酰胺凝胶中从阴极向阳极泳动，分子量越小，泳动速度越快。②电转移：将凝胶中已经分离的条带选用低压（100V）和大电流（1~2A），通电 45min 转移到 NC 膜上。③酶免疫反应：将印有蛋白质条带的 NC 膜依次与特异性抗体和酶标二抗反应，加入能形成不溶性显色物的酶反应底物，使阳性条带染色。常用底物为 3,3-二氨基联苯胺（呈棕色）和 4-氯-1-萘酚（呈蓝紫色）。

2. 特点　免疫印迹试验是一项分析抗原、抗体的技术，在临床的疾病诊断尤其是确认试验中具有很多优点，①特异性强：IBT 可定性、定量地检测出待检样品中含量很低的特定病原体的抗原成分，也可用于一些能感染细胞而细胞病变不易观察的病原体的检测。②吸附蛋白能力强：NC 膜对蛋白质抗原有较强的吸附性能，具有保存时间长的优势；然而，某些重要抗原的印迹量不足可能导致检测结果不够明确；杂质污染可能导致背景不够清晰。③可同时检测多种抗体：IBT 所包被的抗原性质明确，可同时制作多个拷贝，对复杂抗原成分进行多种分析和鉴定；在一张膜条上包被多个抗原，能够同时检测多种抗体；临床检测只需进行免疫反应和显色过程，因此本方法操作简单、技术要求低，适合基层医疗单位开展，标本用量少，成本低，结果可长期保存。④膜条的重复检测应用：IBT 使用的固相膜上结合的抗体、免疫探针可通过降低 pH 值、改变离子强度等方法，洗去结合的抗体后，再换用第二探针进行分析检测。

（四）上转发光技术

上转发光技术（up-converting phosphor technology，UPT）是基于上转发光材料（up-converting phosphor，UCP）颗粒作为标志物的一种新型标记检测技术，与传统荧光素或荧光颗粒相比，可发挥快速、无猝灭、无背景、高敏感性、高稳定性等特点。

1. 原理 UCP 通常都是典型的亚微米颗粒，由稀土掺杂陶瓷组成，具有更广泛的生物/化学兼容性和表面功能活性，颗粒具有独特的光学上转换属性。可以释放出比激发光波长更短波长的光（将低能光转化为高能光）。即与一般荧光颗粒"高能光激发、低能光发射"的下转发光有所不同，UCP 颗粒可进行"低能光激发、高能光发射"的上转发光。UPT 基于亲和技术分子间的相互作用，将分析样本与配体（DNA 和 RNA、抗体）结合，以达到准确的生物样本的识别和量化。UCP 材料已经应用于检测蛋白质、细菌、滥用药物及核酸为目的的侧向层析，微阵列芯片免疫组织化学和微量滴定测定技术。UCP 颗粒具有高灵活性、高敏感性、高稳定性、高安全性的特点，对其进行表面的修饰和活化后，可以作为生物标志物与多种生物活性分子相结合，广泛应用于生物医学检测领域，可以达到纳米颗粒的检测水平。

2. 操作步骤 该检测方法通过两个抗体来识别试验平台上单一的靶蛋白，当加入样本后，特异性抗体被预固定在平台上绑定以捕获目标分析物，另一个不同的特异性抗体与 UCP 粒子结合后对捕获目标进行标记。通过光学检测系统检测，检测样本结合 UCP 的强度与样本的浓度成正比。

上转发光免疫分析仪是基于上转发光技术的光电检测仪器，通过对 UCP 作为标志物的免疫层析试纸条上的 UCP 颗粒的分布状态进行测量、分析与处理，从而计算出样本中待测物质的浓度。在检测过程中激发器首先发射红外光，照射包括检测带和质控带在内的分析膜部分；分析膜上的 UCP 颗粒经红外光照射后被激发产生可见光，可见光照射光电倍增管，光信号转换成电压值，便获得与试纸条某一位置上 UCP 颗粒存在量对应的检测信号值；随后，多功能采集卡驱动电机，检测卡随滑动平台滑动，便会获得检测卡分析膜固定间隔每一个位置对应的检测信号值，即实现以 UPT 免疫分析仪对检测卡进行扫描检测。检测结果以曲线形式呈现。

该技术在免疫层析技术操作简便、反应迅速等传统优势的基础上，进一步实现了高敏感度、精确定量，并且具有发光稳定、耐受性强等独特优势。利用纳米稀土颗粒的上转换发光特性，制成生物示踪颗粒，应用于体外诊断试剂，与传统的稳定态发光检测技术相比，由于信噪比显著增大，其检测灵敏度大大提高。目前，基于上转发光技术的 POCT 检测系统已广泛应用于血清、血浆、全血、尿液、唾液和组织匀浆等多种样品的检测，应用于毒品检测、疾病检测、食品安全检验等多个领域。UPT 适于 POCT 诊断，具有以下四项特点：①具有进行光学上转换的能力。与传统的荧光检测相比较，UCP 材料的光学背景信号几乎为零，这一特点在检测低浓度样本时具有明显的优势。②UCP 材料具有光化学稳定性，不会出现荧光褪色现象（发光稳定，不会衰减）。③具有小而强大，并具有高灵敏度的光学系统，使 UPT 操作简便。④UPT 适于多重分析。不同稀土发光组合，具有相同的吸收波长，不同的发射波长。因此，一个生物样本中不同的发光标志物可以通过不同的发光颜色来区分。

三、固相膜免疫分析技术的应用

固相膜免疫的特点在于其多孔性、非共价键高度吸附抗体或抗原和易于漂洗等，固相膜像滤纸一样，可被液体穿过流出，液体也可以通过毛细管作用在膜上面向前移动。标志物可用酶或各种有色微粒子。具有检测速度快、灵敏度高、样本无需特殊处理，操作简单，无需特殊仪器的特点，已在临床检测中得到广泛应用。目前利用这些特点建立了多种类型的快速检验方法，目前被广泛应用于基础研究以及医学检验科的日常工作，尤其是 POCT。

（一）在基础医学及研究中的应用

1. 定位分析　对待测细胞分子内的成分进行定位，包括线粒体、核糖体、高尔基体、内质网、中心体、蛋白质等。

2. 定性检测　对待测的蛋白分子进行成分的鉴定，进行定性分析。如检测弓形体病血清抗体成分、测定甲胎蛋白成分、检测阴道毛滴虫抗体成分等。

3. 定量分析　对待测分子进行定量分析。如乙型肝炎病毒外膜大蛋白定量、黄曲霉毒素 M1 快速定量等。

（二）在医学检验中的应用

固相膜免疫分析技术在医学检验中应用最广泛的是 POCT 定性或半定量检验，主要有：

1. 体内激素水平检查　包括人绒毛膜促性腺激素（HCG）、黄体生成素（LH）、卵泡刺激素（FSH）等。

2. 心血管标志物系列测定　包括心肌肌钙蛋白 I（cTnI）、心肌肌钙蛋白 T（cTnT）、肌酸激酶（CK）、肌酸磷酸激酶同工酶（CK-MB）、肌红蛋白（Mb）；毒品检测系列，如可卡因、吗啡等。

3. 病毒标志物定性检查　包括甲型流感病毒抗原、甲肝抗体、乙肝抗体、丙肝抗体、丁肝抗体、戊肝抗体、HIV 抗体、变应原抗体、血清胰岛自身抗体等。

4. 微生物感染标志物检查　主要包括生物战剂系列与食源性致病菌系列。其中，生物战剂系列包括炭疽芽孢杆菌、鼠疫菌、布鲁氏菌、土拉热弗朗西丝菌、类鼻疽伯克霍尔德氏菌、鼻疽菌、抗鼠疫菌抗体、相思子毒素等，而食源性致病菌系列包括大肠埃希菌 O157、单核细胞增生李斯特氏菌、伤寒沙门氏菌、沙门氏菌、霍乱弧菌 O1 群和 O139 群、金黄色葡萄球菌、阪崎肠杆菌、副溶血弧菌、小肠结肠炎耶尔森菌、溶血性链球菌等。

第六节　总结与展望

一、免疫标记技术的现状与发展趋势

随着经济与科技的发展，医疗检测技术与诊断技术也日新月异。免疫标记技术更是与临床医学、临床医学检验学、基础医学、生物工程学以及预防医学等多个学科交叉渗透。目前，免疫标记技术主要包括酶免分析技术、发光免疫分析技术、固相膜免疫分析技术与荧光免疫分析技术四个方面。这些免疫标记技术以其各自独特的优势在临床诊断、治疗等过程中得到广泛应用和发展。

四种技术互相渗透、相互补充，在临床医学检验学与基础医学研究当中愈发普遍与重要。酶高效催化反应的敏感性、专一性相结合，具有特异性强和敏感性高的特点，被广泛应用于基础医学研究与医学检验的临床实验室诊断及研究领域。本章节所介绍的发光技术各有自身的性能特点，已被广泛应用于感染性免疫血清学标志物、体内激素含量测定、肿瘤标志物定量分析等领域。近年来，在医学领域和临床检验中，免疫标记技术凭借高灵敏度和高特异性在检测微量和超微量活性物质中得到广泛应用。同时，我们也发现在当前的临床检测中，纳米标记技术和芯片技术、多种检测手段的联合使用等免疫标记技术得到了进一步的发展。新型荧光纳米微粒标记的出现代替了有机荧光染料，其可以标记免疫球蛋白和转移蛋白等，在检测 C 反应蛋白等物质时有更高的敏感性，存在巨大的发展潜力。另外，量子点免疫标记技术目前在肺癌组织芯片上的检测也具有良好的准确性。

二、免疫标记技术在临床科研中的重要性和应用前景

随着生物标记技术的成熟和进步，免疫标记技术也得到更新和发展。免疫标记技术的出现使临床检验分析由常量分析向微量和超微量检测进一步发展。免疫标记技术利用抗原和抗体特异性反应的特点以及标志物的可测量性，使临床科研中的微量活性物质得到灵敏、定性或定量检测，为医学

的发展发挥了重要作用。

固相膜免疫分析技术适合应用于单一分子在人群中的大规模筛查，比如新冠病毒、流感病毒的人群筛查。荧光标志物在蛋白质的功能研究、药物筛选等领域也有着广泛的应用。人们利用荧光标记的多肽来检测目标蛋白的活性，并将其发展的高通量活性筛选方法应用于疾病治疗靶点蛋白的药物筛选和药物开发（例如各种激酶、磷酸酶、肽酶等）。

在临床科研中，免疫标记技术被广泛应用于蛋白质等生物分子的检测与定量分析，同时在细胞和组织的定位与定性分析中也发挥着重要作用。如：通过荧光免疫染料标记在抗体上，可以实现对细胞器与细胞表面膜分子进行定位与定量分析；通过酶标记在抗体上，可以实现对蛋白质的定性与半定量分析；化学发光免疫分析技术可应用于抗体的制备与筛选、定量检测待测样品的抗原或抗体含量，也可与芯片技术结合，从而进行迅速高通量的分子检测，筛选出有显著性差异的重要分子，为后续揭示该分子促进或者缓解相关疾病的发生发展的细胞机制奠定重要的基础，因而这对临床科研具有十分重要的意义。酶标记技术在生物医药研发方面十分重要，尤其是在抑制剂筛选、结合能力检测、生物活性定性与定量分析、药代动力学分析和免疫原性测定等方面作为基础性研究技术。相对于荧光免疫技术与化学发光免疫技术而言，酶标记灵敏度较低，因而比较适合作为临床科研结论一般的辅助佐证技术。固相膜免疫分析技术在临床基础科研中最为常见，主要在生物体的某些关键信号通路分子的蛋白水平验证其表达是否具有意义。目前在临床检验医学中使用的免疫标记方法多种多样，但各种方法相互竞争和补充，使检测结果更准确。各种方法都有其相应的优势和劣势，但随着各个学科的不断发展、交叉和渗透，免疫标记技术测定方法会越来越准确，在临床上的应用越来越广泛。

简而言之，在临床科研中，免疫标记技术愈发常见与重要，具有广阔的应用前景。免疫标记技术的四种类别技术各有特点，科研人员可根据自身的实验需求，选择使用合适的技术。免疫标记技术未来的发展趋势将会是在提高各种技术的灵敏度与特异性的同时，简化工作人员的操作，短时间内实现更高阶高通量的检测，实现对疾病诊断、疗效判断以及研究结果更为客观、准确的愿景。

（任　丽）

【思考题】

1. 简述 ELISA 技术原理、优缺点和临床应用。
2. 简述电化学发光技术原理、优缺点和临床应用。
3. 简述免疫层析试验原理、优缺点和临床应用。
4. 简述时间分辨荧光免疫测定原理、优缺点和临床应用。

第十四章 生物芯片技术及应用

【教学内容】 生物芯片技术是通过微加工和微电子等微缩技术，依靠生物分子间的特异性相互作用，将生物生化分析集成到同一张芯片表面，建立一个微型的生物生化分析系统，从而实现对基因、蛋白质等生物分子准确、快速、高通量检测的一项技术。本章主要介绍各类生物芯片技术的原理、操作过程及特点，并介绍其在 DNA 测序、基因分析等基础研究中，以及在肿瘤鉴定、药物筛选等诊断中的应用。

第一节 概 述

一、芯片技术产生背景

随着人类基因组计划（Human Genome Project，HGP）的完成，人类已初步完成旨在认识自身的人类基因组全部测序工作，同时也进行了模式生物基因组测序工作。随着各种生物全基因组序列的公布，研究的重点已转移到以弄清人类基因组中所有基因结构和功能为目标的后基因组计划时代。怎样从海量的基因信息中发掘基因功能；如何研究成千上万基因在生命过程中所担负的角色；如何开发利用各种基因组的研究成果，将基因的序列与功能关联起来，认识基因在表达调控、机体分化等方面的生物学意义；揭示人类遗传进化、生长发育、分化衰老等许多生命现象的奥秘；深入了解疾病的物质基础及发生、发展过程等，这些都将成为现代生物学面临的最大挑战。这样的背景促使人们研究和开发新的技术手段来解决面临的一系列关键问题。20 世纪 90 年代，为解决后基因时代面临的一系列关键问题，产生了以基因芯片（gene chip）为先导的生物芯片技术（biochip technology），使生物芯片技术进入了全新的时代，也衍生出如组织芯片（tissue chip）、细胞芯片（cell chip）、蛋白质芯片（protein chip）等适用于不同研究目的的多种芯片技术类型。

早在 20 世纪 70 年代，Edwin Southern 等发现被标记的核酸分子能够与另一个被固化的核酸分子进行配对杂交，研究出以其名字命名的 Southern 印迹技术，这被视为"生物芯片"在人类科学史上的首次亮相；20 世纪 80 年代初，"生物芯片"作为分子电子器件被首次提出。国际权威学术期刊 *Science* 和 *Nature Genetics* 分别出版专集系统介绍以基因芯片为核心的生物芯片技术研究的重大进展。同时 *Science* 还将生物芯片技术评选为 1998 年世界十大科技突破之一。

二、概 念

生物芯片技术是指通过微加工和微电子技术在固相基质表面构建微型生物化学分析系统，以实现对细胞、蛋白质、核酸及其他生物分子等进行准确、快速、高通量检测。生物芯片技术的本质特征是利用微电子、微机械、化学、物理及计算机技术，实现生命科学研究中的样品检测、分析过程的连续化、集成化、微型化。芯片上集成了成千上万密集排列的分子微阵列或分析元件，能够在短时间内分析大量的生物分子，快速准确地获取样品中的生物信息，检测效率是传统检测手段的成百上千倍。生物芯片技术被认为是继 20 世纪大规模集成电路之后的又一次具有深远意义的科学技术革命。

三、研究现状

生物芯片技术出现后立即引起国际上的广泛关注。全球第一块生物芯片于 1992 年诞生，20 世纪 90 年代因 HGP 的实施而得到快速发展。进入 21 世纪，我国在制定科技创新与产业发展政策时，生物芯片技术与产业得到了重视。2012年12月，我国发布了《生物产业发展规划》，在重点领域和主要任务（二）"突破核心部件制约，促进生物医学工程高端化发展"中明确提到了加快发展包含生物芯片在内的新兴技术，推动我国体外诊断产业的发展。2017年5月，我国发布了《"十三五"生物技术创新专项规划》，也在"颠覆性技术"专栏中明确提及要发展微流控芯片，推动生物检测技术向微量、痕量、单分子、高通量等方向发展。美国继开展HGP以后，于1988年正式启动生物芯片计划。至今，美国已有多家生物芯片公司产品开始投放市场，生物芯片技术已成为大学和研究机构进行科学研究时所使用的一种常规分子生物学技术。目前，世界范围内参与研制生物芯片的主要公司超过100多家。虽然目前对该技术的产业化程度仍存争议，但可以明确的一点是，当前生物芯片已经有机地整合到整个生物技术产业，成为有巨大发展前景的分支。

四、分 类

生物芯片包含的种类很多，由于不同研究使用生物芯片技术的实验条件、实验方法、研究对象和研究目的有所不同，目前主要按用途、作用方式和芯片固定探针来分类。按用途可分为生物分析芯片和生物电子芯片，一般所指的生物芯片主要为生物分析芯片，而生物电子芯片目前在技术和应用上尚不成熟，属于较新技术；按作用方式可分为被动式芯片和主动式芯片，被动式芯片即指各种微阵列芯片，如基因芯片、蛋白质芯片、细胞芯片和组织芯片等，主动式芯片是指将生物实验中的样本处理纯化、反应标记、检测等实验步骤进行集成，通过一步反应来完成的芯片，包括微流控芯片（microfluidic chip）和芯片实验室（lab-on-a chip）；根据芯片固定探针分类，可将其分为基因芯片、蛋白质芯片、组织芯片、细胞芯片等。本章主要依据芯片固定探针的不同对生物芯片进行分类，并介绍各类型生物芯片技术的原理、操作过程和其在医学研究中的应用等方面。

第二节 寡核苷酸芯片技术

一、概 念

基因芯片（gene chip）又称DNA芯片，是指将许多特定的寡核苷酸片段或基因片段有序地、高密度地排列固定于支持物上，待测样品核酸分子经过标记，与固定在载体上的DNA阵列中的点按碱基配对原理同时进行杂交。杂交形式属于固液杂交。通过激光共聚焦荧光检测系统进行扫描以获取样品数量和序列信息。根据基因芯片所用基因探针的类型不同，可分为寡核苷酸芯片和DNA微阵列。

二、技术原理

寡核苷酸芯片技术是根据反向杂交的原理，将事先设计好的十几个至几十个寡核苷酸通过原位合成技术或合成后微点样技术固定在支持物上，在一定条件下与荧光标记的待检序列杂交，然后用特殊扫描仪检测信号强度。

Affymetrix公司开发了寡核苷酸原位光刻合成技术。寡核苷酸原位光刻合成技术又称光导化学合成（light-directed chemical synthesis），它将固相DNA合成（DNA synthesis）和光刻技术（photolithography）有机地结合在一起。技术原理是在合成碱基单体的5′-端连上一个光敏保护基团。首先将支持物表面氨基化或羟基化，即在玻片表面铺上一层连接分子，而后在羟基上加光敏保护基团，用光敏保护基团将支持物表面的氨基保护起来，当光线通过光刻掩蔽物罩在支持物上时，有光线通过的部分，保护基团脱去，表面的氨基被活化。氨基活化后，加入一端连有光敏保护基团的脱氧核苷三磷酸（dNTP），此单体分子就被连接到了支持物表面的氨基上。利用光照射使无光照掩蔽区的光敏基团被外援光线选择性地激活，用另一个有光敏基团修饰的脱氧核苷酸取代，之后用光罩保护新的确定区域,再进行上述过程,合成只在那些脱去保护基团的地方发生,光照区域就是要合成的区域。

三、操作过程

(一) 样品处理

用于制备的样品有 cDNA、RNA 和基因组 DNA 等。若能对样品进行特殊分离、富集、纯化处理,就可提高检测的灵敏度和特异性,但会增加技术的复杂性和操作成本。

标志物包括荧光素染料[三甲川花菁(Cy3)、五甲川花菁(Cy5)、异硫氰酸荧光素(FITC)、荧光素 12(F12)、花青素荧光标记脂多糖(L5)和罗丹明等]和同位素(^{35}S、^{32}P 等)。在选取样品标记时,要考虑激发波长、发射波长、荧光的定性或定量、荧光探针的光稳定性和漂白性、荧光探针的特异性和毒性以及荧光探针适用的 pH。

(二) 待检 DNA 制备

首先用 PCR 方法扩增样品 DNA,然后用核酸外切酶消化不需要的 DNA 链。在合成用于扩增所需链的引物时,其 5′端的最后 3~5 个核苷酸之间存在硫代磷酸化连接,保护该链不被核酸外切酶消化,这样 PCR 扩增后,即可获得用于杂交的单链 DNA。在 PCR 反应中,使用一个生物素标记的引物,扩增后的产物经热变性形成两条单链,然后经过一个亲和素柱而使两条链分离,只有生物素标记的链才能结合到亲和素柱上。

(三) 探针标记

1. 标记分子为 RNA 采用逆转录的方法将荧光素标记的核苷酸掺入到新合成的 cDNA 分子中。

(1) 样品总 RNA 的提取:采用 Trizol 试剂一步法提取样品总 RNA。大致过程:用预冷 pH 7.2 的磷酸盐缓冲液(PBS)将细胞洗涤,加 Trizol 试剂裂解细胞,用氯仿抽提,然后用异丙醇沉淀,再用 75%乙醇洗涤沉淀,空气干燥后溶于无 RNase 的水或 TE 缓冲液中。提取后用紫外分光光度计测定 OD_{260}/OD_{280} 值,并用甲醛凝胶电泳观察 28S、18S 和 5S 条带的比例,以确定总 RNA 的提取质量。

(2) mRNA 的分离和纯化:通常按 mRNA 纯化试剂盒说明书进行。

(3) 逆转录生成 cDNA:通常按逆转录试剂盒说明书进行。使用前需将每种溶液涡旋振荡混匀,短暂离心以收集残留在管壁的液体。

2. 标记分子为 DNA 利用荧光标记的产物进行 PCR 扩增,也可以用荧光标记的一种 dNTP(如 Cy3-dCTP、Cy5-dUTP)进行 PCR 扩增,在扩增过程中掺入到待检基因序列中。常用的荧光标志物有荧光素罗丹明、六氯荧光素(HEX)、四甲基罗丹明(TMR)、羧基荧光素(FAM)、Cy3 和 Cy5 等。

四、寡核苷酸技术的应用

(一) 基础应用

1. DNA 测序、基因突变及多态性扫描 将待测样品与 8mer 或 20mer 寡核苷酸微阵列进行杂交,根据杂交结果便可推算出 DNA 序列的全长。由于寡核苷酸芯片关键的技术是阵列的设计,所以当进行测序、遗传性疾病基因突变或基因多态性检测时,不同的待检序列常采用不同的阵列设计策略,如叠瓦阵列是一种最常用的检测遗传性疾病基因突变或基因多态性的阵列,可根据荧光信号的强弱确定是否发生突变以及基因分型;杂交测序寡核苷酸阵列不仅可以判定待测序列,还可以用于了解遗传性疾病的基因突变或多态性位点,还可以用于发现新的基因突变或多态性位点;邻堆杂交阵列通过邻近碱基的堆积作用,根据寡核苷酸的类型以及对应荧光强度的强弱即可判断突变类型;而通用寡核苷酸序列则可用于不同的遗传性疾病的突变检测,并且可以明确其基因型,其特异性主要通过 PCR 等手段进行控制。

2. 基因差异表达分析和基因鉴定 寡核苷酸芯片技术最广泛、最常见的应用主要是分析两组来源不同的 mRNA 转录丰度的差异。将正常对照和待测样本的 mRNA 分别逆转录成 cDNA,并分别掺入可分辨的不同荧光素标记,两者同比例混合并同时与寡核苷酸芯片杂交,通过计算两组样本杂交信号的比值,并通过设立阈值来确定已知基因在不同来源样本中表达的差异或寻找不同样本差异表达的基因甚至新基因。Mayanil 等则利用该技术发现了 *Pax3* 基因的下游靶标。

(二) 临床应用

1. 肿瘤的发生机制、肿瘤分型和诊断 随着细胞分子遗传学的发展,越来越多的研究表明,肿瘤的发生和发展往往涉及多种异常基因,通过检测这些肿瘤相关基因表达水平的变化,可揭示肿瘤的发生机制和作为临床诊断标准。该技术可用于白血病患者染色体易位的临床筛查。寡核苷酸芯片技术可以快速准确地检测 *p53* 基因、*BRCA1* 基因等的突变和多态性,可以尽早干预肿瘤的发生,减少患者的痛苦。

2. 疾病诊断 寡核苷酸芯片技术可以对病原 cDNA 或 DNA 进行定性、定量检测。Sengupta 等应用该技术对流感病毒进行型与亚型的鉴定。

3. 药物筛选和指导合理用药 利用芯片进行药物筛选主要有两种模式,一种是直接检测化合物对生物大分子的结合及作用;另一种是检测化合物作用于细胞后基因表达的变化;而在指导临床合理用药方面,该技术可以比较用药前和用药后组织基因表达差异,评估药物的毒性、代谢特点及治疗效果等。

第三节 DNA 微阵列技术

一、概　念

DNA 微阵列(DNA microarray)是基因芯片技术之一,是一种使用载玻片等刚性杂交载体的反向固相杂交技术。最早的基因微阵列研究是使用 cDNA 微阵列进行的。cDNA 微阵列(cDNA microarray)是采用由 mRNA 逆转录生成的 cDNA 作为探针制成的微阵列技术。目前 cDNA 微阵列技术仍然在基因表达检测上发挥重要的作用。

二、技术原理

与寡核苷酸芯片技术一样,cDNA 微阵列的基本原理也是利用沃森-克里克(Watson-Crick)碱基配对原理,通过分子杂交的化学过程产生微阵列信号,以 DNA 或 RNA 作为探针分子,cDNA 微阵列中的 cDNA 探针长度一般为 0.5~2.5kb,可产生很强的杂交信号。

cDNA 微阵列的制备主要包括合成后交联法和微点样技术。

(一) 合成后交联法

合成后交联法的关键技术在于载体表面的处理。cDNA 微阵列的制备主要是利用 cDNA 与载体之间共价交联或通过静电作用产生非共价键吸附,若 DNA 长度超过几百个碱基,则载体表面阳离子与 DNA 阴离子之间的静电作用足以使核酸得到固定。同时还可以利用紫外线照射使之发生共价交联,它能增加稳定结合到各点上的可杂交 DNA 的数量。

(二) 微点样技术

微点样技术是一种广泛应用的微阵列制作方法,它是一种使用点样针的接触点样方法。在制作

DNA 芯片的过程中，点样针是接触 DNA 样品和载玻片的关键部件。当点样针浸入到 DNA 样品溶液时，液体就被吸入到储液槽中；当针尖轻轻触及载玻片时，DNA 就从针尖端流出而形成样点。

为了使 DNA 更均匀分布，斑点要再水合并快速干燥，然后用紫外线灯照射把 DNA 交联到载玻片上。随后最关键的一步是封闭，使载玻片上剩余的赖氨酸自由氨基进行封闭，以降低它们结合标记 DNA 探针的能力，避免产生过高的本底，进一步降低 DNA 的非特异性结合。最后便是将载玻片中的 DNA 进行变性，即可用于杂交。

三、DNA 微阵列的应用

DNA 微阵列作为一种高通量分析方法，不仅能分析细胞 mRNA 含量，也可以用来分析任何核酸分子，如基因组 DNA 或非成熟 mRNA 以外的其他任何 RNA。它可以用于基因表达分析，揭示基因是否表达、上调或下调，了解完整的基因转录和调控过程，还可从上千个样品的基因座中探查等位基因的异同，进而提供由于基因异常引起的疾病信息，因此该技术在疾病和肿瘤诊断药物靶标筛选、药物评价等方面有重要的用途。

（一）在植物研究中的应用

利用 DNA 微阵列可以发现参与调节生长发育、光合作用、营养代谢等过程的相关基因，揭示在各种应激条件下的基因图谱，寻找与特定性状相关的基因。现有许多研究报道利用 DNA 微阵列分析出水稻、拟南芥、玉米等植物的基因表达。利用 cDNA 芯片技术可平行定量分析有关基因表达图谱，Seki 等用含有 7000 个全长 cDNA 的微阵列分析了拟南芥在干旱、低温和高盐应激条件下的基因表达模式，发现干旱、低温和高盐应激处理一段时间后分别有 53 个、277 个和 194 个基因转录比对照增加 5 倍以上。

（二）在酵母研究中的应用

DNA 微阵列作为一种新型分子生物学工具，为功能基因研究提供了一个切入点。随着微阵列技术的发展，人们能在单一芯片上监测整个基因组，同时获得成千个基因相互作用的图谱。酿酒酵母（*Saccharomyces cerevisiae*）是用 DNA 芯片研究其工业用野生株的第一种微生物，用 DNA 阵列分析对酿酒酵母进行不同基因组研究采用了各种方法，涉及生长条件和实验设计，用参考菌株获得的信息可以用来研究和揭示酿酒酵母菌株，指导酿酒的途径和分子机制。

（三）在肿瘤研究中的应用

癌症的发生和发展以及致瘤性的实验性逆转伴随着复杂的基因表达谱的变化，cDNA 微阵列为研究这些复杂现象提供了一种强大的分析工具。目前在肾癌、前列腺癌、乳腺癌、卵巢上皮癌、白血病、黑色素瘤等中都有应用，主要用于肿瘤分类和分型、分期和分级、肿瘤诊断、肿瘤治疗和疗效监测等方面。

DNA 芯片监测基因表达提供了一种将肿瘤进行归类的分类方法。在事先不知其类型的情况下，可以自动发现急性髓细胞白血病（acute myeloid leukemia，AML）和淋巴细胞白血病（acute lymphoblastic leukemia，ALL）的差别，这种自动推导的分类系统可以确定新白血病的类型。

（四）在其他疾病研究中的应用

应用 cDNA 芯片技术可有效地对运动与血管结构及功能的变化机制进行深入研究，在运动与心脏的生物学研究领域具有广阔的应用前景，该技术在筛选运动性心肌肥大中具有高通量、灵敏、高效、大规模和平行性等优点。Yoshida 等采用 cDNA 微阵列分析了特征明确的大鼠急性肾衰竭模型，用微阵列分析了大鼠局部贫血-再灌注的过程，鉴定出急性肾衰竭期间表达发生改变的几个关键基因，表明微阵列可用于详细分析肾衰竭发生的生理变化，有可能发现新的诊断标志物，并提出治疗这种急性病的新的药物疗法。

(五) 在细菌学研究中的应用

DNA 微阵列技术可以用于细菌鉴定和分类，研究细菌与宿主的相互作用，筛选诊断和候选疫苗等。鉴定合适的抗原对于研制亚单位疫苗十分关键。很多鉴定候选疫苗方法的主要缺点是不能获得关于病原感染过程中是否确实表达某种抗原的任何信息。DNA 芯片则提供了研究病原微生物所有基因的体内转录活性的新工具。Kurz 等利用全基因组 DNA 芯片分析了 B 群脑膜炎奈瑟菌（B-serogroup *Neisseria meningitidis*，MenB）不同感染阶段的转录组，结合反向疫苗学和免疫原性分析数据，这种基于转录组的抗原鉴定方法可以筛选抗 B 群脑膜炎球菌感染的理想候选疫苗。

第四节 蛋白质芯片技术

一、概 念

蛋白质芯片（protein chip）又称蛋白质微阵列（protein microarray），是一种新型的生物芯片，它类似于基因芯片，是将蛋白质点到固相物质表面，然后与要检测的组织或细胞进行杂交，再通过自动化仪器分析得到结果。

二、技术原理

蛋白质芯片是由固定于不同种类支持介质上的抗原或抗体微阵列组成，阵列中固定分子的位置及组成已知，用标记的抗体或抗原与芯片上的探针进行反应，然后通过特定的扫描装置检测。蛋白质芯片由载体以及载体上的固定蛋白组成。在制备蛋白质芯片时，常常要将固相载体进行特殊处理，才能固定一些已知的蛋白质分子产物，如酶、抗原、抗体、受体、配体、细胞因子等，这些分子具有不同的特性，可以捕获与之特异性结合的待测蛋白质，来达到检测蛋白质的目的。这些蛋白质可从血清、血浆、淋巴、间质液、尿液、渗出液、胞质液和分泌液中提取。经过洗涤、纯化等一系列步骤，确定各种来源的蛋白质，并进行生化分析。蛋白质芯片可以帮助我们对一些未知蛋白质进行检测，探究蛋白质间的相互作用，结果由计算机分析处理，进而获得一些重要生命信息。

三、操作过程

(一) 载体的选择

载体材料必须符合下列要求：①载体表面有可以进行化学反应的活性基团以便于蛋白分子进行偶联；②探针固定后能够保持蛋白质的活性；③使单位载体上结合的蛋白分子达到最佳容量；④载体具有良好的生物兼容性；⑤载体应当是惰性并且有足够稳定性，包括物理、化学和机械的稳定性；⑥不同批次基片之间以及同一基片各点之间均一性好。

目前适合做蛋白质芯片的载体主要有各种化学膜、聚丙烯酰胺凝胶、多孔硅胶、玻璃片、云母、硅片、金片等。因玻璃片具有表面光滑、成本低、性能稳定等优点，已经被广泛应用于蛋白质芯片的制作。

(二) 探针蛋白的制备

对以阵列为基础的蛋白质芯片来说，所应用抗体或蛋白质的收集很关键。单克隆抗体具有高度的特异性和亲和性，是一种比较好的探针蛋白质，由其构成的芯片可用于检测蛋白质的表达丰度及确定新的蛋白质。抗体是最广泛使用的探针蛋白，传统杂交瘤细胞技术用于单克隆抗体的研制所需时间长、产量低、已经不能满足芯片生产的需要。因此，目前已经着力发展的噬菌体抗体库技术和重组抗体库技术在探针蛋白的生产中发挥重要作用。

四、特 点

(一) 优点

由于蛋白质组学研究的技术需求，蛋白质芯片刚刚兴起就成为研究热点。蛋白质芯片技术的优点主要体现在：①对生物样品的要求较低，可简化样品的前处理，只需对少量实际标本进行沉降分离和标记，即可加于芯片上进行分析和检测，甚至可以直接利用生物材料（血样、尿液、细胞及组织等）进行分析，便于诊断，实用性强；②能够快速高通量定量分析大量的蛋白样品；③蛋白质芯片使用相对简单，全自动化操作，结果正确率较高；④相对传统 ELISA 分析，蛋白质芯片采用光敏染料标记，灵敏度高、准确性好；⑤蛋白质芯片的所需试剂和样品较少，产品化后价格更低廉。

(二) 难点

1. 建立快速、廉价、高通量的蛋白质表达和纯化方法。高通量制备抗体并定义每种抗体的亲和特异性，第一代蛋白质检测芯片主要依赖于抗体和其他大分子，显然，用这些材料制备复杂的芯片，尤其是规模生产会存在很多实际问题，理想的解决办法是采用化学合成的方法大规模制备抗体。

2. 改进基质材料的表面处理技术以减少蛋白质的非特异性结合。

3. 提高芯片制作的微阵列速度，以便能够迅速地将微升至纳升级的样品加到基片表面，提供合适的温度和湿度以保持芯片表面蛋白质的稳定性及生物活性。

4. 研究通用的高灵敏度、高分辨率检测方法，实现成像与数据分析一体化。

五、蛋白质芯片技术的应用

(一) 基础应用

1. 蛋白差异表达分析 从总体上分析基因表达对于了解细胞功能至关重要，有利于维护人类健康、研究疾病的发展过程，因此确定蛋白质的表达是蛋白质芯片应用的主要方向之一。质谱已经应用于被捕获蛋白的低密度微阵列研究中，将极少量未经加工蛋白质用于蛋白质芯片上，芯片为微阵列排列的各种捕获分子覆盖。当冲洗掉未结合的蛋白质之后，结合的蛋白经激光切除并由质谱进行分析，可产生不同的样品表达图谱。Petricion 等已经建立了一组关键蛋白质表达数据，能够据此对卵巢癌进行鉴别诊断。

已经研究出的一种阵列平台和一种微阵列平台，在以夹心 ELISA 法为基础的蛋白质微阵列中同时检测细胞因子的表达。阵列的设计具有操作简单、造价低、可行性好等特点，因为在整个过程中没有精密仪器设备要求，所以此项技术被广泛应用于科研领域。微阵列的设计要求是应用高效的检测试剂以高通量的方式筛选大量的样品，这种方法在检测待检因子的生理水平变化方面具有高度的敏感性和特异性。用微阵列的方法已成功检测到单核细胞趋化蛋白-1（MCP-1）是一种与间隙连接蛋白 43（Cx43）相关的肿瘤抑制因子作用的潜在靶分子，也确定了几种细胞趋化因子是维生素 E 抗氧化作用的靶分子。

2. 蛋白质间相互作用 蛋白质间相互作用不仅具有生物学意义，而且对新药的发现也产生巨大影响。Uetz 等首次利用活体酵母细胞构建了第一个基因组规模的活体蛋白质芯片，用来研究蛋白质与蛋白质之间的相互作用。该芯片包含了 6000 个酵母克隆，每个克隆所要表达的蛋白质开放阅读框架与 Gal-4 激活域相连。这样就可以在芯片上进行酵母双杂交反应，还可以进行 DNA-蛋白质、RNA-蛋白质间的交互反应。

3. 蛋白质与小分子间的相互作用 新药发现的一个主要途径是鉴定小分子与蛋白质之间的相互作用，蛋白质芯片技术应用于小分子与蛋白质之间的相互作用研究极大地加快了新药发现的进程。Ciphergen Biosystems 公司建立的一种蛋白质芯片检测系统，可用于鉴定在同一类型的抗体表面捕获的不同分子量的淀粉样多肽，并定量测定 β 淀粉样蛋白 40（Aβ40）和 β 淀粉样蛋白 42（Aβ42）

的比例。这对于研究淀粉样前体蛋白（amyloid precursor protein，APP）的细胞加工机制十分有用。它可帮助研究者鉴定阿尔茨海默病的生物标志物，为阿尔茨海默病的早期诊断打下基础。

（二）临床应用

1. 疾病诊断 蛋白质芯片技术的敏感性使人类对疾病的变化有更加全面的了解，多种抗体同时检测为人们提供了更好的诊断工具，并大大降低了费用。蛋白质芯片能够用来同时检测多种肿瘤标志物，可以为癌症诊断提供更好的方法。经研究发现，运用蛋白质芯片检测 50.8kDa 蛋白，不但可以提高前列腺癌的检出率，而且可以准确区分前列腺癌和前列腺良性增生，表明该蛋白对前列腺癌的检测意义重大。Hiller 等用芯片技术筛查变应原，几乎涵盖了大多数常见的变应原分子，这种变应原芯片能同时确定和检测过敏患者的 IgE 反应图谱，为患者提供新的诊断、预防和治疗策略。由于具有高通量、高特异性等优势，蛋白质芯片可用于传染性疾病的快速筛查和诊断。CHNEF 等利用聚乙二醇处理形成了一种特异性吸附表面，并在此基础上研发了疟疾表面等离子体共振蛋白质芯片检测技术，这种技术可对恶性疟疾的特异性抗体进行检测，具有无标记、即时、快速等优点，为进一步发展疟疾分型鉴定蛋白质芯片技术奠定了基础，在疟疾环境易感人群的快速筛查方面具有重要意义。

2. 在食品分析和卫生检验中的应用 蛋白质芯片在食品分析方面具有较好的应用前景。食品营养成分的分析、食品中有毒有害物质的分析、食品污染中的致病微生物的检测等大量工作几乎都可以用生物芯片来完成。军事医学科学院卫生学环境医学研究所成功制作了用于检测小分子污染物蛋白质微阵列，能检测出农药阿特拉津、罂粟碱等。

3. 在毒理学研究中的应用 利用蛋白质芯片技术研制毒理芯片（ToxChip），已成为研究热点。毒理芯片可帮助预防一些环境和食品中污染物引起的疾病，还可用于新药的临床试验，甚至建议合适的治疗剂量。利用毒理芯片可进行环境污染物的监测与环境质量评价，研究环境污染物对人体健康的影响、环境污染物的分布与转归、环境污染物治理效果评价、环境生物修复微生物的筛选与改造等。

第五节 组织芯片和细胞芯片技术

一、概 念

组织芯片又称组织微阵列（tissue microarray，TMA），是生物芯片技术的一个重要分支，是指数十个至成百上千个不同的小圆柱形样本，按照一定的规律在一张组织切片上排列成微阵列。而细胞芯片是以活细胞为研究对象，主要用于活细胞的培养以及活细胞中基因、蛋白质等生物组分的检测等。

二、技术原理

1998 年，Kononen 和 Kalloiniemi 等率先开发了基于阵列的高通量组织学技术，借此可以将待检测的组织样本放置在一张载玻片上，将分子靶点（DNA、RNA 或蛋白质）作为探针，应用免疫组化、荧光原位杂交（fluorescence in situ hybridization，FISH）或其他分子检测技术来分析 TMA，从而能够对成百上千个组织样本中的特异性分子靶点进行高通量的原位分析。

三、操作过程及特点

（一）组织微阵列的设计

根据研究目的的不同，可选取不同类型的标本组成阵列（可同时取一定数量的正常组织作为内对照），也可以选同一标本不同组织类型、不同分化程度、不同临床或病理分期的标本组成阵列。

组织芯片制作主要有4个环节：第一是根据芯片的设计，即根据需要将组织按不同的种类或顺序设计组织样品的排列/方式；第二是根据设计将受体蜡块进行打孔，孔径大小应与供体组织钻取孔径大小一致；第三是对供体组织苏木精-伊红（hematoxylin-eosin，HE）染色切片做形态学观察并在供体蜡块上准确标记所需要的靶点；第四是利用打孔仪钻取靶点组织并转移至载样蜡块相应的孔位上，即制成所需的阵列蜡块。

根据研究目的和标本数量的多少，可以设计出不同点样直径、不同点样数目的组织芯片。按照点样数目的多少，可以将组织芯片分为低密度组织芯片（＜200点）、中密度组织芯片（200～600点）和高密度组织芯片（＞600点）。芯片上的组织样本数量越多，每个点所占的面积就越小，细胞数量也越少。并非点数越多越好，一般常用点数为40～100个。

（二）供、受体标本的选择和处理

供体多为常规石蜡包埋的组织块，可以选病理存档蜡块，也可以是新鲜包埋的组织块。受体石蜡块即空白蜡块，所用蜡质不宜太硬，要有一定的韧度以利于反复打取点样孔，掺入适当比例的蜂蜡。制备成功的组织芯片需要精心选择供体组织，并精确地记录其定位细节。从病理档案中挑选所有的供体组织块并进行复核诊断，确定挑选的石蜡组织块上待研究的区域。将受体蜡块固定在组织芯片点样仪上，确定第一点样点的位置，打出点样孔。然后取相应蜡块选定点钻取组织，将钻取的组织仔细置入受体蜡块，依次循环操作即可完成组织芯片的制作。

（三）特点

1. 组织芯片使人们对肿瘤研究从个体水平跨越到整体水平 组织芯片技术一次可以进行上千个标本的研究，可以从总体上对组织进行系统研究。

2. 组织芯片使人们对疾病的认识从细胞水平发展到基因水平 组织芯片技术正在并将继续推动肿瘤的诊断、预后和分类研究，也使基因功能鉴定的效率空前提高，从而得以高效地从基因水平上认识肿瘤等疾病的发生机制。

3. 组织芯片大大节约病理资源 组织芯片技术还可高效揭示肿瘤分子变化和临床病理之间的关系，同时可大大节约宝贵的病理标本，几乎可以用于所有组织和细胞的分子分析。

4. 组织芯片还具有极高的可靠性 Camp等用乳腺癌普通大切片以及组织芯片切片进行组织抗原性检查，发现组织芯片完全可以代替以往的普通大切片，表明组织芯片技术虽取材很小，但其结果十分可靠。

四、组织芯片技术的应用

（一）在肿瘤研究中的应用

1. 在肿瘤诊断中的应用 肿瘤的早期诊断对治疗非常重要，此时肿瘤可能还未发生形态学的改变或其改变不具有特征性。如何早期发现肿瘤并进行诊断，是医学研究中的重点。杨文彬等应用组织芯片技术研究发现钙周期蛋白与胰腺癌发生、发展有密切关系，胰腺癌早期即发现有钙周期蛋白表达，有助于胰腺癌的早期诊断。在寻找肿瘤诊断标志物时，可将肿瘤和正常组织放在同一切片上进行比较。Prasad等曾利用组织芯片技术和多抗CITED1（一种核转录调节蛋白）抗体对甲状腺和非甲状腺肿瘤进行免疫组织化学染色，发现CITED1蛋白只在甲状腺乳头状癌中表达，正常甲状腺、毒性甲状腺增生和间变性甲状腺肿瘤CITED1均为阴性。CITED1被认为是甲状腺乳头状癌诊断的重要肿瘤标志。

2. 在肿瘤分类中的应用 不同分类的肿瘤由于其组织学类型和肿瘤细胞功能状态及其特异性受体的不同，治疗方案、疗效及预后均不同。有学者利用组织芯片技术分析乳腺癌雌激素受体（estrogen receptor，ER）、血管内皮生长因子（vascular endothelial growth factor，VEGF）、环氧化酶 2、p53、血小板源性生长因子、c-erbB2 及孕激素受体（PR）等肿瘤标志物免疫组织化学表达谱，按 ER 状态和肿瘤等级不同把 97 例乳腺癌先分成 ER$^+$ 和 ER$^-$ 两组，然后根据 VEGF 的不同再进一步分为 ER$^-$/VEGF$^+$、ER$^-$/VEGF$^-$、ER$^+$/VEGF$^+$ 和 ER$^+$/VEGF$^-$ 组。发现不同组别间 c-erbB2、环氧化酶 2 和 p53 蛋白以及肿瘤生物学行为等的差异较为明显。这种以组织芯片技术免疫组织化学表达谱为基础的分子生物学分类系统为传统临床肿瘤分类开辟了一个新的途径，在指导不同类型乳腺癌的个体化治疗及判断预后等方面可能具有较好的实用价值。

3. 在肿瘤的浸润转移研究中的应用 肿瘤浸润转移是一个多步骤、多基因调控的复杂过程，其具体分子机制不清。肿瘤的浸润转移与肿瘤的治疗及预后密切相关。有研究者应用组织芯片技术及免疫组织化学方法检测肝细胞癌中 KAI1/CD82 蛋白的表达，认为 KAI1/CD82 蛋白表达丧失可能与肝细胞癌恶性进展及转移能力增强有关。

（二）在药物发现中的应用

用于表达筛选、化合物筛选或功能性分析的高通量分子技术能鉴定大量的推测靶基因。在药物发现和开发的许多阶段，大规模人类组织分析至关重要。在癌症研究中，重要的人类组织分析是药物开发的 3 个不同阶段所必需的。首先，要评估一种新的治疗靶标的潜在市场规模，需要了解某型肿瘤的靶基因改变的流行情况。其次，在一种新疗法中，必须建立一种预测方法来鉴定最有可能从新疗法中受益的患者。最后，一旦启动临床试验，保存被研究患者的组织至关重要，这些组织可用于以后的分子分析，以便回顾性地鉴定预测分子标志。组织芯片可用于需要组织分析的所有医学研究领域。

（三）在靶标确认和分子流行性病学中的应用

评估药物靶标在关键组织中的表达是药物开发的重要组成部分。如 CD20（利妥昔单抗的靶标）和表皮生长因子，在正常细胞中也表达，结果表明使用利妥昔单抗治疗患者则会引起恶性和良性 B 细胞缺失。准确了解治疗性靶基因在正常组织中过量表达的部位可能对新疗法的副作用做出预测。与多组织 RNA（Northern）印迹法和蛋白质芯片相比，TMA 的优点是能评估各个细胞类型中的靶基因表达水平。由于某个组织中存在多种不同类型的细胞，所以对离解组织的简单表达分析（如用 RNA 印迹法获得的）在许多情况下无法提供最理想的信息。

对潜在治疗靶标的确认过程包括各种类型的功能分析。分子流行病学是鉴定一种新药物靶标的另一重要方面。重要的单一肿瘤类型中的高频分子异常现象可能是最理想的发现。然而，在实际中相反的情况经常发生。大多畸变会出现于任何一种肿瘤实体的不足 50% 样品中，但会存在于许多不同类型肿瘤中。Sauter 等建立了一个含有 20 000 多个阵列化癌组织的 TMA 库，包括一个多肿瘤 TMA，含有取自 120 多种不同类别肿瘤的 3000 多个肿瘤标本。这种 TMA 能快速评估治疗性靶标。例如，发现 erbB2 在 15 类不同肿瘤中高表达，KIT（Glivec 靶基因之一）在 52 类肿瘤中呈阳性，表皮生长因子受体在 71 类肿瘤中呈阳性。综合这种多肿瘤 TMA 获得的结果与已经发表的主要疾病发生率数据，就可以估计新靶向治疗的总体市场潜力。

（四）在形态学教学中的应用

利用组织芯片技术，在蜡块上选取教学所需要的病变，把与教学有关的病变从整张切片中脱离出来，而无关的组织结构被忽略。在教学过程中，组织芯片上各点代表的疾病病理改变一览无余，还可以加上正常组织进行鉴别，便于学生集中精力学习，提高学习效率，同时也方便了学生专业课的复习。

五、细胞芯片技术的应用

KIM 等应用计算机辅助设计并制作了一种工业聚乳酸材质的 3D 支架细胞芯片，该芯片可以促进细胞增殖和运动神经元分化。ABDULLA A 等建立了集成的微流控单细胞免疫印迹芯片，将对单个循环肿瘤细胞的分离、富集以及免疫印迹分析集成于同一系统，有助于提高丰度且减少其他细胞的干扰，基于此技术成功地从经顺铂处理的细胞中鉴定出一个传统批量分析无法检测到的细胞亚群——凋亡阴性（bax 阴性）细胞亚群。

第六节 糖芯片技术

一、概　　念

糖芯片（carbohydrate microchip，glycan chip），又称为糖微阵列（carbohydrate microarray，sugar array），最早于 1999 年由以色列成立的 Glycominds 公司开发，是在基因芯片和蛋白质芯片的基础上诞生的，是一种用于糖组学研究中的新兴工具，它包括寡糖芯片和多糖芯片等。

二、操作过程

（一）制备糖芯片的糖来源

1. 天然寡糖 天然寡糖是糖芯片的重要来源。具有还原性末端的寡糖适于衍生化，从而能被固定到芯片上。游离的还原性寡糖可从人或动物奶和尿中分离到，或经水解作用以 N-连接糖蛋白寡糖的形式释放出来。还可用酸解、碱解、醋解等不同化学方法从植物和细菌多糖中获得寡糖片段。还原性寡糖经温和性高碘酸盐氧化作用后，可以对还原末端进行化学处理，切开末端开放链单糖残基，产生活性醛用于衍生化。分离和纯化寡糖一般需要多个层析步骤。包括凝胶过滤、弱和强阴离子交换层析、薄层层析、用胺或氨基柱正相 HPLC 或 ^{18}C 和石墨化多孔炭柱反向 HPLC 等。

2. 合成糖 复杂寡糖合成主要有化学合成法和酶催化合成法。寡糖合成可选用可编程的"一锅法"（one-pot approach），即通过结构单元（硫苷，thioglycoside）的连续加成来制备需要的寡糖，结构单元或者被完全保护，或者有一个暴露的羟基。用这种可编程一锅法能在数分钟或数小时内合成出寡糖。

除了化学合成法外，还可用酶催化合成法制备寡糖。通常选用葡萄糖转移酶和糖苷酶两类酶来构建寡糖。酶促合成最重要的优点是使用天然形态的底物，无须保护基控制糖苷键形成的区域和立体特异性，尤以葡萄糖转移酶的催化效率高、产物产量高、具有很高的区域和立体选择性。但其缺点主要是葡萄糖转移酶的来源有限，价格不菲。

（二）糖芯片的制作方法

以色列 Glycominds 公司主要采用在片合成法（on-chip synthesis）制作寡糖芯片。Fazio 等利用疏水作用将含有脂类的糖类锚定在聚苯乙烯微量滴定板上，用叠氮化物和炔之间的 1, 3-偶极环加成反应将寡糖连接在微量滴定孔表面上的 C_{14} 烃链上。糖阵列是在微量滴定板上以微摩尔规模通过原位合成获得。

三、糖芯片技术的应用

（一）基础应用

1. 研究糖-蛋白质相互作用 糖-蛋白质相互作用在生物体内发挥着重要的生物学作用。Fukui 等用寡糖微阵列对糖-蛋白质相互作用进行了高通量检测和特异性界定。糖识别蛋白质不仅能从结构明确的同源寡糖阵列上识别出其配体，也能从来源于脑糖蛋白的异源 O-多糖阵列上筛选出其配体。对寡糖阵列采用薄层层析法和质谱法等策略进行分析，确定了混合物中配体阳性成分的序列，发现在脑组织中的 O-多糖中，有相对丰富的抗 L5 识别的基于 N-乙酰基乳糖胺的 Lewis[x] 序列和少量的抗 SSEA-1 识别的基于多-N-乙酰基乳糖胺的 Lewis^x 序列。Park 等利用糖微阵列进行了凝集素结合实验，结果表明具有不同结构特征的糖能选择性地结合相应的凝集素，其相对结合亲和力与液相试验结果具有很好相关性。

2. 研究糖蛋白与其他蛋白的相互作用 Adams 等用糖微阵列和糖蛋白微阵列分析了糖蛋白 gp120 与宿主细胞的相互作用，对 5 种 gp120 结合蛋白的结合谱依次进行相互竞争的鉴定，明确了这些相互作用对糖结构要求和开发 HIV 疫苗的潜在策略。

3. 研究糖结合分子 Schwarz 等将单糖和寡糖通过其还原末端的一个长接头分子共价连接到载体表面上，制备了糖微阵列。用这种糖微阵列分析了糖结合抗体，从健康人 IgG 中检测到一种新的抗纤维素抗体，该抗体特异性结合 $β_4$-连接糖，优先结合吡喃型葡萄糖而非吡喃型半乳糖。

（二）临床应用

1. 糖芯片可以应用于细菌等病原体的检测和药物研究 Pieters 等使用糖芯片发现了细菌在黏附过程中表面携带的黏附素会与组织细胞或细胞外基质的糖缀合物结构结合，表明了细菌黏附抑制剂的设计和合成有可能为细菌感染的预防和治疗创造出新的治疗剂。HOUEIXB 等通过糖芯片对人类共生副干酪乳杆菌的黏附素及其碳水化合物配体和包括人类在内的 10 种哺乳动物的胃肠道黏蛋白结合情况进行测定，为共生细菌在胃肠道的定植位点研究提供了依据。

2. 糖芯片可以用于分析植物多糖的成分与功能 Wood 等创建了含有植物细胞壁多糖的高密度糖微阵列，通过全基因组分析识别鉴定出了能够反映木聚糖、木葡聚糖、果胶和阿拉伯半乳聚糖多样性的分子标记。这一研究成果提供了关于植物细胞壁形成和重组的基因结构的独特解析。在此基础之上，对植物细胞壁多糖合成的遗传改良可以应用于食品加工、燃料转化等诸多领域。

第七节 微流控芯片技术

一、概 念

微流控芯片主要以分析化学和分析生物化学为基础，以微机电加工技术为依托，以微管道网络为结构特征，把整个实验室的功能，包括采样、稀释、加试剂、反应、分离、检测等集成在微芯片上，使样品与试剂的消耗大大降低，并且使分析速度呈十倍百倍地提高，使得该技术得以快速普及。该项技术应用的最终目标是建立芯片实验室（lab-on-a chip，LOC）。LOC 是一个跨学科的研究领域，是基于微电子机械系统（microelectro-mechanical system，MEMS）技术研究发展起来的一种全新的微生化分析系统，国外也称之为微全分析系统（micro total analysis system，μTAS）。它是通过微细加工和微电子技术在固体芯片表面构建微型生物化学分析单元和系统，以实现对蛋白质、核酸、无机离子，以及其他生化组分的准确、快速的检测。

二、技 术 原 理

微流控芯片是把生物和化学等领域中所涉及的采样、预处理、分离富集、混合、反应、检测或细胞培养、分选、裂解等基本操作单元集成到芯片上，由微通道形成网络，以可控的流体贯穿整个系统，用以完成常规生物或化学实验室的各种功能的一种技术。微流控芯片可将核酸、蛋白质等分子的反应、分离、制备和检测等集中在一个芯片上，完成一系列步骤，如生物样品制备、生物化学反应、液相色谱分析、PCR 反应、电泳检测等。这些操作往往在流体中发生，在常规试验中样品常常以毫升度量，而在微流控芯片上则需要实现所需流体从毫升、微升降级至纳升、皮升。流体在微尺度下具有层流、高效的物理化学交换等优点，利用这些特点，人们在微米尺度上可实现对流体理化性质的控制。微流控芯片在上述理论基础上，结合分子生物学和免疫学技术，可以实现多样本、高通量的微生物检测，实现"样品进-结果出"的自动分析。

三、操作方法及特点

(一) 基质材料

制作微流控芯片所用的基质材料主要有三类：一是刚性材料，如单晶硅、无定性硅、玻璃、石英等，但因其价格昂贵、加工难度大，已被各种低成本材料所取代；二是刚性有机聚合物材料，如环氧、聚脲、聚苯乙烯等；三是弹性材料，如二甲基硅氧烷。

(二) 检测流程

利用微流控芯片进行微生物分子生物学检测的流程为：首先对样品进行处理，包括从临床样品中分离病原 DNA 和 RNA，然后在芯片上扩增提取核酸，并将扩增子杂交到探针上。扩增和杂交过程都是在芯片上进行的。病原体鉴定的步骤包括清洗和干燥芯片，随后在光学读取器中读取微阵列并用微阵列图像软件进行分析。此微流控芯片由硅片制造，由微机电系统（micro-electro-mechanical system，MEMS）和提供机械、热和电连接的印刷电路板支架构成。它包含两个连接到微阵列室的硅微反应器。病原体检测可被分为两个芯片版本，分别进行两种不同的多重反应：具有针对 DNA 病原体的微阵列布局的 DNA 芯片和专门用于 RNA 病原体检测的 RNA 芯片。

(三) 特点

微流控芯片具有小型化、节约试剂、速度快、集成化程度高等优点。微流控芯片不仅能将同一试验的多个步骤集成到一步完成，还能将多种试验集成在一个试验中完成。从试验条件来看，微流控芯片方法无须 PCR 实验室分区，具备实验场所可移动的优点，可作为突发公共卫生应急事件的现场实验室，大大提高突发公共卫生应急事件检测效率和准确性，在处理突发公共卫生事件时发挥应急作用。微流控芯片结构微型化且复杂，功能不断增加，使用范围越来越广，在探索微生物学特性方面有较高的应用价值。微流控芯片检测准确度高、用时少、操作方便、结果直观、易于长期保存，且能在短时间内检测海量种类的病原微生物，同样适于动物疫病的高通量病原筛查和监测。由于微流控芯片技术微型化、集成化、自动化的特性，高度切合床旁检测技术的发展需求，对优化临床监测具有重要意义，已日趋成为 POCT 领域的研究热点和核心技术。

四、微流控芯片的应用

(一) 基础应用

1. DNA 的分离和分析　Jacobson 和 Ramsey 首先把微流控技术用于 DNA 限定性片段的分析，他们制作了一种微型化装置，能够在 0.7nL 的反应室内 10 秒钟就完成对 DNA 样品的限定性消化，并可在 10mg/L 羟乙基纤维素凝胶上 3 分钟内分辨 DNA 片段，用激光诱导荧光性能和对 DNA 的分离进行监测，全部分析可在 4 分钟内完成。

2. 聚合酶链式反应（polymerase chain reaction，PCR）　普通 PCR 30 个循环通常需要 2~3 小时，但如果用微流控芯片作 PCR 则可以将扩增时间缩短到数分钟。Waters 等研制了一种 PCR 装置，具有细胞裂解、PCR 扩增以及对 PCR 产物进行电泳分离的功能，通过热循环可以裂解细胞和扩增 DNA，基因组和质粒 DNA 可被扩增和分离；现在已经可在微芯片上进行多重 PCR，而且产物的分离也可单独或一起在同一芯片上进行。在多重 PCR 中，首先在硅-玻璃芯片上进行由简并寡核苷酸引发的 PCR 反应，然后进行另一个特定基因外显子的 PCR，检测由肌营养不良引起的基因缺失。

(二) 临床应用

1. 在细菌检测中的应用　该方法在食源性致病菌检测上应用广泛。研究表明，用微流控芯片技术检测食源性致病菌敏感度高。陈炯等利用微流控芯片技术检测食源性致病菌，可同时检测霍乱弧菌、沙门菌、志贺菌、副溶血性弧菌等 4 种食品中常见的致病微生物。微流控芯片技术在临床细菌检测上可发挥作用，其敏感度高、特异性强，除了相对省时外，每个样品的成本也低于常规方法，包括对处理微流控芯片的特定设备和储存微流控芯片试剂的冰箱的要求都相对更低。李一伟提出了一种便携式的基于琼脂糖微流控芯片的快速细菌检测方法，将数百微升至数毫升的样品富集至皮升，其捕获效率为90%。从细菌密度上计算富集倍数，其最大的富集倍数为1000万倍。尿液样品和血浆样品同样可以在琼脂糖微流控芯片富集。最后结合荧光免疫染色，可成功检测到患者血浆样品中感染的金黄色葡萄球菌。

2. 在病毒检测中的应用 微流控芯片技术在病毒检测中应用广泛。Wang等报道了一种基于磁珠和微泵/微阀技术的微流控芯片，集成了细胞裂解、DNA提取、PCR扩增与光学检测单元，可以快速、自动完成对人类免疫缺陷病毒（human immunodeficiency virus，HIV）1B亚型的4条不同DNA片段的同时检测，整个分析时间只需要95分钟。无论是抗体检测，还是核酸检测，采用微流控芯片检测病毒的准确性均高，操作方便，可全自动完成样品处理和检测过程，且微流控芯片通道的表面积大，能够加快反应速度，在短时间内即可得到检测结果。该方法可移动性强，不局限于实验室内操作，对储存条件要求不高，可用于临床快速实时检测。

3. 在细胞检测中的应用 将传统的流式细胞技术与微流控相结合，可以用来进行细胞筛选和细胞计数，人体中细胞数量的变化如$CD4^+$ T细胞可以直接反映疾病的进程，对HIV周期的诊断有重要的意义。Ozcan等设计了一种结合微流控技术和光学技术优势的设备，该装置由一个微流控设备和手机的摄像系统组成，是一种基于手机系统的成像细胞计数仪器，已经成功检测到人血中的白细胞，结果与商业化的血细胞计数仪一致，他们进一步将该系统应用于监测艾滋病患者中的T细胞。检测循环肿瘤细胞（circulating-tumor cell，CTC）也是一种利用微流控技术对细胞进行监测的应用。CTC是指由原发肿瘤或继发肿瘤自发进入或诊断操作带入外周血的肿瘤细胞，CTC的活检分析可以作为早期诊断、风险分级、疗效评估等辅助评价。

第八节 液相芯片技术

一、概　念

液相芯片技术（liquid chip technology，LCT）又称为悬浮阵列或流式荧光技术，它是利用标记的微球为反应载体，在不同的微球上固定有不同的探针分子，不同的微球可通过荧光信号或大小进行区分。将这些微球混合后悬浮于液相体系中，与待检分子充分反应后，再加入合适的报告分子就构成了液相芯片系统，利用这个系统可以对同一样品中的多个不同的分子同时进行检测。目前应用最为广泛的是基于Luminex平台的各种检测应用。

二、技术原理

Luminex液相芯片技术的核心是把微小的聚苯乙烯小球（5.6μm）用荧光染色的方法进行编码，然后将每种颜色的微球（或称为荧光编码球）共价交联上针对特定检测物的探针、抗原或抗体。应用时，先把针对不同检测物的编码微球混合，再加入微量待检样本，在悬液中靶分子与微球表面交联的分子进行特异性结合，在一个反应孔中可以同时完成多达100种不同的生物学反应。最后用LuminexTM分析软件进行分析，仪器通过两束激光分别识别编码微球和检测微球上报告分子的荧光强度。

三、特　点

（一）优点

1. 检测通量高 一次检测可分析多个指标，同时可以批量处理标本。特别适合于需同时检测多个指标进行临床诊断的项目。利用液相芯片技术可同时分析HPV的26种亚型，避免复杂的膜条杂交操作和主观判断的影响。

2. 样本量少 25μl 样本可检测 20 个以上指标，特别适于较难取材的标本或量少的标本如脑脊液等标本的检测。

3. 检测速度快且准确性、重复性高 液相芯片多指标联检的速度显著高于常规的 ELISA 和化学发光等检测方法，同时由于反应是在液相中进行且每个指标有 1000~5000 个微球反应单元，依据统计学的原理可以最大限度地减少误差，极大地提高了检测的准确性和重复性。

4. 灵敏度高且线性范围广 液相芯片检测的灵敏度是常规的 ELISA 方法灵敏度的 10~100 倍。检测线性范围可达 3.5~5.0 个数量级，是常规 ELISA 检测方法的 10 倍以上。

（二）不足

液相芯片技术存在着一些缺陷，如抗体对的匹配、交联条件的最优化、交叉反应的避免、反应条件的优化及数据的处理等，仍有待进一步提高。

四、液相芯片技术的应用

（一）在肿瘤鉴定中的应用

病理学检查是肿瘤确诊与分型的金标准，而液相芯片能够快速检测肿瘤患者的基因表达图谱，对于确定癌基因或癌旁基因以及肿瘤的早期诊断具有重要意义。血清肿瘤标志物检测是目前常用的肿瘤筛查的主要手段，通过运用液相芯片技术检测肿瘤患者外周血，发现 *FXR1*、*MALAT1*、*DX21* 等基因表达水平上调，进一步研究发现这些基因的表达水平与乳腺癌、卵巢癌和胰腺癌等的发生密切相关。利用液相芯片能够对癌症相关基因和其表达水平进行定量或定性检测，通过检测和分析可以实现疾病的早期筛查和诊断。

（二）在神经系统疾病中的应用

脑损伤作为神经系统疾病的常见临床症状，往往伴有不同程度的认知障碍和运动障碍。液相芯片技术检测脑损伤患者的血浆、皮层组织等，发现了大量差异化表达的基因。在脑海绵体畸形的血浆患者中，Fcγ 基因的两个位点 FCGR2A 和 PT-PN2 发生缺失；在人脑创伤皮层组织中，*SHOC2*、*RET* 和 *KIT* 基因表达水平显著上调；在帕金森病患者的血浆样本中，*ABCIA1* 和 *DSC1R2* 基因的表达水平显著下调。通过生物信息学技术分析这些差异化表达的基因，能够预测和分析影响该疾病发生的细胞通路和相关蛋白，为进一步研究致病机制提供线索和依据。

（三）在心血管系统疾病中的应用

心血管系统疾病是一类发生率和死亡率较高的疾病，其发生与基因的异常表达有关。运用液相芯片检测冠心病、先天性心脏病等患者的血样，发现了大量的差异化表达的基因，如 *HLA-DRB1*、*MID* 等。在有关左心室肥厚致病机制研究中，通过液相芯片技术检测患者的外周血发现：左心室肥厚患者第 11 号染色体上的 *MAPK3K11* 基因发生突变，该基因能够调控 JNK 信号通路，活化促凋亡酶诱导心肌细胞凋亡。由此可见，液相芯片技术能够为探索心血管疾病相关致病基因，为进一步研究致病的分子机制提供条件。

第九节 基因生物传感器技术

一、概　念

基因传感器属于生物传感器的一类，是指以 DNA 物质为检测对象，在待测物的识别及信号转化中涉及了生物原理。它包含两部分，即分子识别元件（DNA）和换能器件。识别元件主要用来感知样品中是否含有（或含有多少）待测物质；换能器件则将识别元件感知的信号转化为各种电化学信号（如电压和电流的大小、频率变化、荧光和光吸收的强度等）。

二、技术原理

其设计依据是核酸杂交动力学，对靶 DNA 的选择测定是通过分子杂交技术实现的。其原理是首先在基体传感器上固定一条含有十几到上千个核苷酸的单链 DNA（single-stranded DNA，ssDNA），通过 DNA 分子杂交，对另一条含有互补碱基序列的 DNA 进行识别，结合成双链 DNA（double-stranded DNA，dsDNA）。由于杂交后的 dsDNA 稳定性高，在传感器上表现出较弱的物理信号（如电、光、声、波等信号），还需在 DNA 分子之间加入嵌合剂，把分子杂交后的 DNA 分子含量通过换能器表达出来。

三、操作方法

生物传感器的换能器是传感器的核心，因此 DNA 探针在传感器表面的固定技术是影响传感器使用寿命的一个重要因素。理想的 DNA 固定化方法应简单方便，得到的修饰层稳定、响应灵敏、易于杂交和再生等。DNA 固定化的方法有以下几种：

（一）化学吸附法

Palecek 教授利用核酸能在汞电极和高导向热解石墨（highly oriented pyrolytic graphite，HOPG）电极表面产生较强烈的吸附，发展了一种简便制备核酸修饰汞电极的方法。这种方法只需要 5~10μl 的核酸溶液，将电极浸入溶液中，ssDNA、dsDNA 及核糖核酸（RNA）都产生不可逆吸附，经过冲洗得到稳定的核酸修饰汞电极。

Hashimoto 等首先合成一段与目的基因互补的寡核苷酸探针，利用化学吸附原理将探针固定到平底热解石墨（basal plane pyrolytic graphite，BPPG）电极表面。电极表面的探针在约 40℃可与目的基因进行杂交反应而形成双链，由此可识别样品中是否存在目标基因。

化学吸附法的优点是简单，但该方法得到的 ssDNA 修饰电极不利于杂交。

（二）自组装膜法

自组装膜法是基于分子自组装作用，在固体表面自然形成高度有序的单分子层的方法。自组装膜法制备核酸修饰电极多采用巯基化合物在金电极表面自组装作用。

Maeda 等研究的核酸固化方法是先将 ssDNA 用 2-羟基乙基二硫化合物修饰后固定于金电极表面，利用 dsDNA 的 5′端的磷酸基与 2-羟基乙基二硫化合物的羟基反应生成磷酸酯键，将反应混合物通过凝胶柱分离，得到纯的 5′端修饰的 dsDNA。再通过巯基将修饰 dsDNA 固定于金电极表面，得到 DNA 修饰电极。

自组装膜法得到的核酸修饰电极，表面结构高度有序，稳定性好，有利于杂交，但对巯基化合物修饰的 DNA 的纯度要求较高，分离提纯操作较烦琐。

（三）共价结合法

共价结合法是由金属片、玻璃、碳纤维、多孔玻璃、大孔树脂、Sephadex 凝胶、尼龙、聚丙烯酰胺及衍生物、聚乙烯醇、胶原蛋白等各种各样的材料作为基质。这种基质的表面性能各异，经过化学修饰后，其基质表面修饰有不同的活化功能团，通过直接偶联反应，使标志物分子中的活化基团与基质表面通过化学反应，以共价键的形式结合起来。另外一种形式是间接偶联，即在基质表面和标志物之间，引入一个手臂分子，通过它把生物分子固定在基质上。间接偶联第一步是电极的活化预处理，以引入活性键合基团；第二步是进行表面的有机合成，通过共价键反应把功能分子固定到电极表面。

Millan 等将 18-烷基胺或 18-烷基酸混入碳糊中，得到修饰的碳糊电极。他们进一步利用水溶性的碳二亚胺[1-（3-dimethylamino）-propyl-3-ethylcarbodiimide hydrochloride，EDC]和 N-羟基琥珀酰亚胺（NHS）作偶联活化剂，可以实现 ssDNA 与氧化电极表面的共价结合。

共价结合法可以得到稳定的修饰层，易进行分子杂交。但由于电极表面反应活性位点少，因而 DNA 固定的量少，响应信号小，而且程序复杂，在 DNA 的应用成本高。

四、特　点

1. 可以进行液相杂交检测　DNA 传感器可以直接在液相反应中通过声、光、电等信号的变化，对靶物质的 DNA 进行定量测定。

2. 可以进行 DNA 实时检测　把 DNA 传感器技术和流动注射技术相结合，对 DNA 的动力学反应过程可以随时进行监测，在对 DNA 进行定时、定量检测的基础上，实现了 DNA 的在线和实时检测。

3. 可以对活体内核酸进行动态检测　光纤 DNA 传感器技术为对活体内核酸代谢转移等动态过程的研究提供了可能。

4. 可以进行 DNA 的大量智能化检测　DNA 传感技术和人工神经网络技术相结合，可以筛选出选择性和活性更高的敏感元件，研制成多功能、智能化的 DNA 传感器，可以对多种 DNA 样品同时检测。

5. 灵敏度高　DNA 传感器可以对靶物质直接检测，可以结合 PCR 技术和光学技术及其 DNA 嵌合剂技术，提高检测的灵敏度，实现了对低拷贝的核酸检测。

6. 特异性强　DNA 传感器是根据 DNA 碱基的互补结合原理制作的，因此 DNA 传感器特异性非常强。

7. 无污染　DNA 传感器不需要同位素标记，避免了对人体有害物质的污染。

五、基因生物传感器技术的应用

（一）基础应用

1. DNA 与其他分子相互作用的研究　利用核酸修饰电极制作的 DNA 传感器能对许多重要的物质如污染物、致癌物、药物等进行识别研究。其研究价值在于建立对一些物质快速、灵敏的电化学检测方法，探讨 DNA 与其他分子的相互作用机制。

Joseph Wang 等报道了高灵敏测定肼类化合物的电化学 DNA 传感器。基于检测 DNA 自身的阳极响应在与肼类化合物作用前后的变化来对肼类化合物进行检测，无须指示剂和标记，能在很短时间内测定 10^{-9}g/ml 水平的不同肼类化合物。同时，他们还发明了用于有毒芳胺化合物测定的电化学 DNA 传感器。芳胺与 dsDNA 因发生嵌插作用而在 dsDNA 修饰电极上富集，从而提高了芳胺检测的灵敏度；富集的程度和速度很大程度上决定于芳胺化合物的结构，嵌插作用的结构要求使该法有较高的选择性，氨基取代基位置稍有不同，就会对响应产生很大影响。

利用核酸修饰电极制作的 DNA 传感器进行核酸与特定蛋白质相互作用的探索性研究，发现 DNA 修饰电极的修饰层能从溶液中提取血红蛋白，与 DNA 结合的血红蛋白能与电极发生电子交换，与裸电极相比交换速率加快。

2. 核酸结构研究　采用 DNA 修饰电极可以方便研究 DNA 的变性、dsDNA 在电极表面的伸展，质粒 DNA 的不同形态以及 DNA 损伤等问题。

采用吸附转移循环伏安（adsorptive transfer stripping voltammetry，AdTSV）法，只需几毫克 DNA 就可以得到线状质粒和超螺旋质粒 DNA 的变性曲线。根据阴极和阳极响应信号的测定可以判断是 GC 碱基对（峰 G）的变性，还是 GC 和 AT 碱基对都变性（峰 CA），同样也可以进行 DNA 复性的研究。AdTSV 法的应用为深入地进行质粒 DNA 的电化学研究提供了非常便利的手段。

3. 基因突变及杂交动力学检测 表面等离子体共振（surface plasmon resonance，SPR）技术通常是在几十纳米厚的金属（金、银等）表面固定一对可发生特异结合的物质对（如 DNA-DNA 等）中的一个，当待测液中存在其配体时，两者就结合成物质对，这将导致金属表面对入射单色光的反射率发生改变，进而引起单色光在液面与波导界面上折射率的改变。用光波导将折射率的变化传输给检测器而达到检测的目的。

Gotoh 报道一种简单的、不需要复杂 DNA 标记的表面等离子体共振技术检测 DNA-DNA 反应的动力学参数。用含有小于 20 个碱基的人工合成的含有互补序列或错配碱基的寡核苷酸检测 DNA 杂交动力学，发现错配的数量及其在 DNA 中的位置对于杂交动力学有重大影响。由于传感技术非常灵敏，还能够检测出单碱基错配引起的杂交动力学变化。

（二）临床应用

1. 病毒检测 Bianchi 报道了生物传感器技术用于生物特异性反应分析，表面等离子共振（SPR）基因传感器能够实时监测不同分子反应，这种方法适用于病毒学，具体做法是将生物素化的 HIV-1 寡核苷酸探针固定在一个传感片上，利用不对称 PCR 扩增的单链 DNA 进行杂交，采用 SPR 对 HIV-1 进行实时分子诊断，这个检测过程简单、快速，并可以再生。

2. 药物筛选 电化学 DNA 传感器除可用于特定序列的检测外，还可用于一些 DNA 结合药物的检测。Maeda 等研究了抗疟药阿的平在 DNA 修饰电极上的电化学检测。结果显示，在 $1\times10^{-7}\sim 5\times10^{-7}$ mol/L 范围指示化合物铁氰化钾的阳极峰电流的峰高与浓度成正比，当浓度在 8×10^{-7} mol/L 时达到饱和。同时，用 NaCl 溶液做对比实验，证实阿的平与 DNA 分子发生了强烈的特异相互作用。这些为今后研究某些药物与 DNA 的相互作用机制及建立简便的药物筛选方法做了探索性的工作。

3. 基因检测 许丹科博士采用光刻沉积技术制备的金膜作为传感电极，以巯基修饰的寡核苷酸探针自组装组成的电化学核酸为传感器，以 α-萘酚磷酸酯为底物，建立了核酸杂交检测的电化学传感器分析系统，设计了生物素标记的引物对乙肝病毒 C 区基因进行了 PCR 扩增，该传感器能对此片段实现直接杂交检测。

（王家欣　许建成）

【思考题】

1. 寡核苷酸芯片和 DNA 微阵列的不同点有哪些？
2. 简述糖芯片技术的应用及其前景。
3. 简述基因生物传感器技术的原理及优点。

第十五章 荧光原位杂交技术及应用

【教学内容】 荧光原位杂交是通过荧光标记的核酸探针与细胞或组织切片中的核酸杂交,采用荧光检测系统对待测核酸进行定性、定位或定量分析的一种研究方法。本章主要介绍荧光原位杂交的技术原理、操作过程及特点,并介绍该技术在构建 DNA 物理图谱、基因组分析等基础研究中的应用,以及在肿瘤、产前遗传性疾病等诊断中的应用。

第一节 概 述

一、荧光原位杂交技术的概念

荧光原位杂交(fluorescence in situ hybridization,FISH)是在已有的放射性原位杂交技术的基础上发展起来的一种非放射性分子细胞遗传学技术,是采用荧光标记的核酸探针,根据探针与被检测样本中 DNA 序列的互补性,探针与样本 DNA 杂交后,在荧光显微镜下检测荧光信号而得出结果。原有的放射性同位素原位杂交技术存在着较多缺点,诸如每次检测均需重新标记探针,已标记的探针表现出明显的不稳定性,需要较长的曝光时间和对环境的污染等,FISH 技术本身操作安全、快速、灵敏度高,探针能长期保存,可与多种技术结合,帮助细胞遗传学家做出回顾性分析。FISH 可检测的样本种类较多,可以是羊水、绒毛、流产组织,也可以是外周血、骨髓、胎儿脐带血、体液及各种肿瘤组织等,间期细胞、分裂中期细胞、分化或未分化细胞及死亡或存活的细胞均可被检测。因此,在临床医学检测中,FISH 发展成为一种常规检测手段,广泛地用于产前、产后遗传病诊断及血液肿瘤、实体瘤等方面的检测。

二、荧光原位杂交技术的发展背景

纵观 FISH 技术的发展历程,其历史可以追溯到 20 世纪 70 年代末期,当时的科学家们正在研究如何直接在染色体上进行 DNA 的检测和定位。1969 年研究者利用放射性同位素标记的 DNA 探针检测细胞制片上非洲爪蟾细胞核内的 rDNA 获得成功之后,同年又以小鼠卫星 DNA 为模板,利用体外合成的 RNA 为探针成功地与中期染色体标本进行了原位杂交,从而开创了 RNA-DNA 的原位杂交技术,为宏观的细胞学与微观的分子生物学研究架起了一座桥梁。1974 年,研究者第一次将染色体显带技术和原位杂交技术结合起来,提高了定位的准确性。然而最初的 FISH 技术是通过在亚冰点条件下进行核酸杂交,使用放射性同位素标记来检测杂交事件的发生。然而,放射性标记技术具有较高的危险性和复杂性,因此科学家们极力寻求使用更安全和更容易操作的荧光探针来代替放射性标记。1977 年有学者发明了用间接免疫荧光法检测目的 DNA 的非同位素原位杂交技术(non-isotopic in situ hybridization,NISH),其首先制备抗 DNA-RNA 复合物的抗体和用以检测该抗体的经罗丹宁标记的二抗,接着用 RNA 探针同目的 DNA 进行杂交,杂交后的标本先后同抗 DNA-RNA 复合物的抗体与二抗进行反应,根据显示结合抗体所在的部位,以确定目的 DNA 的位置。1981 年,有研究者首次报道了荧光素标记的 cDNA 原位杂交,同年用生物素标记核苷酸制备探针成功地进行染色体原位杂交。至此,以荧光标记探针在细胞制片上进行基因原位杂交的技术已趋于成熟。1986 年,德国科学家 Christian P. W. Laporte 和 Thomas Cremer 也使用荧光探针进行 FISH 实验,并成功地将荧光探针与染色体 DNA 杂交。同年,有学者证实荧光原位杂交技术应用于间期核染色体非整倍体检测的可行性,发明了间期细胞遗传学研究的新方法。20 世纪 90 年代,FISH 在方法上逐步形成了从单色向多色、从中期染色体 FISH 向粗线期染色体 FISH 及纤维 FISH 发展的趋势，灵敏度和分辨率也有了大幅度提高。同时随着人类基因组计划的进行，由于绘制高分辨人类基因组图谱的需要，FISH 技术得到了迅速的发展和广泛应用。FISH 所应用的探针种类也不断增多，特别是全 Cosmid 探针及染色体原位抑制杂交技术的出现，使 FISH 技术不仅应用在细胞遗传学方面，而且还广泛应用于肿瘤学研究，如基因诊断、基因定位等。而近年来，随着物理、化学技术的发展与进步，免疫染色、量子点和微流控芯片等不断被引入到 FISH 中，更促进了 FISH 和分子细胞遗传学的发展。

三、荧光原位杂交技术的研究现状与应用前景

FISH 技术是一种重要的非放射性原位杂交技术，依据碱基互补原理，应用荧光素直接或间接标记的核酸探针，在组织切片、细胞涂片、染色体铺片上检测间期细胞核染色质数量及结构变化，进行定性和相对定量的分析检测。该技术具有快速、安全、灵敏度高以及探针可长期保存等特点，其对疾病的辅助诊断及鉴别诊断、疾病预后评估和指导临床靶向治疗具有重要意义，是近 10 年来在肿瘤、产前遗传性疾病诊断中运用最为广泛的一种分子细胞遗传学诊断技术。尽管目前 FISH 技术无法达到百分之百完全杂交，特别是在应用较短 cDNA 探针时存在杂交效率明显下降的问题，但随着各种新型分子探针以及更为精密高端的光学显微镜和功能强大的计算机分析系统的不断问世，上述问题将会逐步得到解决，该技术的作用正变得日益重要，应用领域也得以不断扩展。相信 FISH 技术在各个研究领域的巨大潜力与光明前景将引领我们进入全新时代。

第二节 技术原理

一、基本原理

FISH 技术的基本原理是核酸分子杂交，它基于 DNA 或 RNA 的互补配对原理，只要两个核酸的碱基序列互补，就可以在适宜条件下形成稳定的杂交分子。利用这一原理将荧光物标记的探针同组织、细胞核或染色体 DNA 进行杂交，经荧光检测体系对待测核酸进行定性、定位或定量分析。具体技术步骤包括以下方面：

1. 探针设计 进行原位杂交时，首先需要设计和制备探针。探针通常是短的 DNA 或 RNA 序列，其碱基序列与待测样本中的目标序列互补，一般采用荧光染料标记探针，以便在显微镜下观察。

2. 样本制备 待测样本可以是细胞、组织切片甚至是染色体涂片。样本需要被适当固定以保持结构稳定，并需要进行前处理，使细胞膜对探针具有透过性。

3. 杂交反应 将探针加入样本中，在适当的温度下进行反应，使探针与目标序列互补配对形成双链结构。通常在高温下进行，以便提高探针与目标的特异性结合。

4. 洗涤 杂交后需要进行洗涤，以去除未结合的探针，减少非特异性结合，提高信噪比。

5. 检测和观察 使用荧光显微镜来观察样本。荧光探针的标记发出荧光信号，显示出探针与目标序列结合的位置。通过使用不同颜色的探针，可以同时观察多个目标序列。通过观察荧光信号的位置和强度，研究者可以分析目标序列在细胞或组织中的位置、数量和分布。

二、探针的类型

荧光原位杂交探针的类型十分广泛，大小可以从数百 bp 至数 Mb。探针的获得可通过克隆、酶扩增及化学方法合成。多种探针的使用使得 FISH 技术成为一个原位研究 DNA 结构和功能的方法（表 15-1）。

表 15-1　不同 FISH 探针的特点及用途

探针的类型	探针的特点	探针的用途
位点特异性探针	一般呈单拷贝，有区域特异性	用于检测染色体易位、基因扩增、缺失等
着丝粒探针	能与着丝粒进行特异性结合	用于染色体数目的检测和染色体来源的鉴定
端粒探针	可与端粒特异性结合	用于检测染色体的单体或三体
文库探针	从基因 DNA 文库中分离出来的全长的染色体探针	用于检测染色体易位等染色体畸变

1. 位点特异性探针　是一种针对目标基因、染色体区域或其他具有特异性 DNA 序列设计的探针，由一个或几个克隆序列组成。主要用于染色体 DNA 克隆序列的定位和靶 DNA 序列拷贝数及结构变化的检测。位点特异性探针的设计要考虑到与目标 DNA 序列的高亲和性，确保能够牢固结合。同时为了确保荧光信号的特异性，探针的设计要尽量避免与非目标 DNA 序列的非特异性结合。

2. 着丝粒探针　也称卫星探针，是针对染色体着丝粒区域的特定 DNA 序列设计，能与其特异性结合的探针。着丝粒探针主要用于染色体数目的检测和染色体来源的鉴定，以及研究细胞周期中染色体的动态变化。

3. 端粒探针　端粒探针可与端粒特异性结合，可用于快速检测染色体的单体或三体、研究染色体稳定性和细胞老化等。

4. 文库探针　也称为描绘探针，是从基因 DNA 文库中分离出来的全长的染色体探针，主要用于检测染色体易位等染色体畸变。

三、探针的标记方法

为了在显微镜下可视化分子杂交的结果，通常对探针进行荧光标记，即将荧光染料共价结合到 DNA 或 RNA 探针上。当探针与目标序列结合时，荧光信号就会被引入样本中，从而标记了目标基因或染色体区域。常用的荧光染料包括荧光素、罗丹明、荧光蛋白等。选择荧光染料时需要考虑到其荧光光谱的性质，以确保在显微镜下观察时有足够的对比度和分辨率。荧光标记的探针不仅使得目标序列的位置可见，而且还允许对多个不同目标序列进行同时检测，从而实现多色 FISH 技术。常用的探针标记方法包括直接标记法、间接标记法及原位合成法等。

1. 直接标记法　直接标记法是最简单和常用的探针标记方法之一。该方法将荧光染料直接连接到探针的核酸分子上，使得探针具有荧光信号。该方法的优点是操作简单、标记效率高，适用于大多数 FISH 实验。常用的荧光染料包括荧光素、罗丹明和花青素荧光染料 Cyanine 3 等。这些荧光染料在荧光显微镜下具有较强的荧光信号和较好的稳定性。

在直接标记法中，通常使用化学交联剂或酶来连接荧光染料和探针分子。通常可使用 N-羧基哌嗪化合物或 N-羟基琥珀酰亚胺将荧光染料的羧基与探针分子的氨基或羟基进行反应，形成稳定的酰胺键。此外，还可以使用酶来标记探针，如过氧化物酶或碱性磷酸酶。标记的探针可以通过酶促荧光染料沉积反应将酶与荧光染料偶联起来。这种方法可以在较短的时间内实现较强的荧光信号。

直接标记法适用于许多应用场景，包括基因定位、染色体计数、基因拷贝数分析等。这种方法快速简洁、结果背景干扰很少，但不能像间接标记法那样进行多步骤信号放大，因而灵敏性不高。

2. 间接标记法　间接标记法是另一种常用的探针标记方法。它使用荧光标记的二抗来识别和结合与探针杂交的目标序列。这种方法借助于二抗与目标序列结合后的高亲和力，通过荧光信号来检测目标序列。

间接标记法的实施主要分为两个步骤。首先将探针与目标序列进行杂交，再使用带有特定标记的二抗与探针-目标序列复合物进行特异性结合。二抗通常为抗人或抗鼠/兔的抗体。荧光染料标记在二抗上，通过选择不同的荧光染料或结合多个染料，可以实现多色 FISH 技术。

间接标记法的优点是可以增强荧光信号的强度。由于二抗与探针-目标序列复合物结合后可多次与荧光染料结合，从而放大荧光信号，提高检测灵敏度。此外，间接标记法还具有灵活性，可以使用不同的二抗和标志物组合来实现特定的研究目标。

间接标记法适用于许多 FISH 应用，特别是需要较高荧光信号强度和检测灵敏度的实验。该方法的成功与否取决于是否选择适当的二抗和荧光染料组合，以确保高度特异性和强烈的荧光信号。

3. 原位合成法 原位合成法是一种比较新颖的探针标记方法。在原位合成法中，通过光化学反应将碱基逐个加入到正在生长的探针链上，形成目标序列的复制。这种方法通常利用特殊设计的荧光标记碱基，这些标记碱基能够在探针合成的过程中与目标序列特异性结合。这样，探针就在样品中即时合成，无须事先合成和标记。

原位合成法可以在样品中即时合成探针，无须事先合成和标记。它还可以实现高通量的样品处理，适用于高度自动化的探针合成和杂交。但原位合成法也存在一些限制。与其他标记方法相比，原位合成法的信号强度通常较为低下。此外，原位合成法的选择性和稳定性也受到反应条件、光化学反应效率等因素的影响。

4. 其他标记方法 除了直接标记法、间接标记法和原位合成法外，还存在其他探针标记方法。一种常见的方法是使用金纳米颗粒标记探针。金纳米颗粒具有独特的物理和化学性质，在荧光显微镜下呈现出明亮的闪光信号。通过将金纳米颗粒与探针标记结合，可以实现高灵敏度的检测和图像分析。

此外，还可以将化学发光物质作为标志物。化学发光是一种无须外部光源激发即可产生荧光信号的反应，可以实现高信号强度和低背景荧光的检测。将化学发光物质与探针分子结合，可以实现高度灵敏的 FISH 信号检测。

综上所述，选择适宜的探针标记方法对于 FISH 技术的成功应用至关重要。直接标记法和间接标记法是最常用和成熟的标记方法，提供了快速、高效的选择。原位合成法和其他标记方法则具有更高的灵活性和定制性。根据具体的研究需求和实验条件，科研人员可以选择合适的标记方法，并通过优化实验条件和标记方案，提高 FISH 技术的信号强度、分辨率和稳定性，以满足不同研究的需求。

四、目标分子的检测方法

目标分子的检测方法包括直接荧光法和间接免疫荧光法。如用荧光分子直接标记探针，可用直接荧光法进行检测；若用一个半抗原标记探针，则可通过间接免疫荧光法进行检测。用生物素标记的探针常用荧光素（绿荧光）、得克萨斯红（红光）或罗丹明（蓝荧光）标记的亲和素或酶联亲和素偶联，再通过生物素化抗亲和素抗体夹层逐级放大信号进行检测。在观察分析荧光信号时，应包括荧光信号位置、数量、强度和形状等方面，同时与阳性对照和阴性对照样本进行比较，以确保实验的有效性，并排除非特异性结合及背景信号。

第三节 操作过程及特点

一、样本准备及变性

1. 样本准备 根据研究目的选择合适的样本类型，可以包括细胞、组织、血液等。选择适当的化学固定剂，对细胞或组织进行固定，固定时间通常为 15～30 分钟，较长的固定时间可导致细胞结构的破坏。如果需要，进行细胞膜通透性处理以确保探针能够穿透细胞膜并与目标序列结合。

2. 样本变性 样本变性是为了打开细胞或组织样本中的核酸双链结构，使荧光标记的探针能够与目标序列结合。常用的样本变性方法包括，①热变性：将样本置于高温环境并保持一段时间，通常在 90℃以上，以使其解旋成单链。为防止重新结合，可通过迅速将样本冷却到低温来完成变性的过程。②碱性变性：使用碱性溶液（如氢氧化钠）来打开核酸双链结构，变性后采用酸性溶液中和样本，以防止过度变性。③有机溶剂变性：有机溶剂（如甲醇）可以改变核酸的结构，从而促使其解旋成单链。处理后需要对样本进行沉淀和洗涤，以去除残留的有机溶剂。④酶变性：某些酶（如 RNase 酶、DNase 酶）可用于特异性地降解 RNA 或 DNA，从而实现变性。在酶处理后，需要停止反应以防止进一步的降解。

二、探针准备及变性

室温下将杂交缓冲液、去离子水和探针混合液加入到微量离心管中离心 1~3 秒，涡旋混匀后再次短暂离心，将装有探针混合物的试管置于 73℃±1℃水浴箱中变性 5 分钟之后，将该试管置于 45~50℃水浴箱中，杂交前取出。

三、探针与样本杂交

将 10μl 变性后的探针混合物滴于玻片杂交区域，立即加盖盖玻片，用橡皮胶封边。此过程应避免盖玻片与玻片之间产生气泡。然后将封好的玻片置于预热的湿盒中，42℃保温箱中过夜杂交。

四、玻 片 洗 涤

FISH 实验中的玻片洗涤步骤是为了去除非特异性结合的探针，减少背景信号，提高实验的特异性。洗涤的条件和步骤需要仔细控制，以确保样本的稳定性和探针的特异性。以下是一般的荧光原位杂交玻片洗涤方法：

1. 原始洗涤　在杂交反应结束后，首先进行一轮原始洗涤，以去除未结合的探针。可以通过以下步骤完成：①加入洗涤缓冲液：使用含有适当盐浓度的洗涤缓冲液，通常是含有盐和表面活性剂的缓冲液。②轻轻摇动或振荡：将洗涤缓冲液加到样本上，并轻轻摇动或振荡，确保洗涤缓冲液均匀地覆盖整个样本。③短时间孵育：将样本在洗涤缓冲液中孵育 5~10 分钟。④离心：对样本进行短时间的离心，以去除未结合的探针和其他杂质。

2. 高温洗涤　为了增强特异性，可以进行高温洗涤步骤，通常温度范围为 50~65℃。高温洗涤有助于去除非特异性结合，提高反应的特异性。洗涤步骤包括：①准备一份预热到高温的洗涤缓冲液。②将样本浸泡在预热的洗涤缓冲液中，进行高温洗涤，通常在 50~65℃，持续 15~30 分钟。③对样本进行离心，去除洗涤缓冲液。

3. 降温洗涤　为了保护样本的结构，可以进行降温洗涤步骤，将温度降低到较低的水平，通常在 37℃以下，持续 15~30 分钟。

4. 最终洗涤　进行最终洗涤步骤，确保样本中的所有未结合的探针都被有效地去除。洗涤步骤包括：①使用含有适当盐浓度的洗涤缓冲液。②进行最终的洗涤步骤，通常在室温下进行，持续 15~30 分钟。③对样本进行离心，去除洗涤缓冲液。

完成以上洗涤步骤后，样本就可以进行荧光显微镜观察了。洗涤步骤的严格控制是确保实验成功的关键，因为它有助于减少非特异性结合，提高信噪比。

五、观　　察

洗涤后的玻片放置到暗处自然干燥，之后将 15μl 4′,6-二脒基-2-苯基吲哚二盐酸盐（DAPI）复染剂滴加于杂交区域位置，立即盖上盖玻片。暗处放置 10~20 分钟后，在荧光显微镜下观察，确保合适的荧光显微镜激发光源、滤光片和荧光滤镜设置。图 15-1 为显微镜下观察到的乳腺癌人表皮生长因子受体-2 FISH 实验结果。未观察完毕的玻片可置于-20℃避光储存。

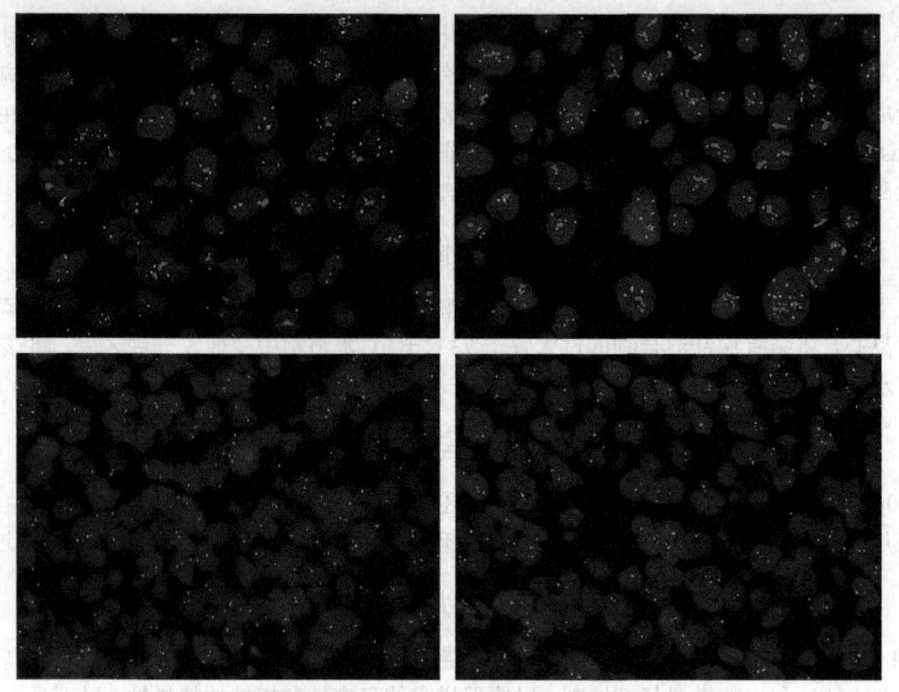

图 15-1　乳腺癌人表皮生长因子受体-2 FISH 实验结果

在进行荧光信号观察和分析时，可包含以下内容：

1. 荧光信号定位　观察荧光信号的位置，即其在细胞中的分布情况，确定信号是否位于细胞核内、胞质中或其他特定的亚细胞结构上。

2. 信号强度和形状　分析荧光信号的强度和形状，观察其是否符合预期的特征。

3. 数量分析　计算每个细胞中荧光信号的数量，有助于确定目标序列的存在和相对数量。

4. 比较对照样本　将观察到的结果与阳性和阴性对照样本进行比较，确认信号的特异性。

六、操作要求

进行 FISH 实验时，应注意以下方面以保证实验的顺利进行。

1. 实验中应注意温度、湿度、光照、试剂 pH 等反应条件。温度和湿度直接影响着探针和目标 DNA 的杂交效率；光照会影响荧光染料的强度，因此探针要避光保存，已经杂交的玻片可用防荧光猝灭剂封片且避光保存；各种试剂 pH 也要精确达到要求，其直接关系到 FISH 的稳定性。

2. 为防止荧光信号猝灭，尽可能在暗室中操作和观察，也可以在封片观察时加入一定的抗猝灭剂以延缓荧光素的猝灭。

3. 使用灭菌去离子水配制各种所需的试剂，配制后使用 pH 计检测是否符合要求。洗脱液和变性液需实验当天配制。

4. 载玻片厚度应在 0.8~1.2mm，太厚的玻片，一方面吸收多，另一方面不能使激发光在标本上聚集；载玻片必须光洁，厚度均匀，无明显自发荧光。盖玻片厚度在 0.17mm 左右，表面光洁；为了加强激发光，也可用干涉盖玻片，这是一种特制的表面镀有若干层对不同波长的光起不同干涉作用的物质（如氟化镁）的盖玻片，它可以使荧光顺利通过而反射激发光，这种反射的激发光可激发标本。

5. 对标本而言，组织切片或其他标本不能太厚，如太厚激发光大部分消耗在标本下部，而物镜直接观察到的上部不能充分激发；另外，细胞重叠或杂质掩盖会影响判断。

6. 封片剂常用甘油，必须无自发荧光，无色透明，荧光的亮度在 pH 8.5~9.5 时较亮，不易很快褪去。

7. 一般暗视野荧光显微镜和用油镜观察标本时，必须使用镜油，最好使用特制的无荧光镜油。

第四节 荧光原位杂交技术的应用

一、基础应用

随着人类基因组计划的进行及绘制高分辨人类基因组图谱的需要，FISH 技术得到了迅速的发展和广泛应用，以下将从 FISH 技术在构建 DNA 物理图谱及基因组分析两个方面的应用进行阐述。

（一）构建 DNA 物理图谱

1985 年美国科学家首次提出人类基因组计划，并于 1990 年正式启动。其目的是要把人体内约 2.5 万个基因的密码全部解开，并绘制出人类基因的图谱。然而想要破译人类基因密码，必须先构建其基因组物理图谱。DNA 物理图谱又称脱氧核糖核酸物理图，它是 DNA 限制性核酸内切酶酶切片段的排列顺序，因此也称限制性核酸内切酶图谱。构成物理图谱长度的 DNA 片段是可以直接用来测序的，因此，通过对组成物理图谱的 DNA 片段逐一进行测序就可完成对生物基因组的全顺序测定，有利于人类在核苷酸的水平上全面解开生物的遗传之谜。因此，随着人类基因组计划的进行及绘制高分辨人类基因组图谱的需要，FISH 技术得以迅速地发展，并且应用于其他重要领域。

FISH 可以在不同水平上进行染色体定位，即在中期染色体上用 FISH 技术构建染色体分子图谱，分辨率为 1~3Mb；在减数分裂的粗线期染色体上用 FISH 技术构建染色体分子图谱，分辨率大约为 100kb，因为该期分离到的染色体长度通常比中期染色体长 10~20 倍；在间期核的染色质上用 FISH 技术构建染色体分子图谱，染色质凝缩程度很低，分辨率可达 50kb 左右；在游离的染色体上用 FISH 技术构建染色体分子图谱，也就是对间期核进行处理，使其释放出失去原有细胞空间结构的游离染色丝，故 DNA 凝缩程度进一步降低，其 FISH 分辨率接近 12kb；在 DNA 纤维上用 FISH 技术构建染色体分子图谱，在游离的染色体基础上，进一步处理染色体，使 DNA 分子完全从蛋白质中分离出来，制备 DNA 纤维，分辨率能达到 1~2kb。如此高分辨率的 FISH 能快速准确地得到探针序列之间的顺序、方向及真实的物理距离，因而被广泛地应用于 DNA 物理图谱的构建。

（二）基因组分析

比较基因组杂交（comparative genomic hybridization，CGH）技术是自 1992 年后发展起来的一种分子细胞遗传学技术，是 FISH 技术的进一步延伸。CGH 技术可有效地将同源性比较接近的两个染色体组（如同一属内的不同种之间）区分开来，用于了解遗传物质是否缺失或者重复。它采用待测 DNA 和参照 DNA 进行不同的荧光标记，以相同比例让两者竞争性地与正常染色体进行原位杂交，检测两种颜色的荧光强度，根据两种颜色的比率情况来显示基因组的结构状况，如发现两种颜色比率改变，则说明该区域存在 DNA 序列的缺失或扩增。如待测 DNA 有过量扩增，则与染色体结合的荧光占优势，信号增强。如待测 DNA 有缺失，则只显示参照 DNA 所标记的荧光颜色。另外，利用特定的 DNA 片段作为探针，通过染色体原位杂交还可以反映染色体结构或有关核酸序列标记的空间物理位置，以确定染色体是否重排。总之，CGH 技术是 FISH 技术的补充与延伸，对于常规 G 显带技术无法确诊或者不能识别的不平衡染色体畸变，包括细小的缺失、重复、非整倍体等，在 DNA 水平上均能对患者做出基因型与表型相关的判断，在染色体不平衡畸变的诊断中具有独特的高分辨、高敏感和高特异性，并且能够准确定位，在染色体疾病基因型-表型关系的诊断上具有重大的应用价值。

二、临床应用

（一）在实体瘤检测中的应用

随着科学的不断创新，FISH 技术得到了快速的发展和广泛的应用，FISH 技术已成为分子生物学中一项重要的实验技术，尤其是在癌症研究等领域。

1. 宫颈癌 宫颈癌是全球 35 岁以下妇女第 2 位最常见的肿瘤，也是妇女生殖系统最常见的肿瘤，严重地危害妇女身体健康。在我国，每年约有新发宫颈癌病人 10 万，死亡人数 3 万～5 万。早期诊断是治疗宫颈癌及提高患者预后的有效手段。国际上通用的筛查宫颈癌的方法一般为宫颈细胞涂片形态检查及 HPV 病毒检查。细胞涂片检查敏感性一般在 55%～80%，但一旦观察到异常细胞，特异性可达到 90%以上。众所周知，HPV 感染是导致宫颈癌的主要原因之一，因此 HPV 检查常作为宫颈癌筛查指标。HPV 检测虽然敏感性高，在 84%～100%，但特异性一般只在 64%～95%，因为许多 HPV 阳性的病人在 1 年之内可转阴，并不会导致宫颈癌的发生。因而，从宫颈癌筛查及早期诊断角度出发，迫切需要其他可靠指标或手段来协助以上检查，使筛查更准确、可靠及更有预见性。

最近几年，由美国国立卫生研究院（NIH）针对宫颈癌的研究表明，宫颈细胞由非典型性发育异常向宫颈癌转变的过程中几乎都伴有第 3 号染色体长臂扩增。其中，涉及的最重要的基因可能是人类染色体末端酶 RNA（the RNA component of human telomerase，*hTERC*）基因。*hTERC* 基因由 Feng 等于 1995 年首次从肾癌 293 细胞系 cDNA 文库中筛选出来，定位于第 3 号染色体长臂 2 区 6 带（3q26），是合成端粒重复序列的模板，其模板序列为 5′-CUAACCCUAAC-3′。人类细胞在胚胎发育早期，端粒酶呈活化状态，随后被抑制并一直处于失活状态，因而体细胞无端粒酶活性。当一种由人端粒酶逆转录酶提供的释放信号出现时，累积的 hTERC 迅速从 Cajal 小体中释放，并通过 RNA-蛋白质相互作用与其他蛋白质亚基形成端粒酶复合物。此复合物中 hTERC 的模板序列暴露在外面，一遇到染色体末端与其互补的短端粒序列便立即与其结合，从而导致端粒酶再度活化，使端粒维持在一定的长度不再缩短，稳定了染色体，该基因的扩增可阻止细胞凋亡，成为无限增殖的"永生性"细胞，因而可导致肿瘤产生。研究发现，第 3 号染色体长臂扩增能准确区分宫颈细胞高度癌前病变与低度癌前发育异常，鉴别诊断的敏感性及特异性均在 90%以上；同时，这一扩增也能预测 52%～96%的癌前病变有恶性变的可能。由此可见，对 *hTERC* 基因扩增的检测板有助于宫颈癌的筛查及早期诊断。而检测这一基因扩增的标准方法即为 FISH 技术。目前，在美国几个大的肿瘤中心正在做大范围人群筛查检测，以积累更多资料，将此检测推入临床筛查及诊断的必需方法之一。

2. 膀胱癌 膀胱镜检查及细胞形态学检测是诊断及监测膀胱癌最重要的两种手段。然而，细胞形态学检测敏感性低，而膀胱镜尿道检查尽管灵敏性比较高，但这项检测是有创性检测，检查过程中病人比较痛苦而难以接受，同时膀胱镜检查本身也存在死角，也不是能够检测到全部肿瘤。从尿液中检测与膀胱癌发生相关的抗原灵敏性虽高于细胞形态学检测，但特异性较低，不能成为可靠的诊断指标。因此在膀胱肿瘤检测方面，研究一种无创、高灵敏度和高特异性的检测方法，对早期发现膀胱肿瘤至关重要。

近 20 年，随着对膀胱癌遗传学改变的深入研究，膀胱癌易发生染色体结构畸变和染色体数目异常，常见于第 3 号、7 号、9 号和 17 号染色体，人们发现 9 号染色体部分（如 p16 位点）或全部丢失是最常见遗传学改变，且这一改变与膀胱癌的早期及复发发生密切相关。此外，膀胱癌的发展与染色体不稳定性也紧密相连，特别是与第 3 号、7 号及 17 号染色体的非整倍性密切相关。对尿液或膀胱冲洗液中细胞进行以上遗传学改变的检测对膀胱癌的早期诊断及病程监测有很大的价值，其灵敏度高于细胞形态学检测，特异性与细胞形态学检测相当。检测以上遗传学改变标准方法为 FISH 技术。目前的临床研究显示，将 FISH 技术应用于膀胱尿路上皮肿瘤的检测，是继尿脱落细胞学后一个无痛无创伤的膀胱癌检测方法，而且可进一步提高尿脱落细胞检查的敏感性，进而显著提高膀胱肿瘤的诊断水平。FISH 技术与膀胱镜及尿脱落细胞学检查的联合应用成为检测膀胱肿瘤的可靠的方法。故在欧美国家，由于尿液检测的非创伤性及非痛苦性FISH技术已成为排除血尿病人患膀胱癌的最有效方法之一。

3. 乳腺癌 乳腺癌是严重危害妇女生命最常见的肿瘤。寻找有效的治疗手段一直是肿瘤学界研究的方向。目前，肿瘤的免疫靶向治疗是治疗肿瘤的一种重要治疗方法之一，临床上肿瘤患者如果需要使用有明确作用靶点的药物，需要对作用靶点检测后才能使用，而不能在未做相关检查的情况下盲目用药。"Herceptin"为一免疫治疗药物，能特异性地抑制具有HER2/neu癌基因扩增的癌细胞的生长，使病人预后大大改善。研究发现，25%～30%的乳腺癌有HER2/neu基因扩增。此外，不同比例的卵巢癌、前列腺癌、胃癌及肺癌也可能有HER2/neu过度表达的现象存在。一般来说，HER2/neu扩增与肿瘤差的预后相关。因此，Herceptin是一种很有希望的免疫药物，有可能对多种肿瘤有效。然而，癌细胞HER2/neu扩增是决定Herceptin是否有效的关键性指标。目前，国际上一般采用免疫组化或FISH对HER2/neu进行检测。免疫组化方法虽快、便宜，但受样本要求及缺乏判断标准等原因影响，FISH仍被认为是"金标准"来判断HER2/neu的扩增结果，尤其对低度扩增的检测更为重要。因此FISH技术的应用，不仅对肿瘤的诊断起着重要作用，而且能够通过检测其分子遗传学异常来预测疾病预后，并指导靶向治疗及肿瘤患者的临床用药。

（二）在血液系统肿瘤中的应用

血液系统肿瘤尤其是成人及小儿急慢性白血病，FISH的应用价值已得到普遍认同，主要表现在协助诊断、判断预后、指导治疗及监测病程等方面。无论在欧美国家，还是在中国、日本等亚洲国家，FISH在以上几方面的意义已得到证实。现就这两种病阐述如下：

1. 慢性淋巴细胞白血病 慢性淋巴细胞白血病是外周血、骨髓以及淋巴组织中$CD5^+$ B细胞恶性增殖的血液系统疾病，老年人群多发，发病率随着年龄的增高而增多。慢性淋巴细胞白血病是欧美白种人中最常见的白血病，在中国慢性淋巴细胞白血病也变得越来越多见。临床上，有的病人只能存活几个月，而有的病人则能生存超过20年。长期以来，人们对慢性淋巴细胞白血病的认识一直停留在临床观察上。近几年，随着基因组医学的发展，对该病发生及发展的了解有了更进一步的认识。尤为重要的是，利用分子细胞遗传学技术，人们对慢性淋巴细胞白血病病人的预后判断也变得更为科学及准确。

现已知，几个遗传学指标比现在已存在的任何其他指标能更准确地预测慢性淋巴细胞白血病病人的预后，如 *p53* 基因丢失（平均生存32个月）、*ATM* 基因缺失（平均生存79个月）、12号染色体三体（平均生存114个月）及13q14缺失（平均生存133个月）等，而检测这些指标的标准方法即是FISH技术。由于慢性淋巴细胞白血病细胞大多处于有丝分裂活性较低的G_0期，常规细胞遗传学R显带分析方法不能完全准确地反映核型状况，仅20%～50%的慢性淋巴细胞白血病患者可以检测到克隆性染色体异常，对疾病的诊断及预后作用提示较小。FISH技术不受细胞分裂象数量和质量的影响，克服了常规染色体核型分析的局限性，应用位点特异性探针，可以对更多复杂染色体异常进行检测，大大提高慢性淋巴细胞白血病中异常染色体的检出率，这些遗传学研究的发现对临床个体化治疗提供了极有意义的理论依据及指导。

2. 多发性骨髓瘤 多发性骨髓瘤是一种常见的好发于中老年的浆细胞单克隆恶性增殖的血液系统肿瘤，临床上病人预后总体不好，迫切需要新的治疗方法。目前，国际血液学领域治疗多发性骨髓瘤一般先根据不同的临床及实验室指标评估病人的预后风险，然后制定相应的治疗方案。因而，探索准确的预后风险评估指标至关重要。目前，公认的较可靠的指标有β_2微球蛋白、C反应蛋白、骨髓浆细胞形态、浆细胞增殖率及分子细胞遗传学改变等，而其中以分子细胞遗传学指标最为重要。研究发现，多发性骨髓瘤发生基因与染色体异常的概率很高且常常具有独立的预后判断价值，其中多发性骨髓瘤病人在接受常规化疗后平均能生存24.7个月[若有t（4；14）和（或）t（14；16）易位或 *p53* 基因缺失]、42.3个月（若有13q14缺失）或50.5个月[仅有t（11；14）易位或没有任何以上遗传学改变]，然而常规细胞遗传学方法对异常染色体的检出率比较低，随着FISH技术的不断发展，明显提高了多发性骨髓瘤染色体异常的检出率，推进了多发性骨髓瘤的细胞遗传学研究，同时还具有操作简便、重复性好及特异性高等优点，因此，目前FISH技术是检测这些遗传学改变的标准方法。

（三）在产前遗传性疾病中的应用

产前诊断又称宫内诊断，其主要是通过直接或间接的方法对胎儿做出是否患有某种疾病的诊断，从而防止具有严重遗传病、智力障碍及先天畸形的患儿出生。在欧美等国，受孕妇女年龄在35岁以上、前次受孕胎儿有染色体异常、父母双方之一有染色体结构异常、有遗传病家族史或异常产前筛选结果等都是需做产前诊断的指征。传统对胎儿染色体疾病的产前诊断多采用孕中期行羊膜腔穿刺羊水细胞培养的方法，对染色体中期分裂象进行细胞遗传学分析，操作过程长而且技术复杂。随着科学技术的发展，通过植入前遗传学诊断把疾病控制在胚胎发育的最早阶段，可有效避免传统的产前诊断技术对异常胚胎进行治疗性流产给孕妇带来的身心痛苦，且在伦理上更易被接受。

产前诊断是诊断胎儿时先天缺陷和遗传性疾病，遗传性疾病由染色体异常、单个基因变异或多基因变异而产生，其中染色体异常而导致的疾病最为常见。例如，一个受孕的妇女通常有20%概率产生流产，若流产发生在受孕的前3个月，50%~60%的流产则与染色体异常有关。一个35岁以上的高龄妇女，则有1/50概率怀有染色体异常的胎儿。同时，0.6%~0.7%的新生儿有染色体异常。可见，染色体异常是危害人类健康最为常见的遗传病。从优生、优育角度出发，从全面提高中华民族人口质量出发，医务工作者应尽最大努力诊断并防止染色体疾病的发生。

细胞遗传学（染色体分析）是检测染色体异常的传统方法，该技术需细胞培养、染色制备及人工镜下分析，周期长（一般需1~2周，有时需3~4周出报告），人工消耗大，对技术人员培训需求高（一般培养一名较合格的技术人员需1年以上），且某些染色体异常不能被常规细胞遗传学检测出来，故有很大局限性，这也是制约我国产前诊断普遍开展的一个重要原因。

以FISH为代表的分子细胞遗传学技术是在传统细胞遗传学技术上产生的更先进的方法，为近10~15年来较为先进的检测染色体及某些单基因异常的成熟方法。在产前诊断中，由于所有与产前诊断有关的染色体变异中，第13号、18号、21号X和Y染色体数目异常占2/3左右，且85%~90%在新生儿中有意义的染色体异常与其有关，FISH对这些染色体的检测显得尤为重要。并且由于FISH报告结果时间很快，一般在24小时左右，远比传统染色体分析要快得多，无疑为临床治疗和及时处理异常胎儿等情况赢得了宝贵时间。除此之外，在欧美国家导致胎儿或新生儿先天性心脏病最常见的遗传性原因是22q11.2缺失所致的DiGeorg及Velocardiofacial（VCFS）综合征。22q11.2缺失很难或不能被传统染色体分析所检出，而FISH则能迅速、准确地检出异常，灵敏度及特异性均在99%以上，无疑对临床治疗极为有利。

总之，荧光原位杂交技术从诞生发展至今，经过不断地改进与完善，逐渐形成了快速、灵敏、动态、多样化等特点，在细胞遗传学、表观遗传学及分子生物学等领域发挥着重要的作用，为基因组研究提供了强大的工具。目前，荧光原位杂交技术已广泛应用于染色体的识别、DNA序列的定位、物理图谱的构建、进化分析等研究。随着科技的不断进步，免疫染色与荧光原位杂交尤其是多色荧光原位杂交相结合，可以在单个细胞水平上检测各种染色体蛋白与DNA、RNA序列的关系；而DNA、RNA和蛋白质提取的方法，只是提供了细胞群体的一个平均水平，若要观察多种蛋白和多种DNA、RNA序列的关系，则需多种荧光基团标志物，同时对荧光显微镜的配置及性能要求也会提高，而且还要避免串色的影响。量子点原位杂交技术的发展很好地解决了这一问题，因为量子点激发光波长范围宽,而发射光波长范围窄，可以在一个激发光下观察到多个不同的量子点标志物，较适用于多色标记；而且量子点荧光强度强，不易发生荧光猝灭，可以进行低拷贝序列的定位和长时间的活体检测。将量子点荧光原位杂交技术与免疫染色相结合，不但可以同时进行多种染色体蛋白与多种DNA、RNA序列的定位，而且还可以实现对活体的实时检测。而微流控芯片与荧光原位杂交技术结合，则可以减少试剂（探针和抗体等）的用量，节约成本，缩短反应时间，提高检测效率,尤其是一些低拷贝序列的检测。将免疫染色、量子点荧光原位杂交、微流控芯片三者相结合,就可以同时对细胞进行各种处理,实时动态地观察各种染色体蛋白和 DNA、RNA 序列的关系。但目前微流控芯片需要专业的技术人员来制作,专门的仪器来操作,还没有实现市场化,有待进一步的研发和利用。今后,随着物理、化学和成像技术等的发展与应用,会有更多更新的技术手段被引入到荧光原位杂交中,推动 FISH 技术在生物学、医学等领域中发挥更加重要的作用。

(陈柯霖 马瑞敏 张国军)

【思考题】

1. 简述荧光原位杂交技术常用的探针标记方法及各自的优点和缺点。
2. 简述荧光原位杂交技术常用的探针类型及用途。
3. 简述荧光原位杂交技术在肿瘤诊疗中的应用。

第十六章 生物传感器技术及应用

【教学内容】 本章需重点理解生物传感器的整体定义与基本分类；掌握不同类型生物传感器的技术原理、操作流程和特点；熟悉不同类型生物传感器在核酸、蛋白质、酶、离子、小分子以及病原微生物等医学检测领域的应用；思考不同类型生物传感器在医学检测中的优缺点以及未来面临的挑战。

生物传感器是一种高精度的分析设备，它结合了生物敏感元件和一种信号转换器，能够生成数字或电信号以检测和监测生物体内各类活性物质。近年来，随着生物技术的进步，高质量的生物传感器技术已广泛应用。本章节将介绍不同类型生物传感器技术的基本原理、操作流程与特点，并探讨其在生物标志物分析与医学诊断等领域中的应用。

第一节 概 述

生物传感器的发展可以追溯到 20 世纪 60 年代。当时，早期的生物传感器主要基于酶的生物反应，被用于检测葡萄糖浓度。这些传感器利用酶与底物之间的相互作用将底物的浓度转化为电化学信号。从 70 年代中期开始，生物信息技术、生物电子学和微生物电子学的交汇融合，使得生物传感器不再局限于电化学过程中的酶反应，而是根据各种在生物学反应中产生的信息（如热效应、光效应和质量变化等）来设计精密检测设备。90 年代后以表面等离子体和生物芯片为代表的新一轮发展高潮出现在了生物传感器技术领域。经过 30 多年不断进步，如今已广泛应用于医学检测、环境保护、农业和食品安全等领域。

生物传感器是一种能够检测和量化生物分子（如蛋白质、DNA、细胞、激素、核酸、抗原等）或生理参数（如 pH、温度、离子浓度等）的装置。其工作流程主要由具备识别生物活性物质能力的生物识别元件和信号转换器两部分组成。通过与酶类、DNA 探针、抗体以及受体蛋白等生物识别元件结合，并借助光学检测元件、电化学电极以及表面等离子共振器件这样的信号转换器，将目标分子或参数所产生的作用转化为可测量的电信号或光信号等形式，从而实现对目标分子或参数高灵敏度检测。

随着技术的不断创新，生物传感器将变得更加智能化、便携化和多功能化。纳米技术和生物信息学的发展将进一步提升生物传感器的性能，使其更好地服务于人类健康和生活。生物传感器的发展历程和特点彰显了其在科学研究和实际应用中的巨大潜力。未来，随着生物学、材料科学和工程技术交叉融合不断深入，生物传感器将在多个领域带来更广泛且深远的影响。

本章将根据不同原理对传感器进行分类介绍，包括电化学生物传感器、荧光生物传感器、表面增强拉曼散射生物传感器、表面等离子共振生物传感器、质量/压电生物传感器以及纳米孔生物传感器。

第二节 电化学生物传感器

一、技术原理

电化学生物传感器（electrochemical biosensor）的检测原理是以电极作为转换元件，将生物活性物质作为识别待测物的敏感元件固定在电极表面，当待测物与分子识别元件特异性结合后，所产生的识别反应信号通过信号转换器（即电极），被转化为电流、电位等形式的电信号，从而实现对目标待测物的定性或定量检测。该传感器基本按图 16-1 所示的工作原理进行操作。

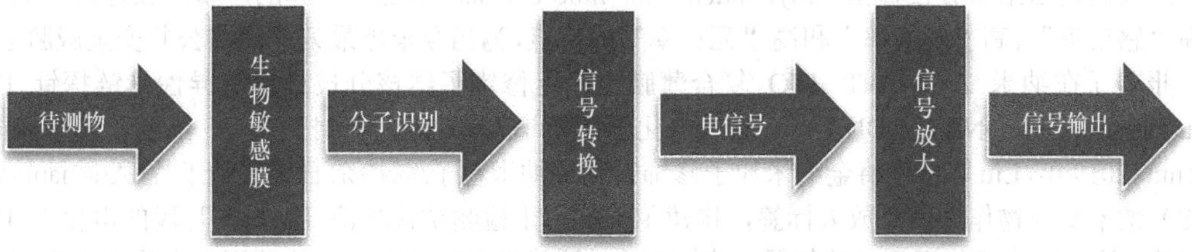

图 16-1 电化学生物传感器的工作原理

电化学生物传感器是一种具有高灵敏度和高特异性的定量和半定量分析技术。目前，根据电化学响应结果的差异，电化学生物传感器主要可分为四类：伏安/安培型生物传感器（voltammetric/amperometric biosensor）、阻抗型生物传感器（impedimetric biosensor）、电位型生物传感器（potentiometric biosensor）以及场效应晶体管型生物传感器（field-effect transistor based biosensor）。

其中，伏安/安培型生物传感器通常施加电位于工作电极上，并测量所产生的电流，以实现对目标物质的检测。循环伏安法、方波伏安法和差分脉冲伏安法是最常见的伏安方法，其在伏安图中显示并分析出与分析物浓度成比例的电流响应峰值。阻抗型生物传感器通过测量目标物在电极表面结合前后电子转移阻抗的差值来进行检测。而电位型生物传感器则通过指示电极的电位变化来反映目标物质浓度或活度的变化情况。场效应晶体管型生物传感器则通过监测带有电荷的目标物质在传感器表面积累引起的电导率变化来实现检测。由于电化学生物传感器具备检测时间短、装置简单、成本低和高便携性等特点，因此有望成为现场检测的重要手段之一。

二、操作流程及特点

电化学生物传感器的操作过程通常涉及将经过设计的工作电极与参比电极（如饱和甘汞电极、饱和银/氯化银电极等）、对电极（如铂片、碳棒等）组装成三电极体系，并置于含有目标检测物的电解液中形成完整的电路。最后，通过在电化学工作站上施加不同的处理方式来获得不同的电信号响应结果。其中，有效的物理传导取决于工作电极，敏感层则是位于工作电极与分析环境之间交界面上。产生的电信号直接与现存或生成的具有电活性物种浓度相关联。因此，在构建一个有效的电化学生物传感器时，其传感元件必须是导体，并且需要在导体表面进行特定修饰以实现对目标分子特异的吸附和识别。

三、电化学生物传感器的应用

电化学生物传感器是一个涵盖多学科的交叉领域，是当前发展最迅速的生物检测方法之一，其应用范围广泛，包括环境检测、疾病基因诊断、传染病快速检测和食品安全等领域。以下主要介绍了电化学生物传感器在核酸及蛋白质检测中的一些应用。

（一）核酸检测

临床医学研究发现，利用核酸高度特异性的识别功能来检测与疾病相关的突变碱基，可以对疾病进行早期诊断和个体化治疗。常见的核酸检测靶标主要包括脱氧核糖核酸（deoxyribonucleic acid，DNA）、核糖核酸（ribonucleic acid，RNA）以及微 RNA（miRNA）等。

循环肿瘤 DNA（ctDNA）是一种可用于肿瘤诊断、治疗和预后观察的生物标志物。Zhao 等将捕获探针（CPs）通过金硫键固定于金网印刷电极表面，并利用纳米复合材料（MWCNTs-PDA-Au-Pt）对 H_2O_2 的还原电流响应，作为放大电信号的探针。构建了一种对 ctDNA 高灵敏检测的电化学生物传感器。通过将捕获探针（CPs）固定在丝网印刷金电极表面、CPs 与靶 DNA（T-DNA）识别、T-DNA 与信号探针（SPs）杂交等分步反应，成功形成了三明治形结构。在最佳实验条件下，实现了对 ctDNA

的检测,检出限低至 5×10^{-16} mol/L。

结核病是由结核分枝杆菌(*Mycobacterium tuberculosis*,Mtb)引起的严重呼吸道传染病,具有高"感染率"、高"发病率"和高"死亡率"的特点,为当今全球最为严峻的公共安全威胁之一。Das 报告了在纳米 ZrO_2-CNT/ITO 复合薄膜电极上修饰了结核分枝杆菌特异性单链探针 DNA(single-stranded DNA, ssDNA),通过电化学阻抗谱选择性检测目标 DNA 浓度,其检测限为 0.01nm。2019 年,Liu 等首次将金纳米粒子修饰富勒烯纳米粒子/氮掺杂石墨烯纳米片(Au-nano-C60/NGS)纳米复合物作为信号放大标签,构建了一款用于检测结核杆菌 IS6110 片段的电化学 DNA 传感器,该复合物氧化还原活性优异,性能突出,且其中丰富的氮原子能够固定大量的纳米金胶体颗粒,通过金硫键共价固定高密度 DNA 信号探针形成示踪标记。此外,在电极表面加入亲和素,利用亲和素分子的特性大幅提高了捕获探针的负载量,进一步提高了传感器的灵敏度,使用四正辛基溴化铵(tetra-n-octylammonium bromide,TOAB)作为杂交指示剂,激发示踪标记的内在电活性,采用差分脉冲伏安法(DPV)检测电信号线性范围为 10fmol/L~10nmol/L,检测限为 3fmol/L,线性相关系数为 0.9966。

新型冠状病毒感染是 2019 年新型冠状病毒(severe acute respiratory syndrome coronavirus 2,SARS-CoV-2)引起的急性呼吸道传染病,如何实现针对早期感染患者的高灵敏检测对于抑制新冠疫情的传播至关重要,做到早发现早治疗,从源头切断传播。Peng 等提出了一种基于阻抗法和伏安法的高灵敏度电化学生物传感器来检测 SARS-CoV-2 的 RNA,该传感器对 RNA 的检测限可以达到 26fmol/L。在该电化学生物传感器工作时,若存在目标 RNA,可以触发催化发夹组装(catalytic hairpin assembly,CHA)产生一个伴随目标循环的双链产物。双链产物将与修饰在电极表面的 DNA 发夹结构杂交,形成具有三个突出的 3′端 y 形结构的 DNA,可被 TdT 酶延长形成大量的 ssDNA 产物。由于静电吸附,这些带负电荷的 ssDNA 会和大量带有正电荷的 $Ru(NH_3)_6^{3+}$ 电化学活性分子结合,从而放大电化学信号。该研究团队基于提出的电化学生物传感器来检测临床的 SARS-CoV-2 样品,显示出高度稳定性。

miRNA 是一种内源性、非编码性、长度在 19~25nt 的单链 RNA,且具有长度短、生物样本中含量低以及高度同源等特点。研究发现,miRNA 参与调控基因的表达,可作为多种疾病的生物标志物,因此高灵敏检测 miRNA 对于疾病诊断和人类健康意义重大。Kasturi 等采用金纳米颗粒点缀还原氧化石墨烯(rGO/Au)纳米复合材料涂敷在金电极上,通过金硫键将靶标识别探针 DNA 固定在 rGO/Au-金电极上,DNA 识别探针特异性识别 miRNA-122 并与靶标结合。利用 DPV 检测结合靶标前后的电化学信号变化,miRNA-122 最低检出限为 1.73×10^{-12} mol/L。

(二)蛋白质检测

蛋白质是组成生物体的重要成分,参与各种生命活动。对于人类健康而言,研究蛋白质的结构和功能,并进行定性和定量检测至关重要。大部分酶是蛋白质,少数的酶是核酸,酶具有催化活性,能够催化人体中的很多反应。同时酶的催化活性还具有高度专一性,一种酶只能催化一种化学反应,利用这个特性,可以制备检测单个酶的生物传感器。另外,抗体大多也是蛋白质,是免疫过程中产生的用来对抗抗原的物质,存在于脊椎动物血液等体液中,能特异性识别并结合相应抗原,发挥免疫功能。基于此特点,可以构建检测相应抗体或抗原的电化学生物传感器。

胆碱酯酶(cholinesterase)是一类糖蛋白。最近,美国胸科学会对新冠疫情期间的肺功能检测提出了关注,因为有报道称胆碱酯酶与新型冠状病毒感染严重程度/病死率相关,且胆碱酯酶水平在重症新型冠状病毒感染急性期降低。Eldin 等以铜作为衬底、以化学聚合石墨烯纳米复合物作为传导层,进而构建一种微纳制造的电位型生物传感器,用于跟踪真实血液样本中醋甲胆碱的酶降解动力学。体外醋甲胆碱代谢特征参数的米氏常数(K_m)和反应速度(V_{max})分别为 241.041×10^{-6} mol/L 和 56.8×10^{-6} mol/(L·min)。这个醋甲胆碱电化学生物传感器有助于"及时"检测胆碱酯酶活性,并预测新型冠状病毒感染的严重程度和预后,以改善治疗结果和降低死亡率。

SARS-CoV-2 的刺突蛋白和核衣壳蛋白同样可以作为抗原检测物。Shao 等报道了一种基于高纯度半导体单壁碳纳米管的场效应晶体管,通过特异性的化学修饰检测新型冠状病毒感染患者鼻咽拭子样本中的抗原。刺突蛋白抗体(SAb)和抗核衣壳蛋白抗体修饰的 FET 传感平台对 S 抗原的检测限为 0.55fg/ml,对 N 抗原的检测限为 0.016fg/ml,SAb 功能化的 FET 传感器在区分阳性和阴性临床样本方面也表现出良好的传感性能。

凝血酶(thrombin,TB)是血液中的一种丝氨酸蛋白酶,可激活血浆中的可溶性纤维蛋白原,转变为不溶性的纤维蛋白,然后在破碎血管处聚积成纤维蛋白聚集体,达到速效止血的目的。Wu 等将 Au 纳米粒子(AuNPs)电沉积在 N、P 共掺杂石墨烯(NP-rGO)修饰电极表面,利用 Au-S 键将 DNA 四面体(T-DNA)探针固定在电极上,然后利用 TB 修饰电极,通过滚环扩增反应构建链霉亲和素-辣根过氧化物酶(horseradish peroxidase,HRP)作为标志物的电化学生物传感器。该传感器利用 DPV 可定量检测血液中的凝血酶,最低检测限为 3.53×10^{-14} mol/L。

端粒酶是一种核蛋白逆转录酶,它在保持端粒稳定、基因组完整、细胞的活性以及增殖方面发挥重要作用。然而,端粒酶的异常激活可导致细胞持续增殖,因此端粒酶与恶性肿瘤密切相关,高效检测端粒酶的活性对于了解肿瘤细胞的早期增殖至关重要。Wang 等基于单分散 Au 纳米棒(AuNRs)催化亚甲基蓝(methylene blue,MB)的电化学信号增强,开发了一种可靠、高灵敏度的端粒酶活性检测的无酶电分析策略。在 dNTPs 和端粒酶提取物存在的情况下,双链 DNA 中的辅助 DNA 1 可以延伸到端粒重复单元(TTAGGG)$_n$,并通过端粒酶触发的延伸形成发夹结构。辅助 DNA 2 巧妙地从双链 DNA 中分离出来,与捕获 DNA 结合。因此,大量的 AuNRs 可以锚定在这些序列的表面,并用于 MB 的电催化氧化。所开发的生物传感器的检测下限为每毫升 8.20 个 HeLa 细胞。

第三节 荧光生物传感器

一、技 术 原 理

荧光生物传感器是研究细胞过程和实时监测生物活性(如代谢物浓度变化)的重要工具,一般由两个组成部分构成:一个用于感知待测物生物活性的模块,以及将其转化为可测量输出信号的模块。

荧光生物传感器的出现,使许多分析监测乃至细胞内的多种生理分析物监测成为可能。迄今为止,量子点、金属簇、上转换纳米材料、碳纳米材料以及基于纳米材料的新型复合纳米生物杂化体系等众多荧光纳米材料,凭借其光学和电学方面表现出的卓越性能,均被作为荧光探针且越来越广泛地应用到生物医学领域中,并在生物检测、临床诊断、药物传输、生物成像等领域展现出无穷的潜力。

荧光生物传感器的传感机制主要可以分为四类:荧光内滤作用(fluorescence inner-filter effect,IFE)、荧光共振能量转移(fluorescence resonance energy transfer,FRET)、光诱导电子转移(photoinduced electron transfer,PET)和静态猝灭(static quenching effect,SQE)。基于四种传感机制我们将系统地讨论荧光生物传感器的技术原理。

基于 IFE 的荧光生物传感器的作用机制:荧光剂的激发或发射光谱与吸收剂的吸收光谱发生有效重叠,从而导致荧光剂的荧光光谱被猝灭。IFE 无须考虑荧光剂与吸收剂之间的特定距离和键位连接等作用,从而避免了烦琐而复杂的修饰标记过程。因此,IFE 作为一种简单快捷、灵活多变的检测模式越来越受到研究者们的青睐。

基于 FRET 的荧光生物传感器:FRET 是一种非辐射能量转移,取决于距离的物理现象,能量通过分子间或分子内的偶极-偶极相互作用,从激发的供体荧光团转移到受体荧光团。

基于 PET 的荧光生物传感器:典型的 PET 型荧光探针由三个重要元素组成,即荧光团、适当的连接体和识别/激活基团。PET 可细分为两种类型，即受体激发 PET（a-PET）和供体激发 PET（d-PET）。在识别过程中，识别/激活基团与目标分析物结合，PET 受限，荧光被打开（off-on），或者 PET 被激活，荧光被关闭（on-off）。在 PET 过程中，量子点通常作为电子供体，而猝灭剂通常作为电子受体，根据量子点和猝灭剂之间的连接方式不同，该过程通常分为分子间 PET 和分子内 PET。分子间 PET 过程常常依赖于量子点和猝灭剂之间的距离，因此，猝灭剂的选择和识别策略的设计对于分子间的 PET 传感的构建非常重要。

基于 SQE 的荧光生物传感器：SQE 是指猝灭剂与基态荧光分子相互作用，形成基态不发光的复合物，从而使荧光发生猝灭的过程。量子点在静态猝灭过程中与猝灭剂发生相互作用，生成非荧光的复合物。

二、操作流程与特点

荧光生物传感器技术操作流程如下：

1. 制备荧光生物传感介质 半导体量子点、金属纳米簇、上转换纳米材料以及碳点等纳米材料构成了生物敏感材料。这些纳米结构可以通过化学合成、自组装或其他方法来制备。

2. 构建生物识别元件 以固定化的生物敏感材料，如核酸、酶、抗原、脂质体、细胞、组织、微生物等，作为识别元件与荧光纳米材料相结合。这通常涉及生物分子的吸附或与底物表面的特定功能化化学反应。

3. 传感及信号采集 通过 IFE、FRET、PET、SQE 荧光传感方式，采用适当的物理化学转换器（如氧电极、光敏管、场效应管、压电晶体等）及信号放大装置构成的分析工具或系统，同时具有接收器与转换器的功能，检测信号的产生及采集信号。

4. 数据处理和分析 采集的信号通过数据处理和分析，以获得关于生物分子的信息，包括其标识、浓度、结构和相互作用等。

三、荧光生物传感器的应用

目前，荧光生物传感器在 DNA 鉴定、药物筛选、肿瘤检测、定量测定、抗癌药物的作用机制研究等方面表现出广阔的应用前景，对于临床疾病的预防、诊断和治疗具有重要的意义。

（一）离子和生物小分子检测

近年来，利用金属纳米簇构建荧光生物传感器在检测离子和生物小分子方面得到了长远的发展，利用荧光生物传感器建立灵敏度高、特异性强的重金属离子检测方法具有重要的意义。多种金属离子（如 Hg^{2+}、Pb^{2+}、Cu^{2+}、Fe^{3+}、Ag^+、Cd^{2+} 等）和阴离子（PO_4^{3-}、$P_2O_7^{2-}$、CN^-、NO_2^-、S^{2-}、I^- 等）通过"turn on"和"turn off"传感模式实现了荧光检测。例如，Dai 的课题组利用 Hg^{2+} 诱导 ssDNA 生成网状 DNA，该 DNA 不能被外切酶 I 切割，而 ssDNA 可以被外切酶 I 切割，此外，以网状 DNA 为模板合成的 CuNCs 的荧光得到增强。基于以上现象，他们构建了高信噪比的荧光探针用于 Hg^{2+} 的检测。

生物小分子在人体中扮演重要角色，它们的过剩或缺乏都会对身体健康造成威胁，因此，准确地检测生命体中生物小分子的含量对疾病的诊断和药物治疗具有重要意义。Liu 的研究小组首次报道了一例通过后修饰合成方法获得的对精氨酸具有特殊识别功能的 Tb^{3+}@Cd-MOF。由于 Tb^{3+} 和精氨酸之间的强烈作用能抑制 Tb^{3+} 和配体之间的能量转移，因此通过 Tb^{3+}@Cd-MOF 荧光猝灭实现了尿液中精氨酸的特异性检测。Jia 课题组通过酰胺化反应对 UiO-66-NH$_2$ 进行后修饰，得到的 UiO-PSM 可以用于选择性识别尿酸并构建尿酸荧光传感器。当尿酸与 UiO-PSM 接触时，两者之间会发生氢键和 π-π 键堆积相互作用，此过程使 UiO-PSM 发生荧光猝灭，从而达到尿酸检测的目的。此外，周宏才教授课题组首次将荧光 Zr-MOF 用于选择性识别和抗生素检测，并取得了显著的效果。由于 Zr-MOF 的多孔结构和荧光性能，抗生素通过在 Zr-MOF 孔隙中的预富集进行吸附，此过程不仅使分析物与 MOF 的接触更加充分，而且由于主客体系统中电子和能量转移的综合效应，导致了抗生素对 Zr-MOF 的强烈猝灭，从而实现了抗生素的高特异性和高灵敏度的测定。

（二）蛋白质和酶活性检测

蛋白质是一类非常重要的生物大分子，在许多生理过程中都扮演重要的角色，因此，准确地检测蛋白质的浓度对于临床诊断和疾病治疗都至关重要。功能化的金属纳米簇具有抗体、适配体和碳水化合物等识别分子，可以用于特异性地识别检测蛋白质，Zhang 等提出了一个不需要标记的荧光适配体传感器用于检测人表皮生长因子受体-2（human epidermal growth factor receptor-2，HER2）。检测体系中 HER2 与适配体的识别作用导致适配体从双链 DNA 稳定的 AgNCs 中脱离出来，脱离后得到的 DNA2-AgNCs 两端的碱基杂交配对，导致富含 G 的碱基靠近 AgNCs，从而使 AgNCs 的荧光增强，实现 HER2 的灵敏检测。

生物酶可以调节细胞代谢过程，从而对生命体起到调控作用，而酶活性异常与多种重大疾病密切相关。因此，准确并特异性地检测生物酶活性对早期诊断和疾病治疗有重要意义。Algar 等研究了一种新型"同心"FRET 继电器的组装和用途，这种继电器由一个中心量子点（quantum dot，QD）与多份两种不同的肽共轭组成，每份肽都标记有两种荧光染料 Alexa Fluor 555（A555）或 Alexa Fluor 647（A647）中的一种。能量从 QD 转移到 A555（FRET1），然后到 A647（FRET2），其次是直接从 QD 到 A647（FRET3）。结果表明，同心 FRET 中继电器作为单个纳米粒子载体，可以跟踪原酶（糜蛋白酶原）胰蛋白酶活化为活性糜蛋白酶的过程，胰蛋白酶可以破坏 FRET 过程，从而引起有机染料和 QD 荧光信号的变化，实现多种酶活性的同时检测。Wei 等基于 FRET 设计了一种超灵敏的适配体传感器检测卡那霉素。碳量子点（CQDs）连接到发夹型适配体（hairpin adaptor，HP）的 3′端作为能量供体，而 AuNPs 结合到 HP 的 5′端作为能量受体。由于 AuNPs 的吸收光谱与 CQDs 的发射光谱重叠，相互作用导致了明显的猝灭。加入卡那霉素后，目标物与 HP 之间的特异性结合使 HP 结构发生变化。随后，CQDs 与 AuNPs 之间的距离逐渐增加，荧光强度也随之恢复。在最佳条件下，荧光强度与卡那霉素浓度的对数呈良好的线性关系。Xu 课题组基于两种不同荧光的量子点构建双发射比率荧光探针，并通过调节分子内 PET 过程，成功检测了酪氨酸酶（tyrosinase，TYR）的活性。多巴胺（dopamine，DA）通过共价键作用被连接在比率荧光探针表面，而 TYR 通过催化作用可以把 DA 氧化成多巴胺醌，由于多巴胺醌与绿色荧光量子点之间存在的分子内 PET 过程能高效地猝灭绿色荧光，因此，基于比率荧光的改变，可以实现 TYR 酶活性的可视化检测，该实验 TYR 的检测范围是（0.05～5.0）×10^{-6}mol/L，检出限可达到 0.05×10^{-6}mol/L。

（三）核酸检测

核酸包括脱氧核糖核酸（DNA）和核糖核酸（RNA），它们在生物生长、发育、表达、突变、病变和癌变等正常或异常生命活动中发挥着决定性作用，他们的异常表达与许多疾病有着密切的联系。因此，开发简单、准确、有效的核酸检测方法，对疾病诊断和早期治疗有重要意义。Zhang 等报告了一种基于单个 QD 的荧光生物传感器，可在单分子水平上以均相形式对 HIV-1 和 HIV-2 进行多重检测。以链霉亲和素修饰的 QD 为探针，目标 DNA 与生物素修饰的捕获探针和荧光团标记的报告探针进行杂交后，通过生物素链霉亲和素的亲和作用捕获在 QD 表面，从而构建 FRET 体系。QD 不仅可以作为荧光对用于检测，作为 FRET 供体用于 FRET 检测，还可以作为局部纳米浓缩器显著放大荧光和 FRET 信号，当用 488nm 的激发光激发时，Alexa Fluor 488 和 QD 产生可分辨的荧光发射光谱，而 Alexa Fluor 647 作为 QD 的受体可以发射红光。因此，通过检测 Alexa Fluor 488、QDs 和 Alexa Fluor 647 的荧光，可以实现多 DNA 的检测。Chen 的课题组基于 CdTe QDs 与 Al-GFLX 之间的分子间 PET 过程以及 dsDNA 与 Al-GFLX 的亲和作用，特异性检测 dsDNA，并实现了 dsDNA 的细胞成像。CdTe QDs 与 Al-GFLX 的分子间 PET 过程导致量子点的红光被猝灭，由于 dsDNA 与 Al-GFLX 之间存在强亲和力作用，因此，dsDNA 的加入会导致 CdTe QDs 与 Al-GFLX 分离，进而减少了 PET 过程，通过 CdTe QDs 荧光的恢复实现 dsDNA 的检测。

第四节 表面增强拉曼散射生物传感器

一、技术原理

表面增强拉曼散射（surface enhanced Raman scattering，SERS）生物传感器技术是一种用于检测和分析生物分子的高灵敏传感技术，它结合了拉曼散射和表面增强效应。

拉曼散射是一种光谱技术，用于研究分子的振动和转动行为。当一束单色激光束照射到样品上时，物质分子吸收光子能量，部分能量被物质分子吸收用于改变其内部能级，而剩余的能量则以不同频率的光子形式散射出去。这种散射的光子称为拉曼散射光子。由于其散射光子的频率差与分子振动模式相关联，因此可以提供关于样品中分子结构和化学成分的信息。

SERS 最早是由 Fleishmann 等于 1974 年发现。他们在研究电化学电池中银电极上吸附吡啶分子的拉曼光谱时观察到其谱线强度显著增强。据此他们解释为电极表面粗糙化导致电极的表面积增加。然而，这种拉曼信号的增幅可达 $10^4 \sim 10^6$ 数量级，远超出仅靠表面积变化所能解释的增幅变化。因此，该现象被命名为 SERS。

SERS 的核心原理在于表面增强效应。当分子与金属纳米结构或纳米颗粒相互作用并位于这些结构表面附近时，它们的拉曼散射信号会被显著放大。这种增强效应主要通过以下两个机制实现。

电磁增强效应：当激光光子与金属表面的自由电子相互作用时，会在分子周围产生强烈的电场。这个电场可以增强分子的极化率，从而增强了分子的拉曼散射强度。这是 SERS 最主要的增强机制之一。化学增强效应：分子可以吸附到金属表面上并与金属原子之间的化学键形成。这种吸附会改变分子的振动性质，导致拉曼散射信号的增强。化学增强效应可以使 SERS 信号增强数千到数百万倍。

SERS 生物传感器根据其结构和应用可以分为不同的类别，常见的 SERS 生物传感器可分为以下五类：

1. 基于纳米颗粒的 SERS 生物传感器 这种传感器利用金、银、铜等纳米颗粒的表面增强效应，通过吸附生物分子到纳米颗粒表面来增强拉曼信号。这些颗粒可以是球形、棒状、星形等不同形状，并且可以根据需要调整其大小。

2. 基于金属纳米结构的 SERS 生物传感器 这种传感器通过制备具有表面增强效应的金属纳米结构（如纳米孔、纳米柱、纳米棒）来增强 SERS 信号。金属纳米结构可以被精确设计以实现特定的 SERS 增强。

3. 基于金属膜的 SERS 生物传感器 这种传感器将金属薄膜或金属纳米结构沉积在透明基底上，形成透明 SERS 底物。这种结构可以用于在线、实时监测生物分子。

4. 基于光子晶体的 SERS 生物传感器 这种传感器使用具有周期性结构的光子晶体表面来增强拉曼散射信号，光子晶体的周期性结构可以调制拉曼信号的频率。

5. 基于微纳结构的 SERS 生物传感器 这种传感器结合微纳米加工技术制备微纳结构，如微柱、微孔等，用于增强 SERS 信号，可以实现高通量的分析。

二、操作流程与特点

SERS 生物传感器技术操作流程分为制备 SERS 底物、生物分子与 SERS 底物相互作用、激光照射和信号采集、数据处理和分析，具体流程如下所述。

1. 在底物表面上制备具有表面增强效应的金属纳米结构，通常是由金、银、铜或其他可用的金属纳米颗粒构成的。这些纳米结构可以通过化学合成、自组装或其他方法来制备。

2. 目标生物分子被引导与 SERS 底物相互作用。这通常涉及生物分子的吸附或与底物表面的特定功能化化学反应。生物分子与 SERS 底物的相互作用会将它们引导到表面增强效应的区域。

3. 使用激光束照射样品，激发目标生物分子的振动，导致 SERS 信号产生。这些 SERS 信号随后通过拉曼光谱仪或类似的仪器采集和分析。

4. 采集的 SERS 信号通过数据处理和分析，以获得关于生物分子的信息，包括其标识、浓度、结构和相互作用等。通常，需要将 SERS 谱与参考谱库或标准进行比对和解释。

SERS 技术在生物分析和传感领域备受青睐，其具有多个显著特点和优势。SERS 生物传感器表现出极高的灵敏度，能够检测到非常低浓度的目标分子甚至在单个分子水平上进行操作，这对于早期疾病诊断和监测以及生物标志物、疾病标志物和药物检测至关重要。此外，SERS 还具有高度的分子选择性，因为不同分子的拉曼光谱具有独特的指纹特征。这使得 SERS 生物传感器能够准确识别和分析复杂的生物混合物，并且适用于蛋白质、核酸、小分子、细胞等多种样品类型以及药物筛选和化学反应监测等应用领域，在生命科学研究中发挥着重要作用。此外，SERS 生物传感器还可以实时监测包括分子交互作用、酶催化反应和细胞代谢在内的动态过程，为探索生命过程动力学提供了帮助。通过阵列或微流体系统实现高通量样品分析可加速数据采集与处理，并对于高吞吐量筛选与分析非常有益。值得一提的是，相较于其他方法而言，SERS 无须对目标分子进行荧光或放射性标记，在降低实验复杂性与成本方面起到了积极作用，并减少了对生物样品造成的干扰。

三、SERS 生物传感器技术的应用

SERS 生物传感器技术具备高度灵敏和选择性特征，可用于检测和分析蛋白质、核酸、药物、代谢产物等生物分子，并能在极低浓度范围内进行准确检测。因此，SERS 生物传感器在标志物检测等领域展现出广泛的应用潜力。

（一）疾病标志物检测

SERS 生物传感器可以用于检测多种癌症标志物，有助于早期癌症诊断。癌症是当今世界的新型大流行病，也是主要的死亡原因。SERS 生物传感器已被应用于不同类型癌症生物标志物的检测研究，包括 miRNA、蛋白质、外泌体、循环肿瘤 DNA（ctDNA）等。Mao 等利用基于 DNA 的复合物作为 SERS 标签和 miRNA 作为生物标志物，开发了一种基于横向流动分析的 SERS 底物，用于在不到 30 分钟的时间内快速检测和定量肺癌生物标志物。Guo 等采用非对称 PCR 和 SERS 的组合，实现了一种高度特异（100%）和敏感（75%）的肺癌 ctDNA 的突变基因检测方法的建立，并适用于血液样本检测。Xiao 等利用表皮生长因子受体作为生物标志物开发了一种基于金纳米棒的 SERS 工具，可以识别和成像乳腺癌细胞的空间和时间分布。

SERS 生物传感器在神经退行性疾病标志物检测领域也有诸多研究报道。Hao 等采用经 IDA 修饰的 Ag 薄膜基底来检测 Tau 蛋白的磷酸化，表现出良好的 SERS 光谱重复，在区分 TauS214 和 TauS396 方面具有很大的潜力。Adem 等提出了一种混合磁性纳米颗粒修饰的单克隆抗 Tau 蛋白作为探针，以及多克隆抗 Tau 蛋白和 5, 5-二硫双（2-二硝基苯甲酸）功能化的 Au 纳米颗粒作为 Tau 特异性检测的 SERS 标记。Tau 蛋白被夹在 SERS 探针和 SRES 标记之间，形成聚集结构，产生 SERS 强度增强，可实现快速检测速度（不到 1 分钟），检测限低于 25×10^{-15} mol/L。

（二）病原微生物检测

SERS 生物传感器可用于细菌、病毒和其他感染性病原体的检测，从而提高感染性疾病的诊断速度和准确性。目前，有两种 SERS 方法通常用于细菌检测。第一种方法是基于标记的检测方法，它需要生物识别分子（如抗体和寡核苷酸适配体），这些生物识别分子能够特异性地结合病原体。第二种方法是无标签的 SERS 检测方法，它通过确保病原体与纳米结构贵金属表面紧密接触，直接探测病原性细菌的内在振动特征。Li 等设计并开发了一种基于标记的 SERS 传感器，可同时检测大肠埃希菌 O157：H7 和沙门氏菌。他们合成了两种 SERS 标签，并将这两种适配体与拉曼报告分

子一同孵育在金纳米棒（gold nanorods，GNRs）上，在此过程中实现了对两种病原体同时进行检测。Zhou 等报道了一种免标记的 SERS 快速计数并成功区分活菌和死菌的技术。他们将纳米颗粒用作 SERS 基底，还将细菌（野生型 K-12 大肠埃希菌）与不同的抗菌剂（多黏菌素 B）结合。这项研究不仅能够区分活菌和死菌，还能区分易感和耐药的细菌类型/菌株。

光谱分析统计方法的发展，使得能够区分同一病毒不同菌株的 SERS 光谱成为可能。Zhang 等制备了多层金 SERS 基底，用于鉴定腺病毒和柯萨奇病毒，其浓度达到 10^6pfu/ml。现代统计分析方法的应用，如主成分分析（principal component analysis，PCA），可以进一步在光谱内对病毒进行分类。Hoang 等利用 SERS 传感器检测麻疹病毒时，灵敏度＞98%，特异性为 100%。此外，不同的病毒株也能被轻松准确鉴定。

总之，SERS 生物传感器的高灵敏度、选择性和快速性使其成为多种生物分析和检测任务的强大工具，有望在未来继续推动科学研究和应用技术的发展。

第五节 表面等离子共振生物传感器

一、技术原理

表面等离子共振（surface plasmon resonance，SPR）是一种物理光学现象。当入射光以临界角入射到两种不同透明介质界面时将发生全反射，这时入射光可以与金属表面的自由电子相互作用产生表面等离子体波，也称为消失波。若在介质表面上镀覆金或银薄膜，则入射光将会与金属表面的自由电子共振，并耦合到表面等离子体波内。此时，被电子吸收的光能量导致反射率显著降低，在特定角度下完全消失，该角度即为共振角（SPR 角）。由于 SPR 对附着在金属表面上的电介质折射率非常敏感，当电介质折射率改变时，其 SPR 角和共振峰也相应改变。此外，在同种电介质中，SPR 响应强度与附着在金属表面上目标检测物的质量相关。因此，通过分析 SPR 共振信号的变化可以实现对各类生物标志物的检测。其原理如图 16-2 所示。根据传感系统中 SPR 的不同激发方式，SPR 生物检测系统可大致分为三种类型：棱镜耦合、光栅耦合和光纤耦合。这三种类型都可归纳为"衬底-薄膜-介质"模型。

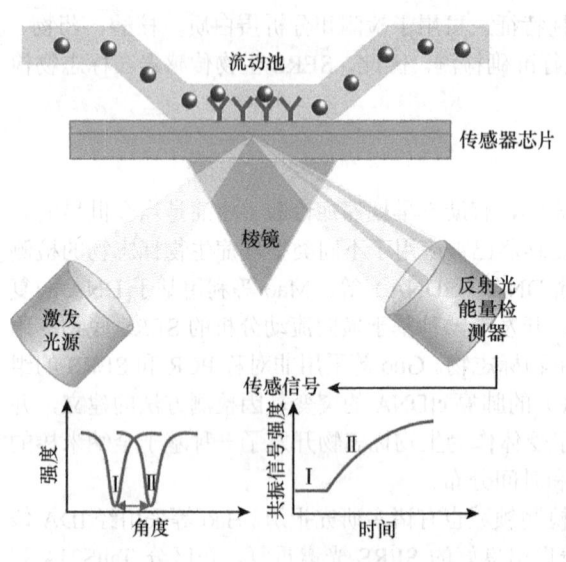

图 16-2 SPR 生物传感器检测基本原理图
Ⅰ.基态；Ⅱ.有目标检测物被捕获的状态

二、操作流程及特点

SPR 生物传感器通常通过将识别探针（如配体或 DNA）固定于传感芯片表面，利用监测 SPR 共振信号变化来分析特定生物结合信息，如 DNA 与 RNA、抗体与蛋白质相互作用的整个过程。进一步地，借助计算机软件对动力学参数（如反应速率/浓度变化、亲和性/特异性以及生物分子的结合/解离情况等）进行解析。图 16-3 展示了识别探针捕获目标检测物不同状态下响应的共振单位（RU）变化。RU 反映了溶液中待分析物与表面固定配体之间发生折射率（质量函数）变化所引起的任意单位。一旦样品被注入，生物分子会吸附在表面上，从而改变折射率并导致 SPR 角发生改变。通过分析 SPR 信号的变化速率可以得到反应表观缔合和解离速率常数。相较于电化学发光法、酶联免疫吸附试验（enzyme linked immunosorbent assay，ELISA）、化学发光法和蛋白质印迹等传统检测方法，SPR 传感器具备无须特定化学元素标记的优点，在实时、快速且高灵敏响应检测方面具有非损伤性和无标记优势，并因此成为一项极具前景的光学检测技术。

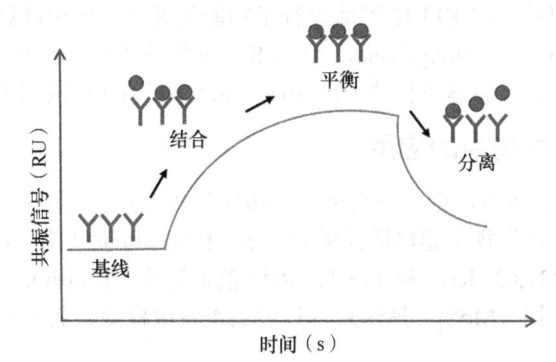

图 16-3 配体与抗体结合的 SPR 传感信号示意图

三、表面等离子共振生物传感器的应用

目前，SPR 传感技术已广泛应用于转基因测试、遗传分析、医学诊断、病毒检测等领域。本节主要介绍了 SPR 生物传感器在核酸、抗体/抗原、蛋白质及病原微生物检测方面的一些应用。

（一）在检测核酸中的应用

Prabowo 等提出了石墨烯用于 SPR 生物传感器中结核分枝杆菌 DNA 杂交检测。在盐缓冲液中，对结核分枝杆菌中稳定的 DNA IS6110 片段进行检测，实现对 cssDNA 靶标的检测限约为 28fmol/L。在临床上，可实现对结核病的早期检验。

Mousavi 等利用功能化磁性纳米粒子结合 SPR 在金纳米狭缝上进行信号增强，成功开发了一种检测 CL1-0 和 CL1-5 两种癌细胞系中 mRNA 变异核糖核蛋白（hnNP B1）的方法。该方法能够在不经过扩增和标记目标分子的情况下，在 7μl 样品中实现对低至 30fmol/L 目标分子（相当于 $1.26×10^5$ 个分子）的高灵敏度测量。

Hossain 等提出了一种基于石墨烯涂层光纤 SPR 生物传感器的遗传性乳腺癌检测方法。该传感器利用单点突变在 BRCA-1 和 BRCA-2 基因中的检测，以评估乳腺癌患病情况，并通过引入石墨烯材料来提高检测灵敏度。

（二）在检测病毒抗原/抗体、酶等蛋白质中的应用

Das 等提出了一种基于金层-病毒-金纳米棒三明治夹心结构的等离子体生物传感器模型，用于检测 COVID-19 SARS-CoV-2 刺突蛋白。在模拟中发现，Au NRs 能够显著增强电场效应，并且不同长径比的 Au NRs 以及金层布局对电场改善起到主要作用。

Yano 等在 Au 基底上修饰了 SARS-CoV-2 N 蛋白抗体后，利用直径达数百纳米的超大金纳米粒子（AuNPs）来增强的 SPR 信号，将 SARS-CoV-2 N 蛋白的 LOD 降低至 85fmol/L 水平。优异的灵敏度源于使用直径 150nm 的金纳米粒子，在金芯片衬底和金纳米粒子之间诱导间隙模式等离子体，从而使得 SPR 角位移比 40nm 直径的金纳米粒子增强 10 倍。

Sharma 等利用 SPR 技术实时、无标记地筛选了不同的埃博拉病毒单克隆抗体（mAb1、mAb2 和 mAb3），以选择适用于生物传感器应用的合适抗体。通过在 SPR 传感器芯片上固定埃博拉病毒重组核蛋白（Ebola virus recombinant nuclear protein，EBOV-rNP），筛选出对 EBOV-rNP 具有最高亲和力的抗体 mAb3。将 mAb3 抗体固定在 SPR 传感金芯片上，能够对 EBOV-rNP 抗原产生良好的信号响应，检测限为 0.5pg/ml。

Bekmurzayeva 等报道了一种基于蚀刻光纤布拉格光栅（etched fiber Bragg grating, EFBG）的生物传感器，用于凝血酶检测。该传感系统采用波长为 1550nm 的光纤布拉格光栅（fiber Bragg grating, FBG），经过约 27 分钟在氢氟酸（hydrofluoric acid, HF）中湿蚀刻，实现了 17.4nm/RIU 的折射率测量灵敏度。随后，在 EFBG 表面进行了功能化处理，使用硅烷偶联剂 3-氨基丙基三乙氧基硅烷（(3-aminopropyl) triethoxysilane, APTES）和交联剂戊二醛固定凝血酶结合适体以实现对凝血酶的选择性检测。该传感器可检测 $10\times10^{-9}\sim80\times10^{-9}$mol/L 范围内的凝血酶浓度。

（三）在检测病原微生物中的应用

Daher 等采用了一种由棱镜、银、石墨烯、亲和层和传感介质组成的高灵敏 SPR 生物传感器，用于快速检测水中细菌。该生物传感器同样采用了 N-FK51A 棱镜结构，在霍乱弧菌和大肠埃希菌的检测方面分别达到约 221.63°/RIU 和 178.12°/RIU 的灵敏度。Kaushik 等提出了一种功能化光纤 SPR 传感器，利用二硫化钼（MoS_2）纳米片进行大肠埃希菌检测，其灵敏度可达 1646nm/RIU。

第六节　质量/压电生物传感器

一、技术原理

质量/压电传感器是一种将质量信号转化为可测量信号输出的装置。被测物质被放置在承载器台面上，在重力作用下，通过承载器将重力传递至质量传感器，使传感器弹性体发生变形，贴附于弹性体上的应变计失去平衡，输出与质量数值成正比的电信号。经线性放大器放大后，再经模数（A/D）转换为数字信号，并由处理器对重量信号进行处理后直接显示质量数据。质量传感器早已广泛应用于工业生产、宇宙开发、海洋探测、环境保护、资源调查、医学诊断、生物工程甚至文物保护等领域。质量/压电传感器通常由传感器材料、信号处理电路和信号输出电路组成。其中，传感器材料包括生物材料（如酶、抗体）、金属和半导体等，其作用是将待测物质的质量变化转换为可测量的信号，如电信号。信号处理电路用于放大、滤波等处理传感器材料转换后的可测量信号。而信号输出电路则用于将经过处理的信号进行输出，常见的输出方式有数字输出、模拟输出和报警输出等。

质量/压电生物传感器技术是一种基于压电材料的生物传感技术，利用压电材料在外加电场作用下发生形变的特性，通过检测形变量来实现对生物分子的检测。质量/压电生物传感器的工作原理是施加机械能于压电材料上。当无目标物质存在时，将压电晶体置于两块金属板之间并保持平衡状态，因此不会导通任何电流。当传感器识别目标分子时引起相应的压电信号转换效应，并使得金属板对材料施加机械应力或力，迫使晶体内部的电荷失去平衡，在晶体表面产生过多正、负两极化区域。而金属板收集这些极化区域上的电荷，并输出到线路中，生成相应电信号。

二、操作流程及特点

质量/压电传感器按转换方法分为光电式、液压式、电磁力式、电容式和电阻应变式等，以电阻应变式使用最广。光电式，包括光栅式和码盘式两种，主要用在机电结合秤上。液压式质量传感器中，液压油在被测物质量增大时，产生的压力增大，测出压力的增大值，即可确定被测物的质量并产生相应的信号。电磁力式质量传感器利用承重台上的负荷与电磁力相平衡的原理工作，主要用于电子天平。电容式质量传感器利用电容器振荡电路的振荡频率 f 与极板间距 d 的正比关系工作，主要用于部分电子吊秤。电容式传感器具有下列优点：①高阻抗，小功率，仅需很低的能耗；②可获得较大的变化量，从而具有较高的信噪比和系统稳定性；③动态响应快，工作频率可达几兆赫，被测物是导体或半导体均可；④结构简单，适应性强，可在高低温、强辐射等恶劣的环境下工作，应用较广。电阻应变式质量传感器主要原理为传感器中电阻应变片因目标物质识别带来的质量变化发生形变，电阻也随之改变，从而释放信号。这种传感器结构较简单，准确度高，适用面广，且能够在相对比较差的环境下使用，因此电阻应变式质量传感器在传感器领域得到了广泛的运用。

压电材料包括压电单晶体、多晶体压电陶瓷、高分子压电材料及聚合物-压电陶瓷复合材料四类，这些压电材料通过压电效应参与压电传感器的工作。压电效应是指压电材料在压力作用下产生电信号的效应；或者在电场作用下，材料发生机械形变的现象。石英晶体是最早发现的压电晶体，也是目前最好的和最重要的压电晶体之一。压电陶瓷则是一种具有压电效应的陶瓷材料，其在外加电场作用下会发生形变，从而可以用来制作各种生物传感器。压电式传感器的优点包括高频率响应、高瞬态响应、高输出以及小尺寸且结构坚固。这意味着压电传感器可以感应到快速的参数变化，甚至可以检测到微秒级的事件，并提供线性输出，在操作上也更加方便易行。

三、质量/压电生物传感器的应用

质量/压电生物传感器技术在医疗健康领域的应用也越来越广泛。医疗健康是人类的基本需求，而疾病的预防和治疗是医疗健康领域的重要研究方向。质量/压电生物传感器技术可以快速检测疾病标志物，如癌症标志物、心血管标志物等，为疾病的预防和治疗提供了有效的技术手段。

得益于压电材料耦合机电特性，它们非常适合用作构建智能结构和设备中的传感器和制动器，并在生物医学传感中得到了广泛应用。压电材料也已成为重要的生物材料，可以与生物物质结合，如酶、脂质、抗体和抗原，用于测定不同底物，并用于小型化的生物电子和生化设备。压电传感器在生物传感器领域表现出优越的性能，并在疾病标志物（如新冠病毒抗原）检测中展现了极大的价值。压电传感器可以从频率变化中检测到病毒，并直接使用输出电压进行检测。此外，它们可以与压电能量收集设备相结合，并通过监测机械振动来识别病毒。它们还可以连接或嵌入智能便携式设备中，用于构建即时诊断设备。

此外，压电生物传感器也被应用于基因（结核分枝杆菌核酸）检测。压电基因传感器属于质量响应型传感器，基于压电石英谐振对其表面质量变化敏感的原理，在晶体表面固定大量特异的寡核苷酸序列，利用其与溶液中互补的核酸序列发生杂交反应，导致晶体表面微质量改变来检测特定的靶基因序列。例如，有研究就使用外切酶Ⅲ（exonuclease Ⅲ, Exo Ⅲ）辅助核酸再循环策略和AuNPs的自催化生长构建了一种压电传感器。在这个体系中，捕获探针修饰的AuNPs与目标核酸杂交，Exo Ⅲ继而选择性切割捕获探针并释放目标核酸。释放的完整目标核酸与下一个AuNPs上的捕获探针杂交，从而启动下一轮探针消化，直到所有的捕获探针都被消化并暴露于材料表面。AuNPs暴露于表面后，在葡萄糖和$HAuCl_4$溶液中发生自催化生长，体积增大，释放压电信号。这一压电传感器被用于结核分枝杆菌特异性16S rDNA片段的检测，LOD为20CFU/ml，可以在3小时内完成检测。随着液相压电传感器技术的成熟，可以现场即时监测杂交过程，使压电基因传感器更为简便和快捷。同时也可通过表面杂交过程动力学进一步优化基因传感器。通过改变探针的固定方法，以及探针和靶基因的长度、错配的碱基数、杂交温度、杂交液离子强度等因素，压电基因传感器能够应对不同的基因检测情况。

压电材料应用于生物医学领域仍需要克服几个挑战。这些包括：如何使高效压电无机材料更具生物相容性？如何提高有机材料的适度压电常数？如何获得进一步加强一些可生物降解的压电聚合物（如PLLA，丝绸等）溶解速率的控制？尽管存在这些挑战，但随着压电生物材料在生物传感器和其他生物医学设备开发中的应用越来越多，该领域正迅速发展，推进疾病诊断的发展。

第七节 纳米孔生物传感器

一、技术原理

纳米孔生物传感器技术（nanopore biosensing technology）是最近20年发展起来的一种新兴的

生物传感器技术，它基于纳米孔（nanopore）的原理来检测和分析生物分子，是一种强大的工具，为科学家和研究人员提供了丰富的选择。

纳米孔，顾名思义，指的是孔径尺寸在纳米尺度的孔道，通常为1～100nm，生物体内的水通道、离子通道等均属于纳米孔。工作原理类似于库尔特计数器，是在纳米孔两端施加一个外加电场，通过监测电解液流经纳米孔时的微弱电流（皮克安培级）信号变化，包括变化频率、幅度和指纹性信号等，来判断穿越纳米孔的离子或分子的浓度、带电情况和结构特征等。纳米通道可以制备在固体材料中，如硅片或聚合物膜上。纳米孔的尺寸和形状可以根据需要进行调控。当目标生物分子通过纳米孔时，它们会影响孔内的离子流动，从而产生可测量的电信号。

纳米孔生物传感器中纳米孔分两类：固态纳米孔（solid-state nanopores）与生物纳米孔（biological nanopores）。固态纳米孔传感器的纳米孔由硅片或其他固态材料制成，并使用电子束或离子束刻蚀技术制备。生物纳米孔传感器的纳米孔是天然存在的蛋白质通道，如 α-溶血素（α-hemolysin）和耻垢分枝杆菌中的孔蛋白（mycobacterium smegmatis porin A，MspA）等。它们在DNA测序、蛋白质分析和药物筛选等领域有广泛应用。同时，纳米孔可以组成多通道纳米孔（multi-pore nanopores），这些传感器包含多个纳米孔，可用于高通量的生物分析和平行测序。

二、操作流程与特点

纳米孔生物传感器的工作原理基于生物分子在孔道内的传输过程，其操作流程通常包括以下关键步骤：

1. 制备纳米孔 这是操作的第一步。纳米孔可以制备在固态薄膜（如硅片或氧化铝膜）上，也可以使用生物纳米孔等自然通道。制备纳米孔的方法包括电子束刻蚀、离子束刻蚀、化学刻蚀和生物工程方法。

2. 组装传感器 纳米孔需要被嵌入到一个支持结构中，通常包括一个电解质腔室和电极。电解质腔室用于容纳样品溶液，电极用于施加电压并测量电流变化。这个组件通常称为纳米孔细胞。

3. 准备电解质溶液 在纳米孔细胞中注入适当的电解质溶液。电解质溶液的成分和浓度取决于分析的生物分子类型和应用。

4. 建立电位差 通过在电解质腔室的两侧施加电压，创建一个电势差。这个电势差会驱使电解质中的离子在纳米孔内移动。

5. 引入目标分子 向电解质溶液中加入包含目标生物分子的样品。这些生物分子会在电压的作用下被引导到纳米孔口。

6. 监测电流变化 生物分子（如DNA链或蛋白质）通过纳米孔时会引发电流的微弱扰动，这种扰动与生物分子的尺寸、形状和电荷有关。这种电流变化可以被纳米孔生物传感器的电极检测到。

7. 数据采集与分析 为了识别和解释生物分子的特征，需要对收集到的电信号数据进行详细分析。这包括确定生物分子种类、浓度测定、结构鉴定以及相互作用分析。通常情况下，我们会将实验数据与预先建立的模型进行比对，以准确确定分子身份和特性。高级技术和算法可应用于提升识别和解析结果的准确性。

8. 结果解释 根据分析的数据，解释结果，可能包括生物分子的标识、浓度、结构或与其他生物分子的相互作用性质。

需要注意的是，不同类型的纳米孔生物传感器在操作流程上可能存在一些细微的差异，具体的步骤和操作参数会因传感器类型、目标分子和应用而异。此外，纳米孔生物传感器的操作通常需要高度精确的控制和仪器，以确保数据的准确性和可重复性。

纳米孔生物传感器具有极高的分辨率，可以实现单个生物分子的检测和分析。这使得它们非常适合研究生物分子的个体差异和异质性；纳米孔生物传感器通常具有快速的检测速度，使其能够在短时间内生成大量数据。这对于高通量生物分析应用是非常有价值的。与许多传统的生物分析方法不同，纳米孔生物传感器通常无须对目标分子进行标记或荧光标记。这降低了实验的复杂性和成本。

纳米孔生物传感器可以用于检测多种生物分子，包括 DNA、RNA、蛋白质、药物和小分子化合物。这种多功能性使其在不同领域有广泛的应用。这些传感器可以实时监测生物分子的传输过程，因此非常适用于研究生物反应动力学和相互作用。

三、纳米孔生物传感器技术的应用

纳米孔生物传感器技术是一种基于纳米孔结构的传感技术，用于检测和分析生物分子。这种技术具有高灵敏度、高选择性和广泛的应用领域。以下是纳米孔生物传感器技术的一些主要应用：

（一）DNA 测序与核酸分析

纳米孔生物传感器技术被广泛用于 DNA 测序。DNA 分子通过纳米孔时，碱基对会引起电流的微小变化，从而可以识别每个碱基的序列。这种方法被称为纳米孔测序，具有高通量和单分子分辨率的优势，可用于快速、准确的 DNA 测序。

Pacific Biosicence 平台率先通过单分子实时（single molecule real-time，SMRT）合成单个 DNA 分子来对 DNA 进行测序。在 Pacific Biosicence 传感器中，聚合酶被固定在具有透明底部的单个皮升孔的底部，从而使 DNA 具有流动性。在该平台中，DNA 测序是通过一种以纳米孔生物传感器进行的，称为零模式波导（zero-mode waveguides，ZMW）的技术实现的，该技术可检测将磷酸盐标记的核苷酸掺入孔中所产生的信号，其中单个 DNA 聚合酶在孔中复制 DNA。测序在 ZMW SMRT 单元中进行。ZMW 是尺寸阻止光传播的设备。因此，可见激光不会穿过 ZMW 传感器，而未被聚合酶掺入且位于这些传感器上方的标记核苷酸不会对测量信号产生影响。它们只有在被酶结合并通过传感器的 ZMW 扩散时才会发出荧光。

另一个用于单分子实时 DNA 测序的平台是 Oxford Nanopore 平台，该平台使用形成通道结构的纳米传感器，并将样本运送到传感器，从而检测 DNA 链中存在的每个核苷酸残基。该技术基于通过创建孔隙来分隔两个隔室的隧道效应，在这种情况下，穿过孔隙的分子导致两个隔室之间的电位发生暂时变化，并且这种变化可被传感器识别。因此，纳米孔平台不使用光、颜色或 pH 等辅助信号来检测读取 DNA，而是直接检测 DNA 模板的组成。由于次级运动蛋白的作用，DNA 分子穿过纳米孔时，使其两侧之间的电位发生变化。每个 DNA 序列具备特征的电压变化。流动槽结构由专用集成电路（application specific integrated circuit，ASIC）芯片组成，每个芯片都有 512 个单独的通道，能够每秒进行超过 60bp 的测序。

（二）分子检测与分析

通过调整纳米孔的大小和性质，可以实现对不同大小和类型的待测物进行检测和分析，包括蛋白质、核酸、小分子、离子等，对于生物学研究非常有帮助。

Wanunu 等的研究表明，厚度小至 6nm 的 SiN 膜的亚微米面积为 RNA 分子提供了一个检测平台，而不需要耗费时间的标记或扩增方法。他们的实验表明，减少膜的厚度可以增加生物分子的信号振幅。Guo 等开发了一种新的纳米孔检测方法，使用三重形成的分子信标和茎形成的 DNA 成分来检测特定的蛋白质。当抗体与茎上的生物标记抗原结合时，DNA 探针被释放，然后通过在 α-HL 中易位产生特有的电流信号。目标分子的浓度可以根据这些电流信号的频率来量化。Jiang 等报道了一种钾反应性纳米孔。它主要依赖于 K^+ 存在时 G4 DNA 链的构象变化。其原因是 G4 DNA 链与 K^+ 结合后由松散包装向 i-基序结构转变。

（三）医学诊断

由于纳米孔生物传感器可用于检测各种类型的生物分子，在生物标志物检测和医学诊断等领域的应用具有潜在重要性。

Uram 等使用飞秒脉冲激光在硼硅酸盐盖玻璃上制备的固态纳米孔来检测草履虫小球藻病毒

（paramecium bursaria chlorella virus 1，PBCV-1）。他们的无标记纳米孔传感器检测单个病毒颗粒，并探测具有特异性抗体的病毒免疫沉淀。他们还可以监测病毒抗体交互和组装抗体到病毒粒子，并确定附加抗体的数量，不需要固定或修改抗体或病毒。Zhou 等开发了一种固态纳米孔传感器来表征乙型肝炎病毒（hepatitis B，HBV）衣壳。他们使用轨道蚀刻的方法在聚乙烯（对苯二甲酸乙酯）膜上制备了纳米孔（直径 40nm），并用三乙二醇修饰了其纳米孔的表面，以控制其电荷，并减少了病毒衣壳对孔隙的吸附。Li 等基于无标记固态纳米孔制备的传感器成功地实现了各种聚集 α-syn 亚型（WT、A30P 和 E46K）的单分子聚集速率检测，表明了纳米孔传感器具有高度区分性的神经退行性疾病监测应用的潜力。

总之，纳米孔生物传感器技术在生物科学、医学诊断等领域中具有广泛的应用潜力。其高灵敏度、高选择性和单分子分辨率使其成为研究生物分子和生物过程的有力工具，有望推动生物科学领域的进展和应用技术的发展。

（应斌武）

【思考题】

1. 电化学生物传感器系统如何实现电信号与生物标志物之间的信号转换与分析？
2. 请谈谈你对荧光生物传感器发展方向的看法。
3. SERS 生物传感器主要应用于生物医学的哪些领域？具备哪些优势？
4. SERS 生物传感器在实时医学生物检测中存在哪些不足？
5. 质量/压电生物传感器检测疾病标志物时有哪些注意事项？
6. 纳米孔生物传感器系统如何实现微弱电信号的捕捉与分析？

第十七章 细胞外囊泡检测技术及应用

【教学内容】 细胞外囊泡是活细胞向细胞外分泌的具有脂质双层膜的微小囊泡,在疾病机制研究和精准诊疗领域具有广阔的应用前景。本章主要介绍细胞外囊泡富集技术、细胞外囊泡物理鉴定技术、细胞外囊泡蛋白标志物检测技术、细胞外囊泡核酸标志物检测技术和单个细胞外囊泡检测技术的技术原理、操作流程及特点,并介绍其在细胞外囊泡分离、鉴定、检测及其在肿瘤临床诊断方面的应用。

第一节 概 述

细胞外囊泡(extracellular vesicle,EV)是一种由活细胞向细胞外分泌的纳米至微米尺寸的、具有脂质双层膜结构的微小囊泡,包括外泌体、微囊泡和凋亡小体等,可携带蛋白质、核酸和代谢产物等生物分子稳定存在于体液循环中。作为细胞间物质交换、信息传递的载体,EV 在机体的病理生理过程中发挥着重要作用,在疾病机制研究和精准诊疗领域展现出巨大潜力。准确高效的 EV 检测技术是 EV 相关机制研究和临床诊断应用的必要条件。传统的 EV 检测技术主要包括 EV 富集技术、物理鉴定技术、标志物(如蛋白质和核酸)检测技术等。随着研究的持续深入和技术的不断进步,单个 EV 检测技术在揭示 EV 生物学特性、疾病发病机制和精准诊断领域备受关注。因此,以下将从 EV 富集技术、EV 物理鉴定技术、EV 蛋白标志物检测技术、EV 核酸标志物检测技术和单个 EV 检测技术五个方面分别介绍技术的原理、操作流程及特点和其应用。

第二节 细胞外囊泡富集技术及其应用

一、超速离心法

(一)技术原理

超速离心法是从复杂生物样本中分离 EV 广泛使用的方法之一,它是基于顺序沉降的原理,根据 EVs 形状、大小和密度的差别,将其与生物样本中的其他分子分离。

(二)操作流程及特点

超速离心法首先在低速度(通常为 2000g 以下)离心样品,以去除样本中死细胞和大碎片颗粒,随后取上清液以中速度(通常为 16 500g 或更低的速度)离心,以沉淀凋亡细胞及细胞碎片。在去除这些较大成分的基础上,进一步利用超速离心机,通常以大约 100 000g 或更高的速度离心上清液 1 小时至数小时。离心过程中产生的高离心力将生物体液的不同成分分离开,EV 通常沉积于超高速离心管底部。差速离心前处理及超高速离心的速度和时间通常取决于 EV 的大小和密度。离心分离后的沉淀物可以在缓冲液中进行洗涤和悬浮,从而进行下游分析或长期储存。超速离心法还可与密度梯度离心法结合使用,通过在试管中依次加入不同浓度的特定溶液(如蔗糖或碘帕诺醇),利用这些溶液本身的物理性质,使其在试管内自然形成连续且具有不同密度范围的梯度,结合 EV 沉降系数和密度两方面因素实现 EV 的分离。

(三)应用

超速离心法因可处理大样本体积标本等多项优点而广泛用于 EV 分离,如细胞培养基或易获取的生物体液，如尿液等。前期研究发现，通过超速离心法获取的尿液 EV 可区分前列腺癌患者与健康对照者。此外，与免疫亲和分离等其他方法相比，超速离心法也相对较廉价。但超速离心法也存在局限性，其可能导致较小的 EV 人工融合和较大的 EV 分裂，从而导致部分 EV 聚集和降解。此外，非 EV 生物分子的共沉淀，如脂蛋白和蛋白聚集物可能影响 EV 产量和纯度问题。特别是在黏度较高的样本基质中，如血浆中问题尤为严重。较长的离心时间也使这一技术在临床应用中不够高效和可行。因此，虽然在处理大体积样本时，超速离心法具有技术优势，但这种方法可能不适用于复杂生物体液样本中存在的低丰度 EV 亚型的分析。

二、尺寸排阻色谱法

（一）技术原理

尺寸排阻色谱法（size exclusion chromatography，SEC）是一种基于分子大小和流体动力学半径对样品进行分离的技术。其中，较小的分子通常会在填充有多孔材料的柱中滞留更长时间，而较大的分子则可避开孔洞，更快被洗脱。

（二）操作流程及特点

通过使用填充不同多孔材料（如琼脂糖、烯丙基葡聚糖或交联葡聚糖）的固定相柱层色谱分离 EV 时，当含有 EV 的样品随着流动相通过色谱柱时，不同大小的 EV 根据材料孔洞大小不同，存在过柱时间差异，通过收集不同过柱时间的组分而被进一步分离。分离于不同组分中的 EV 可依据实验目的进行后续分析或应用，或者进一步进行溶液置换和浓缩后使用。SEC 实验设计中可根据柱长、填料尺寸、填料类型以及流动相的流速对实验进行优化，以适应不同生物学来源标本应用。同时，这些参数也进一步影响所分离 EV 的产量和纯度，因此需根据具体应用进行充分优化。SEC 已被用于从临床样本中分离和纯化 EV，从而研究 EV 对各种疾病的诊断、监测和治疗价值。此外，SEC 还可用于预处理样品，以减少其他分析技术的干扰。

（三）应用

SEC 操作相对简便，不依赖复杂的设备，分离过程中对 EV 膜结构无破坏性，可保证分离 EV 的完整性。同时，该方法还可与仪器设备结合从而进行自动化和大规模化的样品提取，有潜力完成 EV 的高通量分离。然而对于较小尺寸的 EV，由于 EV 与部分可溶性蛋白具有相似的粒径，可能存在无法有效去除可溶性蛋白污染物的弊端。同时，受到样品黏度和过柱效率的限制，在不同标本中使用 SEC 方法存在误差。SEC 方法的使用需要依据样本类型进行条件优化，以获得最佳结果，使用时仍需要大量的试验探索和经验。

三、免疫亲和富集法

（一）技术原理

免疫亲和富集法是利用特定抗体或免疫亲和分子（如亲和性配体）来选择性地捕获 EV 表面蛋白质从而标记和分离 EV 的方法。

（二）操作流程及特点

该方法首先需要将选择的抗体或免疫亲和分子共价结合到固相上，如磁珠、微孔板或固定柱等。这些抗体或分子由于具有特异性，能够结合 EV 表面上的特定蛋白质标记，如常见的四跨膜蛋白 CD63、CD9 或 CD81 等，实现 EV 的识别和捕获。样品进行免疫亲和富集前，需要经过预处理步骤，以去除细胞残骸、大颗粒物质和其他杂质，从而减少非特定性结合。预处理后的样品与功能化的抗体或免疫亲和分子充分接触，使其能够特异性地捕获 EV。这一步通常需要较长时间的孵育及适当的孵育温度,以确保足够多的 EV 与抗体结合。EV 被捕获后,免疫亲和富集法通常涉及多次洗脱步骤,以去除非特异性结合的物质和未结合的物质,从而实现在固相上捕获纯度较高的 EV。捕获后的 EV 可通过适当地洗脱缓冲液从固相中分离,用于后续分析、研究或临床应用。

(三)应用

不同于其他分离方法,由于分离过程中使用了特定抗体或免疫亲和分子,亲和富集方法可用于特定 EV 亚型的分离,以进一步研究其生物学特性、功能和分子组成。这对于理解特定 EV 亚型在细胞通信、疾病传播和免疫调节等生物学过程中的作用非常有帮助。然而,抗体的选择可能限制免疫亲和富集方法的特异性,如果目标 EV 没有足够的特异性标记,或者抗体亲和力不佳,可能导致分离 EV 特异性较差。同时,EV 捕获和洗脱过程可能会存在一部分样品的损失,结合于固相上的 EV 完整分离难度也较大,从而可能影响后续分析的准确性。除此之外,免疫亲和富集方法由于需要制备和使用特异抗体或亲和性配体及固相,使用成本较高。

四、共沉淀法

(一)技术原理

共沉淀法是一种通过降低溶质可溶性而从各种复杂生物体液中沉淀 EV 的方法,也是最早使用的传统方法之一。目前常用于共沉淀法的亲水性聚合物包括右旋糖和聚乙二醇等,这些聚合物加入含有 EV 样品的生物体液中时,通过负电荷与 EV 形成复合物从而沉淀 EV。

(二)操作流程及特点

使用共沉淀法前,首先需要对细胞培养液或生物体液进行离心前处理,以去除杂质,如蛋白质、细胞碎片和其他颗粒等。之后将一种或多种化学物质(通常是盐类或有机溶剂)添加到样品中,这些化学物质会改变 EV 的溶解性,以促使 EV 与这些物质发生共沉淀反应。样品经过共沉淀后,EV 因结合了化合物,其沉降速度比其他杂质快,通过低速度离心即可分离 EV 沉淀物和其他杂质。为了进一步净化 EV 样品,通常后续还需要进行洗涤步骤,以去除残留的共沉淀剂和其他杂质,洗涤可通过多次离心和上清液离子交换实现。

(三)应用

共沉淀法操作简便快捷,不依赖于复杂仪器,且目前已有多种商业化试剂盒可供使用,技术门槛较低。然而,亲水性聚合物和中和剂可能会影响 EV 结构和性质。共沉淀过程可能导致 EV 的膜结构破裂或蛋白质表面的改变,对 EV 的完整性和功能分析造成影响。同时,不同类型的 EV 可能具有不同的生化性质,包括大小、密度和表面标志等,共沉淀法对不同类型的 EV 可能存在选择性,导致仅部分 EV 被富集。其次,共沉淀法通常无法实现高纯度 EV 分离,因为该方法可能会将一些非目标蛋白质、核酸或其他颗粒与 EV 一同沉淀。因此经过共沉淀分离的 EV 可能需要进一步的净化步骤,结合其他 EV 分离方法,以达到 EV 分离的纯度要求。此外,共沉淀法通常仅适用于小样本量分离,在处理大样本量时可能损耗大量试剂。

五、场流分馏法

(一)技术原理

场流分馏法(field flow fractionation,FFF)是一种基于分子尺寸和形状,对 EV 进行分离的技术。FFF 的原理是基于特殊的流体动力学,利用两种不同的流动流,其中一个迁移流沿通道轴线移动,以将样品组分驱动到检测器中,另一个横流以减缓样品组分的迁移。

(二)操作流程及特点

待分离样品通过纵向的、非均匀场流中时，受到场力的作用，不同尺寸和形状的 EV 分子根据其特性在流动中沿不同轨迹分离。不同类型的外部场，如离心生成的重力场、温差、电场和横流等，已被应用于基于不同的生物物理特性分离样品，如蛋白质、脂蛋白、类病毒颗粒、亚细胞物种和细胞。在分离 EV 方面，目前已有研究使用 FFF 分离来自多种生物源的 EV，包括前列腺癌患者尿液、细胞和人类血浆或血清等。其中一项研究表明，FFF 结合多角散射光散射可以在利用超高速离心和超滤方法制备的血清提取物中成功分离 EV 和与 EV 存在尺寸及密度重合的脂蛋白。近年来，基于 FFF 技术发展而来的非对称流场-流分馏技术（asymmetric-flow field-flow fractionation，AF4），在 FFF 的基础上同时在分离通道底壁加入了半透膜，该半透膜允许小于膜孔径尺寸的溶剂和小分子穿透，从而保留大于膜孔径的大分子，从而进一步增加了该分馏技术的灵活性，可容纳更大尺寸范围的样品分离。AF4 技术目前也已被研究探索应用于 EV 分离中。

(三)应用

FFF 利用不需填充材料的开放通道空间在生物缓冲液中进行 EV 分离，因此适用于处理生物标本，而无须担心样品在填充材料上的黏附损耗；同时，该方法可分离尺寸从几纳米到约 100 微米的分析物，分辨率很高；由于整个分离过程可以在生物缓冲液中进行分离，也适用于生物样本分析。然而基于 FFF 分离的方法需要复杂的仪器和操作技能经验，同时依据分离目的，分离过程通常较慢，单个分离耗时长，因此限制了其在 EV 临床和研究领域的广泛应用。同时，由于该技术属于 EV 分离的新兴技术，标准化实验流程也仍有待研究和优化。表 17-1 总结了 5 种 EV 富集技术的分离原理、特点及应用。

表 17-1 EV 富集技术及其应用总结

富集技术	分离原理	优势	缺陷	推荐应用
超速离心法	据粒子形状、大小和密度差别顺序沉降	经典方法，可处理大体积样本，价格低廉	可致粒子破裂或聚集，回收率较低，操作时间较长	大体积及成分简单生物学标本，如细胞上清液、尿液等
尺寸排阻色谱法	分子大小和流体动力学半径	操作简便，可自动化，分离效率较高	无法去除尺寸相似的可溶性污染蛋白，需根据样本类型选择验证材料	小体积生物体液样本
免疫亲和富集法	特定抗体或免疫亲和分子特异性结合	实现特定 EV 亚型分离，分离特异性高	成本较高，分离依赖于抗体或亲和分子特异性	捕获特定来源或表达特殊分子的 EV 亚群
共沉淀法	降低溶质可溶性从而析出沉淀粒子	操作简便快捷，具备商用化试剂，技术门槛低	分离纯度低，污染蛋白多，试剂可能破坏膜表面结构	小体积样本初步分离
场流分馏法	分子尺寸和形状	样品损耗低，分离分辨率高	依赖于复杂仪器，技术门槛高，样本分离时间长	高纯度高分辨率 EV 分离，如分离 EV 及尺寸相近的污染蛋白

第三节 EV 物理鉴定技术及其应用

细胞外囊泡（EV）领域的研究受到纳米颗粒尺寸小的挑战。除了使用透射和扫描电子显微镜外，还缺乏可视化、量化和表征 EV 的既定技术平台。最近，已经开发了表征纳米尺寸 EV 的方法。本节旨在总结 EV 领域使用的新型和传统技术的物理原理，并讨论其优势和局限性（表 17-2）。

表 17-2　EV 物理鉴定技术概览

技术	粒径	检测时间	局限性	优势
TEM	0.1nm～1mm	>1 小时	一次性只可检测少量样本	可显示 EV 形态
DLS homodyne	1nm～6μm	1～2 分钟	须排除较大粒径囊泡干扰	可显示 EV 形态
NTA	20nm～1μm	5～10 分钟	样本浓度高时需要稀释，且无法标准化方法流程	可对低浓度样本进行分析和示踪
FCM	300nm～10μm	1 分钟	需进行校正	可对颗粒进行荧光标记和分析
RPS	50nm～10μm	30 分钟	需进行校正	分辨率高

注：TEM. transmission electron microscope，透射电子显微镜；DLS. dynamic light scattering，动态光散射技术；NTA. nanoparticle tracking analysis，纳米颗粒跟踪分析；FCM. flow cytometry，流式细胞术；RPI. radio pulse impedance，电阻抗脉冲传感技术。

一、透射电镜技术

（一）技术原理

透射电子显微镜（transmission electron microscope，TEM）技术是在 EV 形态和粒径表征中使用较为广泛的成像技术。TEM 用于 EV 分析的原理是将电子束投射到 EV 样本上，由于 EV 物理性质（如厚度和密度等）的差异，电子与 EV 中的原子发生碰撞时电子束改变方向，从而产生立体角散射，形成大小不同的散射角，进而可形成明暗不同的影像，影像在放大、聚焦后在荧光屏幕上投影出来。

（二）操作流程及特点

TEM 分析 EV 之前需要从细胞培养上清液或体液样品中提取 EV。为了保持样品的结构完整性，在进行 TEM 观察之前，需要对样品进行固定和包埋处理，通常采用化学固定和树脂包埋的方法，使得样品中的 EV 得以保持其原有结构。经过固定和包埋处理的样品需要进行切片制备，将样品切成几十到几百纳米厚的薄片，以便透射电子穿透。将切片装载到 TEM 的样品台上，利用透射电子的原理对样品进行观察。透射电子通过样品后，被透射电子镜的检测系统获取，形成透射电子显微图像。通过对 TEM 获得的显微图像进行分析和解释，可以观察到样品中的 EV 结构和形态特征，如大小、形状、膜结构等。

（三）应用

TEM 分辨率高，可以观察到微观尺度下的 EV 结构和形态特征，能够将单个 EV 与类似大小的非 EV 颗粒区分开来。另外，通过 TEM 可以观察到 EV 的膜结构、大小、形状等细节，有助于对其进行形态学分析。TEM 是目前监测含 EV 样本质量和纯度使用最为广泛的仪器，通常用来分析样本质量是否合格，是否具有足够的纯度，以便于下游治疗应用及分析。然而，由于 TEM 需要昂贵的设备和专业的操作人员，目前主要用于 EV 相关的基础研究。

二、动态光散射技术

（一）技术原理

动态光散射技术（dynamic light scattering，DLS）是一种用于分析颗粒尺寸和分布的技术，适用于分析 EV 颗粒的尺寸和分布特性。其技术原理是激光束照射样品并测量样品中 EV 颗粒的散射光强度的变化。当激光照射到样品中的 EV 颗粒时，颗粒会引起光的散射。由于 EV 的热运动引起其大小和位置的变化，这将导致散射光的强度随时间呈现出波动。通过对散射光强度波动的自相关分析，可以得到 EV 的粒径分布、均匀性和多分散性等参数。自相关分析可以提供 EV 的平均粒径、颗粒大小的分布范围以及颗粒在溶液中的运动特性。

（二）操作流程及特点

DLS 分析 EV 之前也需要从样品中提取出较纯的 EV 样品。之后将均匀分散的 EV 样品装载到 DLS 仪器的样品室中。在进行 DLS 分析之前，需要根据具体的样品和仪器要求设置实验参数，包括激光波长、散射角度、温度控制等。通过对采集到的数据进行自相关分析，得到 EV 的平均粒径、粒径分布范围等信息。在进行 DLS 分析之前，需要确保 EV 样品是均匀分散的，且没有明显的聚集现象。必要时，可以通过超声处理等手段使得样品均匀分散。

（三）应用

DLS 技术在分析 EV 样品时具有明显的优点。首先，DLS 能够对 EV 颗粒进行高灵敏度的尺寸分析，即使在低浓度下也能够进行有效的分析。其次，DLS 分析是非破坏性的，不需要对样品进行特殊处理或标记，而且分析过程不会改变 EV 的性质。最后，DLS 分析是一种快速的实验技术，可以在短时间内获得 EV 颗粒尺寸和分布的信息，并能实时监测 EV 的动态变化。总之，DLS 技术是一种快速、灵敏、非破坏性的方法，适用于分析 EV 的尺寸和分布特性，有助于研究 EV 的物理化学特性和相关生物学过程。

三、纳米颗粒跟踪分析技术

（一）技术原理

纳米颗粒跟踪分析（nanoparticle tracking analysis，NTA）是一种光学颗粒追踪方法，通常用于确定颗粒的浓度和大小分布，是 EV 研究领域被广泛认可的表征手段之一，其主要的检测原理是使用激光或者其他光源照射待测样品中的颗粒，通过光散射和布朗运动的特性追踪和分析 EV 在悬浮液体内的动态运动轨迹，计算 EV 布朗运动的平均速度和扩散率从而确定颗粒的浓度和粒径分布。

（二）操作流程及特点

首先，将已提取的待测 EV 样品悬浮在适当的溶液中，并进行必要的稀释。其次，对 NTA 系统进行校准，包括调整摄像机设置和光源强度，以获得准确的测量结果。接着将样品放入 NTA 仪器中，启动测量过程，使光照射样品并记录颗粒的运动轨迹。最后，使用专门的软件对记录的运动轨迹数据进行分析和处理，计算 EV 的浓度和大小分布。具有高分辨率、宽浓度范围的特点，可以对 50~2000nm 直径范围内的 EV 进行快速实时动态检测。

（三）应用

NTA 技术为 EV 研究提供了一种快速、准确和高分辨率的方法，不仅可用于各种样品 EV 浓度的定量分析，还可确定单个 EV 的直径大小以及 EV 群体的直径大小分布信息，从而监测不同条件下 EV 的浓度和大小的变化，或是评估 EV 纯化方法的回收率和纯化效果。此外，NTA 结合荧光标记技术，可以对 EV 进行表面标记，使其在 NTA 分析中可视化，有助于研究 EV 表面标志物的异质性和 EV 亚群的特征，并进行 EV 相关功能研究。需要注意的是，NTA 在处理复杂样品和不同颗粒类型时，需要进行仪器校准和数据解释的验证。

四、流式细胞术

（一）技术原理

流式细胞术（flow cytometry，FCM）是对悬液中的单细胞或生物粒子，通过检测标记的荧光信号，实现高速、逐一的细胞定量分析和分选的技术。该技术可用于对悬浮于流体中的微小颗粒或细胞进行计数和分选。也可以用来对进入光学或电子检测器的 EV 颗粒进行连续的多种参数分析。

在液流系统中，快速测定 EV 的生物学性质。其特点是通过快速测定库尔特电阻、荧光、光散射和光吸收来定量测定细胞 DNA 含量、细胞体积、蛋白质含量、酶活性、细胞膜受体和表面抗原等许多重要参数。根据这些参数将不同表面特征的 EV 分开，目前最高分选速度可达每秒钟 3 万 EV。

（二）操作流程及特点

流式细胞术分析 EV 样品通常需要先经过离心或超速离心来去除细胞残渣和大颗粒，得到较为纯净的 EV 样品。之后使用荧光标记抗体对 EV 染色，以便流式细胞术进行检测。将样品装载到流式细胞仪中，设置合适的激光波长和筛选参数，以便检测和分析 EV。启动流式细胞仪进行数据采集。流式细胞仪通过检测样品中荧光标志物的强度和分布，可以获得 EV 的数量、大小、表面标志物等信息。流式细胞仪可以实现数据的自动采集和分析，操作相对简便，减少了人工操作的误差，是应用最为广泛的 EV 分析技术。

（三）应用

流式细胞仪对于细胞和外泌体的检测具有很高的灵敏度，能够检测到非常低浓度的外泌体，快速而高效地对大量 EV 进行分析，实现高通量筛查。流式细胞术可以同时检测多个参数，如光散射、荧光强度和颜色等，以评估外泌体的复杂性。通过使用不同的荧光探针，可以同时检测外泌体中多种标志物，从而可以通过使用特定的抗体或荧光探针来标记 EV 表面的分子，如膜蛋白或糖基化物等。这样可以研究 EV 的表面分子组成，如细胞表面标志物、受体或黏附分子等。流式细胞术可以用于研究 EV 与其他细胞的相互作用。通过标记 EV 和目标细胞，可以测量它们之间的接触、内吞和信号传递等过程，从而了解 EV 在细胞通信和信号调控中的作用。

五、电阻抗脉冲传感技术

（一）技术原理

电阻抗脉冲技术（radio pulse impedance，RPI）利用介电常数和电导率的差异对物质进行检测，通过对检测区域的电阻抗随时间变化的分析，来确定物质的存在和状态。RPI 可以通过测量电流的变化和脉冲电场对 EV 的作用来实现对 EV 的分析。EV 通常具有与周围液体不同的形状、大小和电荷特性，因此当 EV 通过微通道时，会改变电流通过的路径和阻抗。通过测量电流的变化，可以推断出外泌体的存在和特性。另外，当脉冲电场施加在 EV 样品上时，电场会对 EV 产生作用力，使其发生运动或定向聚集，通过测量 EV 的运动行为或聚集情况可以对其进行分析。

（二）操作流程及特点

利用 RPI 技术分析 EV 时，首先需要从样品中富集 EV。之后将电解质溶液注入微流控芯片中，使其形成两个电极之间的电导路径。在微流控芯片中施加电压，通过电极之间的电阻变化来检测 EV 的通过情况。当 EV 通过电极之间的电导路径时，会引起电阻的瞬时增加，产生电阻脉冲信号。记录电阻脉冲信号，并通过计算和分析来确定 EV 的数量、大小和浓度等参数。RPI 技术分析 EV 时具有高灵敏度、高选择性、非标记性、快速和自动化的优势。需要注意的是，RPI 技术分析 EV 时，具体的操作流程和特点可能会因实验条件和设备不同而有所差异。

（三）应用

RPI 技术可以用于表征 EV 的数量、大小和浓度等参数，通过对 EV 进行排序，可以进一步分离和纯化不同类型的外泌体。除血浆和尿液外，RPI 传感技术还可以应用于其他生物液体中 RPI 的分析，如唾液、乳汁等。这些 RPI 中所包含的信息可以为疾病诊断、预后评估和治疗反应监测提供重要依据。EV 本身具有天然的细胞膜包裹结构，可以作为药物递送系统，通过 RPI 技术对 EV 的分析，可以评估药物的包裹效率、释放动力学和稳定性等特性，为药物递送系统的研发提供指导。

EV 在细胞间的信息传递和调控中起着重要作用。RPI 技术可以用于研究 EV 的产生机制、释放调控以及其与宿主细胞之间的相互作用，有助于揭示 EV 在生物学过程中的功能和意义。

第四节 蛋白标志物检测技术及其应用

蛋白质是细胞外囊泡（EV）用于体外诊断时最重要的生物标志物之一，确定 EV 膜表面和基质中特定蛋白质的种类和数量，对于开发新型的 EV 类标志物具有重要意义。目前，对于测定 EV 的总蛋白质含量，二辛可酸法（BCA）或 Bradford 测定法可以较容易完成。然而这些方法缺乏特异性，容易受到样品中其他蛋白质的干扰，只能用于高纯度的 EV 总蛋白的测定。因此，研究人员开发了一系列新型的高灵敏度和特异性的可分析 EV 种类和含量的检测技术，主要包括蛋白质印迹法（Western blotting，WB）、酶联免疫吸附试验（enzyme-linked immunosorbent assay，ELISA）技术、质谱技术和生物传感器技术。本章主要介绍这些技术的原理、操作过程以及应用。

一、蛋白质印迹法

（一）技术原理

蛋白质印迹法（WB）是用于 EV 蛋白质分析的常规技术，其原理是将裂解液处理过的 EV 样品在电场的作用下从凝胶转移至一种固相支持物，然后利用抗原-抗体的特异性反应，从样品中检测出目标蛋白，从而实现定量或定性的 EV 中特定蛋白质表达情况的分析。

（二）操作流程及特点

用 WB 分析 EV 中蛋白质，首先需要从 EV 中提取蛋白质。通常使用细胞培养液或组织培养上清液作为样品。样品中的蛋白质经过适当的处理和纯化步骤，如电泳分离或浓缩。提取的蛋白质样品通常需要通过 SDS-PAGE，根据蛋白质的分子量和电荷差异进行分离。之后将 SDS-PAGE 凝胶中分离出的蛋白质转移到聚合物膜或纸张上，这一步称为蛋白转移或印迹。在蛋白质转移到聚合物膜后，将膜或纸张暴露于特定的抗体溶液中，该抗体与感兴趣的蛋白质能够特异性结合。经过洗涤之后使用另一种酶标记的二抗孵育，二抗与一抗结合并与酶标记的检测系统一起形成复合物，再通过特定酶标记的检测系统，如辣根过氧化物酶或碱性磷酸酶的显示，可以检测到蛋白质的存在。根据免疫印迹实验的结果可以通过比较样品中蛋白质带的强度、大小和位置，来分析 EV 中蛋白质的存在与表达水平。

WB 不仅是一种有价值的 EV 纯度质量控制工具，还可用于检测 EV 膜表面和囊泡内存在的其他特异性蛋白质。根据国际细胞外囊泡协会（MISEV）2018 年发布的指南——2018 年细胞外囊泡研究的基本信息（MISEV2018），EV 的存在应通过分析与质膜相关的至少一种跨膜蛋白（如 CD9、CD63、CD81）和 EV 中的一种胞质蛋白（如 TSG101、ALIX）来证明。此外，对于从如尿液和血浆中分离的 EV，国际细胞外囊泡学会（ISEV）建议对通常与 EV 共同分离的常见蛋白质污染物（如载脂蛋白、白蛋白、尿调节素）进行额外定量，以评估 EV 的纯度。尽管 WB 能够快速简单地检测 EV 蛋白质含量，但它只是半定量的，只能检测批量的 EV，无法提供单个 EV 的蛋白质含量和 EV 群体内异质性的信息。另外，WB 技术的检测灵敏度较低，每次检测需要至少 10^9 个 EV 才可以分析特定蛋白质标志物的含量，需要对样品的 EV 进行纯化和富集。

（三）WB 在 EV 蛋白质分析中的应用

目前 WB 在 EV 膜蛋白和 EV 中的信号分子等方面具有广泛的应用。EV 蛋白质可以作为信号分子传递到目标细胞，并调控多种生物学过程，如细胞凋亡、增殖和分化等。通过 WB，可以分析 EV 中蛋白质的表达变化，进而探究其在信号传导途径中的作用和机制，理解 EV 与疾病之间的关联，并有望为疾病的诊断和治疗提供新的靶点。

二、ELISA 技术

(一) 技术原理

ELISA 技术检测 EV 的原理是使用特异性的抗体先将 EV 捕获到固相载体（如微孔板）上，之后与另一种酶（一般是辣根过氧化物酶）标记的抗体孵育，使之与 EV 特异性结合，再加入辣根过氧化物酶（horseradish peroxidase，HRP）的显色底物，通过测量底物的浓度，可以定量测定样品中特定 EV 蛋白的浓度。

(二) 操作流程及特点

ELISA 技术检测 EV，首先需要从细胞培养上清液或体液样品中采集 EV。EV 的纯化可以通过超速离心、滤膜分离、密度梯度离心等方法进行。之后将纯化后的 EV 加入到包被有特异性抗体的微孔板中孵育，使得 EV 被捕获。之后多次洗涤微孔板，再加入 HRP 标记的另一个 EV 蛋白特异性的抗体进行反应，孵育过一段时间后洗涤 3～5 次，再加入 HRP 的底物显色液，产生可见的颜色变化或荧光信号。底物的选择取决于所使用的酶，产生的信号与外泌体中特定蛋白质的含量相关。使用光学方法（如分光光度计或荧光分析仪）测量产生的信号强度。通过与已知浓度的标准曲线进行比较，可以定量分析外泌体中特定蛋白质的含量。常用的 EV 捕获的靶标包括一些常见 EV 表面蛋白（如 CD63、CD9 或 CD81）。使用 HRP 的 ELISA 技术分析 EV 时，其检测线在 10^6 个 EV/ml，检测灵敏度较低。

(三) ELISA 技术在 EV 蛋白质分析中的应用

使用免疫分析技术检测 EV 蛋白质时，由于使用高亲和力和高特异性的抗体，实现了 EV 的高效富集和纯化，有效地消除样品杂质的干扰，因此可以直接分析血液或者尿液等复杂样品中的 EV。目前使用最广泛的免疫分析技术是 ELISA，其反应在 96 孔微孔板中进行，并且结果被酶标仪分析，因此可以在 EV 蛋白分析方面普及使用。

尽管 ELISA 技术在 EV 测定法中有广泛的应用，但这些方法只量化 EV 相关的靶蛋白。EV 相关蛋白的含量通常被用作 EV 浓度的指示，但由于来源细胞中表达水平的不同，EV 相关蛋白含量的变化也可以反映生物样品之间的异质性 EV 蛋白组成。此外，特异性捕获和检测抗体的使用意味着只有携带靶向蛋白的 EV 的特定子集正在被量化和表征。尽管最新研究提示了几种不同 EV 类型的主要蛋白质标志物，但还没有发现覆盖 EV 全谱的蛋白质靶标，甚至没有发现特异性存在于囊泡类型内的每个囊泡上的蛋白质靶标。

三、质谱技术

(一) 技术原理

质谱技术是一种常用的生物化学分析方法，可用于分析 EV 中的蛋白质和其他生物分子，主要有两种常用的质谱技术用于 EV 分析：串联质谱（mass spectrometry-mass spectrometry，MS/MS）和质谱图谱（mass spectrometry profiling）。MS/MS 分析 EV 蛋白质的基本原理是通过两个连续的质谱仪进行分析。首先，样品中的分子被电离成带电粒子，并通过质谱仪进行质量分析，以确定分子的质量。然后，目标分子经过碎片化，产生特定的碎片离子。这些碎片离子再次通过质谱仪进行分析，以获取更多的结构信息。质谱图谱分析是一种较为简化的质谱技术，旨在确定 EV 样品中存在的特定蛋白质或代谢产物。其原理是样品中的分子被电离成带电粒子，并通过质谱仪进行质量分析。然后，根据质谱图谱中的质量信号，可以对分析物进行标识和定量。

（二）操作流程及特点

质谱可用于同时测量大量膜和囊泡内的 EV 蛋白。每个测试需要每个样品大约有 10^6 个 EV 颗粒，以便使用 Nano LC-MS/MS 设置进行可重复的蛋白质鉴定。不同的 EV 纯化技术可能导致不同的蛋白质组学分析结果，质谱用于 EV 蛋白质分析通常包括样品前处理、蛋白质分离和质谱测量等步骤。在样品前处理中，通常使用甲醇、氯仿和醋酸乙酯等溶剂对样品进行萃取和净化，以去除杂质和浓缩蛋白质。在分离方面，可以采用凝胶电泳、液相色谱和等电点聚焦等技术，将样品中的蛋白质分离成单个的组分，然后再进行质谱测量。在质谱测量中，通常采用质谱仪对分离好的蛋白质进行离子化和质量分析，以确定蛋白质的分子量和化学特性。

需要指出的是，质谱分析技术虽然能够提供高分辨率的数据，但其对于蛋白质的检测限制较多，需要样品含量充足且质量好，加之数据处理较为复杂，因而需要专业的技术人员进行数据分析和解释。此外，质谱分析也存在一定的误差和不确定性，因此在使用时需要结合其他技术手段进行验证和筛选。

（三）质谱技术在 EV 蛋白质分析中的应用

尽管 EV 分析需要庞大的仪器并进行大量样品制备，但它可以在一个实验中分析数千种 EV 蛋白，使其成为 EV 相关研究的主要内容。质谱在 EV 蛋白质分析中的应用可以有助于鉴定和量化 EV 分泌的蛋白质，并分析这些蛋白质的翻译后修饰、亚细胞定位、结构和功能等信息。此外，质谱还可以用于研究不同细胞类型或生理状态下的 EV 蛋白质组成和变化规律，以及揭示 EV 在健康和疾病状态下的生物学功能和意义。

四、生物传感技术

（一）技术原理

生物传感器是一种能够检测和测量生物分子的装置，它能够识别靶分子以及与之相互作用的信号，并将其转化为可观测的信号输出。在 EV 蛋白质分析中，生物传感器可以用于定量检测特定蛋白质的浓度，从而实现对 EV 功能和组成的研究。常见的生物传感器包括荧光传感器、电化学生物传感器和表面等离子共振传感器等。荧光传感器利用荧光染料标记的抗体或亲和分子与目标蛋白质结合，通过荧光信号的强度或频率变化来定量测量目标蛋白质的浓度。电化学生物传感器则基于目标蛋白质与电极表面的相互作用，通过电流或电势变化来实现检测。表面等离子共振传感器则利用金属薄膜上的等离子共振效应，通过目标蛋白质的结合引起的光学信号变化进行检测。

（二）操作流程及特点

生物传感器分析 EV 中蛋白质，首先要设计与制备传感器，根据分析目标，设计和制备具有特定生物识别元件（如抗体、酶、核酸等）的传感器。这些生物识别元件可以与 EV 中目标分子（如蛋白质、核酸、小分子等）特异性结合。同时，将 EV 样品进行预处理，包括提取和纯化等步骤。之后将预处理后的样品与传感器接触，使传感器的生物识别元件与 EV 蛋白质分子发生特异性结合。这种结合可通过多种方式进行检测，如电化学、光学、声学等。根据传感器的工作原理，测量和记录传感器与样品反应所产生的信号变化。这些信号变化可以与 EV 蛋白质在样品中的浓度相关联。对所获得的信号进行处理和分析，通常需要与标准曲线或已知样品进行比对，以定量分析 EV 蛋白质的目标分子含量。生物传感器在检测 EV 蛋白质方面具有高灵敏度、高特异性、实时监测、多参数分析等特点，是一种有效的工具，可用于研究 EV 中的生物分子，揭示其组成和功能，并有助于相关疾病的诊断和治疗。

(三) 生物传感器技术在 EV 蛋白质分析中的应用

生物传感器在 EV 蛋白质分析中的应用有助于解析细胞通信的机制，揭示 EV 蛋白质在生理和病理过程中的功能和重要性。此外，结合其他分析方法（如质谱分析）和生物信息学工具，生物传感器可以帮助鉴定和筛选新的 EV 蛋白质标志物，为疾病诊断和治疗提供新的靶点和策略。需要指出的是，尽管生物传感器在 EV 蛋白质分析中具有重要潜力，但其应用仍面临一些挑战，如选择合适的传感器和信号转导机制、提高检测的灵敏度和特异性，以及在复杂的生物环境中实现准确的蛋白质分析等。因此，进一步的研究和技术发展仍然是必要的，以提高 EV 蛋白质分析的准确性和可行性。

第五节　细胞外囊泡核酸标志物检测技术及其应用

作为液体活检重要的生物标志物之一，细胞外囊泡（EV）是由细胞释放的具有磷脂双分子层的胞外囊泡，携带有母细胞的脂质、蛋白、核酸等生物大分子，能够从释放入血后随循环转运到远处靶细胞起到信息传递的作用。很多证据显示肿瘤细胞能够分泌 EV，诱导正常细胞癌变、促进新生血管形成、提高肿瘤细胞的迁移和侵袭能力、增强药物抵抗性等。这些生物学功能与 EV 携带的生物大分子，如信使 RNA（messenger RNA，mRNA）、长链非编码 RNA（long non-coding RNA，lncRNA）、蛋白质等调控靶细胞的生理过程有密切关系。通过分析肿瘤来源 EV 中生物大分子的表达差异，可以区分不同肿瘤及肿瘤发展的不同阶段，是肿瘤液体活检极具潜力的一类新靶标。

在 EV 核酸标志物的研究中，研究者多采用与血清核酸类似的实时荧光定量 PCR（real-time fluorogenic quantitative PCR，real-time-qPCR）检测系统、微液滴数字 PCR（droplet digital polymerase chain reaction，ddPCR）、高通量测序技术、生物传感器技术。本章主要介绍这些技术的原理、优势、缺陷及应用（表 17-3）。

表 17-3　不同 EV 核酸标志物检测技术比较

检测技术	检测原理	优势	缺陷	推荐应用
real-time-qPCR	将 RNA 逆转录成 cDNA 后，以 dNTP 为底物，对扩增出的 DNA 进行定量分析	高灵敏度、实时监测、快速检测	易发生交叉污染、高成本、对引物设计依赖性强	病毒检测、基因表达分析、基因型鉴定
ddPCR	将 PCR 反应体系分成油包水液滴单独进行 PCR 扩增	精确计数、高灵敏度、抗抑制性	成本高、样本数量限制、技术复杂	基因拷贝数变异分析、病毒载量测定
高通量测序	并行测序大量的 DNA 片段、快速获取大规模基因组信息	高吞吐量、高分辨率、快速	错误率高、数据处理复杂	全基因组、转录组、外显子测序
生物传感器	将生物物质浓度转换为各种信号	高灵敏度、高特异性、低成本	检测范围有限、设计复杂	蛋白质、核酸、细胞、食品、环境的检测

一、real-time-qPCR 技术

(一) 技术原理

real-time-qPCR 的全称是实时荧光定量 PCR，它是在 PCR 反应体系中加入荧光基团，利用荧光信号累积实时监测整个 PCR 过程，最后通过标准曲线对未知模板进行定量分析的方法。其检测原理是将 RNA 逆转录成 cDNA 后再作为模板，以 cDNA 为模板，以 dNTP 为底物，对扩增出的 DNA 进行定量分析。real-time-qPCR 根据反应体系中加入的荧光基团所积累的荧光信号强度变化，对 PCR 反应中的每一个循环扩增产物进行实时监控。

实验通过在体系中加入荧光物质，再用信号检测仪（qPCR 仪）进行信号的采集和显示来实现

对扩增反应进行实时监控。经典的 real-time-qPCR 有染料法（非特异性荧光标记）和荧光探针法（特异性荧光标记）两种，下面分别介绍这两种方法的原理。

1. 染料法 染料法中使用的荧光物质是可与 DNA 结合的发光化学染料。SYBR Green I 是一种使用广泛的荧光标记染料，它可以结合到双链 DNA 分子的小沟上。当其处于游离态时，只能发出微弱的荧光，当它与 DNA 结合时，荧光强度会极大地增强。在 PCR 过程中，DNA 会经历热变性、退火、延伸等过程。PCR 过程中，SYBR Green I 会随着 DNA 双链的延长，不断地结合到 DNA 上，荧光强度也逐渐增强。

2. 荧光探针法 荧光探针法中使用的探针是一段用发光基团标记的寡核苷酸序列，最常见的是 TaqMan 探针。荧光基团修饰在探针上。在探针的 5′ 端具有一个荧光基团，在 3′ 端有一个猝灭基团。探针完整时，荧光基团发射出的荧光会被猝灭基团吸收掉。退火过程中，引物和探针会结合到 DNA 上。延伸过程中，Taq 酶除了发挥 5′-3′ DNA 聚合酶活性外，还会发挥 5′-3′ DNA 外切酶活性，将 Taqman 探针从 DNA 上水解掉，此时，荧光基团会脱离 DNA，由于其与猝灭基团的距离增大，检测系统会检测到荧光基团所发射的荧光。荧光的强弱与双链 DNA 的浓度有关。

（二）操作流程及特点

1. EVs 提取 很多公司都有针对各种不同样本的 EV 提取试剂盒。样本预处理阶段很重要，甚至决定了后续提取 EV 的纯度和浓度。

2. RNA 提取和逆转录 在抽提 RNA 过程中任何环节的不正确操作都可能导致 RNA 酶的污染。由于 RNA 酶的活性很难完全抑制，预防其污染是十分必要的。

3. Mix 配制 一般来讲，进行 real-time-qPCR MasterMix 的都是浓缩液，只需要简单加入模板和引物即可。由于 real-time-qPCR 灵敏度高，所以每个样品至少要做 3 个平行测试，以防在后面的数据分析中，由于 Ct 相差较多或者 SD 太大，无法进行统计分析。通常来讲，反应体系的引物终浓度为 100～400mmol/L；模板总 RNA 一般为 10～500ng，模板为 cDNA，通常情况下需要进行 10 倍稀释，要根据目的基因的表达丰度进行调整。在操作过程中，还需要根据所用 MasterMix、模板和引物的不同进行优化，达到一个最佳反应体系。

4. 仪器设置 包括反应板设置（plate setup）和程序设置（program setup）。

5. 数据分析。

（三）real-time-qPCR 在 EVs 核酸标志物检测的应用

real-time-qPCR 已被用于多种分子生物学的应用中，其中包括基因表达分析、RNA 干扰验证、微阵列验证、病原体检测、基因测试和疾病研究。本节主要介绍 real-time-qPCR 在 EV 核酸标志物检测的应用。胞外囊泡膜保护囊泡 RNA 免受循环中核糖核酸酶的降解，在此背景下，EV 作为理想的非侵入性诊断工具极具吸引力，并为液体活检诊断疾病奠定了基础。

微 RNA（miRNA）是一种小的调控 RNA，在肿瘤发生发展中起着重要作用，作为一种癌症生物标志物正在被研究，肿瘤来源的 EV miRNA 被认为反映了癌细胞的重要活性。前列腺癌是男性最常见的癌症。然而，前列腺特异性抗原的诊断特异性不足。尿液 EV miRNA 的评估可能为前列腺癌诊断提供一种新的、高度特异性的方法。

Samsonov 等用 real-time-qPCR 检测所选尿液 EV miRNA 的表达水平，在可检测到的 miRNA 中，前列腺癌患者尿 EV 中 miR-574-3p、miR-141-5p 和 miR-21-5p 的表达显著高于对照组。

EV 核酸不仅在同一物种的个体之间，而且在寄生虫和宿主之间充当交流媒介的作用。就蠕虫感染而言，将 EV 核酸用作新型诊断工具具有一定潜力。Cucher 等已经鉴定了体外培养的多房棘球蚴（肺泡棘球蚴病的病原体）分泌的 EV 核酸谱。他们使用 real-time-qPCR 来检测针对寄生外和寄生内环境分泌的 EV 核酸谱，并发现了 miRNA 的极化分泌，其中 miRNA 主要分泌到寄生虫外环境，rRNA 和 tRNA 衍生的序列主要分泌到寄生虫内环境。

二、ddPCR 技术

(一) 技术原理

微液滴数字 PCR (droplet digital polymerase chain reaction, ddPCR) 又称微滴式数字 PCR, 是一种使用微流控或微孔板与油相, 将 PCR 反应体系分成油包水液滴单独进行 PCR 扩增的技术, 是继传统 PCR 技术、real-time-qPCR 技术后衍生的第三代 PCR 技术, 该技术将定量 PCR 反应体系分割为大量的微液滴, 经 PCR 扩增后, 逐个对微滴进行检测, 有荧光信号的微滴判读为 1, 没有荧光信号的微滴判读为 0, 在微液滴内实现单分子的扩增和核酸拷贝数的绝对定量分析。

本方法通过 ddPCR 技术分别对内参基因与外源基因拷贝数进行绝对定量, 相对于传统 qPCR 检测外源基因拷贝数的方法, 具有无须检测标准曲线、操作简便、灵敏度高、准确性高等优点。

(二) 操作过程及特点

微液滴数字 PCR 操作过程通常是先进行反应体系的配制, 将样品、引物、染料混合, 然后通过液滴生成技术将样品分成上万个油包水的液滴, 在每个液滴中单独进行 PCR 反应, 再读取每个液滴荧光值, 确定阴阳性液滴数, 以得到原始样品中阳性液滴的比例, 最后进行数据分析。使用泊松统计分析以确定原始样品中目标 DNA 模板的浓度, 结果以 copies/μl 表示, 将样品外源基因拷贝和样品中内参基因拷贝数换算得到外源基因在每个细胞中的拷贝数。

(三) ddPCR 在 EV 核酸标志物检测中的应用

ddPCR 技术已在许多生物医学领域得到了应用, 特别是近年来在临床检验领域的应用更加广泛。在许多恶性肿瘤中, ddPCR 被用于检测从全血、血浆和血清中分离的细胞游离 DNA (cfDNA)、细胞游离 RNA (cfRNA)、循环肿瘤细胞、EV 中提取的核酸, 有助于预测肿瘤复发或揭示治疗反应中的肿瘤内异质性和克隆进化。本节主要介绍 ddPCR 在 EV 核酸标志物检测中的应用。

尿 EV miRNA 丰度低且缺乏内参基因, qPCR 并不是定量尿 EV miRNA 表达的最佳方法。Wang 等描述了 ddPCR 检测尿液 miRNA 的方法优化及其与 qPCR 的性能比较。结果与 qPCR 相比, ddPCR 具有更高的灵敏度。ddPCR 检测到的 miRNA29a 最低浓度<50copies/μl, 而 qPCR 检测到的 miRNA29a 最低浓度为 6473copies/μl。此外, 与 qPCR 相比, ddPCR 在连续稀释的样品中的检测结果更为一致。

血液中的游离 DNA (cfDNA) 常被用作无创产前和癌症诊断分析的遗传物质来源, 且血浆 EV 中也存在 cfDNA。Ryan 等对从血浆和 EV 中提取的 DNA, 采用荧光法和 ddPCR 法进行检测。血浆 cfDNA 浓度分析显示, 93%以上的可扩增 cfDNA 位于血浆 EV 中, 血液样本显示 EV 计数和 EV DNA 浓度显著增加。该研究提供的证据表明, 血浆 cfDNA 的很大一部分定位在 EV。EV 的释放是一个能量依赖的过程, 因此提示 EV 相关 cfDNA 从细胞中主动释放是血浆中 cfDNA 的重要形式。

三、高通量测序技术

(一) 技术原理

高通量测序又名下一代测序 (next generation sequencing, NGS), 相对于传统的桑格测序 (Sanger sequencing) 而言, 能一次对几十万到几百万条 DNA 分子进行序列测定。高通量测序技术实现了大规模测序, 填补了传统测序技术的缺陷。目前高通量测序的主要平台有罗氏 (Roche) 公司的 454 测序仪及因美钠 (Illumina) 公司的 Solexa 基因组分析仪。

焦磷酸测序 (Roche/454) 是一种依赖酶联级联化学发光反应的测序技术, 与模板配对的脱氧核糖核苷三磷酸 (deoxyribonucleotide triphosphate, dNTP) 的加入使得反应中释放出的焦磷酸被转化成 ATP 从而合成氧合荧光素并释放可见光, 能快速、准确地实现基因组序列测定。

聚合酶合成测序采取边合成边测序的方法，利用可逆性末端终结反应读取不同碱基的荧光。

（二）操作过程及特点

高通量测序的操作过程通常是先构建文库，然后吸附在 Flowcell（测序芯片），当文库流过 Flowcell 时，连接上接头的文库便与寡核酸（oligo）结合，固定在芯片上。由于单个 DNA 片段的碱基信号不足以达到测序要求，因此需要进行桥式 PCR 放大被 oligo 捕获的 DNA 片段。以 Flowcell 上被结合的文库单链为模板进行互补链延伸，之后将模板链切断洗涤，互补链上的接头序列再次与 Flowcell 上的 oligo 结合，重复上述延伸过程。经过多轮扩增形成 DNA 簇，此时碱基信号放大至满足测序要求，即可进行后续的测序反应。最后一边进行 PCR，一边测得 PCR 产物序列。

（三）高通量测序技术在 EVs 核酸标志物检测中的应用

高通量测序技术在精准医学中的应用不断深化，主要体现在遗传性疾病诊断、肿瘤基因检测及伴随诊断、感染性疾病检测等方面。本节主要介绍高通量测序技术在 EV 核酸标志物检测中的应用。

环状 RNA（circular RNA，circRNA）是一类具有封闭环状结构的非编码 RNA。NGS 提供了一种研究环状 RNA 的方法。环状 RNA 在 EV 中富集并由于 EV 膜的包裹，稳定性佳。随着研究的深入，研究者发现 EV 环状 RNA 可能成为癌症诊断和靶向治疗的新标志物。Erika Lasda 等提出了 EV 中的环状 RNA 作为内源性环状 RNA 去除机制的假设并分析了 HeLa、293t、U2OS 细胞 EV 中环状 RNA 和线性 RNA 的相对数量，发现在 EV 中环状 RNA 比线性 RNA 含量更高。

EV 相关的 miRNA 已被认为是血液肿瘤诊断的有前途的生物标志物。研究者设计了一个基于 NGS 的集成工作流程来分析铂耐药卵巢癌患者血浆中 EV 相关 miRNA 的特征，比较了不同富集方法对 EV 的提取效果并且在 Illumina 平台上进行检测，并建立了一个集成工作流程，将这一工作流程应用于临床记录的铂敏感和铂耐药卵巢癌患者的队列中，得到了一组成熟的 EV 相关 miRNA（简写为 miR，包括卵巢癌相关的 miR-181a、miR-1908、miR-21、miR-486 和 miR-223），其在铂耐药患者的血浆中含量不同，这个小组（panel）可作为指导卵巢癌用药的生物标志物。

四、生物传感器技术

（一）技术原理

生物传感器（biosensor），是一种对生物物质敏感并将其浓度转换为信号进行检测的仪器。生物传感器由分子识别部分（敏感元件）和转换部分（换能器）构成：以分子识别部分去识别被测目标，是可以引起某种物理变化或化学变化的主要功能元件。分子识别部分是生物传感器选择性测定的基础。主要有酶、抗体、核酸、DNA、细胞受体和完整细胞等。把生物活性表达的信号转换为信号的物理或化学换能器，主要有电化学器件、光学器件、热敏器件、声波器件、压敏器件等。生物传感器根据检测原理可分为电化学生物传感器、荧光生物传感器、表面增强拉曼散射生物传感器、表面等离子共振生物传感器、质量/压电生物传感器、纳米孔传感器等。

（二）操作流程及特点

生物传感器的操作过程通常包括以下步骤：使用特定的生物材料或生物元素（酶、抗体、细胞等）来识别目标分子或生物活动，这些元素可以和目标物质结合，产生信号或变化，如电信号、光信号、声波等，检测到的信号会通过传感器的电子部分转换为可读取的数据，通常是电压、频率或其他形式的测量，这些数据被传输到处理单元进行解读和分析，最后可能是以数值、图形、声音的形式呈现检测结果。不同类型的生物传感器采用不同的原理和技术，但基本操作步骤大致相似。

（三）生物传感器的应用

生物传感器在食品、制药、临床检验、生物医学、环境检测等方面被广泛应用。本节主要介绍生物传感器在 EV 核酸标志物检测中的应用。

EV miRNA 在肿瘤发生、肿瘤进展和转移中具有高度特异性。Luo 等开发了一种基于锁定核酸修饰的"Y"形结构的比例电化学 DNA 生物传感器，用于检测 EV miR-21。当 miR-21 存在时，"Y"形结构上的核酸辅助链位移反应被激活，导致结构变化和信号比增大，这反映了电极表面与"Y"形结构上标记的两个电活性分子之间的距离不同。采用双信号比法，生物传感器具有较高的精度和灵敏度，检测限低至 2.3fmol/L。此外，由于信号比的对数与 miR-21 浓度的对数呈线性关系，因此该生物传感器可用于检测 MCF-7 细胞源性 EV 中的 miR-21。

Sun 提出了一种荧光生物传感器来检测 EV miR-92a-3p 的浓度。具有自荧光特性的金属-有机骨架（MOF-525）作为单链报告分子荧光的参考物和猝灭剂。miR-92a-3p 的存在触发 5p 模板链的环化，并进一步进行周期性滚环扩增。周期性长链和报告分子可形成双链，以防止报告分子被 MOF-525 吸附。miR-92a-3p 浓度与 Δreporter/MOF-525 荧光强度比呈正相关。该生物传感器的检测范围为 0.1～10mol/L，可以区分 miR-92a-3p 和错配的 RNA 序列。

第六节　单个细胞外囊泡检测技术及其应用

细胞外囊泡（EVs）在生物物理性质（形态、大小、密度等）和分子组成（脂质、蛋白质、代谢物、核酸等）上都具有强异质性，单个 EVs 可能表达不同的生物标志物。然而，传统的 EV 检测技术，如实时聚合酶链式反应（real-time-PCR）、免疫印迹（WB）、酶联免疫吸附试验（ELISA）和荧光标记抗体技术，通常都是批量检测，忽略了 EV 的异质性，极易造成低丰度的特异 EV 亚群信息被掩盖从而造成信息丢失，极大地降低了临床诊断的敏感性和准确性。因此，对单个 EV 进行分析，可以更深入地了解各种 EV 亚型的异质性，从而充分开发其临床应用潜力。本节主要介绍流式细胞术、微流控技术、全内反射荧光技术的技术原理、优势、缺陷以及在癌症诊断中的应用（表 17-4）。

表 17-4　不同单个 EV 检测技术比较

技术	原理	优势	缺陷	应用
流式细胞术	从不同角度收集的散射光表明了在鞘液中通过激光束时的单个粒子的生物物理特性和内部复杂性，前向散射光（FSC）反映了粒子的大小，侧向散射光（SSC）反映了粒子的颗粒度。用于单颗粒的定量定性分析	可以进行多参数定量检测，具有速度快、准确度高、实用性强等优点	依赖于仪器的灵敏度和荧光团的强度，未结合染料易于干扰结果	用于 EV 的粒径、浓度以及其表面生物功能分子的分析
微流控技术	使用微管道（为亚微米结构）处理或操纵微小液体的系统所涉及的技术，能精确控制和操控微尺度流体	可以大量平行处理样品，具有通量高、分析速度快、物耗少、污染小等特点	在单个 EVs 中检测稀有蛋白质具有挑战性，需要稀释样品	用于有机合成、微反应器、化学分析、临床诊断仪器和体外仿生模型等
TIRF 技术	激发的光在相邻界面处完全内部反射，产生消逝波，只能有效照亮 100nm 内的荧光分子。因为激发光具有呈指数衰减的特性，只有极靠近全反射面的样本区域才会产生荧光反射	有着高空间分辨率、多色、三维、原位成像的优点	需要固定样品	用于微小结构和单分子成像，如单 EV 检测、细胞膜上单个蛋白动力学研究、钙离子探测、药物跟踪和细胞结构成像等

一、流式细胞术

（一）技术原理

流式细胞术（FCM）是一种基于激光的检测技术，可用于定量分析单个细胞或其他微粒。从不同角度收集的散射光表明了在鞘液中通过激光束时的单个粒子的生物物理特性和内部复杂性，前向散射光（FSC）反映了粒子的大小，侧向散射光（SSC）反映了粒子的颗粒度。与传统流式细胞仪相比，纳米流式可以覆盖 200nm 以下的粒径检测，实现了包括 EV 在内的天然生物纳米颗粒的表征，使 FCM 成为单个 EV 检测分析的理想工具。

（二）操作过程及特点

1. 粒径检测

（1）粒径标准品、空白对照和待测样品均需要在相同检测条件（激光功率和散射通道衰减系数）下采样。

（2）所有样品均在较低进样压力下（进样不大于 1.0kPa）检测，使信号密度适中。

（3）在合适的条件下检测粒径标准品（最小粒径硅球的散射光信号与背景完全分开且最大粒径硅球的散射光信号未饱和，检测器饱和值为 3600）。

（4）样品检测：若待测样品中 20%以上的颗粒在散射通道的信号强度达到饱和，则表明当前的粒径标准品不是该样品粒径表征的最优选择，需适当降低激光功率或提高散射通道衰减倍数，若待测样品小粒径信息较多，且大粒径信息未饱和，可适当提高激光功率或降低散射通道衰减倍数。

（5）空白对照：检测待测样品用的缓冲液，用于扣除背景颗粒。

2. 浓度检测

（1）所有样品均在相同进样压力下（Sampling 1.0kPa）检测，采样时间为 1min。

（2）浓度标准品和待测样品分别在各自合适的检测条件下采样。

（3）待测样品及空白对照在相同检测条件下采样，相同阈值设置下处理数据。

（4）稀释合适的倍数使得浓度标准品和待测样品每分钟的颗粒数为 1000~6000 个。

（5）浓度标准品 200nm PS 检测条件：488 激发光 10mW 0.2%；Sampling 1.0kPa 时建议稀释 200~500 倍。

3. 带荧光的样品的检测

（1）确认选用的荧光染料与激光器和滤光片匹配。

（2）根据"检测条件设置"设定初始检测条件，再根据各个通道的信号强度调整激光检测参数使荧光通道的信号能与背景良好区分，且散射通道的信号不饱和，即提高激光功率，增大散射通道信号衰减倍数。

（3）去除游离的染料。

（三）应用

1. 结直肠癌 结直肠癌是我国常见的消化道恶性肿瘤，近年来其发病率和死亡率均呈上升趋势。2020 年数据统计显示，全球新发结直肠癌 196 万例；我国新发病例 55.5 万例，死亡病例 28.6 万例，平均每 1 分钟就有 1 人确诊结直肠癌，每 2 分钟就有 1 人死于结直肠癌。而早期发现的手术治愈率可高达 90%以上，因此结直肠癌的早期诊断尤为重要。如今的检查手段可大致分为两类：结构性检查和粪便检查。结构性检查是指通过内镜和影像学检查检测早期癌变和息肉，但其具有侵入性、耗时长，并且需要饮食准备和肠道准备。而粪便检查虽然不具有侵入性，也无须肠道准备，但诊断的灵敏度和特异性都相对较低。因此，迫切需要新的生物标志物和检测技术来辅助诊断，提高诊断的准确性。

经过 FCM 检测发现，对于从结直肠癌 HCT15 细胞分离的 EV，大多数（97%）EV 粒径小于

150nm。通过在单个 EV 水平上定量分析 CD147 的表达,将蛋白质丰度与 EV 大小联系起来,发现与健康人相比,在结直肠癌患者中 CD147$^+$EV 的水平显著升高,证实了血浆 CD147$^+$EV 浓度对结直肠癌诊断和治疗监测具有极高的预测价值。

2. 前列腺癌 前列腺癌作为我国男性泌尿系统肿瘤之首,也成为近 10 年发病率增速最快的男性恶性肿瘤之一。前列腺癌虽然属于恶性肿瘤,但其发展比其他癌症缓慢,因此治愈率相对较高。有调查显示,如果在癌症早期发现并及早接受治疗,多数患者可生存 15 年以上。此前,Nanostics 公司将高灵敏的 EV 检测平台、Apogee 纳米流式分析仪与机器学习算法相结合,通过简单的血液收集即可检测诊断疾病,适用于各种癌症和其他疾病。Apogee 纳米流式分析仪之所以成为该项目的核心技术基础,是因为其独有的专行光学设计使其可检测最小粒径 70nm 的小颗粒,并拥有 10nm 的分辨率,仅用散射光就能检测到 100nm 左右的 EV,同时其极佳的荧光检测灵敏度能完美进行 EV 的表面蛋白分析,是进行 EV 快速、高通量、多参数检测的理想选择。目前已在早期的前列腺癌临床检测研究中取得重大成功,该项目在北美的实施避免了多达 60 万例活检筛查、2.4 万例住院治疗和高达 50%的非必要前列腺癌治疗。除了每年为医疗系统节省超过 14 亿美元的成本,还将对男性的医疗体验和生活质量产生重大影响。

二、微流控技术

(一)技术原理

微流控(microfluidics)指的是使用微管道(为亚微米结构)处理或操纵微小液体的系统所涉及的技术,能精确控制和操控微尺度流体,又被称为芯片实验室(lab-on-a-chip)和微全分析系统(micro-total analysis system)。微流控技术是把生物、化学、医学分析过程的样品制备、反应、分离、检测等基本操作单元集成到一块微米尺度的芯片上,自动完成分析全过程。

(二)操作流程及特点

1. 芯片制作 微流控芯片装置由聚二甲基硅氧烷(PDMS)采用标准软光刻工艺制成。首先将 Sylgard-184 PDMS(道康宁)以 10∶1 的基料和交联剂混合比例浇铸在主模上,真空脱气,在 70℃ 的烘箱中固化 2 小时。之后,固化的 PDMS 从模具中释放出来,切成单独的芯片,再用平底针打孔进出液口。然后 PDMS 复制品和玻璃载玻片用 O_2 等离子体处理并黏合在一起,在 100℃的热板上烘烤 8 小时以恢复表面疏水性。

2. 液滴生成 在商品化的微液滴生成仪上,将 EV 复合物与底物溶液用矿物油、3 wt.% ABIL EM 90 和 0.1 wt.% Triton X-100 稳定表面活性剂包封成直径 40μm 的液滴。设备运行时,使用注射泵头将悬液和 FDG 相的流速控制在 0.7μl/min,油相的流速控制在 2.3μl/min。液滴生成完成后,液滴原位孵育 30 分钟,用于后续实验。

(三)临床应用

传统的 EV 分离方法通常需要昂贵的精密设备、广泛的样品制备、熟练的操作人员和复杂的程序。此外,还存在 EV 回收效率低、结构完整性损坏、生物活性下降和杂质污染等问题。相比之下,高度集成和高通量的微流控技术可以精确地操作样品,实现了单个 EV 的样品收集。

1. 乳腺癌 根据 2022 年全球癌症统计,女性乳腺癌是全球最常见的癌症类型,有 226 万例新病例被发现。因此,迫切需要开发特异性生物标志物和灵敏的检测方法,用于乳腺癌的早期无创诊断。Liu 和他的同事们创造了一种 DNA 介导的技术,结合随机森林(RF)机器学习算法,同时对单个 EV 进行尺寸选择分类和表面标记识别。用 HER2 或 EpCAM 适配体标记目标 EV,然后用黏弹性 λ-DNA 介导的微流控系统进行尺寸大小选择分离。在优化的流动条件下,外泌体、微囊泡和凋亡小体分离结果良好,并且通过荧光强度测量评估了来自几种乳腺癌细胞系的单个 EV 亚型的不同的 HER2 和 EpCAM 谱,发现 HER2 在多个 EV 亚群(尤其是微囊泡)中不同的免疫组织化学表达,可以清楚地区分 Ⅱ 期乳腺癌患者。

2. 胶质母细胞瘤　胶质母细胞瘤(glioblastoma,GBM)是一种侵袭率高、预后差的恶性脑肿瘤。一些基因突变如肿瘤特异性表皮生长因子受体 mRNA(EGFRvⅢ)已在 GBM 衍生的微囊泡中发现,这与肿瘤的形成、进展和治疗效果有关。然而,识别和量化生物体液中罕见的单核苷酸突变是相当具有挑战性的。目前已有研究使用微流控芯片(MoSERS 微芯片)采用嵌入纳米腔阵列,包括 MoS2 单层和层状等离子体腔,不仅可用于分离和纳米限制多形性胶质母细胞瘤(GBM)患者的单个 EV,还能使用表面增强拉曼光谱(SERS)对单个 EV 进行胶质瘤分子变异分析,以此可以获得 EGFRvⅢ 和 O6-甲基鸟嘌呤 DNA 甲基转移酶(MGMT)的表达水平,以反映患者的肿瘤指纹。当与卷积神经网络(CNN)相结合时,该方法的诊断准确率高达 87%。

3. 肺癌　肺癌是发达国家中最常见的致命性恶性肿瘤,每年可造成数万人死亡。虽然在西方国家,男性肺癌发病率开始下降,但女性肺癌发病率继续上升,在一些国家甚至已经超过了乳腺癌。在吸烟率高的发展中国家,肺癌死亡率也居高不下。针对肺癌,Lu 和他的同事设计了一个集成的微流体系统,用于"一站式"单个 EV 捕获、分离和检测。利用微柱阵列固定单磁珠捕获单个肺癌源性 EV,结合 EV 标记和定量,成功实现了 SEV 表面 PD-L1 的丰度分析,为肿瘤免疫治疗提供了有益的指导。

三、全内反射荧光技术

(一)技术原理

在全内反射荧光(total internal reflection fluorescence,TIRF)显微镜中,激发的光在相邻界面处完全内部反射,产生消逝波,只能有效照亮 100nm 内的荧光分子。因为激发光呈指数衰减的特性,只有极靠近全反射面的样本区域会产生荧光反射,大大降低了背景光噪声干扰,并且消除了离焦光,这种高灵敏度的单分子成像技术在单纳米 EV 的鉴定和定量方面具有广阔的应用前景。

(二)操作流程及特点

TIRF 显微镜对检测单分子具有很高的灵敏度,在检测单囊泡方面具有很大的潜力。TIRF 显微镜分为棱镜型和物镜型,根据需求选择相应的型号。首先,将流通池放置在熔融石英等腰棱镜和 60× 油型物镜之间,然后使用 488nm 二极管激光器作为激发源来激发 FITC,待测分子复合物的荧光图像由电子倍增电荷耦合器件捕获。将相机和快门的曝光时间均设置为 100ms,快门驱动器的倍增增益和延迟时间分别设置为 3000 和 10ms,使用 WinSpec/32 software 从单个通道上在不同坐标上采集 10 个连续帧的荧光图像,所有图像均由图像处理软件 Image J 进行分析。荧光图像上每个亮点代表一个目标分子,通过随机测量 50 个单个亮点的净荧光强度获得单个分子的荧光信号,并通过图像处理软件 Image J 分析计算单个荧光分子的数量。

(三)临床应用

1. 肺癌　根据《2022 年全球癌症统计报告》,肺癌是死亡率最高的癌症,占癌症相关死亡总数的 18%。迄今,几种靶向 PD-L1 或 PD-1 的免疫检查点抑制剂已被 FDA 批准用于治疗非小细胞肺癌。然而,PD-L1 或 PD-1 阻断的客观反应率极低(约 20%),这主要是由于肿瘤内 PD-L1 生物学表达的时空变异性。相反,血液循环中的 EV 携带丰富的生物学信息,更能反映特定时间和区域的肿瘤状态,为临床诊断和预后监测提供了一种无创的液体活检方法。将 TIRF 显微镜用于肺癌的单个 EV 检测不仅可用于肺癌的精确诊断,还可用于肺癌患者的预后评价与治疗结果监测。在非小细胞肺癌中,TIRF 显微镜用于肺癌的单个 EV 分析的无创检测平台在应用与诊断非小细胞肺癌患者和预测免疫治疗反应方面的准确度分别达到了 93.2% 和 72.2%。

2. 黑色素瘤 黑色素瘤是一种罕见但极具侵袭性的皮肤癌,通常始于产生黑色素的黑色素细胞。尽管黑色素瘤的死亡率很高,但如果及早诊断和治疗,是高度可治愈的,因此强调了及时准确地检测和诊断黑色素瘤的必要性。HE 等建立的基于 TIRF 的成像平台可直接用于定量检测恶性人类黑色素瘤细胞系,TIRF 成像能够对单个外泌体及其外泌体内 miRNA 进行直接定量和准确的化学计量,可用于黑色素瘤患者的早期疾病诊断、肿瘤进展和治疗监测。

(郑 磊)

【思考题】

1. EV 富集技术有哪些,各自有什么优缺点?
2. 如何选择用于细胞上清液中 EV 分离方法?依据是什么?
3. 微流控芯片检测单个 EV 的原理是什么,有什么特点和临床价值?
4. 分析不同 EV 蛋白分析技术的优缺点及主要的适用范围。

参 考 文 献

陈峰，夏结来，2018. 临床试验统计学[M]. 北京：人民卫生出版社.

冯书营，周进，2018. 医学实验室仪器原理及操作技术[M]. 北京：科学出版社.

刘虎威，2023. 气相色谱方法及应用[M]. 北京：化学工业出版社.

刘静，陈慧勇，2022. 分子生物学实验技术[M]. 北京：人民卫生出版社.

刘玉琴，2021. 组织和细胞培养技术. 4版[M]. 北京：人民卫生出版社.

吴丽娟，2020. 流式细胞术临床应用[M]. 北京：人民卫生出版社.

杨江涛，曾伟宏，田国力，等，2022. 气相色谱-质谱联用技术尿液多种有机酸检测专家共识[J]. 罕少疾病杂志，29（8）：1-5.

张玉奎，张维冰，邹汉法，等，2016. 分析化学手册. 6. 液相色谱分析. 3版[M]. 北京：化学工业出版社.

中国中西医结合学会检验医学专业委员会，2022. 流式细胞术在嵌合抗原受体-T细胞免疫治疗相关检验中的应用专家共识[J]. 中华检验医学杂志，45（8）：790-801.